REGLAS Y CONSEJOS
SOBRE INVESTIGACIÓN CIENTÍFICA

BIBLIOTECA CAJAL.
PIONEROS DE LA NEUROCIENCIA

REGLAS Y CONSEJOS SOBRE INVESTIGACIÓN CIENTÍFICA

LOS TÓNICOS DE LA VOLUNTAD

POR

SANTIAGO RAMÓN Y CAJAL

Edición crítica y anotada de
Julio Salvador Salvador

CSIC / DOCE CALLES

Madrid, 2026

Cómo citar: Ramón y Cajal, S. 2026. *Reglas y consejos sobre investigación científica. Los tónicos de la voluntad*, ed. de J. Salvador Salvador. CSIC-Doce Calles.

Catálogo de Publicaciones de la Administración General del Estado:
https://cpage.mpr.gob.es

Editorial CSIC: *http://editorial.csic.es* (correo: *editorialcsic@csic.es*)

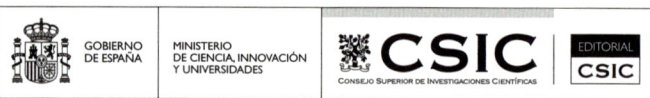

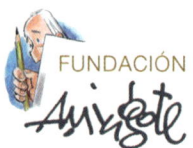

ISBN (Editorial CSIC): 978-84-00-11369-8
e-ISBN (Editorial CSIC): 978-84-00-11370-4
NIPO: 155-25-226-2
e-NIPO: 155-25-227-8
ISBN (Ediciones Doce Calles): 978-84-9744-536-8
e-ISBN (Ediciones Doce Calles): 978-84-9744-542-9
Depósito legal: M-27345-2025

Corrección y coordinación editorial: Enrique Barba (Editorial CSIC)
Diseño y maquetación: Doce Calles, S.L.
Impresión y encuadernación: Anzos
Impreso en España. *Printed in Spain*

En esta edición se ha utilizado papel ecológico sometido a un proceso de blanqueado ECF, cuya fibra procede de bosques gestionados de forma sostenible.

ÍNDICE

Estudio introductorio

Reglas y consejos
sobre investigación científica

Estudio introductorio

Julio Salvador Salvador

DISCURSOS

REAL ACADEMIA DE CIENCIAS

EXACTAS, FÍSICAS Y NATURALES

EN LA RECEPCIÓN PÚBLICA

DEL

Sr. D. SANTIAGO RAMÓN Y CAJAL

el día 5 de Diciembre de 1897.

❖

MADRID
IMPRENTA DE L. AGUADO
Calle de Pontejos, 8.
1897

1. Cajal y sus *Reglas y consejos*

1.1. Por qué Cajal

Comienzo este estudio introductorio[1] con una afirmación palmaria: la figura de Santiago Ramón y Cajal (1852-1934) es decisiva dentro de la historia de la España contemporánea y de la historia de la ciencia universal. La huella de Cajal no se rastrea únicamente en enciclopedias y manuales, ni en los hospitales y plazas que llevan su nombre, ni en los billetes y monedas dedicados a su figura. A Cajal se le percibe cuando leemos la *Historia de la medicina* ilustrada por Mingote (1919-2012), en la que su retrato, también como portada de este libro, nos espera entre la pintura y el microscopio. A Cajal se le encuentra cuando en la terna de candidatos al Nobel de Química de 2020 vemos a Francisco Martínez Mojica, profesor de Fisiología de la Universidad de Alicante y descubridor de las secuencias CRISPR. Cajal sigue estando ahí cuando, finalmente, Mojica se manifiesta feliz por saber del reconocimiento de su hallazgo, pese a que no se le incluya entre los galardonados junto a Jennifer Doudna, bioquímica estadounidense, y Emmanuelle Charpentier, microbióloga francesa. Nos topamos con Cajal cuando pensamos en España, decepcionados de tantas discusiones bizantinas. Y, sin embargo, hoy en día su figura resulta borrosa. Algo ha cambiado desde que el historiador de la ciencia José María López Piñero (1933-2010) escribió que era «[…] innegable la presencia generalizada en nuestra sociedad, al menos de su nombre» (1995: 6). Pero de poco sirven los nombres cuando ya no significan nada. Cajal se ha convertido

---

[1]   Gran parte del estudio introductorio y del aparato crítico de notas procede de la sección que dedico a *Reglas y consejos sobre investigación científica* en mi tesis doctoral *Santiago Ramón y Cajal: sinapsis entre ciencia y literatura. Reglas, consejos y cuentos*. Por lo tanto, es resultado directo de la ayuda de formación de profesorado universitario (FPU) que se me asignó, con referencia FPU18/05636, financiada por el Ministerio de Ciencia, Innovación y Universidades.

en un ser anónimo, por mucho que en tiempos recientes haya sido elegido, en un concurso de televisión un tanto *sui generis*, el español más grande de la historia:

> Es triste y doloroso que la sociedad española conozca, o al menos estudie o se le obligue a estudiar, a Darwin, Pasteur, Curie, Newton o Einstein, pero no a Cajal. Salvo para parte de la comunidad científica, los forofos cajalistas y los estudiosos cajalianos, la figura de don Santiago es desconocida e ignorada, pese a nombrar calles, plazas, centros educativos, hospitales y paradas de cercanías (Jiménez Schumacher, 2019: 38).

La causa de tal despropósito estriba en un doble fenómeno: la falta de interés general por nuestra propia historia y los efectos derivados de una sociedad, que se ha venido a denominar «de la información», más centrada en lo supuestamente práctico que en conocer el origen y la esencia de las cosas. Se me dirá, acaso, que caigo en la hipérbole, pero la sensación es que Cajal ha sido tratado como un producto de consumo, como una marca, como algo cuyo rastro se evapora enseguida, tras ser convenientemente deglutido. Así, no parece casual que muchos jóvenes estudiantes, lo sean de carreras humanísticas o de disciplinas científicas, desconozcan el alcance del fabuloso trabajo del histólogo aragonés, que ignoren que estudiara el sistema nervioso y que demostrase que la neurona era su unidad funcional y estructural; que les resulte lejano el hecho de que Cajal preconizara, a raíz de sus observaciones, la teoría de la polarización dinámica de las neuronas, que explicaba cómo se producía la transmisión del impulso nervioso, no a través de la continuidad, sino a través de unas corrientes químico-eléctricas, fenómeno que acabaría siendo denominado «sinapsis»; en definitiva, que no hayan aprendido que Cajal indagó en torno a la regeneración y degeneración del sistema nervioso.

A la luz de las líneas anteriores conviene recordar que la importancia de Cajal no solo reside en sus descubrimientos y teorizaciones, sino en su universalidad. Su nombre, como indicó uno de sus continuadores, Pío del Río Hortega (1882-1945), se difundió en todo el planeta (*apud* Sánchez Álvarez-Insúa, 1998: 154), porque la ciencia continuaba —y continúa— observando el misterioso y complejo mundo arbóreo del cerebro a través de la perspectiva cajaliana. Los descubrimientos de Cajal son hallazgos concluyentes y categóricos para la ciencia (1998:156) y siguen manteniendo su vigencia (Fernández Santarén y Sánchez Ron, 2010: 11). Cajal, por tanto, fue un científico y un pensador, uno de los motivos que explican que en la actualidad siga siendo el autor más citado en el mundo de las neurociencias; si lo comparamos con otras disciplinas científicas, Cajal está a la par de nombres tan fundamentales como los de Isaac Newton (1643-1727), Charles Darwin (1809-1882) o Albert Einstein (1879-1955) (Muñoz Ruíz, 1983: 292; Quesada Ramos, 2008: 59; Campos, 2022: xix).

Los jóvenes, a los que también va destinado este libro que se edita, *Reglas y consejos sobre investigación científica*, tal vez sepan que Cajal recibió el Premio Nobel de Fisiología o Medicina en 1906, pero no saben los motivos. Las nuevas generaciones no son educadas en el cajalismo, aunque cabe reseñar que este problema se engloba en otro más grave y de carácter perentorio, el del enfoque y la calidad de la educación en nuestro país. Ahora bien, la transmutación de Cajal en un eslogan, en un punto del currículum escolar decorativo pero prescindible, se explica a través de la paradoja que José Ortega y Gasset (1883-1955) expuso hace casi un siglo: a muchos no les interesa lo que hizo Cajal, ni cómo lo hizo, sino tener a mano su retrato para esgrimirlo «como al cuerpo de San Isidro, en forma de mágico fetiche» (1966a: 498). La razón no es otra que dar enjundia a una ficción, en pro de cierto postureo, con la que se dramatiza una impostada preocupación por la cultura, en general, y por la ciencia, en particular, mientras, en realidad, no se hace nada al respecto. En torno a Cajal hay algo de homenaje inconsecuente, casi obligatorio, de vacuidad ominosa, de frases hechas, masticadas y trilladas: porque, por desgracia, no son habituales los esfuerzos por decir algo nuevo sobre Cajal, su obra y sus contribuciones al conocimiento, para después callar, en consonancia con la norma dictada por el propio nobel, como ponen de relieve las escasas medidas por recuperar y cuidar su legado.

No es exagerada esta visión. En los últimos diez años apenas se ha progresado en cuestiones relacionadas con el archivo y la biblioteca de Cajal, más bien al contrario. Jamás podrá enmendarse el oprobio que supuso el hecho de que parte del patrimonio cajaliano acabara en 2017 a la venta en el Rastro madrileño. Ni deberá olvidarse el doloroso ejemplo de indigencia nacional que denunció Juan Antonio Fernández Santarén (1951-2015) al poner sobre aviso de la pérdida de hasta 12.000 cartas del Legado Cajal. El grueso del archivo que todavía se conserva sigue disperso en diferentes puntos de España, en manos de particulares y diferentes instituciones públicas, cuando muy probablemente convendría haberlo unificado. Y de mantenerse disgregado, el Estado tendría que velar por que se hiciera en dignas y correctas condiciones. Si no, la única esperanza estará en aisladas acciones individuales.

Una nota positiva es la puesta en marcha, por parte del Consejo Superior de Investigaciones Científicas (CSIC), de un proyecto cuyo objetivo es la digitalización de los documentos cajalianos. Y, recientemente, el Gobierno de España, anunció la apertura de un Museo Cajal. No obstante, para que cumpla con su función —y no sea tan solo un gesto de cara a la galería—, el Museo no solo debe ser un espacio expositivo: sus responsables tendrán que resolver los problemas relacionados con todo, insistimos, *todo* el archivo, además de proceder a una nueva catalogación de sus materiales, lo que podría contribuir a que se recuperaran documentos que se pensaban extraviados[2]. El Museo, en cuanto al Legado Cajal, ha de funcionar como lo hacen otras instituciones nacionales, evitando así exclusividades: de esta manera, el Museo, además de exponer en sus salas lo que se considere oportuno, debería poner a disposición de cualquier ciudadano el archivo material de Cajal —objetos, preparaciones, documentos, libros anotados de su biblioteca o «botica espiritual», etc.— para que pudiera ser consultado y estudiado.

En cuanto a las publicaciones, una de las consecuencias de que los escritos cajalianos pasaran en 2014 al dominio público ha sido el carrusel de recopilaciones, ediciones o biografías que han inundado las librerías. También la cosecha de artículos académicos o de divulgación ha sido abundante en la última década. En medio de esa barahúnda, para el gran público ha sido difícil distinguir los trabajos que han gozado de una gran distribución y publicidad, de los que realmente han apostado por descubrir, a través de un enfoque novedoso, aspectos que permanecieran desconocidos sobre el propio Cajal, su obra científica y su pensamiento. De entre todas las contribuciones significativas sobresale la que quizás sea la más destacada en mucho tiempo, el *Epistolario* (2014), que pudo publicarse gracias a Juan Antonio Fernández Santarén. Estamos hablando de una obra básica, obligatoria para cualquier estudioso o fan de Cajal. Por desgracia, la temprana muerte de Santarén nos privó, con total seguridad, de nuevos hallazgos. Otros tres libros merecen ser mencionados: *El jardín de la neurología:*

---

[2]   Y lo comento por experiencia propia, ya que, en el curso de la elaboración de mi tesis doctoral, descubrí que unas cuartillas que estaban catalogadas como «sentencias filosóficas» sin duda alguna eran parte del prólogo desechado por Cajal para su obra narrativa *Cuentos de vacaciones* (1905 y 1906). No pude encontrar todo el prólogo, pero tal vez esté en el Legado Cajal, esperando a ser avistado. En definitiva, una nueva clasificación del archivo cajaliano es muy probable que depare sorpresas: ¿algún borrador científico de interés? Quién sabe.

sobre lo bello, el arte y el cerebro (2014), en el que el biólogo Javier de Felipe traza una preciosa historia del cerebro y de cómo ha sido estudiado, estableciendo la filiación entre el trabajo de Cajal y las más recientes líneas de investigación de la neurociencia moderna; *Los sueños de Santiago Ramón y Cajal* (2014), de José Rallo Romero, Francisco Martí Felipo y Miguel-Ángel Jiménez Arriero, con el que, tras contrastar las teorías de Freud con las hipótesis cajalianas sobre el sueño o «ensueño», tal y como decía don Santiago, transcriben hasta casi un centenar de sueños que Cajal describió; *Ramón y Cajal. El ocaso del genio* (2020) es una aportación digna de destacarse, un estudio escrito por el químico Marcos Larriba, profesor de la Universidad Complutense de Madrid y uno de los mayores divulgadores de la obra cajaliana en redes sociales, quien establece una continuidad entre el estado actual del legado del sabio y sus últimos años de vida. El autor explica cómo la dimensión histórica de Cajal corre el peligro de ser dejada de lado por lances tan vergonzosos como el del Rastro, del que elabora una crónica. A través de la utilización de algunos libros con anotaciones de puño y letra de Cajal, Larriba aporta luz sobre ciertos temas que fueron objeto de reflexión por parte del sabio: el espiritismo, la muerte, la religión, etc.[3]

Por no resultar prolijo en demasía, si nos centramos en las ediciones realizadas de los textos cajalianos, restringiré mi enumeración a las más relevantes de *Reglas y consejos*: en 2022, la Biblioteca Castro añadió este ensayo en una edición de *Obras escogidas*. La introducción, que aporta datos útiles sobre el contexto en que surgió el librito, corrió a cargo del histólogo e ingeniero tisular Antonio Campos, catedrático de la Universidad de Granada, quien reivindica que las enseñanzas cajalianas siguen siendo válidas para fomentar la ciencia en el mundo actual del I+D+i. Además, en 2023 se volvió a reimprimir la edición preparada por Leoncio López-Ocón, miembro del Departamento de Historia de la Ciencia del CSIC, que incluye un interesante anexo documental en el que, entre otros textos, figura la traducción al español del pequeño prólogo que Cajal escribió para la edición alemana de 1933.

Sin embargo, pese a las valiosas aportaciones de los autores anteriores, hasta ahora una situación insólita seguía produciéndose. José Manuel Sánchez Ron,

---

[3] Dados los límites de este estudio introductorio, he decidido mencionar aquí publicaciones exclusivamente académicas. No obstante, el lector podrá conocer otros trabajos de los últimos años al consultar el apartado bibliográfico de esta edición.

académico de la Real Academia Española (RAE), y uno de los historiadores de la ciencia más importantes de España, lo expresó en el artículo «Cajal, honor y vergüenza nacional» con las siguientes palabras:

> Otra manifestación de la «desidia» (cierto es que no pocas veces estimulada por los exasperantes problemas que planteaban algunos de los herederos de Cajal) es la ausencia de una edición completa de sus escritos, dibujos y correspondencia. Una edición que cumpla con los requisitos actuales de rigor científico e histórico, lo que incluye anotaciones rigurosas. Existen, o están aún publicándose, cuidadas ediciones de las obras y/o correspondencias de científicos como Newton, Lavoisier, Euler, Lagrange, Faraday, Maxwell, Gauss, Darwin, Poincaré, Bohr o Einstein [...]. Los derechos literarios de Cajal han pasado recientemente al dominio público, con lo que ya no deberían existir problemas como los aludidos. El CSIC, que además posee un Servicio de Publicaciones que a lo largo de su historia ha editado libros magníficos (su contribución a la historia de la cultura y ciencias de la naturaleza y sociales está todavía por escribir y reconocer), debería asumir esta tarea, o mejor, misión (Sánchez Ron, 2019).

No existe una edición completa de sus escritos, pero es que tampoco existen ediciones críticas y anotadas de libros como *Reglas y consejos*. Beneficiados por el camino abierto por otros cajalistas, Editorial CSIC y Doce Calles han recogido el guante y han auspiciado una edición de tal índole del ensayo preceptivo al que tantos esfuerzos dedicó Cajal. Ahora bien, ¿por qué interesa este libro?

1.2. Por qué *Reglas y consejos*

Con razón, la labor científica de Cajal ha opacado otras de sus inquietudes: la fotografía, la pintura y la literatura fueron para él herramientas auxiliares de la ciencia, pero no por ello carecieron de valor (Quesada Ramos, 2008: 59), ya que permitieron que el científico desarrollara una veta humanista que, en el caso que nos interesa, se sirvió de la literatura para reflexionar y experimentar (Rodríguez Puértolas, 1983: 99). La obra literaria de Cajal puede entenderse como el enardecimiento de una imaginación científica. Esta vertiente creativa y literaria ya se manifestó durante su infancia: recuérdese aquella anécdota referida por su hermano Pedro en la que contaba cómo el joven Santiago fue premiado en el instituto por componer un drama histórico en «macizos endecasílabos» (*apud* Ramón y Cajal, 1972: 20-21)[4]. La literatura de Cajal transita por diversos moldes y estilos: escribió autobiografías, cuentos de ciencia ficción, diálogos, aforismos, misceláneas, ensayos, etc. Por no hablar de su faceta de divulgador científico y de articulista en la prensa de la Restauración. Ahora bien, cuando alguien no muy familiarizado con el trabajo de Cajal pregunta por su obra «no científica» más conocida, se produce un hecho bastante curioso, ya que una de las respuestas más comunes es: «Lee sus *Reglas y consejos*». Quizás esto se deba a que entre algunos especialistas se haya producido una aparente paradoja, al considerarla «como la más literaria de sus producciones científicas y la más científica de sus obras literarias» (González Núñez, 2006: 91)[5], o a que «las numerosísimas ediciones de diferentes editoriales» lo hayan convertido en «un texto clásico y un *bestseller*» (García Barreno y Fernández Santarén, 2004: 60)[6]. El acercamiento a su obra literaria, por tanto, suele producirse a través de un texto que tiene su razón de ser *por* y *para* la ciencia.

No es de extrañar que *Reglas y consejos* sea uno de los libros más conocidos de Cajal, porque la recomendación de su lectura también es la que se le puede dar a un investigador anhelante de encontrar una guía de actuación para la labor científica. Podría deducirse de lo anterior que este texto se constituye como una obra dirigida a los iniciados, pero hay una serie de características que distinguen este *speculum scientificis* de otras obras de parecido cariz, útiles para el investigador, como podría ser el clásico *Wissenschaft als Beruf* (1917), conocido en español como *La ciencia como vocación*, de Max Weber (1864-1920)[7]. El pro-

---

4   Para ahondar en la vida de Cajal se recomienda la lectura de su autobiografía, *Recuerdos de mi vida*, dividida en *Mi infancia y juventud* e *Historia de mi labor científica*. También se puede acudir, entre otros, a trabajos como los de López Piñero (1995) o a los más recientes de Fernández Santarén y Sánchez Ron (2010), de Larriba (2020) o de Cánovas Sánchez (2021). Además, el CSIC ha editado una biografía destinada al público juvenil preparada por Elisa Garrido Moreno y Miguel Ángel Puig-Samper Mulero (2021).

5   Véase también Quesada Ramos (2008: 59-60) y Cánovas Sánchez (2021: 269).

6   Aspecto comentado por López-Ocón Cabrera (2023: xxvi).

7   Si bien el texto cajaliano es anterior, podrían establecerse ciertas conexiones con Weber. En *Reglas y consejos* hay mucho de sociología y algunas de sus ideas son semejantes a las expuestas por el autor alemán en algunos de sus escritos. Por ejemplo, el científico descrito por Cajal, al estar absolutamente entregado a su trabajo, acaba llegando a un estado de posesión: este estado es el fin último de sus acciones, las cuales se explican dentro de un determinado marco ético. De hecho, Weber relaciona la especialización profesional con la pasión: «Solo mediante una estricta especialización puede tener el trabajador científico ese sentimiento de plenitud, que seguramente

pio Cajal prefería contemplar esta obrita suya surgida en el ocaso del siglo xix como un folleto destinado a «jóvenes aficionados»[8], no como un texto dirigido exclusivamente al especialista, defecto que le achacaba Pío Baroja (1872-1956) en *Juventud, egolatría* (1917). Esta misma idea ya estaba presente en una carta que don Santiago envió a Miguel de Unamuno (1864-1936) en 1913:

> Muchas gracias por los benévolos juicios que le merece a usted mi librito […]. Más que a personas y personalidades hechas, dirígese a la gente moza y se encamina a despertar en ella tres cosas de que, por desgracia, andan poco sobrados los jóvenes licenciados: patriotismo militante (de raza, ya que no de nación), confianza en las propias fuerzas e ideales elevados, es decir, eso que usted llama nobles *inquietudes espirituales* (Ramón y Cajal *apud* Fernández Santarén, 2014: 671).

Los jóvenes aficionados son «licenciados» —«gente moza»— que se han de instruir en lo que López-Ocón ha denominado la «moral de la ciencia» (2003: 273): para lo cual han de desarrollar una serie de atributos que se cifran en la defensa de convicciones nobles, el amor a la patria y la seguridad en sí mismos. Seis años después, en una misiva que envió a José Ortega y Gasset, Cajal insistía en el mismo planteamiento: «Han sido escritos, sobre todo el titulado *Reglas y consejos sobre investigación*, con el designio de arrastrar a nuestra juventud universitaria, harto distraída, hacia el tajo fecundo de la indagación científica» (Ramón y Cajal *apud* Fernández Santarén, 2014: 650).

Desde el mismo momento de su publicación, y en distintos campos del saber, el librito originó un debate en torno a sus características y propósitos. Pese a que Cajal debió de considerarlo como una de las herramientas más útiles que

---

no se produce más de una vez a lo largo de una vida, y que le permite decir: "aquí he construido algo que durará"» (2021: 136).

    [8] Es lo que descubrí al revisar las *marginalia* procedentes de parte de la biblioteca personal de Cajal que se conserva en la Real Academia de Extremadura de las Letras y las Artes (RAEx). Escribe Pío Baroja: «En un libro de consejos a los investigadores de Ramón y Cajal, libro de una tartufería desagradable, este histólogo, que como pensador siempre ha sido de una mediocridad absoluta, habla de cómo debe ser el joven sabio, lo mismo que la Constitución de 1812 hablaba de cómo debía ser el ciudadano español. Sabemos cómo debe ser el joven sabio; sereno, optimista, tranquilo… y con diez o doce sueldos» (1917: 48). A lo que Cajal anotó al margen: «No va a investigadores, sino a jóvenes aficionados. Tampoco digo cómo debe ser el joven sabio». La anotación aparece en el libro con signatura FC-250.

dejaría a las futuras generaciones —seguramente con la esperanza de establecer un puente con el porvenir, con los no nacidos, al crear así una «prole espiritual» que, de manera efectiva, trascendiera su muerte—, en los últimos años de su existencia, con cierta amargura, creyó que sus esfuerzos habían sido infructuosos. Véase la siguiente carta que envió en 1933 a Julio Rey Pastor (1888-1962), a propósito de *Reglas y consejos*:

> Dicha publicación, harto atrasada y un poco ingenua, ha sido superada por mis trabajos más modernos y documentados. Yo mismo, si viviera lo bastante para redactar la 7ª edición, la reformaría y mejoraría en muchos puntos [...]. Por mi desgracia, conforme atestiguan obras similares recientes de españoles ilustres, mi librito es casi ignorado. Acaso el título, algo impropio, ha despistado a los regeneracionistas de última hora (Ramón y Cajal *apud* Fernández Santarén, 2014: 280).

La pena de Cajal se originaba porque la nueva intelectualidad no había prestado atención a los capítulos que conservaban «algún valor» (2014: 280), precisamente aquellos en los que disertaba sobre el atraso científico de España y en los que proponía un plan de acción para revitalizar la cultura hispánica. Este pesimismo cajaliano revela un cambio de enfoque, ya que no se preocupaba tanto de que sus consejos pudieran estar desfasados, sino de que la parte más política de su libro, aquella en la que conminaba con urgencia a una renovación que transformase el funcionamiento y la estructura de ciertos sectores estratégicos del país, como la universidad, hubiera sido ignorada. Cajal había mutado su sentir sobre el sistema de la Restauración, quizás por haber asistido a su colapso, y recordaba cómo hasta la década de los diez del siglo xx había sido un sistema razonablemente exitoso, comparable, en su funcionamiento democrático, al de cualquier país europeo de la época. La preocupación de don Santiago estribaba en que España se subsumiera en la descomposición absoluta al no ejecutar las reformas pendientes que posibilitaran que se hiciera la prueba de extirpar la ineducación y la corrupción. En puridad, cabe preguntarse si hoy en día se ha hecho tal prueba efectivamente o si sigue sin hacerse.

Pero, a pesar de que en el plano «colectivo» o «nacional» la amargura inundara la valoración que hizo el propio Cajal de su libro, si se considera el plano «individual», no cabe duda de que tras su muerte algunos jóvenes que, con el tiempo, contribuyeron a conquistar nuevas parcelas del conocimiento, se vieron influidos por la preceptiva cajaliana. Jóvenes que, una vez convertidos en científicos solventes, acabaron recibiendo el Premio Nobel. Figuras como el médico español, naturalizado estadounidense, Severo Ochoa (1905-1993) o la neurocientífica italiana Rita Levi-Montalcini (1909-2012) se reconocieron a sí mismos como parte de la «prole espiritual» que, con ahínco, Cajal buscaba establecer. Los dos investigadores, además, llegaron a manifestar que la lectura de *Reglas y consejos* o de su autobiografía fue un estímulo y un acicate para superar las adversidades personales, un modelo con el que obtener inspiración al adentrarse por los no siempre plácidos caminos de la ciencia. Ejemplos como los anteriores evidencian que Cajal «[…] como los verdaderos clásicos se adapta a todos los tiempos y a todos tiene algo que decirles» (Pimentel, 2020: 238), que libros como *Reglas y consejos* cumplen un papel esencial en nuestra sociedad y que, aunque el tiempo pase, no hemos de desdeñar lo pretérito, arrastrados por la tan actual tendencia al adanismo, ya que las obras significativas mantienen su vigencia, por lo que todavía podemos esperar mucho de un texto fronterizo entre las ciencias naturales y las humanidades, elemental, como ya señaló Mainer, para entender la Edad de Plata española (1983: 79). Un libro que experimenta una metamorfosis dilatada a lo largo de más de veinticinco años, como demuestran las seis ediciones publicadas en vida de Cajal, una transformación que lo llevó de ser un «mero» discurso de ingreso en la Real Academia de Ciencias Exactas, Físicas y Naturales (RAC) a convertirse en un ensayo en el que su autor mostró una visión de la labor científica de cuya exactitud quería persuadir a los lectores, a los que pretendía moldear, sin falsa modestia —y con cierto narcisismo—, a su imagen y semejanza, ya que se veía a sí mismo como un abnegado sirviente de la ciencia.

1.3. *Reglas y consejos*: valoraciones críticas

Reglas y consejos es una obra que, debido a su naturaleza textual, a su tema central y a su contexto —recuérdese que fue publicada y remozada en un periodo de cambios profundos, tanto en las disciplinas científicas como en la consideración de qué es la «ciencia», procesos ambos caracterizados por la definitiva crisis del mecanicismo y el avance técnico del que se hace eco Cajal[9]— se ha acreditado no solo como un texto útil para su disciplina matriz, el campo de la biología,

---

[9]   Sobre la crisis del mecanicismo, véase, entre otros autores, Kuhn (1981: 122-127), Lorenzo Lizalde (1991: 52) o Laín Entralgo (2006: 554-ss.).

sino como una obra clave para todo tipo de investigadores, idea presente en las opiniones de diversos historiadores de la ciencia. Gregorio Marañón (1887-1960), en su discurso de ingreso en la RAC, definió *Reglas y consejos* como una «verdadera declaración de fe pedagógica» (1951: 79). Para Pedro Laín Entralgo (1908-2001) es la «máxima expresión» de las experiencias de don Santiago —junto con la autobiografía *Recuerdos de mi vida*—(1952: 272), un libro encaminado a mostrar las diferentes respuestas al problema político y científico de España (1988: 85-87). Agustín Albarracín (1922-2001) defendió una atrayente lectura histórica, puesto que Cajal conseguiría que el verbo se hiciera carne: la propuesta que recibió de Segismundo Moret (1833-1913) en 1906 para ser ministro de Instrucción Pública y el surgimiento de la Junta de Ampliación de Estudios (JAE) al año siguiente fueron la demostración palpable de cómo el histólogo utilizó su prestigio —y el ideario ya expuesto en las dos primeras ediciones de *Reglas y consejos*— con fines políticos (Albarracín, 1984: xvi). Según José María López Piñero *Reglas y consejos* generó vocaciones científicas en la juventud española y «[…] en su mayor parte, está destinado a exponer recomendaciones de tipo psicológico sobre las relaciones entre la actividad científica y la sociedad» (1995: 143). Juan Antonio Fernández Santarén y José Manuel Sánchez Ron, en *Cajal. La España universal* (2010), califican el texto cajaliano como cardinal en la historia de la pedagogía y lo describen como un canto al esfuerzo del hombre corriente: «Se trata, en realidad, del generoso presente de un hombre excepcional a la medianía humana, para alentarla y ofrecerle el ejemplo de que el saber no es un monopolio, sino el fruto del esfuerzo, del trabajo y la vocación» (2010: 181). Especialmente sugestivos resultan los comentarios que Leoncio López-Ocón ha hecho sobre el libro. No vacila en considerar este «texto polivalente» (2023: xxxii) como uno de los «[…] más elocuentes del género de la prosa didáctica escritos en lengua española» (2023: xxix). Pero no solo eso, *Reglas y consejos* mostraría una faceta pedagógica de Cajal, con la que intentaría imbuir a España de la «cultura de la precisión» (2003: 340) mediante

> [...] tres ideas-fuerza: las cualidades morales que debe poseer el investigador, los recursos y métodos que deben caracterizar una buena investigación, y la conveniencia de que los jóvenes investigadores, a los que Cajal quería educar, sustituyesen «los afeites retóricos», que según él eran una plaga desastrosa de la España de su época y «causa muy poderosa de nuestro atraso científico» (2007a: 21).

Juan Pimentel expresa muy atinadamente que el libro es «un manual de conducta» que enseña el comportamiento que debe tener un joven científico, y equipara la preocupación por España de Cajal con la que sintieron Antonio Machado (1875-1936) o Unamuno (2020: 283). Se ha llegado a decir, desde el campo de la psicología, que es una obra pionera dentro del canon de obras sobre la personalidad del científico (Anaya-Reig y Romo, 2017: 9). Antonio Campos, de quien ya hemos hablado, responsable de uno de los últimos estudios introductorios al texto, hace hincapié en el vigor de *Reglas y consejos* y en el interés que sigue suscitando en las ciencias experimentales y en la medicina: manifiesta que los motivos que explican este fenómeno son su carácter histórico —es la prueba fehaciente de cómo se hacía ciencia durante la Edad de Plata— y sus propiedades atemporales —de las que destaca la interpelación directa que Cajal realiza al lector y su escritura de tono constructivo— (2022: XLIII-XLVIII).

En el campo de la filosofía de la ciencia, Emilio Roger Ciurana (1960-2022) indicó que es un libro que proporciona «herramientas no abstractas, sino técnicas morales e instrumentales», y que Cajal buscaba la «educación técnica y las pasiones elevadas», amén de «la independencia de criterio» (1984: 72-73). Carlos Lorenzo Lizalde (1947-2017) emite un juicio indirecto, pero con el que se aprecia cuál sería la misión principal de este libro: si en su época era típica la «autoconcepción metacientífica»[10], esta se sistematizó «a menudo en forma de reglas y consejos» (1991: 46). Jorge Ayala Martínez nos da una de las claves del texto, al menos, a nivel contextual. Cajal dibujaría con precisión las diferencias entre regeneracionistas y noventayochistas: si los primeros destacaron por su racionalismo y su optimismo científico, los segundos fueron irracionales, egocéntricos y pesimistas (1998: 44). Al igual que Albarracín, Ayala expone que el texto cajaliano se mostró eficaz como herramienta de transformación, al producir un giro de timón en la política científica de España y, quizás, por dar especial impulso a una «[...] línea filosófica en estrecho contacto con el caminar de la ciencia experimental» (1998: 34). Y, para mostrar la polivalencia de este

---

[10] *Reglas y consejos* es un texto que habla sobre la propia investigación: hay quien considera que es un texto de carácter metacientífico. Sin embargo, no nos encontramos ante un texto de carácter científico sobre la ciencia o sobre ese aspecto de la ciencia, en relación con sus hacedores, que es la investigación científica. Estamos ante una reflexión sobre ello desde una perspectiva enteramente personal, subjetiva, aunque basada, sin duda, en una experiencia directa y extensa sobre la realidad que se aborda. De ahí que no parezca apropiado hablar de «metaciencia».

speculum scientificis, merece la pena repasar los juicios emitidos por algunos de los filólogos que lo han examinado. Helene Tzitsikas, profesora argentina, autora de la única monografía sobre la obra literaria de don Santiago, consideró que este ensayo irradia toda la ideología del autor (1965: 16). Años más tarde, José Carlos Mainer puso el foco en cómo Cajal, además de reivindicar un modelo estatal para crear ciencia (2006a: 64), construyó un retrato ideal del investigador, que estaría a medio camino del modelo clásico de la ciencia —el sabio positivista autosuficiente— y el moderno —caracterizado por su adaptabilidad y plasticidad— (Mainer, 2006a: 63). Esta visión conecta con la esbozada por Rubén Fernández, para quien *Reglas y consejos* funciona a modo de complemento «del primer intento de escritura autobiográfica de 1901» (Fernández 2006: 75), y formaría parte de un proyecto literario de clara «vocación política» (2006: 75) con el que se enunció cuál debía ser el modelo de investigador, un modelo que Cajal cristalizaría en su autobiografía (2006: 75). El lingüista José Manuel Ramírez del Pozo Martín, quien pone el foco en los cambios de destinatario derivados de la transformación del texto (2021: 26 y 228), insiste en la idea de que «la edición definitiva fue más una ampliación del ensayo, con añadido de capítulos, que una rectificación del contenido original» (2021: 229).

1.4. Un *speculum scientificis* de intensa vida textual

Las consideraciones expuestas nos permiten formarnos una idea bastante aproximada de cómo se ha solido interpretar este libro. Si bien los comentarios anteriores nos demuestran la existencia de un asunto principal y definido —el enfoque y la actitud con la que los jóvenes deben lanzarse a la investigación—, *Reglas y consejos* no se circunscribe únicamente a él: la reflexión en torno a la ciencia, las relaciones entre ciencia y filosofía, la necesidad de la curiosidad y de la creación como motores vitales del individuo, así como el problema del atraso de España, no solo escenificado en torno a la polémica de la ciencia española, sino entendido en su dimensión estructural, son otros de los temas que aparecen, siempre interconectados entre sí. En cuanto a sus características literarias, la mayoría de los críticos han coincidido en considerar *Reglas y consejos* un ejemplo de eso que se ha dado en llamar «literatura científica» o «prosa didáctica», lo que no quita que haya suscitado cierta discusión en cuanto a su género literario, e, incluso, en cuanto a su literariedad[11]. La cuestión no es nueva. Valga como muestra el hecho de que Azorín, en *Los valores literarios*, expusiera los méritos artísticos de esta obra cajaliana:

> Sobre las *Reglas y consejos*, de Cajal, habría mucho que hablar; nos limitaremos a hacer algunas indicaciones; señalaremos, acá y allá, algunos pasajes del libro, que son a manera de jalones en el espíritu del autor. Ante todo, hemos de hacer constar el placer que causa el ver a un hombre que por sus trabajos parecería ajeno al arte de la prosa, escribiendo en un estilo verdaderamente literario, un estilo claro, preciso, limpio, ameno, insinuante (1913: 77).

Sea como fuere, la indeterminación de la que hace gala el libro es una virtud: su intrínseca hibridez genérica resulta un aspecto fundamental para considerar *Reglas y consejos* como una pieza literaria, ya que presenta características que podrían adscribirse al ensayo, al tratado o, incluso, a lo que podríamos llamar la versión científica del subgénero medieval del «espejo del príncipe». De ahí que, como ha podido observar el lector, en las páginas anteriores hayamos utilizado la expresión *speculum scientificis*, «espejo para los científicos», deudora de la denominación latina del género literario *speculum principis*. El motivo es el siguiente: *Reglas y consejos* es un ensayo sobre temas científicos e históricos que se configura como un código de conducta destinado a la instrucción de los nuevos investigadores, y en el que su autor prescribe costumbres y métodos, además de reflexionar sobre algunos sucesos de los que se pueden extraer enseñanzas. Cajal maneja con maestría y originalidad la oscilación entre la finalidad pedagógica, la prescripción inherente al *speculum*, las reflexiones sobre cómo hacer ciencia y la expresión literaria.

Otro aspecto esencial de *Reglas y consejos* que, además, hasta tiempos recientes apenas había sido estudiado[12], es la existencia de un grandísimo número de variantes textuales. Estamos ante una obra polimórfica, a la que su propio autor

---

[11]   Al respecto, para conocer en profundidad el debate, véase Salvador Salvador (2023: 65-72).

[12]   A pesar de que Cajal había advertido en los sucesivos prólogos de las modificaciones del texto, por lo general, los estudios sobre *Reglas y consejos* han adoptado una perspectiva sincrónica. Hay unas pocas menciones a las variantes textuales en los trabajos de Laín Entralgo (1952), López Piñero (1996) o Rego Robles (2021). Hasta la elaboración de mi tesis doctoral, el único trabajo que había tomado una perspectiva diacrónica se debía a Emilio Roger Ciurana (1985), quien comentaba algunos fragmentos en los que Cajal introducía importantes variaciones.

dio varias formas y nombres. Entre 1897, año de publicación de la primera edición, y 1923, fecha en la que apareció la sexta, el texto sufrió diversos procesos de reescritura en función de las grandes transformaciones que se produjeron en el mundo de la ciencia, las cuales provocaron una evolución en el pensamiento de Cajal respecto a nociones tales como el mecanicismo, el darwinismo o el concepto de verdad. Las modificaciones estribaron, en esencia, en la supresión o en el añadido de pequeños y grandes fragmentos; en las sustituciones léxicas, de especial significación en algunos casos; en la adición de notas al pie para matizar y exponer opiniones y hechos; y en la inclusión de menciones a personajes populares y figuras insignes del ámbito científico, filosófico o literario. Para contribuir a la educación y afirmar la voluntad de los jóvenes aficionados a la ciencia, Cajal buscó que *Reglas y consejos* incluyera, edición tras edición, una actualización del contenido, para lo que resultaba imperativo estar atento al versátil contexto político, económico, social y cultural de las primeras décadas del xx. Debemos insistir en el hecho de que el inmenso número de alteraciones textuales no solo muestra el surgimiento de nuevas inquietudes, sino que también aporta luz respecto al cambiante punto de vista de Cajal en determinados temas, porque el contenido de los asertos fue evolucionando, lo que pone de relieve que no emitió siempre el mismo mensaje para sus lectores. Esto coincide con lo que el propio autor expuso en el prólogo a *Chácharas de café*, la primera edición de su libro de máximas, pensamientos y minidiálogos, en el que confesaba que su pensamiento no era rígido, sino variable, cambiante y contradictorio (Ramón y Cajal, 1920a: v-vi). Precisamente, como se verá más tarde, uno de los criterios de esta edición, ha sido indicar, en el aparato de notas, las variantes textuales más importantes de *Reglas y consejos*.

A tenor de lo expresado, hay que detenerse en un elemento al que se aludió anteriormente, el título, que escenifica la trascendencia de la labor de reescritura tanto a nivel formal como a nivel temático. Cajal, aunque en sus últimos días sospechara que el rótulo escogido pudo contribuir a la poca fortuna del libro entre la élite intelectual y política española, siempre eligió un título claro con el que el lector pudiera tener una idea fiel de la materia principal que se presentaba: pasa de un primero, bastante constreñido a la funcionalidad de un discurso de ingreso, *Fundamentos racionales y condiciones técnicas de la investigación biológica*, a un segundo, *Reglas y consejos sobre investigación biológica*, con el que lo que suministra al lector son unas instrucciones para adquirir destreza y conocimiento en una disciplina, una opinión desinteresada para guiar una conducta. Se gana en subjetivismo, aunque con el cambio también se refuerza la estructura sistemática del texto: el título obliga a un orden, dado por el tema, y revela un código que le es sugerido a aquel que está interesado por la biología. El tercer título —*Reglas y consejos sobre investigación científica*—, que es el que finalmente quedó para la historia, aumentó el campo de influencia: el libro deja de estar constreñido a la biología para aumentar su público potencial, el de cualquier campo de la ciencia. Finalmente, la adición del famoso subtítulo con el que se le conoce, *Los tónicos de la voluntad*, en la cuarta edición, cambia tanto su alcance como su finalidad, ya que Cajal presenta un reconstituyente que puede servir a un lector universal, a pesar de que los dos últimos capítulos estén dirigidos a España. La búsqueda de precisión a la hora de dotar de un título al libro origina un deslizamiento poético, porque Cajal acaba haciendo uso de una metáfora con la que concentra el papel sanador que la ciencia ha de desempeñar tanto para el individuo como para la *polis*.

1.5. *Reglas y consejos:* puntos cardinales

Son varias las cuestiones sobre las que Cajal trata en *Reglas y consejos*. Como dijimos, se sirve del *speculum scientificis* para escenificar su toma de postura respecto a determinados valores morales, cuestiones históricas, conceptos filosóficos, modelos de exégesis del hecho científico y estereotipos sociales que atañen y afectan al investigador. A continuación, nos centramos en algunos de ellos:

A) Patriotismo

El patriotismo es uno de los ejes temáticos de *Reglas y consejos* y se va configurando en cada revisión del texto a través de pequeñas modificaciones lingüísticas. La palabra «patria» y su familia léxica se repetirán con abundancia, lo que refrenda lo ya expresado por González Quirós: «No sería difícil probar que "patriotismo" (y sus análogos en abstracto o referidos a España) es la palabra más frecuente en sus escritos no histológicos» (2008: 216). El patriotismo es una característica indispensable para el científico, puesto que exige acción, pero promete gloria. Al colmar sus aspiraciones, representadas en el anhelo de alcanzar la fama, este sentimiento posibilita el sacrificio a una buena posición económica y social (2008: 219). Para evaluar cómo el patriotismo es un valor superior a otros, la sustitución que Cajal hace en la tercera edición del sintagma «religión del honor» a la expresión «religión de la patria» (Ramón y Cajal, 1913: 43; 1923a: 43) es bastante significativa.

En el caso del honor, Cajal reemplaza una cualidad moral de valor universal: la que lleva a cumplir con los deberes adquiridos para con uno mismo y la sociedad. El histólogo aragonés está pensando en este significado del término, lo que, además, explica que en un principio se refiriese a la «religión del honor»: la religión no es solo «el cumplimiento de un deber» (*DLE*, 2025), sino que la propia obra que Cajal está escribiendo prescribe un código moral, un prontuario de acciones para el investigador. En cierta manera, Cajal está creando una analogía con las prácticas rituales y la conducta ética que sigue el creyente de una fe. La «religión del honor» está en igualdad con otras propiedades idiosincráticas que, aparentemente, están más conectadas con los elementos que constituyen el hacer científico. Convendría tener en cuenta el valor polisémico del término «honor», que, en una de sus acepciones, puede retrotraernos a conceptos más propios de la comedia de capa y espada: 'Gloria o buena reputación que sigue a la virtud, al mérito o a las acciones heroicas, la cual trasciende a las familias, personas y acciones mismas de quien se la granjea' (*DLE*, 2025). Sin embargo, el honor no dejaba de ser un concepto que, con el paso de los siglos, se había visto afectado por un proceso de «degeneración». Ramón María del Valle-Inclán (1866-1936), coetáneo a Cajal, tuvo en cuenta que «los autores áureos echaron mano del honor en cuanto "código": para algunos críticos este se entremezclaba con el cuidado de la reputación familiar, la virtud y la limpieza de sangre […]» (Salvador Salvador, 2019: 184). Por otro lado, recuérdese que Cajal leyó a Baltasar Gracián (1601-1658) y a Arthur Schopenhauer (1788-1860). El primero censuró la degradación de los valores («honor que es horror», llegaría a escribir en *El criticón*), mientras que el segundo, concienzudo estudioso del moralista barroco, señaló que la violencia y la caricatura marcaban la convención imaginaria del honor (Salvador Salvador, 2019: 185), la cual encajaría con un tipo de tradición española de la que Cajal se sentía un tanto alejado. La única solución posible era sustituir el «honor», con su nutrida polisemia, por otro concepto. Un concepto que, además, englobase al honor dentro de unos contornos bien definidos.

«La religión de la patria» es la solución cajaliana: la tierra a la que el investigador se siente unido y a la que está obligado. Una tierra que cuenta con el poder de la filiación afectiva, jurídica y lingüística, una tierra que tiene el poder de la historia futura y pasada. Cajal, por tanto, se ve a sí mismo como un «patriota», lleno de amor por su país y preocupado por procurar el bien de este. Pero ser patriota también comporta un matiz de exigencia. El vocablo se inserta en el subsistema léxico de la lengua española a mediados del siglo XVII. Serán patriotas todos aquellos que sean «amigos del país», «todos aquellos que se entregan a actividades útiles y provechosas para la felicidad de la nación» (Álvarez de Miranda, 1979: 374). El patriotismo cajaliano se imbrica directamente con esa tradición: es un patriotismo exigente y activo, y, por ello, es una característica que se ha de convertir en una virtud.

Esa dimensión temporal e idealista es un factor que propicia el afán de gloria del científico. Pertenecer a ese río en común es el fin último que sacia el «anhelo de brillo», el orgullo, la fama manriqueña, que, legítimamente, según Cajal, puede tener un individuo. Es un egoísmo que busca culminarse en el espíritu colectivo. De ahí que la visión cajaliana, al supeditar el brillo y el orgullo a los sacrificios exigidos por el hacer científico, hable de la «religión de la patria», que se identifica con la «religión de la ciencia». Cobra especial importancia el contexto: Europa estaba asistiendo a los primeros resultados de la institucionalización científica, cuyo modelo alemán fascinaba a don Santiago. Como señala Mainer, la ciencia se constituye prácticamente como un nuevo credo que se

> [...] incardina en la constitución de una «ciencia nacional», patrimonio colectivo, palenque del orgullo ciudadano y demostración de los poderes de una sociedad que se ha liberado de prejuicios inmemoriales, que reconoce los verdaderos valores y que tiene a sus sabios por vanguardia de la Patria (2006b: 9).

Ahora bien, esto no quiere decir que Cajal se adscriba al chovinismo: Cajal considera sus peores enemigos a los que se abrazan sistemáticamente a la patria, los patrioteros. Su concepción de la patria es comunitaria. Hacer patria es hacer la patria más elevada, antes que más universal, y esto solo se puede producir a través de una competitividad sana, de una férrea ética de trabajo que es la que promueve el progreso. En este punto, es muy interesante apreciar cómo Cajal se desmarca de los posicionamientos de León Tolstói (1828-1910), defensor de la fraternidad universal, y cómo estructura el apartado que dedica al patriotismo como una réplica de las opiniones al respecto que el autor ruso expuso en su ensayo *Patriotismo y gobierno* (1895). No obstante, la confianza en el patriotismo dismimuirá con la Primera Guerra Mundial (1914-1918): Cajal parece acercarse a la idea de Tolstói de que las naciones no buscan el bienestar espiritual, sino su única y exclusiva preponderancia. De ahí que, después de la perturbación que le causó la primera gran guerra del siglo xx (López-Ocón Cabrera, 2023: xviii), vaticine los posteriores años de zozobra internacional tras el fracaso de la política exterior del presidente estadounidense Woodrow Wilson (1856-1924) y el tratado de Versalles, en vigor desde 1920.

B) Historia y ciencia de España

Del *post scriptum* de 1899 a la tercera edición de 1913 se produjo un cambio de enfoque en la descripción de las causas del atraso de España. En línea con la valoración cada vez menos negativa que hizo del periodo canovista[13], Cajal pasa a considerar que es a partir de mediados del siglo xix —y no con la Guerra de Cuba de 1898— cuando las élites intelectuales del país empiezan a cobrar conciencia del problema. Si en las primeras versiones del texto su reflexión pivota sobre los conceptos de «degeneración» y de «decadencia», a partir de 1913 se distancia de tal perspectiva e indica que España es un país atrasado e ineducado, no un país degenerado y decadente. España no ha cambiado a peor, sino que ha permanecido en un estado latente. Para salir de tal condición es esencial el papel activo del país, que es, al mismo tiempo, el sujeto que repara y el objeto que se ha de reparar. Este cambio de enfoque es bastante importante, puesto que Cajal se deslinda de la opinión de la mayoría de la intelectualidad coetánea a él, y pondrá sus ojos en lo expuesto por literatos más jóvenes como Azorín (1873-1967) o Ramiro de Maeztu (1874-1936). La lectura que hará en su «Breve estudio acerca de las causas de nuestro atraso» conecta con el principio del *speculum scientificis,* en el que reivindica de manera incansable la pertinencia de la «lógica viva», que surge de la experiencia y que en el campo de la ciencia se ha de imponer a la lógica escrita y a los métodos lógicos, que han sido los

---

[13]   La visión negativa que de la clase dirigente de la Restauración tuvo Cajal en su juventud y madurez puede apreciarse en el diálogo «El hombre natural, el hombre artificial», incluido en *Cuentos de vacaciones.*

predominantes en la historia de España. Esta «lógica viva», que Cajal toma de las ciencias y humanidades germánicas —entre otros nombres, destacan en las reescrituras de *Reglas y consejos* los de Arthur Schopenhauer, Rudolph Eucken (1846-1926) y, sobre todo, Wilhelm Ostwald (1853-1932)—, es esencial para escapar del tópico del hecho diferencial español, presente en el imaginario colectivo y que, básicamente, aborda la historia nacional a partir de dos formas antagónicas: la leyenda blanca y la leyenda negra.

Pero para poder escapar de tales lecturas, es esencial la acción. Y, al examinar la historia de su tiempo, con mirada retrospectiva, Cajal acaba pensando que los intelectuales —los que nosotros denominamos institucionalistas, regeneracionistas y noventayochistas— se desviaron de la «lógica viva»: escribieron mucho para sí mismos, pero actuaron poco. Así, por ejemplo, en sus *Recuerdos* Cajal se adscribe al regeneracionismo y al noventayocho, aunque el paso del tiempo le permite hacer una autocrítica: «Los regeneradores del 98 sólo fuimos leídos por nosotros mismos: al modo de los sermones, las austeras predicaciones políticas edifican tan sólo a los convencidos. La masa permanece inerte. ¡Triste es reconocer que la verdad no llega a los ignorantes porque no leen ni sienten, y deja fríos, cuando no irritados, a los vividores y logreros!» (Ramón y Cajal, 1923b: 295). Las críticas al institucionalismo aparecen en una carta que envía al doctor Carlos María Cortezo (1850-1933) a propósito de la biografía sobre don Santiago que este publicó en 1922. Cajal le agradece su papel a la hora de rescatar la figura de Luis Simarro (1851-1921), médico y político, que fue quien le enseñó a Cajal la *reazione nera* de Camillo Golgi (1843-1926), que a la postre fue el origen de una homérica obra científica: «Yo procuraré siempre hacer justicia al que, discípulo de Ranvier, trajo de París la buena nueva de la histología, esparciéndola a los cuatro vientos y beneficiándonos a todos» (Ramón y Cajal *apud* Fernández Santarén, 2014: 228). Sin embargo, antes del fragmento anterior, Cajal escribe: «Oportuno y justo está usted al hablar de Simarro, que no ha sido apreciado en toda su valía por haberse dejado prender en las redes de la "institución libre", uno de cuyos cánones sacrosantos consiste en estudiar y no escribir» (2014: 228). Y si escribían, no escapan «a la retórica y a la vaguedad», lo que malograba cualquier fruto derivado de su «moral científica» y provocó un gran distanciamiento entre esos intelectuales y Cajal (González Quirós, 2008: 227). De hecho, en el caso de Simarro, como ha comentado Mainer (2006a: 66), Cajal acaba criticando que gaste su tiempo entre masones, anarquistas y un débil partido republicano antes que en recuperar «el honor de la Raza a quien todos los países civilizados califican de bárbara e ignorante» (Ramón y Cajal *apud* Fernández Santarén, 2014: 228). El honor del pueblo español se recuperará una vez este diagnostique sus errores y disponga de una política científica con la que obtener un lugar en el pabellón de la ciencia. Pero Cajal es consciente de que, además de esto, es básico establecer un diálogo persuasivo con todos los sectores sociales. De ahí que, al examinar las diferentes teorías sobre el atraso de España, no solo apele a los sectores progresistas, sino también a los tradicionalistas, aunque sea desde la discrepancia. No es casualidad que, aunque lo alabe y muestre un gran respeto por él, Cajal contraponga su interpretación con la expuesta por Marcelino Menéndez Pelayo (1856-1912). Hábilmente se sirve de los datos del polímata santanderino para defender que la filosofía y la ciencia españolas no fueron muy importantes en la historia universal[14]. Y patentiza a la perfección

> [...] ese debate patriótico, envolvente y ensimismado sobre el papel de la contribución española a la ciencia universal y que desde la Ilustración ocupó (acechó) a muchas de las mejores cabezas. En su versión simplificada, la polémica siempre tuvo un punto metafísico o incluso parapsicológico, siempre estuvo relacionada con los complejos y la autoestima nacionales, con la decadencia y el gesto melancólico (Pimentel, 2020: 272)[15].

---

[14] De hecho, los esfuerzos del gran Menéndez Pelayo, de forma irónica, pueden interpretarse, a la luz de la concepción cajaliana, como un antecedente de un fenómeno común en no pocos departamentos universitarios, el del redescubrimiento de autores de toda índole que supuestamente fueron (y son) relevantes e imprescindibles. Un caso típico de la confusión de cantidad con calidad.

[15] A tenor del debate sobre la ciencia española, no deja de ser denotativo el hecho de que los primeros traductores de *Reglas y consejos* fueran húngaros, Henrik Salamon y Dezsö Miskolczy. Quizá el propósito de fundar una ciencia propia fuera más común en Europa de lo que se pensaban los intelectuales de la Edad de Plata. Pimentel acierta al hablar de «ensimismamiento». España no era el único país que había sufrido una gran crisis: Hungría, tras la firma del tratado de Trianón (1919), perdió gran parte de su territorio y de su población. Además, su capacidad para producir materias primas se vio seriamente mermada. No parece casualidad que esos médicos magiares se fijaran en el texto de Cajal para impulsar al investigador novel: el hecho revela cómo las élites culturales de otros países europeos buscaban modelos estimulantes para refundar sus naciones. Y eso a pesar de que, como podrá apreciar el lector, Cajal incluirá en sus revisiones textuales a Hungría como un país superior a España en el campo de la ciencia.

La cita anterior nos permite entender cómo Cajal, pese a que en un principio se refiere al atraso en el campo científico de España, se acaba refiriendo a un atraso general. El trauma hispánico se rastrea en no pocas de las opiniones que nos encontramos en *Reglas y consejos*, en especial en aquellas en las que se palpa la influencia de un argumentario a todas luces exagerado que niega cualquier tipo de aportación original española a la historia de la cultura. Esto se exterioriza cuando Cajal indica, al explayarse sobre la teoría de la segregación intelectual, que el aislamiento respecto a Europa provocó que España no tuviera Renacimiento. Ahora bien, en las últimas ediciones las críticas al atraso del país manifiestan una doble vertiente: por un lado, son más severas, se manifiesta cómo España solo se caracteriza por su miserabilidad en sus aportaciones a la historia de la ciencia; por el otro, Cajal introduce pequeñas modificaciones que matizan algunas de sus afirmaciones sobre las escasas aportaciones de España a la historia de la cultura y de la civilización. De esta forma intenta huir de ciertos lugares comunes que consideraban absolutamente inexistente el desarrollo cultural en España: sin duda, el pesimismo que sintió por la Primera Guerra Mundial suavizó algunos de sus posicionamientos, al comprobar de primera mano que los países que tanto había admirado utilizaban la ciencia para espurios intereses. Cajal, si bien censura a España, también la reivindica y denuncia la imagen que ciertas potencias extranjeras vendían de su patria. De hecho, se mostrará más crítico con determinadas corrientes de pensamiento provenientes de las esferas germánica y anglosajona, como demuestran sus críticas a la teoría de las razas de Joseph Arthur de Gobineau (1816-1882).

Cabe señalar cómo Cajal, al exponer las diferentes teorías sobre la postergación española, insinúa cuáles fueron los efectos del más decisivo de los acontecimientos históricos, el descubrimiento de América, cuyos beneficios no fueron para él más que unos «fortuitos accidentes» (Ramón y Cajal, 1923a: 223). Los bienes recibidos no sirvieron para abordar algunos males endémicos que el propio Cajal considera, aunque no los nombre, al exponer la teoría oligohídrica, como los problemas derivados de la imposibilidad de usar molinos de agua en abundancia y de la escasez de ríos navegables, lo que, en la Época Moderna, hizo muy complejo para España emular la industrialización de los países de Europa del Norte[16]. La penuria económica provocada por las «guerras inútiles»

---

[16] Un buen ejemplo de cómo Cajal también caía en el tópico de la singularidad española, como si ciertos problemas no se dieran también en otras potencias extranjeras: cabe destacar el

(Ramón y Cajal, 1923a: 234) de los Austria y un sistema económico basado en la extracción de recursos de los territorios conquistados pusieron de manifiesto que las decisiones políticas jamás fueron tomadas con la idea de la nación española en mente, sino única y exclusivamente en pro de la dinastía de los Habsburgo. No obstante, resulta llamativo que Cajal, a la hora de explicar el sentimiento aristocrático que impidió que las élites del país desarrollasen una «lógica viva», se centre en los comerciantes extranjeros que absorbieron el oro de América y que no llegase a la conclusión, derivable de su propio argumentario, de que, paradójicamente, fuera el propio Imperio el que, al recibir de primera mano los metales preciosos, destruyese todo incentivo de crear una economía resistente. En cierta manera, podría establecerse una comparación un tanto extemporánea y exagerada, pero bastante ilustrativa: el oro y la plata de Zacatecas y Potosí que llegaban a España son el antecedente del fenómeno contemporáneo del «dinero gratis» del que se benefician países petrolíferos como Arabia Saudí, Emiratos Árabes Unidos o Catar. ¿Para qué comerciar y dedicarse a tareas ingratas como la agricultura y la industria si gracias a América el Imperio podía, en términos modernos, subcontratar todas esas actividades molestas y conseguir las materias primas que necesitaba? A pesar de que Cajal parece sondear la posibilidad de que el maná americano se convirtiera en una maldición, no relaciona la teoría económica —de hecho, en 1923 se muestra más categórico en su rechazo como causa principal— con las teorías sobre el orgullo y arrogancia de los españoles.

También resulta llamativo cómo Cajal valora y sondea la hipótesis del fanatismo religioso. Básicamente, la considera simplista y reduccionista, a pesar de enunciar ciertas verdades. Pero, sobre todo, aunque considere que, sin llegar a las exageraciones vertidas desde el extranjero, existió dicho fanatismo en España, su actitud revela que sitúa su programa de renovación, basado en el fomento de una política científica, por encima de ciertas valoraciones incómodas. Cajal se revela como un sociólogo pragmático, capaz de apartar determinadas interpretaciones de la historia de España que no son prácticas para sus fines: España no se entiende sin el catolicismo, y sin el sector conservador y tradicionalista será imposible proceder a la necesaria transformación del país. Esta estrategia no quita que en

---

caso del Imperio Otomano, que también sufrió de los problemas derivados de la carencia de ingenios hídricos y tuvo un modelo económico basado en la obtención de riquezas y bienes de sus conquistas.

Reglas y consejos podamos observar la ruptura, por parte de Cajal, con la idea tradicional de España como católica, primero, y nación, después. No es baladí que dicha actitud, independientemente de la relación de cada pensador con la Iglesia, se rastree en otros intelectuales de la época, de carácter filogermánico, como Ortega y Gasset.

Ahora bien, más allá de estas explicaciones por las que Cajal transita para explicar el exiguo desarrollo de la ciencia española, ¿realmente hemos cambiado? ¿Se han puesto las bases para fomentar la «lógica viva»? Téngase en cuenta que en *Reglas y consejos* se señala que «nuestros maestros profesaron una *ciencia muerta*, esencialmente formal, la ciencia de los libros, donde todo parece definitivo» (1923a: 260). Esta reflexión sigue siendo de sumo interés para los jóvenes investigadores, pertenezcan a la disciplina a la que pertenezcan. En comparación con otros países de su entorno, tal vez haya que conceder que la apreciación de Cajal en poco ha variado: la formación científica en España es «excelente» en la teoría… pero el nivel de exigencia aparente es abusivamente elevado. La exigencia teórica, además, ha mutado en un círculo vicioso en el que se rinde culto, si aún más se puede, a la burocracia. A nivel práctico, los problemas han persistido. Esto no deja de ser un hecho paradójico, puesto que, adoptando una interpretación conscientemente polémica, las tesis cajalianas triunfaron en apariencia cuando el catolicismo español —un elemento al que critica en *Reglas y consejos*, aunque con mucha mano izquierda—, durante el desarrollismo franquista, patrocinó una postura netamente pragmática. La «política científica» que Cajal recomienda poner en marcha en *Reglas y consejos* vuelve a cobrar forma durante dicho periodo, como patentiza el impulso de ciertos órganos de acción como el CSIC, que continuó la labor iniciada por la JAE. Sin embargo, la España de 2025, en la que diferentes ideologías ejercen el poder, expulsa a sus investigadores, muchos de los cuales emigran, terminan de formarse fuera de España… y jamás regresan. ¿Por qué tenemos esa triste realidad? En estos cien años que han transcurrido desde la última edición de *Reglas y consejos* publicada en vida de Cajal, su gran temor se ha cumplido: el destierro de la ineducación ha fracasado en líneas generales porque «por espíritu de tacañería» se ha administrado «a dosis homeopáticas, o de manera intermitente» (1923a: 266). El programa cajaliano se ha visto contaminado por la España burocratizada, por la España que no cambia, más preocupada por el escalafón y la apariencia que por la priorización de los esfuerzos. Pero no solo el programa de Cajal se ha visto vaciado, sino también su figura, como se expuso al principio de este estudio introductorio. Mas todavía se está a tiempo de paliar esta situación. Un buen acicate sería la lectura, serena y reflexiva, de *Reglas y consejos*.

C) La verdad científica

Cajal está influido en su concepto de verdad por positivistas como Auguste Comte (1798-1857) y por Claude Bernard (1813-1878). La tesis de este último era que «la mente del hombre no puede conocer en sí misma la esencia de las cosas ni sus causas primeras» (Laín Entralgo, 1956: 30), lo que le llevaba a diferenciar entre verdades subjetivas —las referentes al mundo exterior— y verdades objetivas —las matemáticas—. La verdad, en los dos investigadores y pensadores franceses, sería relativa porque se sustentaría en relaciones con la realidad conocida en un momento dado. Idea parecida expresó el matemático Henri Poincaré (1854-1912): la ciencia puede mostrar las relaciones entre las cosas, no las cosas en sí mismas (González Fernández, 2015: 47)[17]. La floración cajaliana de hechos nuevos indica cómo esas relaciones, gracias a la conquista progresiva del saber científico, varían, y cómo se pueden obtener nuevas parcelas de conocimiento con las que se arranquen «los secretos de la naturaleza» (Castilla del Pino, 1983: 68).

Cajal asume perfectamente que los hechos descubiertos adquieren mayor o menor valor según el propio avance del conocimiento —recuérdese lo comentado por Thomas Kuhn (1922-1996): en los momentos de crisis, de cambio de paradigma, «la naturaleza misma deberá primeramente socavar la seguridad profesional, haciendo que las investigaciones anteriores parezcan problemáticas» (1981: 261)[18]—, por lo

---

[17] Tal visión posee un indudable aroma kantiano. Aunque la ciencia pueda llegar a conocer los fenómenos, el noúmeno es incognoscible. De ahí que muchos de los científicos que reflexionan sobre la ciencia y que transitan por estas páginas propongan sistemas intersubjetivos: al ser inaccesible la cosa en sí, es imposible la objetividad directa. Esto lleva a una objetividad relativa que ha de conciliar las experiencias subjetivas. Ortega, con su perspectivismo, profundiza en tal idea. Cajal lo hace en *Reglas y consejos*.

[18] Para Kuhn no existe una verdad absoluta estructurada en perspectivas —en el sentido orteguiano— o una verdad relativa, «relativa» en su totalidad, tal y como se desprende, con sus divergencias, de Comte, Bernard o Cajal. Kuhn, a través de su relativismo de corte posmoderno, critica la idea de «verdad absoluta» cuando habla del «progreso», el cual se basa en la especialización y en la articulación de la ciencia como un proceso no gradual ni sumatorio (1981: 21) que rechazaría «[…] una verdad científica fija y permanente, de la que cada etapa del desarrollo de los conocimientos científicos fuera un mejor ejemplo» (1981: 266). En cambio, para Cajal cada etapa

que resulta muy significativo que en el capítulo viii declare que «[...] la ciencia está en perpetuo *devenir*, que progresa y crece incesantemente, sin llegar jamás a plena madurez». Con esta afirmación, Cajal parece remontarse a Hegel (1770-1831), cosa que llevaría a pensar que la ciencia puede funcionar con una lógica dialéctica, lo que, incluso, implicaría posibles retrocesos. No obstante, en este punto cabe destacar cómo las reflexiones cajalianas esbozan determinadas ideas que, posteriormente, la filosofía de la ciencia desarrollará a lo largo del siglo xx. Cajal no se refiere a que la ciencia esté en «ascenso», a que se aproxime a una hipotética verdad última, sino a que permanece en un proceso de cambio; que, la ciencia, en definitiva, está en potencia, es un permanente llegar a ser. Dicha concepción se aleja del positivismo y se acerca a lo expresado, décadas más tarde, por Thomas Kuhn en *La estructura de las revoluciones científicas* (1962). Podría considerarse que Cajal se anticipa a la «tensión esencial» descrita por Kuhn, ya que para él «en la ciencia no hay verdades inmutables» (González Núñez, 2006: 78), de ahí que no tenga ningún problema en proclamar que los hechos, inmutables, siempre están, mientras que las teorías se renuevan con cada generación. Idea similar expresa Kuhn:

> Su asimilación requiere la reconstrucción de la teoría anterior y la reevaluación de los hechos anteriores; un proceso intrínsecamente revolucionario, que es raro que pueda llevar a cabo por completo un hombre solo y que nunca tiene lugar de la noche a la mañana (1981: 29).

En *Reglas y consejos*, tal lectura se afianza con la disminución de la frecuencia de uso de la palabra «verdad» en las sucesivas ediciones[19]: «La verdad [invención, 1923a: 54] crece y se desarrolla al modo de un organismo, espontánea y automáticamente, como si los sabios quedasen reducidos a meros cultores de la semilla sembrada por el genio» (Ramón y Cajal, 1913: 63). «Invención» funciona como sinónimo de «creación», Cajal identifica la originalidad como una parte fundamental del avance de la ciencia: de ahí que en otros fragmentos se refiera también a «nuevas verdades», pues el conocimiento no es un cúmulo de saberes prefijados y fosilizados, sino que conforma un todo compuesto de descubrimientos e ideaciones, abierto a creaciones originales. En el desarrollo

---

de desarrollo de los descubrimientos científicos es un mejor ejemplo de progreso y de obtención de una verdad permanente, aunque en devenir e inaccesible en su totalidad.

[19] La disminución de la frecuencia de uso se da en muchos de los capítulos de *Reglas y consejos*. Al respecto, consúltese Salvador Salvador (2023: 204-205).

de esta visión se aprecian conexiones con Ortega y Gasset —aunque este escribe su famoso artículo «Verdad y perspectiva» en 1916—, puesto que Cajal, debido al componente visual de su personalidad, parece indicar que la verdad es una suma de perspectivas: el investigador, en el campo de la ciencia, es consciente de que la verdad que cabe alcanzar siempre será parcial, no absoluta, una verdad parcializada en lo absoluto. El científico es un supraespectador, capaz de trascender, como Ortega y Gasset pretendía, la llana circunstancialidad del hombre cotidiano (Marichal, 1957: 273). De ahí que, como sacerdote del conocimiento, sepa de la dificultad de llegar a la verdad, y que no extrañe que uno de los posibles motivos para proceder a la sustitución del término «verdad» fuera no banalizarlo. Su empleo, por tanto, debe ser más restringido. Bajo el prisma cajaliano, la verdad científica acaba entrando en el terreno de lo ideal, pues es la noción que guía al investigador para contribuir al progreso de la especie.

D) El observador: naturaleza y belleza

Otra de las cuestiones que se extraen de una lectura de este *speculum scientificis* es que Cajal se admira ante la «radical inmensurabilidad» (Laín Entralgo, 1952: 276) de la naturaleza, objeto de estudio y, a la vez, realidad abismal en la que el ser humano vive, así como herramienta con la que asombrarse y encontrar respuestas. En ella el pensamiento puede hallar un motivo más para la inspiración. La descripción que Cajal hace de la naturaleza en *Reglas y consejos* aumenta en su caracterización literaria a medida que se publican nuevas ediciones, lo que pone de manifiesto la importancia que tendrán en el libro ciertas metaforizaciones para expresar conceptos epistemológicos. Destaca especialmente la metáfora de la semilla y la flor de la verdad, que Cajal irá configurando en las diversas reescrituras, y uno de cuyos cometidos es mostrar el sentido trascendente de la naturaleza, capaz de aunar la función biológica con la estética. El resultado de esta fusión es la verdad científica que se revela como una belleza útil. Este símil es el que el propio Cajal establece en *Charlas de café*: sin la idea de «belleza» la civilización no hubiera sido jamás (Ramón y Cajal, 1922: 275). Tal juicio está tomado de Goethe (1749-1832), cuya influencia, en el contexto cultural de la época, convivirá con la mentalidad deudora del positivismo (Lorenzo Lizalde, 1991: 21). El gusto por la naturaleza, así como la contemplación de esta en soledad está presente en el romanticismo (Soler Villalobos, 2012: 190), dotado de un sentido trascendente que llegará hasta los institucionalistas, los regeneracionistas y los noventayochistas. El examen de la naturaleza, capaz de entregar belleza y verdad, revela cómo el hacer científico es una aventura emocionante, un viaje. No obstante, Cajal no cae en el emotivismo, sino que indica que la belleza inherente a los objetos observados inspira al científico y puede aportarle el estímulo necesario para describirlos con mayor acierto. La belleza, por tanto, adquiere funcionalidad para construir el conocimiento y aumentarlo.

El efecto que la observación directa y la representación de la naturaleza causan en Cajal determinan la representación lingüística y visual de los fenómenos, que no ha de renunciar a la belleza para «[…] comunicar una idea de la naturaleza» (Garrido Moreno, Rebok y Puig-Samper, 2016: 364), en la línea de lo comentado por Alexander von Humboldt (1769-1859):

> Repito aquí de intento, que pueden darse a las descripciones de la Naturaleza contornos fijos y todo el rigor de la ciencia, sin despojarlas del soplo vivificador de la imaginación. Adivine el observador el lazo que une el mundo intelectual al mundo sensible, abarque la vida universal de la Naturaleza y su vasta unidad más allá de los objetos que mutuamente se limitan, que esta es la fuente de la poesía (1874: 69).

Este comentario se puede conectar con uno de los fragmentos esenciales de *Reglas y consejos*, de carácter autobiográfico, el episodio de la contemplación de la circulación de la sangre en el mesenterio de la rana: con él Cajal aporta una prueba de peso, a partir de su propia experiencia, de la emoción y el asombro generados al contemplar un fenómeno de la naturaleza. Además, refuerza un concepto clave que adquiere cada vez más importancia: el de ver las cosas por primera vez. Es una de las novedades que Cajal introduce desde la cuarta edición, partiendo de las consideraciones del literato Ramón Pérez de Ayala (1880-1962); con él insiste en que el científico ha de dejarse sorprender por la belleza útil de la naturaleza, aunque para ello haya que romper con las imágenes previas, con los prejuicios, porque, como apuntaba Rousseau, hay que saber hacer y saber ver las cosas (Ette, 2008: 96). No obstante, más allá de que Cajal se revele como un científico idealista, las reflexiones epistemológicas sobre la visión, sobre cómo se miden los fenómenos de la naturaleza y se representan, revelan la presencia de un debate bastante relevante del *Zeitgeist* de la época, el cual ganó en intensidad tras la interpretación extrema que hizo Niels Bohr (1885-1962) de la mecánica cuántica —con la que las mediciones eran intrínsecamente subjetivas— y la formulación del principio de incertidumbre (1927) de Werner Heisenberg (1901-1976): el problema del observador. El observador altera lo observado y, por tanto, hasta cierto punto, cualquier medición estará modificada por él. La idea aparece en diferentes fragmentos del texto, no solo cuando Cajal se refiere a buscar la inspiración en la naturaleza, sino también, en ejemplos aparentemente nimios, como cuando apunta los peligros derivados de trabajar con resúmenes, pues estos acaban proporcionando las ideas del que resume, no del autor original.

E) Mecanicismo y darwinismo

Cajal en un principio asumió la doctrina del mecanicismo imperante en su época en algunas de sus teorías, como la de la avalancha nerviosa (Lorenzo Lizalde, 1991: 31), o en sus primeros intentos por desentrañar los misterios de los actos mentales, a partir de las conexiones entre las células nerviosas y el análisis de la morfología de estas (Ibarz Serrat, 1994: 50); también buscó establecer unas bases fisiológicas del aprendizaje a partir del mecanicismo, con las que desarrolló la teoría neurotrópica, que se corroboró en 1910; con ella buscaba explicar cómo a través del cono de crecimiento de los axones se producía «[…] el establecimiento en el adulto de conexiones interneuronales específicas, que explicarían la formación de la inteligencia» (1994: 55-56). En el prólogo a su obra magna, *Textura del sistema nervioso del hombre y de los vertebrados*, llega a manifestar su confianza en que la física y la química alcancen a conformar una «mecánica molecular» (Lorenzo Lizalde, 1991: 39). En definitiva, Cajal asumió el mecanicismo como un fin, como un marco mental. Así, en las primeras ediciones de *Reglas y consejos*, critica la exageración de Claude Bernard al señalar la «[…] imposibilidad de reducir las propiedades de los cuerpos a leyes de posición, de forma y de movimiento» (Ramón y Cajal, 1897: 13; Ramón y Cajal, 1899: 16; Ramón y Cajal, 1913: 18-19), ya que eso es producto de una cuestión contingente, la carencia de métodos que permitan reducir esos fenómenos a las leyes de la mecánica (1897: 13; 1899: 16; 1913: 19): implícitamente Cajal mostraba su confianza en que estas pudieran explicar el porqué de las cosas en un futuro.

Sin embargo, como manifestamos anteriormente, el histólogo acabará por entender la ciencia como un establecimiento de relaciones. Dicha asunción coincide en el tiempo con la gran revolución en la física, la ruptura de la mecánica clásica: «Hacia 1870, la mecánica clásica o galileano-newtoniana parecía haber llegado a la cima de su perfección; nadie podía entonces sospechar su pronta quiebra» (Laín Entralgo, 2006: 400). El discurso de ingreso de 1897 y la edición de 1899, al igual que sus trabajos científicos, parecen beber de la perspectiva mecanicista, pero, a partir de la tercera edición de 1913, los pareceres cajalianos tienden más a una postura semejante a la que mantenían científicos como Poincaré o Emil du Bois-Reymond (1818-1896). Esto, a nivel textual, provoca una serie de superposiciones, de reescrituras: como señalaba López Piñero, si bien don Santiago no se animó a escribir otro texto (1995: 146), añadió cambios que socaban la visión primigenia del libro. Así, mientras hasta 1920 mantenía fragmentos como este: «Nuestro entendimiento, pues, exige imperiosamente la explicación mecánica» (Ramón y Cajal, 1920b: 189), finalmente hace una modificación bastante llamativa: «Fuerza es confesar que nuestro entendimiento exige imperiosamente teorías concebibles, representables en términos mecánicos» (1923a: 176). No es lo mismo una explicación que una representación.

Aunque Cajal siga admitiendo el mecanicismo, considera que presenta limitaciones: esto provoca que marque distancias no solo con dicha visión de los fenómenos naturales, sino también con el positivismo radical y, muy significativamente, con la teoría darwinista. Así, en 1915, dos años después de la gran reescritura de *Reglas y consejos*, don Santiago, junto con su discípulo Domingo Sánchez (1860-1947), publicó un trabajo sobre los centros nerviosos de los insectos cuya primera parte se centró en la retina y los centros ópticos. Trabajo a raíz del cual comenta lo siguiente en *Historia de mi labor científica*:

> Según recordará el lector, mis aficiones a la retina son historia antigua. El tema me cautivó siempre, porque, en mi sentir, la vida no alcanzó jamás a forjar máquina de tan sutil artificio y tan perfectamente adecuada a un fin como el aparato visual. Por raro caso, además, la naturaleza se ha dignado emplear aquí resortes físicos accesibles a nuestro saber actual. No debo ocultar que en el estudio de dicha membrana sentí por primera vez flaquear mi fe darwinista (hipótesis de la selección natural), abrumado y confundido por el soberano ingenio constructor, que campea, no sólo en la retina y aparato dióptrico de los vertebrados, sino hasta en el ojo más ruin de los insectos. Allí, en fin, sentí más profundamente, que, en ningún otro tema de estudio, la sensación escalofriante del insondable misterio de la vida (Ramón y Cajal, 1923b: 389).

Debido a sus estudios sobre la retina, sus juicios sobre el darwinismo adquieren un tono más escéptico. Las dudas cajalianas se acrecentaron en la década de los diez del siglo XX, pero esto no fue algo repentino a tenor del comentario anterior. Cajal nunca fue un creyente dogmático, lo que se advierte en un fragmento de las ediciones de 1897 y 1899, a la postre eliminado, en el que indica, con cierto tono de reserva, que, entre otros, Herbert Spencer (1820-1903), Ernst Haeckel (1834-1919) y Darwin han pretendido explicar los enigmas de la vida. En sus prólogos a *La evolución superorgánica* (1905), de Enrique Lluria (1863-1925), y *La herencia* (1907), del padre Zacarías Martínez Núñez (1864-1933), mantiene que la obra de Darwin no puede esclarecer fenómenos como el de la herencia. Esta crítica aumenta aún más su intensidad en los años veinte, como se aprecia al estudiar *Charlas de café* y el texto final de *Reglas y consejos*. No obstante, Cajal no abjura de la obra de Darwin, a la que considera capital en la historia del pensamiento humano.

La incapacidad de reducir mecánicamente la naturaleza de los actos mentales a una dimensión anatómica y el estudio continuado de la retina provocarán que Cajal acabe asumiendo, en sus reescrituras de *Reglas y consejos*, una mirada crítica caracterizada por un sincretismo epistemológico, pues considera que el mecanicismo no es una finalidad en sí mismo, sino que solamente es útil como marco metodológico, como una representación psicológica que permite y explica la formulación de teorías científicas. En este punto coincide con Émile Meyerson (1859-1933), epistemólogo francés al que citará en las ediciones finales: el mecanicismo es útil mientras aporte explicaciones racionales a los hechos científicos y reduzca la realidad a un modelo que sea asimilable por la psique humana, ya que solo puede conocer parcelas de la realidad, no toda esta. En parte, podría decirse que Cajal continúa en un paradigma mecanicista por motivos aparentemente ajenos a la ciencia, lo que revela un matiz de carácter filosófico. Cajal asume la mirada del neokantismo, representada en la figura de pensadores como Meyerson: «Y, al final, la inevitable solución kantiana. La vida, como biología material, ha de ser incluida en una visión mecanicista, si queremos abordarla científicamente» (Lorenzo Lizalde, 1991: 82)[20], pero la vida, el organismo, es libre. Y este enfoque, de forma paradójica, arrastra cierto idealismo en su funcionalidad, en su pragmatismo.

---

[20]   Otros autores también lo señalan: Ibarz Serrat (1994) o Fernández Rubio (2008).

F) Disminución del cientifismo

Cabe destacar que Cajal, de acuerdo con la evolución de su pensamiento, abandona el cientifismo extremo con el paso de las ediciones. Resulta interesante constatar que con algunos de los añadidos intenta distanciarse del tópico de lo que tiempo más tarde sería conocido como el tópico de «las dos culturas». Un caso especialmente significativo y en el que merece la pena detenerse es la definitiva supresión del «panegírico de la ciencia» (Ramón y Cajal, 1913: 76-80), fragmento en el que se hacía eco de «la bancarrota de la ciencia», una fórmula expresiva acuñada por Ferdinand de Brunetière (1849-1906). La mención a este crítico literario databa del discurso de ingreso de 1897, tres años después de que publicara un artículo, «Après une visite au Vatican», que gracias al impacto que tuvo en el público —principalmente el de la *Revue des Deux Mondes*— adquirió gran resonancia y causó enorme polémica al denunciar el culto desaforado al positivismo (Montoro: 1896: 331; Laín Entralgo, 2006: 441; Otero, 2011: 87). El impacto de sus palabras se explica por lo que Laín Entralgo denominó un «pasajero eclipse a fines del siglo XIX» (2006: 441): la confianza en la ciencia natural se vio resquebrajada por todo tipo de reacciones; algunas, en el mundo de las artes, dejaron atrás el naturalismo y profundizaron en modos neorrománticos e idealistas. Muchos de los que criticaron a Brunetière en Francia tuvieron posicionamientos marcadamente cientificistas y positivistas, como el médico Charles Richet (1850-1935), al que se cita en *Reglas y consejos*. Cajal, en 1897, se suma a esta mirada —recordemos cómo en *Recuerdos de mi vida. Historia de mi labor científica* define su llegada a Madrid en 1892 como la de un «materialista irreductible» (Ramón y Cajal, 1923b: 281)—, de ahí que atacara a Brunetière a través de un monólogo paródico pronunciado por un hombre de letras. Este personaje ficticio se muestra desdeñoso con los científicos: «[…] oscuros investigadores de la naturaleza, solo sois comprendidos de un corto número de personas, y aun de esas no pocas os critican antes de comprenderos» (Ramón y Cajal, 1913: 77). Curiosamente, del «panegírico de la ciencia» se desprenden una serie de ideas que adelantan algunas de las expresadas por Charles Percy Snow (1905-1980) en su ensayo *Las dos culturas* (1959): la sociedad está escindida en dos grupos opuestos, antitéticos, uno de ellos conformado por los científicos, el otro por los no científicos, literatos en su mayoría, que se arrogan el título de intelectuales (Snow, 1977: 14). El monólogo, como deformación de un estereotipo, abunda en tópicos, lugares comunes y cierto estilo altisonante:

«Contemplad, en cambio, la aureola de prestigio que rodea al orador, al artista y al poeta: la plebe los aclama, la prensa los mima, el Estado los protege y paga, la burguesía celebra fiestas en su honor» (Ramón y Cajal, 1913: 78). Por el contrario, mientras los humanistas solo obtienen parabienes del Estado, el científico malvive en su laboratorio: «En tanto, vosotros pasáis la vida atormentados en el estudio y el laboratorio, y nadie os conoce, porque a nadie interesan esos descubrimientos que gozan del triste privilegio de arrancar una a una las más caras ilusiones» (1913: 77). Después, Cajal compara las carencias del hombre de ciencias con las virtudes del hombre de letras: los textos literarios resultan embriagadores e inmortales debido a su riqueza retórica, mientras que el texto científico da pie a largas reflexiones, está escrito en «lengua bárbara» y solo es leído por unos especialistas envidiosos los unos con los otros (1913: 78). No obstante, Cajal sitúa al científico en un punto de superioridad y acaba la perorata presentándola como fiel a la realidad: «He aquí el lenguaje, que, salvo alguna exageración de forma, oyen de boca de oradores, artistas y literatos los aficionados al cultivo de las ciencias» (1913: 78).

Sin embargo, la estrategia narrativa emprendida en las tres primeras ediciones no debió de parecerle apropiada. Tal vez ponderase tres motivos para suprimir el panegírico: Cajal debió de considerar que el fragmento no tenía la suficiente calidad, aquejado del defecto de plasmar las críticas vertidas al mundo no científico de una forma excesivamente intensa. En cierta manera, se dio cuenta de la clave de las dos culturas: que, por desgracia, los científicos y los literatos suelen dar una «[…] imagen singularmente deformada y falseada los unos de los otros» (Snow, 1977: 14). Cajal también debió de tener en cuenta que, en los años veinte, la querella protagonizada por Brunetière quedaba un tanto lejana para los lectores. Pero lo que sin duda propicia la supresión del panegírico y su condensación en unas pocas líneas, mucho más mesuradas y sin renunciar a señalar las reivindicaciones de los científicos, será la asunción de los límites de la ciencia, de un agnosticismo científico optimista: la ciencia no tiene como misión responder a los más profundos propósitos filosóficos del ser humano, sino embarcarse en la aventura de la conquista del conocimiento, de la búsqueda del progreso y de la mejora social a través de sí misma, la polivalente herramienta que la especie humana se granjeó para su propio beneficio.

REGLAS Y CONSEJOS

SOBRE

INVESTIGACIÓN BIOLÓGICA

POR

S. RAMÓN Y CAJAL

MADRID

IMPRENTA DE FORTANET

calle de la Libertad, núm. 29

1899

2. Nota previa a la edición

Esta edición de *Reglas y consejos sobre investigación científica* reproduce el texto de la sexta edición de 1923, de cuya tirada se encargó la Imprenta de Juan Pueyo en Madrid, y que fue la última publicada y aprobada en vida de Cajal. No obstante, aunque se parte del texto de dicha edición, he decidido presentar mi propio estudio textual, lo que en algunas ocasiones ha provocado que, por ejemplo, al encontrarme con alguna errata haya contemplado la opción que aparecía en la quinta edición de 1920 publicada por la Imprenta y Librería de Nicolás Moya. En los casos correspondientes, tal sustitución se ha indicado en el aparato de notas. Además, cabe señalar que la presente edición incorpora el exordio al discurso de ingreso de 1897 y el *post scriptum* de la segunda edición de 1899. Los prólogos a la segunda, tercera (1913), cuarta (1916) y quinta edición, que, sorprendentemente, también pasaron por el proceso de reescritura cajaliana, siguen la versión que se publicó en 1923. Resulta útil hacer constar todos los datos anteriores, puesto que he podido comprobar que las ediciones que el CSIC ha ido reimprimiendo en los últimos años no se corresponden con el texto de 1923. También he confirmado que el prólogo a la segunda edición que publicó el CSIC es un «facticio» que mezcla la primera versión de dicho prólogo (1899) y la reescritura de este incorporada por Cajal en la tercera edición, de extensión mucho menor. Otras editoriales han caído en el mismo error, por lo que deduzco que en algún momento se impusieron estas soluciones textuales. ¿El motivo? Lo desconozco.

Para establecer el texto se ha modernizado la ortografía y la acentuación (por ejemplo, se han eliminado los grupos consonánticos /bs/, /ns/: «obscuridad» > «oscuridad», «substancial» > «sustancial»; «transcendentales» > «trascendentales»; se ha eliminado la tilde de formas verbales monosilábicas que no tienen correlato átono y de algunas de las que incluyen enclíticos y conservan la tilde de la forma no pronominal en desacuerdo con las reglas generales de acentuación; «dió» > «dio», «fué» > «fue», «vió» > «vio»). Para ello se siguen las normas actuales de la

RAE. En líneas generales, se ha procurado respetar la puntuación, aunque, tras revisarla, se han realizado muchos cambios en virtud de algunas de las recomendaciones de la versión provisional del *Diccionario panhispánico de dudas* (2025). Así, por ejemplo, tras dos puntos, salvo en los casos en los que Cajal introduce una cita directa, se escribe minúscula.

Se ha procurado corregir los gazapos que habían perdurado de edición en edición. Podemos destacar los siguientes: errores en la flexión verbal («consienten» > «consientan»); oscilaciones en cuanto al uso del adverbio «aun» en casos en que significa «incluso» («añadiremos *aún* que muchos toman» > «añadiremos *aun* que muchos toman»);incoherencias a raíz de una trasposición («la Edad Media tuvo en España» > «España tuvo en la Edad Media»); deslices en la transcripción de nombres propios extranjeros («Dubois-Reymond» > «du Bois-Reymond», «Gebhard» o «Gerhard» > «Gerhardt», «Lubbok» > «Lubbock», «Reamur» > «Réaumur»); imprecisiones tipográficas de nombres propios hispánicos y extranjeros que dificultaban la interpretación del texto («Bayle» > «Boyle», «Godó» > «Rodó», «P. J. Thomas» > «Pierre-Félix Thomas»); falta de preposiciones necesarias para la correcta construcción de la frase («la fábrica de instrumentos ópticos de Jena cuenta al frente de sus secciones nada menos que *con* treinta y tres investigadores matemáticos», «y de impulsar ardientemente *a* la humanidad hacia la verdad»).

Por otra parte, se han suprimido algunas preposiciones que daban lugar a construcciones que chocaban con el lenguaje normativo actual. Cabe destacar que estas supresiones, por lo general, se han producido en construcciones de «de» más infinitivo («le queda todavía ancho campo donde ejercitar su actividad y *de* tentar la fortuna», «no valía la pena *de* haber complicado con el estudio», «por si no tienen a comodidad *de* aparecer», «no es cosa frívola aquello que, como el amor, decide *de* la vida», «cuyos descubrimientos promueven el aprovechamiento, *de* cada vez mayor, de las riquezas del suelo», «para mejorar en todos los órdenes *de* la vida de nuestros escolares»). Se mantienen los pocos casos de laísmos y leísmos: estos se indican en el aparato de notas.

En cuanto a los nombres propios de científicos, literatos y pensadores extranjeros me he inclinado por deshacer la españolización de estos y presentarlos en su escritura original o, en todo caso, en su adaptación internacional más conocida, cuando la forma empleada por don Santiago ha caído en desuso y resulta extraña a la costumbre actual («Carlos Richet» > «Charles Richet», «Claudio Bernard»

> «Claude Bernard», «Harveo» > «Harvey», «Keplero» > «Kepler», «Marinesco» > «Marinescu»). En los casos en los que Cajal utilizaba extranjerismos crudos que, posteriormente, han dado lugar a nombres propios adaptados a las convenciones gráfico-fonológicas del español, se ha procedido a la adaptación («*dilettante*» > «diletante», «*parquet*» > «parqué»). Hay otros casos en los que Cajal utiliza formas en desuso y se ha optado por transcribir la más común («harmonía» > «armonía»; «kariokinesis» > «cariocinesis»). Por otra parte, se ha procedido a la actualización de nombres de compuestos químicos («sulfato de urano» > «sulfato de uranio») y al desarrollo de las abreviaturas referentes a fórmulas de cortesía o a nombres propios («Cl. Bernard» > «Claude Bernard»; «O. Vogt» > «Oskar Vogt», «Mad. Curie» > «*Madame* Curie», etc.). También se ha procurado corregir la forma de presentar las citas en el texto, pues se alternaba entre el uso de la cursiva o bastardilla y la utilización del entrecomillado. Las citas directas se presentan entrecomilladas y tan solo se combina el uso de ambos elementos ortotipográficos si se trata de una expresión extranjera o un latinismo («*Dubitando ad veritatem pervenimus*»).

Los fenómenos textuales que presentaban mayor dificultad a la hora de establecer un criterio editorial fueron el uso que hacía Cajal de la cursiva y su preferencia por mayúscula o minúscula en ciertos casos. Respecto a la cursiva se ha respetado en aquellas ocasiones en que se utilizaba con función expresiva. Ahora bien, se han dado dos casos en los que se ha juzgado necesario añadir la cursiva: en primer lugar, para destacar creaciones ocasionales, palabras que no figuran en el *Diccionario de la lengua española* (DLE), pero perfectamente construidas como «*admirabilidad*»; en segundo lugar, para mantener el patrón propuesto por el mismo Cajal, quien utiliza la cursiva para destacar los elementos de una clasificación a los que nombra por primera vez. También existen ejemplos de lo contrario, de la eliminación de la cursiva. En ciertas ocasiones se debe a su arbitrariedad, ya que Cajal no siempre mantiene el criterio que, *a priori*, fijaba para su utilización. En otras, la supresión permite regularizar su empleo de acuerdo con los usos y costumbres idiomáticos actuales. De esta manera, se ha eliminado la cursiva que Cajal utilizaba para los pseudónimos («Azorín», «Fígaro», «Fray Candil»); para referirse a instituciones («Sociedad de las Naciones», «Junta de Ampliación de Estudios»); nombrar idiomas («esperanto», «volapuk»); marcar extranjerismos o cultismos que con posterioridad a la fecha de composición del texto han sido aceptados en el diccionario («élite», «incontinenti», «lapsus»); subrayar aquellos elementos pertenecientes al campo nocional de la ciencia que, si bien ya están asentados en el acervo común o, al menos, no se nos antojan tan extraños, resultaban excesivamente técnicos o, incluso, desconocidos en su época («argón», «bacilo de la tuberculosis», «diatomeas», «estrella de mar», «hematíes», «merogonia», «mitosis», «mutación», «partenogénesis artificial», «platino-cianuro de bario», «radio», «radioactividad», «radiofotografía», «radioscopia», «rayos catódicos», «rayos X», «torio», «uranio», etc.); referirse a los elementos integrantes de una clasificación que ya habían sido presentados, tal y como ocurría con los que conforman la clase de entendimientos, los tipos de enfermedades de la voluntad, las teorías sobre el atraso de España, las instituciones creadas por la JAE, etc.; enumerar, en el apartado referente a la deficiencia de medios materiales, los que un investigador necesitaría dependiendo de la disciplina a la que se dedique; marcar de modo único las máximas y los dichos populares, ya que Cajal oscilaba en el uso de las cursivas y de las comillas para introducirlos en el texto, por lo que se ha decidido emplear únicamente el entrecomillado («el saber no ocupa lugar», «quien mucho abarca poco aprieta»).

En cuanto al uso de mayúsculas o minúsculas, este presentaba no pocas ambivalencias, por lo que se ha decidido regularizar dichas vacilaciones a partir de las recomendaciones del *Libro de estilo de la lengua española* (2018). Así, en el texto de 1923, Cajal no mantenía el mismo criterio a la hora de escribir en minúscula o en mayúscula los nombres de los puntos cardinales. Hemos optado por mantener la mayúscula cuando se sobreentiende que funcionan como un nombre propio («venturosas naciones del Norte»), pero se ha usado la minúscula cuando el autor se refiere, exclusivamente, a la orientación o dirección («la densidad de población del centro y norte de Europa»). Cajal alterna el uso de mayúscula y minúscula al referirse a las disciplinas científicas y humanísticas, seguramente por contaminación, ya que sí corresponde usar la mayúscula cuando se escriben, específicamente, los nombres de asignaturas y carreras universitarias: en esta edición, cuando las disciplinas sean nombres genéricos y no sean utilizadas como nombres de asignaturas y carreras, se escriben con minúscula («los vastos dominios de la Bacteriología, Anatomía e Histología comparadas» > «los vastos dominios de la bacteriología, anatomía e histología comparadas»). Se ha decidido mantener la mayúscula por antonomasia en algunos nombres, al hacer referencia a una entidad de manera incuestionable («la Península»). Cajal utiliza la mayúscula para escribir los nombres de entidades, equipos académicos e instituciones

(«Sección de Ciencias Naturales», «Universidad española»; un caso concreto: «si el Gobierno le aumentase la consignación de material», etc.), pero este uso lo hacía extensivo a nombres genéricos que no se referían a una institución en concreto, aspecto que se ha corregido («A la formación y cultivo de estos patriotas del laboratorio deben contribuir Gobiernos e Instituciones docentes» > «A la formación y cultivo de estos patriotas del laboratorio deben contribuir Gobiernos e instituciones docentes»; «estas hijuelas de la Junta de Pensiones sean Institutos rivales de la Universidad» > «estas hijuelas de la Junta de Pensiones sean institutos rivales de la Universidad», etc.). Seguramente la costumbre cajaliana de utilizar la mayúscula para poner de relieve elementos pertenecientes al mundo investigador tenga que ver con lo anterior («Revistas», «Congresos científicos», «Profesorado» > «revistas», «congresos científicos», «profesorado»): hemos considerado pertinente escribir tales sustantivos en minúscula, cuando se refieren a nombres genéricos. Por último, resultaba especialmente compleja la vacilación al alternar la mayúscula y la minúscula en aquellos nombres comunes que, dependiendo del fragmento, podían hacer referencia a conceptos únicos de especial significación como «naturaleza», «ciencia», «universo», «creación», etc. En todos estos casos se ha optado por la minúscula, aunque, en el caso de «ciencia», se ha mantenido la mayúscula en dos ocasiones, cuando Cajal, enfáticamente, se refiere a la ciencia como la unidad anhelada pero inalcanzable que abarcaría todas las disciplinas del conocimiento («habría *una sola Ciencia*», «*la Ciencia*»).

Esta edición propone, por primera vez, una nueva división textual del contenido, lo que se manifiesta en la numeración y en la organización de los capítulos. A pesar de todo el mimo que Cajal puso en pulir el texto, lo que le llevó a reescribir fragmentos enteros o replantearse algunas elecciones léxicas, existía un elemento muy llamativo a nivel organizativo: la incongruencia entre la distribución del contenido —manifestada en los títulos de los capítulos y el índice— y lo que él, como autor, declara. Paradójicamente, en el último texto corregido y autorizado, no se arregla ninguna de estas incoherencias. Repasemos cómo pervivió esta discordancia. En la segunda edición, que cuenta con seis capítulos, indica lo siguiente: «En cinco capítulos dividiremos el siguiente trabajo» (Ramón y Cajal, 1899: 21). Sin embargo, el autor no computa el apartado de «Consideraciones sobre los métodos generales» en el que se explicita la división textual, a pesar de que en el índice —que él mismo tuvo que aprobar— sí aparece como uno de los apartados numerados (1899: 123). Este tipo de errores se mantienen —y aumentan— en las posteriores ediciones: Cajal sigue diciendo que el texto se divide en cinco capítulos, cuando son diez en la tercera (Ramón y Cajal, 1913: 26), y obvia el capítulo «Condiciones sociales favorables a la obra científica». En la edición final, don Santiago corrige parcialmente el fallo: indica que son siete capítulos, aunque sigue sin tener en cuenta «Métodos generales», pese a que en el paratexto vuelve a ser consignado como capítulo, y, de nuevo, obvia el capítulo seis (Ramón y Cajal, 1923a: 11-12). En cuanto a su estudio sobre el atraso de España, de sus palabras se colige que figura como una coda que completa el resto del libro. En la presente edición se ha intentado, respetando el original, subsanar tales gazapos y ceñirse a lo que el mismo Cajal comenta en la sección «Consideraciones sobre los métodos generales»: de ahí que esta se presente como una «introducción» y que la numeración de los capítulos comience en el que, reimpresión tras reimpresión, había sido considerado como el segundo capítulo. Además, se ha estimado correcto que el «Breve estudio acerca de las causas de nuestro atraso científico» no compute como un capítulo más, resolución en la que me he reafirmado al tener conocimiento de alguna de las primeras traducciones extranjeras, como la que hizo Henrik Salamon al húngaro (1927) o la preparada por el doctor Miskolczy en lengua alemana (1933), en las que se prescindió de dicha parte del libro, hecho que refuerza su consideración como un elemento que presenta cierta independencia del resto de epígrafes[21]. Con todas estas decisiones referentes a la división del texto, se ha buscado acabar con las incongruencias que hasta ahora no se habían rectificado.

Por último, la gran cantidad de ediciones no críticas y la ingente bibliografía ponen de manifiesto que ha llegado el momento de llevar a cabo una empresa que el mundo académico hispánico no se ha atrevido a acometer antes. Como se apuntó al comienzo de esta introducción, José Manuel Sánchez Ron ha denunciado la ausencia de una edición completa, con anotaciones, de los escritos cajalianos. Esta edición se propone paliar, en una pequeñísima parte —y en la medida de lo posible—, dicho problema, presentando un estudio textual exhaustivo de *Reglas y consejos*. Para explicar el interés y la pertinencia de una edición crítica y anotada, esgrimiremos tres razones.

---

[21]   De hecho, tal y como confiesa Cajal en *El mundo visto a los ochenta años* (1934), en la edición alemana pidió que se suprimieran «los temas exclusivamente españoles» (Ramón y Cajal, 1934: 42).

La primera surge de una idea expuesta por Joan Oleza en su magnífica edición de *La Regenta*: la tradición filológica no puede mantenerse impasible ante las obras fundamentales de la literatura. No vale con leerlas sin más. Hay que comentarlas. Esto implica que un editor filológico, al ser consciente de las exigencias que subyacen a la condición de «obra fundamental», ha de ofrecer al lector una lectura que abarque todas las perspectivas posibles, lo que le permitirá profundizar en el el significado y el sentido de los temas principales del libro y descubrir otros que permanecían desconocidos y, por tanto, sin incidencia alguna. Evidentemente, este juicio se sustenta en la idea de que *Reglas y consejos* es un texto notable de la literatura y del pensamiento hispánicos, no solo porque sea una de las piezas más destacadas del género ensayístico en el periodo previo y posterior al desastre de 1898, junto con otros libros capitales como *En torno al casticismo* (1895) de Miguel de Unamuno, sino porque se trata de una obra en la que se desarrolla un razonamiento, un concepto, que va más allá de la mera circunscripción científica del tema. Cajal apuesta por la claridad intelectual, puesto que no solo captura el *Zeitgeist* de una época, sino que se entrega a sí mismo, movido por la aspiración de que su libro le sobreviva y tenga auténtica incidencia en la realidad. Pero ¿de dónde surgiría este propósito? De un hecho paradójico del que Cajal es conocedor: aunque gran parte de la intelectualidad española de toda la Edad de Plata tuvo a su alcance los textos clásicos europeos que reflexionaron sobre la ciencia —y sobre cómo hacer ciencia—, no supo ponerlos al alcance de los aficionados más entusiastas, es decir, no supo ponerlos a disposición del público general para que surgieran las tan anheladas mentes propensas a la ciencia. Para enmendar tal anomalía, Cajal decidió emular a estos clásicos, a aquellos pioneros que deberían haber sido el primer referente de cualquier buen estudiante de ciencias español, lo que le lleva a crear un modelo patriótico que, sin embargo, no oculta su filiación con los modelos extranjeros, en especial con los francófonos y germánicos[22]. Podría argüirse —y no resultaría improcedente— que Cajal es el primer científico de renombre que, de forma decididamente activa y exitosa,

---

[22]   Hecho que no oculta Cajal, aunque en ocasiones esa filiación solo salga a la superficie mediante una batida minuciosa del texto. Resulta interesante apreciar cómo, en determinados apartados, *Reglas y consejos* presenta algunas semejanzas estructurales y de contenido con *Grosse Männer* (*Los grandes hombres. Estudio para la biología de un genio*), de Wilhelm Ostwald, y *La biologie cellulaire* (*La biología celular*), de Jean Baptiste Carnoy (1836-1899), de los que toma prestados citas, expresiones y modelos científicos, en algunos casos sin apenas modificaciones, al igual que de *Introduction à l'étude de la médecine expérimentale* (*Introducción al estudio de la medicina experimental*), de

introduce en la lengua española este tipo de literatura. De ahí que resulte muy relevante indicar siempre que *Reglas y consejos* es un «clásico hispano», a pesar de su vocación universalista, porque lo que se exterioriza con la negación cajaliana ante el comentario de Pío Baroja de que el texto se dirigía a los investigadores profesionales y no a los aficionados es el hecho de que su autor se sabía partícipe de un momento histórico que exigía una estrategia con la que se pusiera en marcha una «política científica». Para transmitir este punto de vista resultaba necesario hacerlo sin dogmatismos, por lo que Cajal debía disfrazar su discurso preceptivo de una persuasión subjetiva, connatural al género literario del ensayo. Estas son las causas que convierten *Reglas y consejos* en un clásico de la cultura y, en concreto, de la literatura científica, capaz de trascender su forma y contenido.

La segunda razón que explica el valor y la oportunidad de una edición crítica y anotada es la relevancia que su propio autor otorgaba al texto, de lo que no cabe duda al indagar en el continuo proceso de reescritura al que lo sometió entre 1897 y 1923. Incluso, como confesó a Julio Rey Pastor en la misiva que destacamos al principio de este estudio introductorio, Cajal habría vuelto una vez más sobre lo ya escrito si las fuerzas le hubieran acompañado, para configurar una séptima edición, todo en pro de una tarea de la que su libro debía encargarse: el surgimiento de nuevas vocaciones y el asentamiento de instituciones de talla mundial que espoleasen el ambiente científico español y que no lo dejasen a él como una anécdota anómala dentro de la historia de la cultura patria. Pero ¿por qué era tan importante *Reglas y consejos*? Téngase en cuenta que Cajal acaba interrelacionando, como fenómenos complementarios y que no se explican el uno sin el otro, su papel como maestro y el establecimiento de los cimientos que permitan a España desarrollar una ciencia propia, verdaderamente influyente a nivel teórico y práctico. De ahí la necesidad de dejar una «prole espiritual», cuestión que a partir de la tercera edición de 1913 se convierte en un aspecto básico de *Reglas y consejos*: Cajal siente que el científico, ya asentado como «sabio», debe ayudar «[…] a la formación de nobles tendencias» y desempeñar sus funciones «con su doble obligación de maestro y de patriota» (Ibarz Serrat, 1994: 96). En vida, desarrolló dos vías para lograr la tan anhelada «multiplicación espiritual»: por un lado, la conformación de una escuela neurohistológica, puntal de la ciencia en España hasta el comienzo

---

Claude Bernard, y de *L'education des sentiments*, de Pierre-Félix Thomas (1853-1920). Por ejemplo, de este último es probable que tome la alusión a Tolstói.

de la Guerra Civil, escuela en la que convergieron investigadores como Nicolás Achúcarro (1880-1918) o Gonzalo Rodríguez Lafora (1886-1971) —quienes comenzaron su formación con Luis Simarro—, perfiles más independientes, como Pío del Río Hortega, y estudiosos que empezaron a trabajar directamente con Cajal como Domingo Sánchez, Jorge Francisco Tello (1880-1958), Fernando de Castro (1896-1967) y Rafael Lorente de No (1902-1990)[23]; por el otro lado, la dirección de una institución pública destinada a materializar la «forma de hacer vivir los conocimientos» (Ayala Martínez, 1998: 45), la JAE, a la que en *Reglas y consejos* dedica varias páginas para glosar su «búsqueda de la verdad y de la utilidad» (1998: 45). Ahora bien, con la cercanía cada vez mayor de la muerte, Cajal tuvo que sentir serias dudas: la parca le había arrebatado en 1918 a su colega predilecto, el más prometedor de los neurocientíficos españoles, Achúcarro; en 1920 tuvo lugar la famosa pelea con Pío del Río Hortega, muy relacionada con sus desencuentros a propósito del descubrimiento de la microglía; la labor de la JAE, si bien estimable, no colmaba las aspiraciones de su director, quien en cada reedición de su *speculum scientificis* ponía de manifiesto las dificultades políticas y las carencias presupuestarias a las que había de enfrentarse la institución. En el declinar de su vida, el desencanto hacía acto de presencia. Llegado a tal punto, es comprensible que *Reglas y consejos* se convirtiera para Cajal en un instrumento para lograr la salvación nacional. Pero también la personal: las variantes textuales del apartado dedicado a la «prole espiritual», de marcado acento manriqueño, no son fruto del albur. A tenor de estas variantes, podemos imaginarnos a su autor mirando al pasado y aprendiendo de sus errores, temeroso de no tener una descendencia científica a su altura, de no haber sido lo suficientemente hábil como para dotar a su patria de una escuela científica duradera. Si acudimos a su epistolario se aprecia un hecho muy significativo: Cajal solía enviar un ejemplar de *Reglas y consejos* a no pocos colegas y admiradores. Es el caso de Julio Rey Pastor, pero, al escudriñar las cartas de don Santiago, se descubren otros nombres como los del cervantista y periodista Luis Astrana Marín (1889-1959), el médico francés y traductor de la obra cajaliana Léon Azoulay (1862-1926) o el galeno uruguayo Juan Pou y Orfila (1876-1947). También regaló su libro a José Ortega y Gasset

---

[23]   Al respecto, pueden consultarse entre otros trabajos los siguientes: Glick (1982: 20), López Piñero (1995: 226-230), Baratas Díaz (2012: 133-143), Pimentel (2020: 266-267). Gregorio Marañón, en su discurso de ingreso en la RAC, llega a incluir, dentro de la escuela histológica cajaliana, a casi cuarenta investigadores (1951: 96).

y Miguel de Unamuno. Parece, por tanto, que Cajal, con el paso de los años, se obsesionó con la valía de *Reglas y consejos* y que escribió a la intelectualidad española reivindicándolo y reivindicándose. La carta enviada a Astrana Marín en 1933 resulta muy denotativa al respecto:

> El citado libro [*Reglas y consejos*] donde se plantea desde el punto de vista científico el problema de España ha tenido poca suerte. Ninguno de los autores que se ocupan del tan debatido atraso cultural de nuestra patria, sin excluir a Ortega y Gasset, Sainz Rodríguez, Rey Pastor y demás escritores que han tratado, aunque en tono mayor y forma atildada el mismo asunto, me nombran siquiera (Ramón y Cajal *apud* Fernández Santarén, 2014: 820).

Hasta el mismo año de su muerte, Cajal denunció el menosprecio al que había sido sometida su preceptiva para jóvenes aficionados. En su miscelánea memorialística *El mundo visto a los ochenta años* incidía en las aportaciones de carácter político e histórico que había hecho: «Por cierto, que ninguno de nuestros flamantes regeneradores ha leído el capítulo consagrado a las causas probables del atraso español donde anatematizo por igual la leyenda negra y la leyenda blanca, como la llama Unamuno» (Ramón y Cajal, 1934: 42).

El tercer motivo que explica la conveniencia y el atractivo de una edición como esta es muy sencillo y un tanto tautológico: aunque se han publicado ediciones académicas, muy útiles para la divulgación, como las preparadas por Leoncio López-Ocón y por Antonio Campos, el hecho es que no existía ninguna edición crítica y anotada de *Reglas y consejos*. La cuestión no podía obviarse, porque determinaba el enfoque que había que adoptar en cuanto al aparato crítico de notas: como se ha comentado líneas atrás, una «obra fundamental» exige un trabajo de edición muy detallado y pormenorizado. Este requerimiento, bajo mi punto de vista, es mayor si se trata de la primera edición crítica y anotada de un texto. Y, sobre todo, si se trata de un texto como este *speculum scientificis*, de una naturaleza textual en la que se rastrea un sistema de valores sintagmáticos y extrasintagmáticos muy complejo, que supone todo un reto para aquel editor filológico que decida ahondar en la red de significados y sentidos pergeñada por su autor. Por todo lo anterior, se ha optado por ofrecer al lector un abundante aparato crítico en el que se encontrará con notas que profundizan en aspectos relacionados con:

—el proceso de creación de *Reglas y consejos*;
—las características literarias del texto;

—la relación de *Reglas y consejos* con otros escritos cajalianos;

—el contexto científico, histórico, político, literario, filosófico, etc., en el que vivió Cajal;

—ciertas elecciones léxicas, aunque gran parte de los términos del ámbito de la ciencia (y sobre todo del laboratorio) no se han anotado debido a su carácter incidental;

—la enorme cantidad de nombres de médicos, biólogos, químicos, escritores, filósofos, etc., que se mencionan, una nómina que se acerca, fácilmente, a las tres centenas;

—las citas directas e indirectas, las influencias y alusiones, implícitas o explícitas, de científicos, filósofos y literatos: se han rastreado, en la medida de lo posible, las fuentes originales, y se comenta si Cajal cita correctamente o no, o si ha tomado tal o cual idea de equis autor;

—las variantes textuales, muchas de ellas, insistimos, de gran importancia en cuanto a la interpretación del texto y, por tanto, en cuanto a la evolución del pensamiento de Cajal;

—el análisis que los especialistas han hecho de determinados pasajes del libro, lo que permite al lector acercarse a las lecturas efectuadas por la crítica cajaliana y a una relectura de las mismas.

Muchas de estas notas aportan datos que pueden resultar de interés al lector. Si bien en algunos ejemplos se podría objetar que la nota está dedicada a un personaje histórico cuya obra y vida son, a buen seguro, conocidas por cualquier lector culto, en ese tipo de casos se ha optado por seguir un patrón enciclopédico, ya que quien tenga un buen nivel de conocimientos en la historia de la medicina o de la filosofía no tiene por qué conocer en la misma medida la historia de la literatura o de la física, y viceversa. De ahí que se haya decidido anotar todos los nombres de personalidades. Consideramos que una primera edición crítica y anotada de un texto ha de facilitar que el lector disponga, de manera inmediata y sin tener que asistirse de otras fuentes, de la información necesaria y lo suficientemente detallada como para comprender el texto. Otras de las notas, por el contrario, brindan una exégesis del contenido en no pocas ocasiones prolija, puesto que tanto el texto finalmente fijado por el autor como las variantes textuales profundizan en sucesos, alusiones y conceptos que requieren que el lector se sitúe ante la vasta cultura de Cajal, hombre muy leído e instruido. Esta amalgama intelectual tan heterogénea se manifiesta, por ejemplo, cuando se diserta sobre cuestiones relacionadas con la filosofía de la ciencia.

Por otra parte, tras un intercambio de opiniones con las editoriales, se ha decidido, por motivos técnicos, establecer una única numeración, dentro de la cual se encuentran no solo las notas del editor filológico, sino también las notas del autor. Ha de tenerse en cuenta que Cajal incluyó, en cada reedición del libro, un gran número de notas explicativas o valorativas. Para evitar posibles confusiones al lector, las notas de Cajal aparecen en el cuerpo del texto, al igual que ocurría en las ediciones que publicó en vida, y se ha resaltado en color rojo su superíndice. Si las notas cajalianas, a su vez, cuentan con un comentario del editor filológico, este se hará constar mediante una llamada entre corchetes.

En definitiva, el aparato crítico de notas ofrece al lector la posibilidad de conocer todo el proceso de reescritura de *Reglas y consejos*, de adentrarse en el laboratorio literario de Cajal, lleno de rectificaciones semánticas en pro de la precisión y de cambios de parecer sobre temas de toda índole. Sin duda, esta «arqueología textual» nos parece una de las mayores aportaciones. Por ello, tras realizar el cotejo de las seis ediciones publicadas en vida del autor, se ha dado testimonio de una selección abundante de las variantes textuales que se produjeron entre el discurso de ingreso de 1897 y la última versión autorizada en 1923, de las que se indica en qué edición aparecieron y en qué edición fueron suprimidas, cuando es el caso. Además, se ha incluido también, al final del libro, un «sumario de cambios» en el que se consignan todas las correcciones léxicas y gramaticales, así como aquellas relacionadas con el uso de la cursiva, que se le han hecho al texto original.

Por último, el desafío que ha supuesto toda la investigación relacionada con Cajal y, en concreto, esta edición, no hubiera llegado a buen puerto sin mis directores de tesis, Jaime Olmedo Ramos y Miguel Ángel Puig-Samper Mulero. También siento gratitud por la confianza que la responsable de Editorial CSIC, Purificación Fernández, y el editor de Doce Calles, Pedro Sánchez Moreno, han mostrado por este proyecto. Doy las gracias a las instituciones que me permitieron consultar sus fondos para alumbrar mis pesquisas sobre don Santiago: el Instituto Cajal y la Real Academia de Extremadura. Por último, he de agradecer los comentarios, las sugerencias y las lecturas que de esta edición han hecho mi madre, Aurora, y mi hermano Antonio, que mucho tiempo han gastado en hablar conmigo.

3. Bibliografía de la edición

—(1815): *Dictionaire des sciences medicales par une societe de medecins et de chirurgiens*, Paris, Panckoucke.

—(1857): *Natur und Offenbarung. Organ zur Vermittlung zwischen Naturforschung und Glauben für Gebildete aller Stände*, n.° 3.

—(1867): «Hermann Goldschmidt, artist and astronomer», *The Gentleman's Magazine and historical review*, vol. IV, págs. 335-341.

—(1931): «Giulio Fano», *Treballs de la Societat de biologia*, vol. 13, p. 19.

—(2025): *Diccionario de la lengua española (DLE)*, versión electrónica 23.7, Real Academia Española, disponible en: https://dle.rae.es/

—(2025): *Diccionario panhispánico de términos médicos (DPTM)*, Real Academia Nacional de Medicina de España - Asociación Latinoamericana de Academias Nacionales de Medicina, España y Portugal, disponible en: https://dptm.es/

ABELLÁN, José Luis (1975): «Menéndez Pelayo y la polémica de la ciencia española», *Cuadernos salmantinos de filosofía*, n.° 2, págs. 363-376.

ABELLÁN, José Luis (1989): *Historia crítica del pensamiento español. La Crisis contemporánea (1875-1936)*, t. V, Madrid, Espasa Calpe.

ABRIL, Simón (1817): *Apuntamientos de cómo se deben reformar las doctrinas*, Madrid, Imprenta de D.M. de Burgos.

ADORNO, Rolena y José María del Pino (2020): «George Ticknor (1791-1871), su contribución al hispanismo, y una amistad especial», *Estudios del Observatorio de la lengua española y las culturas hispánicas en Estados Unidos*, n.° 58, págs. 1-63.

ALBARES ALBARES, Roberto (2023): «Julián Sanz del Río», *Diccionario biográfico electrónico*, Madrid, Real Academia de la Historia, disponible en línea: https://dbe.rah.es/biografias/7616/julian-sanz-del-rio

ALBARRACÍN TEULÓN, Agustín (1982): «La teoría celular, paradigma de la biología del siglo XIX», *Dynamis. Acta Hispanica ad Medicinae Scientiarumque Historiam Illustrandam*, vol. 2, págs. 241-262.

ALBARRACÍN TEULÓN, Agustín (1984): «Ramón y Cajal entre los poderes y los saberes», *Medicina e historia*, n.°4, págs. 1–16.

ALBERICH, José (1966): *Los ingleses y otros temas de Pío Baroja*, Madrid, Alfaguara.

ALBORG, Juan Luis (1972): *Historia de la literatura española. Edad media y Renacimiento*, vol.1, Madrid, Gredos.

ALBORG, Juan Luis (1975): *Jovellanos: vida y carácter*, Madrid, Gredos.

ALDEA BAQUERO, Quintín (2023): «Diego de Saavedra Fajardo», en *Diccionario biográfico electrónico,* Madrid, Real Academia de la Historia, disponible en línea: https://dbe.rah.es/biografias/5525/diego-de-saavedra-fajardo

ALGECIRAS, Eduardo (2016): *La termodinámica clásica: lord Kelvin,* Rodesa, RBA.

ALTAMIRA, Rafael (1900): *Psicología del pueblo español,* Barcelona, Editorial Minerva.

ALVAR EZQUERRA, Alfredo (2014): *Un maestro en tiempos de Felipe II: Juan López de Hoyos y la enseñanza humanista en el siglo XVI,* Madrid, La esfera de los libros.

ÁLVAREZ DE MIRANDA, Pedro (1979): «Aproximación al estudio del vocabulario ideológico de Feijoo», *Cuadernos hispanoamericanos,* n.°347, págs. 367-396.

ÁLVAREZ DE MIRANDA, Pedro (2011): *En doscientas sesenta y tres ocasiones como esta: discurso leído el día 5 de junio de 2011 en su recepción pública por el Excmo. Sr. D. Pedro Álvarez de Miranda de la Gándara y contestación del Excmo. Sr. D. Manuel Seco Reymundo,* Madrid, Real Academia Española.

AMORES, Montserrat (1997): *Catálogo de cuentos folclóricos reelaborados por escritores del siglo XIX,* Madrid, CSIC.

AMORES, Montserrat (2001): «*Cuentos de vieja,* de Juan de Ariza. La primera colección de cuentos folclóricos españoles», *Scriptura,* n.° 16, págs. 25-46.

AMORÓS, Andrés (1972): «Introducción», en Ramón Pérez de Ayala (autor), *Troteras y danzaderas,* Madrid, Castalia.

ANAYA-REIG, Nuria y Manuela Romo (2017): «Cajal, psychologist of science», *The spanish journal of psychology,* vol. 20, págs. 1-15.

ANCTIL, Michel (2015): *Dawn of the Neuron. The Early Struggles to Trace the Origin of Nervous Systems,* Montreal, McGill-Queen's University Press.

ANDRENIO [Ernesto Gómez de Baquero] (1924): «Cajal, literato y pensador», *La noche. Diario de última hora,* n.°259, 23 de diciembre de 1924, pág. 1.

ANES, Gonzalo (1983): «Coyuntura económica e Ilustración», en Francisco Rico (dir.), José Miguel Caso González (ed.), *Historia y crítica de la literatura española. Ilustración y neoclasicismo,* vol. IV, Barcelona, Crítica, págs. 49-58.

ANTÓN ONECA, José (1974): «Don Rafael Salillas», *Anuario de derecho penal y ciencias penales,* tomo 27, fasc.2, págs. 205-220.

ARADRA SÁNCHEZ, Rosa María (2009): «Presentación», *Signa: Revista de la Asociación Española de Semiótica,* n.°18, págs. 13-19.

ARCO, Ricardo del (1950): «El humanista Pedro Simón Abril en Aragón», *Argensola,* t. I, fasc. 3, 1950, págs. 225-246.

ARDILA, John G. (2009): «Unamuno y el regeneracionismo», Ana Chaguaceda Toledano (ed.), *Miguel de Unamuno, estudios sobre su obra,* tomo IV, Salamanca, Universidad de Salamanca, págs. 207-234.

ARTOLA, Miguel y José Manuel Sánchez Ron (2012): *Los pilares de la ciencia,* Barcelona, Espasa.

ASIMOV, Isaac (1983): *La búsqueda de los elementos,* Barcelona, Plaza & Janés.

AULLÓN DE HARO, Pedro (2019): *Teoría del ensayo y de los géneros ensayísticos,* Madrid, Ediciones Complutense.

AUSTOKER, Joan (1988). *A history of the Imperial Cancer Research Fund, 1902-1986,* Oxford, Oxford University Press.

AYALA MARTÍNEZ, Jorge Manuel (1998): «El regeneracionismo científico de Ramón y Cajal», *Revista de Hispanismo Filosófico,* n.°3, págs. 33-50.

AYARZAGÜENA SANZ, Mariano (2023): «Mariano de la Paz Graells y Agüera», en *Diccionario biográfico electrónico,* Madrid, Real Academia de la Historia, disponible en línea: https://dbe.rah.es/biografias/8187/mariano-de-la-paz-graells-y-aguera

AZORÍN [José Martínez Ruíz] (1912): «La España de Cadalso», *Diario de Alicante,* año VI, número 1468, pág. 1.

AZORÍN [José Martínez Ruíz] (1913), *Los valores literarios,* Madrid, Renacimiento.

AZORÍN [José Martínez Ruíz] (1967): *La amada España,* Barcelona, Destino.

AZORÍN [José Martínez Ruíz] (1969): *La generación del 98,* Salamanca, Anaya.

BALMES, Jaume (1846): *El criterio,* Barcelona, Imprenta de Antonio Brusi.

BANDRÉS FERNÁNDEZ, Pablo, Rodrigo Viejo García y Fernando Bandrés Moya (2012): «Cajal, más allá de la neurona», en *Santiago Ramón y Cajal trabajo, saberes y arte en la investigación científica,* Madrid, Fundación Tejerina, págs. 39-62.

BAQUERO GOYANES, Mariano (1949): *El cuento español en el siglo XIX,* Madrid, Consejo Superior de Investigaciones Científicas.

BARATAS DÍAZ, Alfredo (2012): «Cajalianos. El legado académico de Ramón y Cajal: vida y ocaso de la escuela neurohistológica española», *Santiago Ramón y Cajal trabajo, saberes y arte en la investigación científica,* Madrid, Fundación Tejerina, págs. 123-148.

BARDINA, Juan (1918): *Leyenda perjudicial: la supuesta inferioridad de los españoles,* Santiago de Chile, Editorial Audax.

BATLLORI, Miguel y Ceferino Peralta (1969): *Baltasar Gracián: en su vida y en sus obras,* Zaragoza, Institución «Fernando el Católico».

BAYLE, Pierre (1749): *Pensées diverses ecrites à un docteur de Sorbonne a l'occasion de la comete, qui parut au mois de Decembre 1680,* Amsterdam, Chez Meinard Uytwerf.

BEER, Gillian (1990): «Translation or Transformation the Relations of Literature and Science», *Notes and Records of the Royal Society of London,* vol. 44, n.°1, págs. 81-99.

BELÉNDEZ, Augusto (2008): «La unificación de luz, electricidad y magnetismo: la "síntesis electromagnética" de Maxwell», *Revista Brasileira de Ensino de Física,* vol. 30, n.° 2, disponible en: https://www.scielo.br/j/rbef/a/jfcMcZXBb3dvkCrNzyVmVgP/

BEOLENS, Bo (2003): *Whose bird?: common bird names and the people they commemorate,* New Haven, Yale University Press.

BERNARD, Claude (1984): *Introduction à l'étude de la médecine expérimentale,* París, Flammarion.

BERNARD MANNIX, John (1911): «François Huber», en *Heroes of the Darkness,* págs. 209-229.

BEUTEN, Wolfgang (1991): *Historia de la literatura alemana,* Madrid, Cátedra.

BEYER, Lothar (2005): «Jorge Luis Borges y Wilhem Ostwald. Notas para una alianza entre la ciencia y las humanidades», *Letras (Lima),* n.° 76, págs. 181-190.

BILLINGS, John Shaw (1881): «Our medical literature», Transactions of the International Medical Congress, vol. 1, págs. 54-70.

BLANCO, Emilio (2018), «Introducción y notas», en Baltasar Gracián (autor), *Oráculo manual y arte de prudencia,* Madrid, Cátedra.

Blondel-Mégrelis, Marika (2008): «Quelques aspects méconnus de la personne et de l'œuvre de Charles Gerhardt (1816-1856)», *Revue d'Histoire de la Pharmacie*, n.° 357, págs. 39-62

Bloom, Harold (2015): *El canon occidental: la escuela y los libros de todas las épocas*, Madrid, Anagrama.

Bobadilla, Emilio (1888): *Escaramuzas*, Madrid, Librería de Fernando Fé.

Bobadilla, Emilio (1890): *Capirotazos. Sátiras y críticas*, Madrid, Librería de Fernando Fé.

Bobadilla, Emilio (1903): *Al través de mis nervios: crítica y sátira*, Barcelona, Imprenta de Enrich y Compañía.

Boileau, Nicolás (1898): *L'art poetique*, Cambridge, Cambridge University Press.

Bonilla, Carlos Conrado (1922): *Elementos de química inorgánica*, Nueva York, D. Appleton y Compañía.

Borao Mateo, José Eugenio (2014): *Jerónimo Borao y Clemente (1821-1878). Escritor romántico, catedrático y político aragonés*, Zaragoza, Institución «Fernando el Católico».

Brèhier, Émile (1988): *Historia de la filosofía. Siglos XVIII-XX*, vol. II, Madrid, Tecnos.

Breva Claramonte, Manuel (1991): «El uso y la copia en el método de Simón Abril (1530-1600)», *Revista española de lingüística*, vol. XXI, n°1, págs. 47-64.

Breyer, Gastón (2006): «El estreno de *Peer Gynt* en Buenos Aires», en *Ibsen y la modernidad hispanoamericana*, Osvaldo Pelletieri (dir.), Buenos Aires, Galerna, págs. 21-24.

Brush, Stephen G. (1978): «Nettie M. Stevens and the Discovery of Sex Determination by Chromosomes», *Isis*, vol. 69, n.° 247, págs. 162-172.

Bryson, Kenneth A. (s.f.): «Emile Meyerson», *The Internet Encyclopedia of Philosophy*, disponible en: https://iep.utm.edu/

Bueno A.G. y Sánchez-Mata D. (1988): «Sobre la obra botánica de M.P. Graells (1809-1898)», *Taxon. Journal of the international association for plant taxonomy*, vol. 37, n.° 1, págs. 151-156.

Bunge, Carlos Octavio (1905): *Nuestra América: (ensayo de Psicología Social)*, Buenos Aires, Valerio Abeledo Editor.

Burke, Peter (2016): *Historia social del conocimiento. De la Enciclopedia a la Wikipedia*, vol. 2, México, Editorial Titivillus.

Cabezas Olmo, Encarnación (2002): *La Tierra, un debate interminable. Una historia de las ideas sobre el origen de la Tierra y el Principio de Uniformidad*, Zaragoza, Universidad de Zaragoza.

Cadalso, José de (1917): *Cartas marruecas*, Madrid, Editorial Calleja.

Campos, Antonio (2022): «Introducción», en *Santiago Ramón y Cajal. Obras escogidas*, Sevilla, Biblioteca Castro.

Campos Marín, Ricardo (1998): «La teoría de la degeneración y la profesionalización de la psiquiatría en España (1876-1920)», *Asclepio*, vol. 51, n.°1, págs. 185–203.

Campos Marín, Ricardo, José Martínez Pérez y Rafael Huertas García-Alejo (2001): *Los ilegales de la naturaleza. Medicina y degeneracionismo en la España de la Restauración (1876-1923)*, Madrid, CSIC.

Cánovas del Castillo, Antonio (1883): *«El Solitario» y su tiempo*, vol. II, Madrid, Imprenta de A. Pérez Dubrull.

CÁNOVAS DEL CASTILLO, Antonio (1910): *Historia de la decadencia de España desde el advenimiento de Felipe III al trono hasta la muerte de Carlos II*, Madrid, Librería Gutenberg de José Ruíz, Editor.

CÁNOVAS SÁNCHEZ, Francisco (2021): *Santiago Ramón y Cajal. Maestro, científico y humanista*, Madrid, Alianza Editorial.

CANTANI, Arnaldo (1980): «Giulio Chiarugi», en *Dizionario Biografico degli Italiani*, vol. 24, Roma, Istituto della Enciclopedia Italiana fondata da Giovanni Treccani, disponible en línea: https://www.treccani.it/enciclopedia/giulio-chiarugi_(Dizionario-Biografico)/

CAPANNA, Ernesto (2017): *Giovanni Battista Grassi. Un Re Mida della Zoologia*, Roma, Sapienza Università Editrice.

CAPELLI, Federica (2017): «Hacia una definición del papel de Quevedo en Italia», *La Perinola*, n.° 21, págs. 17-40.

CARANDE, Ramón (1966): «Un vástago tardío de la Ilustración: José Castillejo (1877-1945)», *Mélanges à la mémoire de Jean Sarrailh*, París, Centre de recherches de l'Institut d'Etudes Hispaniques, págs. 191-210.

CARAVAGGI, Giovanni (1982): «Pedro Fernández de Navarrete: testi poetici inediti e rari», *Anales de Literatura Española*, n.°1, págs. 69-117.

CARLYLE, Thomas (1896): R. Brimley Johnson (ed.), *Pen portraits*, Londres, George Allen.

CARLYLE, Thomas (1993): *On Heroes, Hero-Worship, and The Heroic in History*, Berkeley, University of California Press.

CARNEIRO DE OLIVEIRA, María Luisa (2009): «Sobre o tratado de mecânica de Descartes», *Scientiae Studia*, vol. 6, n° 4, págs. 639-654.

CARNOY, Jean-Baptiste (1884): *La biologie cellulaire: étude comparée de la cellule dans les deux règnes*, París, J. Van In (Lierre).

CÁSEDA TERESA, Jesús (2018): «*El viaje de Turquía*: algunas notas sobre la autoría y la referencialidad extratextual de la obra», *Etiópicas: Revista de Letras Renacentistas*, n.°14, págs. 93-94.

CASTILLA DEL PINO, Carlos (1983): «Cajal y la sociología de la ciencia en España», *Arbor*, n.°114, vol. 447, págs. 67-76.

CASTRO, Américo (1948): «El *Libro de Buen Amor* del Arcipreste de Hita», en *España en su historia: moros, cristianos y judíos*, Buenos Aires, Losada.

CASTRO GONZÁLEZ, José M. e Hilda Sandoval Hernández (2015): «Paul Ehrlich: pionero de la quimioterapia», *Ambiociencias. Revista de divulgación científica*, n°.13, págs. 83-95.

CATALÁ GORGUES, Jesús Ignacio y Juli Peretó (2021): «Perdidos en el laboratorio coloidal», *Mètode. Revista de la difusión de la investigación*, n°111, págs. 10-17.

CELAYA CARRILLO, Beatriz (2004): «La irrupción de la mujer deseante en España: discursos médicos sobre la sexualidad y su recepción por escritoras y políticas próximas a la izquierda, 1900-1936», *Arenal: Revista de historia de las mujeres*, vol. 11, n.° 2, págs. 145-170.

CERVANTES, Miguel de (1904): *El ingenioso hidalgo Don Quijote de la Mancha*, Madrid, Saturnino Calleja.

Cheguhem Riani, Mauricio y Benito Elías García Valero (2019): «Un puente entre dos culturas: literatura y ciencia», *Humanidades: revista de la Universidad de Montevideo*, n.º6, págs. 9-20.

Ciapuscio, Guiomar Elena (2011): «De metáforas "durmientes, endurecidas y nómades": un enfoque lingüístico de las metáforas en la comunicación de la ciencia», *Arbor*, n.º 747, págs. 89-97.

Cirlot, Juan Eduardo (1982): *Diccionario de símbolos*, Barcelona, Labor.

Coletes Blanco, Agustín (1987): *La huella anglonorteamericana en la novela de Pérez de Ayala*, Oviedo, Universidad de Oviedo.

Colomer, Eusebio (1958): «El pensamiento científico», en *Historia general de las literaturas hispánicas*, Guillermo Díaz Plaja (dir.), vol. VI, Barcelona, Editorial Barna, págs. 307-317.

Comte, Auguste (1830): *Cours de philosophie positive*, tomo I, París, Rouen frères.

Condorcet, Marie Jean Antoine Nicolas Caritat, marqués de (2008): *Cinco memorias sobre la instrucción pública*, Buenos Aires, Ediciones del Signo.

Copleston, Frederick (2017): *Historia de la filosofía. De Wolff a Kant*, t. VI, México, Editorial Titivillus.

Costa, Joaquín (1900): *Reconstitución y europeización de España. Programa para un partido nacional*, Madrid, Imprenta de san Francisco de Sales.

Craviotto Corbellini, Agustina (2017): *El sujeto entre la clínica y la escuela. La relación cuerpo-psique y la lectura de Freud en Uruguay (1900-1930)*, tesis para optar por el título de magister dirigida por Ana María Fernández Caraballo, Buenos Aires, Universidad de Buenos Aires.

Cuasante Fernández, Elena (2018): «Las escrituras del yo y sus variantes funcionales», *Revista de Filología de la Universidad de La Laguna*, n.º 37, págs. 25-39.

Darwin, Charles (1929): *Autobiography*, Londres, Watts & Co.

Darwin, Charles (2009): *El origen de las especies por medio de la selección natural*. Madrid, CSIC.

Davis, Ryan A. (2019): «Modern Spain, a myth: regeneration through reeducation in Santiago Ramón y Cajal's *Vacation Stories* (1905)», *European Journal of Anatomy*, n.º23, supl.1, págs. 73-83.

Debus, Allen G. (2016): *El hombre y la naturaleza en el Renacimiento*, México, Fondo de Cultura Económico.

Descartes, René (1959): *Discurso del método*, Buenos Aires, Losada.

Descartes, René (1980): *Tratado del hombre*, Madrid, Editora Nacional.

DeWinter, Urbain J. (1988): «Pérez de Ayala and the Subversion of the Poetic Novel of Spanish Life», *Hispanic Review*, vol. 56, n.º 2, págs. 209-229.

Díaz García, Elías (1989): *La filosofía social del krausismo español*, Madrid, Editorial Debate.

Díez, Fernando (2001): *Utilidad, deseo y virtud. La formación de la idea moderna del trabajo*, Barcelona, Península.

Diógenes Laercio (1981): *Libro X de las vidas de filósofos ilustres. Vida de Epicuro*, Barcelona, Edicions de la Universitat de Barcelona.

DODD, William Steven (1990): «El esperanto y las lenguas artificiales», *Estudios humanísticos. Filología*, n.º12, págs. 105-130.

DREWS, Julian (2015): *Lebenswissen und Autobiographik: Santiago Ramón y Cajal und Wilhelm Ostwald*, Berlin, Kulturverlag Kadmos.

DRY, Sarah (2006): *Marie Curie*, Madrid, Ediciones Tutor.

DUCLERT, Vincent (2019): «Émile Duclaux ou la science en action», en Gilles Manceron y Emmanuel Naquet (coords.), *Être dreyfusard hier et aujourd'hui*, Rennes, Presses universitaires de Rennes, págs. 87-91.

DURÁN LÓPEZ, Fernando (2012): «A vueltas con la *Vida* de Torres Villarroel: ¿relato picaresco o autobiografía moderna?», *Edad de Oro*, n.º31, págs. 149-180.

ECHEGARAY, José (1905): «Intervención», en *Diario de las sesiones de cortes. Congreso de los Diputados. Legislatura de 1905 a 1906*, t. III, Madrid, Establecimiento Tipográfico de los hijos de J.A.García, págs. 692-698.

EGIDO, Aurora (2014): *La búsqueda de la inmortalidad en las obras de Baltasar Gracián: discurso leído el día 8 de junio de 2014 en su recepción pública*, Madrid, Real Academia Española.

EPICTETO (1802): *Manual*, Madrid, Oficina de Aznar.

EPICTETO (2000): *Disertaciones por Arriano*, Madrid, Gredos.

ERIK JORPES, Johan (1970): *Jac. Berzelius: His Life and Work*, Berkeley, University of California Press.

ESCAMILLA GALINDO, Alicia y Marta Monje Molina (2004): «Joseph Lalande», en *Gran Enciclopedia Universal Espasa*, tomo X, Barcelona, Espasa-Calpe, pág. 6825.

ESCARPIT, Robert G. (1948): *Historia de la literatura francesa*, México, Fondo de Cultura Económica.

ESCARTÍN GUAL, Montserrat (2016): «Azorín y el lenguaje médico: de la ciencia en verso al humanismo», *Boletín de la Real Academia Española*, vol. 96, n.º 313, págs. 105-144.

ESPERICUETA, José Luis (2022): «Élie Metchnikoff, ¿el Primer Transhumanista Moderno?». *Asclepio*, vol. 74, n.º 2, disponible en: doi:10.3989/asclepio.2022.17.

ESPINOZA, Miguel (2008): «Meyerson y el rol de la causalidad y del determinismo en la ciencia», *THÉMATA. Revista de Filosofía*, n.º 40, págs. 167-178.

ETTE, Ottmar (2008): *Literatura en movimiento: espacio y dinámica de una escritura transgresora de fronteras en Europa y América*, Madrid, CSIC.

EUCKEN, Rudolph (1912): *Les grands courants de la pensée contemporaine*, París, Librairie Félix Alcan.

FEIJOO, Benito Jerónimo (s.f.): «Dedicatoria que hizo el Autor a la Reina nuestra Señora Doña María Bárbara de Portugal», en *Cartas eruditas y curiosas*, disponible en: https://www.filosofia.org/bjf/bjfc4p1.htm

FEIJOO, Benito Jerónimo (1769): *Teatro critico universal: ó discursos varios en todo género de materias, para desengaño de errores comunes. Nueva impresion, en la qual van puestas las adiciones del Suplemento en sus lugares*, Madrid, Imprenta Real de la Gaceta, disponible en https://catalog.hathitrust.org/api/volumes/oclc/22142306.html

FEINSOD, Moshe (2011): «Moritz Schiff (1823–1896): A Physiologist in Exile», *Rambam Maimonides Medical Journal*, vol. 2, n.º4, págs. 1-6.

Felipe, Javier de (2014): *El jardín de la neurología: sobre lo bello, el arte y el cerebro*, Madrid, CSIC.

Felipe, Javier de y Edward G. Jones (1992): «Santiago Ramón y Cajal and methods in neurohistology», *Trends in Neurosciences*, n.º 15, págs. 237–246.

Fernández, Rubén (2006): «Huellas de una identidad. el proyecto autobiográfico de Santiago Ramón y Cajal», *Anales de la Literatura Española Contemporánea*, n.º 31, vol. 1 págs.71–92.

Fernández Álvarez, Manuel (2025): «Juana I», en *Diccionario biográfico electrónico*, Madrid, Real Academia de la Historia, disponible en línea: https://historia-hispanica.rah.es/biografias/24922-juana-i

Fernández Clemente, Eloy (2023): «Joaquín Costa Martínez», en *Diccionario biográfico electrónico,* Madrid, Real Academia de la Historia, disponible en línea: https://dbe.rah.es/biografias/5207/joaquin-costa-martinez

Fernández Muñoz, Demetrio (2017): *Claves de la aforística española concepción del género, tradición literaria y eclosión en la posmodernidad*, tesis doctoral dirigida por Ángel Luis Prieto de Paula, Alicante, Universidad de Alicante.

Fernández de Navarrete, Pedro (1805): *Conservación de monarquías y discursos políticos*, Madrid, Imprenta de don Tomás Alban.

Fernández Ruiz, Benjamín (2001): *Cajal a través de sus* Cuentos de vacaciones, Madrid, Real Academia de Doctores.

Fernández Santarén Juan Antonio, (2014): *Santiago Ramón y Cajal. Epistolario.* Madrid, La esfera de los libros.

Fernández Santarén, Juan Antonio (2015): «Santiago Ramón y Cajal and Three Dimensional Cinema», *Journal of the History of the Neurosciences*, n.º 242, págs. 111-122.

Fernández Santarén, Juan Antonio, Pedro García Barreno y José Manuel Sánchez Ron (2007): *Santiago Ramón y Cajal: un siglo después del Premio Nobel*, Madrid, Fundación Marcelino Botín.

Fernández Santarén Juan Antonio y José Manuel Sánchez Ron (2010): *Cajal. La España universal*, Madrid, Accenture.

Ferrater Mora, José (1965a): *Diccionario de filosofía*, t. I, Buenos Aires, Editorial Sudamericana.

Ferrater Mora, José (1965b): *Diccionario de filosofía*, t. II, Buenos Aires, Editorial Sudamericana.

Ferreras, Juan Ignacio (1987): *La novela en el siglo XVIII*, Madrid, Taurus.

Figuier, Louis (1879): *Vies des savants illustres du XVIII siècle*, Paris, Hachette et Cie.

Finger, Stanley (2001): *Origins of Neuroscience. A History of Explorations Into Brain Function,* Nueva York, Oxford University Press.

Fontani, Marco, Mary Virginia Orna y Mariagrazia Costa (2016): *Chemistry and Chemists in Florence. From the Last of the Medici Family to the European Magnetic Resonance Center*, Suiza, Springer.

Fontenelle, Bernard le Bovier de (1825): *Oeuvres*, t.I, París, Salmon.

FORCADELL ÁLVAREZ, Carlos (2006): «El científico y el ciudadano: ciencia, política y política científica», en José Carlos Mainer (ed.), *Cajal: una reflexión sobre el papel social de la ciencia*, Zaragoza, Institución «Fernando el Católico», págs. 41-54.

FORMENT, Eudaldo (1997): «Balmes y el criterio para filosofar», *Anuario Filosófico*, vol. 30, n.°3, págs. 531-560.

FORMENT, Eudaldo (2023): «Jaime Luciano Balmes Urpià», en *Diccionario biográfico electrónico,* Madrid, Real Academia de la Historia, disponible en línea: https://dbe.rah.es/biografias/7643/jaime-luciano-balmes-urpia

FOX, Inman (1997): *La invención de España: nacionalismo liberal e identidad nacional*, Madrid, Cátedra.

FRASER, Benjamin (2013): «Madrid, Histological City: The Scientific, Artistic, and Urbanized Vision of Santiago Ramón y Cajal», *Symposium: A Quarterly Journal in Modern Literatures*, n.° 67, págs. 119-134.

FRUTON, Joseph S. (1988): «The Liebig Research Group: A Reappraisal», *Proceedings of the American Philosophical Society*, vol. 132, n.° 1, págs. 1-66.

GAMUNDÍ, A, R. Rial, M. C. Nicolau, G. Timoner y M.A. Langa Langa (1995): «La psicología sugestiva en Ramón y Cajal», *Revista de Historia de la Psicología*, vol. 16, n.°3-4, págs. 225-232.

GARCÉ, Adolfo (2000): «El arielismo, más allá de su leyenda negra», en *Arielismo y latinoamericanismo*, disponible en: https://www.cervantesvirtual.com/obra-visor/arielismo-y-latinoamericanismo/html/18e8934b-a9f6-42f9-b121-909aa53a5270_19.html

GARCÍA BARRENO, Pedro y Juan Antonio Fernández Santarén (2004): «La época de Santiago Ramón y Cajal», *Arbor*, n.° 705, págs. 13-110.

GARCÍA BARRENO, Pedro, Alfonso Maldonado y José Manuel Sánchez Ron (2013): «El español en la ciencia, la tecnología y la medicina», en José Luis García Delgado, José Antonio Alonso, Juan Carlos Jiménez (coords.), *El español, lengua de comunicación científica*, págs. 97-244.

GARCÍA DE LA CONCHA, Víctor (1984): «Novela y compromiso generacional en Pérez de Ayala», en Francisco Rico (coord.), Víctor García de la Concha (ed.), *Historia y crítica de la literatura española. Época contemporánea:1914-1939*, Madrid, Crítica, págs. 102-106.

GARRIDO MORENO, Elisa (2015): *Arte y ciencia en la pintura de paisaje Alexander von Humboldt*, tesis doctoral dirigida por Miguel Ángel Puig-Samper Mulero, Madrid, Universidad Autónoma de Madrid.

GARRIDO MORENO, Elisa, Sandra Rebok y Miguel Ángel Puig-Samper Mulero (2016): «El arte al servicio de la ciencia: antecedentes artísticos para la impresión total del paisaje en Alexander von Humboldt», *Dynamis*, n.°36, 2016, págs. 363-390.

GARRIDO MORENO, Elisa y Miguel Ángel Puig-Samper Mulero (2021): *Ramón y Cajal: hasta donde quieras llegar*, Madrid, CSIC.

GARRISON, Fielding H. (1917): «The scientific work of Dr. John Shaw Billings», *National academy of sciences of the Unite States of America. Biographical memoirs*, vol. VIII, págs. 385-416.

GENETTE, Gérard (1989): *Palimpsestos: la literatura en segundo grado*, Madrid, Taurus.

Georges-Berthier, Auguste (1920): «Le Mecanisme Cartesien et la physiologie au XVIIe siecle», *Isis*, Vol. 3, No. 1, págs. 37-89.

Gibson, Anna (2015): «Our Mutual Friend and "Network Form"», *Novel: A Forum on Fiction*, vol. 48, n.° 1, págs. 63-84.

Gil-Albarellos Pérez-Pedrero, Susana (1998): «Breve delimitación histórico-teórica del ensayo», *Castilla: Estudios de literatura*, n.° 23, págs. 81-98.

Ginzo, Arsenio (1985): *La ilustración francesa entre Voltaire y Rousseau*, Madrid, Editorial Cincel.

Gissi, Alessandra (2013): «Jacob Moleschott», *Enciclopedia. Il Contributo italiano alla storia del Pensiero: Scienze*, Roma, Istituto della Enciclopedia Italiana fondata da Giovanni Treccani, disponible en línea: https://www.treccani.it/enciclopedia/jacob-moleschott_%28Il-Contributo-italiano-alla-storia-del-Pensiero:-Scienze%29/

Glick, Thomas (1982): *Darwin en España*, Barcelona, Ediciones Península.

Goethe, Johann Wolfgang von (1963): *Werke*, vol. XII, Hamburgo, Christian Wegner Verlag.

Goldsmith, Hermann (1917): *Einige Erinnerungen aus längst vergangenen Tagen*, Viena, Im Selbstverlag.

Gómez López, Susana (2002): «Experiencia, historia, memoria. Acerca de una transformación en la Revolución Científica», *Revista de filosofía*, vol. 27, n.°1, págs. 75-111.

Gómez Moreno, Ángel (2012): «El retraso cultural de España: fortuna de una idea heredada», en *En los umbrales de España. La incorporación del Reino de Navarra a la monarquía hispana: actas de la XXXVIII Semana de Estudios Medievales. Estella, 18 al 22 de julio de 2011*, Pamplona, Departamento de Cultura, Turismo y Relaciones Institucionales del Gobierno de Navarra, págs. 383-446.

Gómez Moreno, Ángel (2015a): «Burckhardt y la forja de un imaginario: España, la nación sin Renacimiento», *eHumanista: Journal of Iberian Studies*, vol. 29, págs. 13-31.

Gómez Moreno, Ángel (2015b): «Sociedad, política y cultura en la España regeneracionista: el legado de Alfonso XIII», *Studia Iberica et Americana: journal of Iberian and Latin American literary and cultural studies*, n.° 1-2, págs. 655-710.

Gómez Ochoa, Fidel (2009): «Francisco Silvela en la historiografía contemporánea. El impacto del centenario de su muerte y el "Estudio introductorio" de Luis Arranz a los *Escritos y discursos políticos*», *Historia y política*, n.° 22, págs. 261-278.

Gomis Blanco, Alberto (2007): «Investigación y docencia en el Instituto Nacional de Ciencias de la JAE», *Revista Complutense de Educación*, vol. 18, n.° 1, págs. 35-58.

González Fernández, Francisco (2015): «El diccionario romántico de Poincaré», en Amelia Gamoneda Lanza (coord.), *Espectro de la analogía*, Madrid, Abada, págs. 17-91.

González Núñez, José (2006): «La obra literaria de Santiago Ramón y Cajal. Su vida y su pensamiento», en Lorenzo Aguilar Alfaro, José Ángel García Rodríguez, José González Núñez y José Prieto Prieto (eds.), *Santiago Ramón y Cajal bacteriólogo*, Madrid, Ars Medica, págs. 31-118.

González Quirós, José Luis (2006): «Un discurso de Ramón y Cajal sobre el Quijote», *Arbor*, n°. 718, págs. 237-244.

GONZÁLEZ QUIRÓS, José Luis (2008): «España y el patriotismo en la obra de Santiago Ramón y Cajal», *Ars medica. Revista de humanidades*, vol. 1, n.º 2, págs. 214-239.

GRACIÁN, Baltasar (1900): *El Héroe; El discreto*, Madrid, B. Rodríguez Serra Editor.

GRACIÁN, Baltasar (2018): *Oráculo manual y arte de prudencia*, Madrid, Cátedra.

GRIMAUX, Édouard (1900): *Charles Gerhardt, sa vie, son oeuvre, sa correspondance, 1816-1856: document d'histoire de la chimie*, París, Masson.

GUERRA, Francisco (2023): «Francisco Hernández», en *Diccionario biográfico electrónico*, Madrid, Real Academia de la Historia, disponible en línea: https://dbe.rah.es/biografias/11654/francisco-hernandez

GUERRA ESTAPÉ, Jaume (1933): «El doctor Emilio Roux y la difteria», *Annals de l'Acadèmia de Medicina de Barcelona*, vol. 15, págs. 367-390.

GUTIÉRREZ CIRLOS, Gilberto (2004): *Principios de anatomía, fisiología e higiene. Educación para la salud*, México, Limusa.

GUTIÉRREZ GUTIÉRREZ, Eduardo (2017): «El barbarismo de las masas visto desde la perspectiva de tres "pensadores de lo social": Gustave Le Bon, Georg Simmel y José Ortega y Gasset», *Ágora*, vol. 36, n.º 2, págs. 101-132.

GUYOT, Pierre-Jean-Jacques-Guillaume, Sébastien-Roch-Nicolas de Chamfort y Duchemin de la Chênaye (1770): *Le grand vocabulaire François*, tomo X, París, C. Panckoucke.

HAEBLER, Konrad (1899): *Prosperidad y decadencia económica de España durante el siglo XVI*, Madrid, Tipografía de la viuda e hijos de Tello.

HAHN, G. (1899): «Nécrologie. Jean-Baptiste Carnoy», *Revue des questions scientifiques*, t. XVI, págs. 695-700.

HARTMANN-PETERSEN, P. y J. N. Pigford (1991): *Diccionario de las ciencias*, Madrid, Paraninfo.

HEDLEY-BROOKE, John (1975): «Laurent, Gerhardt, and the Philosophy of Chemistry», *Historical Studies in the Physical Sciences*, vol. 6, págs. 405-429.

HELMHOLTZ, Hermann von (1896): «Erinnerungen», en *Vorträge und Reden*, Braunschweig, Friedrich Vieweg und Sohn, págs. 1-22.

HÉRAULT DE SÉCHELLES, Marie-Jean (1890): *Voyage à Montbard*, París, Librairie des Bibliophiles.

HEREDIA, María Florencia (2006): «Henrik Ibsen en La Máscara», en Osvaldo Pellettieri (dir.), *Ibsen y la modernidad hispanoamericana*, Buenos Aires, Galerna, págs. 25-42.

HERMIDA DE BLAS, Fernando (2014): «El pensamiento pedagógico de María y Ramiro de Maeztu y el primer neokantismo español», *Pensamiento*, vol. 70, n.º 264, págs. 601-61.

HERNÁNDEZ RUBIO, Francisco José (2008): *Filosofía y neuronismo en Cajal*, Murcia, Universidad de Murcia.

HORACIO (2008): *Sátiras. Epístolas. Arte Poética*, Madrid, Gredos.

HUMBOLDT, Alexander von (1874): *Cosmos: ensayo de una descripción física del mundo*, vol. 2, Bernardo Giner y José de Fuentes (trads.), Madrid, Imprenta de Gaspar y Roig.

HUXLEY, Thomas Henry (1894): «An essay on Owen's position in anatomical science», en *The life of Richard Owen*, vol. 2, Londres, John Murray.

IBARZ SERRAT, Virgilio (1994): *La psicología en la obra de Santiago Ramón y Cajal*, Zaragoza, Institución Fernando el Católico.

Ibarz Serrat, Virgilio (2017a): «La psicología de las hormigas en la obra de Ramón y Cajal», *Persona*, n.º 20, págs. 69-81.

Ibarz Serrat, Josep Virgili (2017b), «La interpretación de los sueños en la obra de Ramón y Cajal», *Revista de historia de la psicología*, vol. 38, n.º 3, págs. 21-27.

Irmscher, Christoph (2013): *Louis Agassiz: creator of American science*, Nueva York, Houghton Mifflin Harcourt Publishing Company.

Izuzquiza, Ignacio (2006): «Visiones proféticas y realidades nuevas: Cajal científico, revisitado», en José Carlos Mainer (ed.), *Cajal: una reflexión sobre el papel social de la ciencia*, Zaragoza, Institución «Fernando el Católico», págs. 55-68.

J.C. (1867): *Monthly Notices of the Royal Astronomical Society*, vol. xxvii, págs. 115-117.

Jalón, Mauricio (2010): «Robert Musil frente a Ernst Mach», *Asclepio*, vol. LXII, n.º 1, págs. 251-268.

James, William (1893): *Essays, comments and reviews*, Cambridge, Massachussets y Londres, Harvard Universituy Press, págs. 449-451.

James, William (2000): *Pragmatismo. Un nuevo nombre para viejas formas de pensar*, Madrid, Alianza.

Jauralde Pou, Pablo (1998): *Francisco de Quevedo (1580-1645)*, Madrid, Castalia.

Jiménez Martínez, Mauro (2011): *Teoría y crítica de la novela existencialista*, tesis doctoral dirigida por Antonio García Berrio y Francisco Chico Rico, Madrid, Universidad Complutense.

Jiménez Schumacher, Alberto (2019), «El germen revoltoso de un científico», en *Santiago Ramón y Cajal: 150 años en la Universidad de Zaragoza*, Universidad de Zaragoza, Prensas de la Universidad de Zaragoza, págs. 21-42.

Juaristi, Jon (1996), «Introducción», en Miguel de Unamuno (autor), *En torno al casticismo*, Madrid, Biblioteca Nueva.

Juderías, Julián (1914): *La leyenda negra y la verdad histórica*, Madrid, Tipografía de la Revista de archivos, bibliotecas y museos.

Juliá, Santos (2010): *Historia de las dos Españas*, Madrid, Taurus, disponible en línea: https://bibliotecacomplutense.odilotk.es/info/historias-de-las-dos-espanas-00146955.

Knight, David M. (1992): *Humphry Davy: science & power*, Oxford, Blackwell.

Kodama, Kaori (2017): «Louis Figuier en Brasil: algunas consideraciones acerca de los vulgarizadores de las ciencias en el último cuarto del siglo xix», *Asclepio*, vol. 69, fasc. 1, disponible en: https://asclepio.revistas.csic.es/index.php/asclepio/article/view/730/1122

Kuhn, Thomas (1981): *La estructura de las revoluciones científicas*, México, Fondo de Cultura Económica.

Lacretelle, Charles (1846): *Histoire du consulat et de l'empire*, t. II, París, Libraire D'Amyot Éditeur.

Lafuente Funes, Irene (2017): *Bioeconomías reproductivas: los óvulos en la biología pos fecundación in vitro*, tesis doctoral dirigida por Vincenzo Pavone y Rubén Blanco Merlo, Madrid, Universidad Complutense de Madrid.

Laín Entralgo, Pedro (1952): «Cajal y el problema del saber», *Arbor*, n.º73, págs. 271-291.

Laín Entralgo, Pedro (1956): *Dos biólogos: Claudio Bernard y Ramón y Cajal*, Madrid, Austral.

Laín Entralgo, Pedro (2006): *Historia de la medicina*, Barcelona, Masson.

Lapesa, Rafael (1985): *La trayectoria poética de Garcilaso*, Madrid, Alianza.

Larriba, Marcos (2020), *Cajal. El ocaso del sabio*, Madrid, Editorial Amarante.

Laspalas, Javier (2009): «Jules Payot y *La educación de la voluntad*: un programa laicista de reforma educativa y social a través de la universidad», en María Reyes Berruezo Albéniz y Susana Conejero López (coords.), *El largo camino hacia una educación inclusiva: la educación especial y social del siglo XIX a nuestros días,* vol. 2, págs. 133-146.

Lasso de la Vega, José S. (1963): «Hombres y dioses en los poemas homéricos», en *Introducción a Homero*, Madrid, Ediciones Guadarrama.

Le bon, Gustave (1895): *Hier et demain. Pensées bréves*, París, Flammarion.

Ledesma Fernández, Patricia Fernanda (2019): *El giro hispanófilo: configuraciones de lo hispano en Argentina*, tesis doctoral dirigida por José Luis Villacañas Berlanga, Madrid, Universidad Complutense.

Letamendi, José de (1878): *Plan de reforma de la patología general y su clínica así en el concepto de institución médica como en el de asignatura académica*, Madrid, Imprenta de Aurelio J. Alaria.

Letamendi, José de (1883): *Curso de patología general basada en el principio individualista o unitario*, tomo 1, Madrid, Tipografía de Cuesta.

Letamendi, José de (1888): *Concepto social de la división del trabajo en Medicina. Discurso de recepción en la Real Academia de Medicina el día 5 de febrero de 1888*, Madrid, Calleja y Sánchez.

Letamendi, José de (1889): *Curso de patología general basada en el principio individualista o unitario*, tomo III, Madrid, Tipografía de Cuesta.

Lewy Rodríguez, Enriqueta (1973): «Cajal, su patriotismo, su moral», *Arbor*, vol. 84, n.° 325, págs. 65-74.

Lindsay Alexander, William (1847): *A Discourse of the Qualities and Worth of Thomas Chalmers*, Edimburgo, John D. Lowe.

Llamas Roig, Vicente (2016): «Experiencia, especie y luz sesgada: Roger Bacon», *Carthaginensia*, vol. XXXII, págs. 305-363.

Llera, Luis de (2005): «Nota 208», en José Ortega y Gasset (autor), *La deshumanización del arte*, Madrid, Biblioteca Nueva.

Locke, John (2020): *Ensayo sobre el entendimiento humano*, Arganda del Rey, Verbum.

Lombardo, Giovanni Pietro y Renato Foschi (1997): *La psicologia italiana e il Novecento. Le prospettive emergenti nella prima metà del secolo*, Milan, FrancoAngeli.

López Arellano, José (2000): «Relativismo y posmodernidad», *CIENCIA ergo-sum, Revista Científica Multidisciplinaria de Prospectiva,* vol. 7, n.°1, págs. 31-48.

López García, Antonio M. (2002): «Educación y liberalismo institucionista durante la restauración canovista: José Castillejo», *Espacio, tiempo y forma*, serie V, n.°15, págs. 157-179.

López Morillas, Juan (1956): *El Krausismo español*, México, Fondo de Cultura Económica.

López Morillas, Juan (1980): «Las consecuencias de un desastre», en Francisco Rico (coord.) y Juan Carlos Mainer (ed.), *Historia crítica de la literatura española. Modernismo y 98*, tomo VI, Barcelona, Crítica, págs. 93-102.

López Muñoz, Francisco, Gabriel Rubio, Juan D. Molina, Pilar García García, Cecilio Álamo y Joaquín Santo Domingo (2007): «Cajal y la psiquiatría biológica: actividades profesionales y trabajos científicos de Cajal en el campo de la psiquiatría», *Archivos de Psiquiatría*, n.°70, vol. 2, págs. 83-114.

López Piñero, José María (1971): «La medicina y la enfermedad en la España de Galdós», *Cuadernos Hispanoamericanos*, n.°250, págs. 664-677.

López Piñero, José María (1982): «La literatura científica en la España contemporánea», en *Historia general de las literaturas hispánicas*, Guillermo Díaz Plaja (ed.), Barcelona, Vergara, vol. VI, págs. 675-693.

López Piñero, José María (1995): *Ramón y Cajal*, Barcelona, Salvat.

López Piñero, José María, Rodríguez Quiroga, A. y Terrada Ferrandis, M. L. (2000): *Bibliografía cajaliana: ediciones de los escritos de Santiago Ramón y Cajal y estudios sobre su vida y su obra*, Madrid, Albatros.

López Vega, Antonio (2012): «Cajal y Marañón. Paradigmas de la medicina española en el siglo xx», en *Santiago Ramón y Cajal: trabajo, saberes y arte en la investigación científica*, Madrid, Fundación Tejerina, págs. 109-122.

López-Ocón Cabrera, Leoncio (1999): «Los científicos en la esfera pública en torno a 1898: el caso de las actitudes regeneracionistas de Lucas Mallada», en María Alicia Langa Laorga, Octavio Ruiz-Manjón Cabeza (eds.), *Los significados del 98: la sociedad española en la génesis del siglo XX*, Madrid, Biblioteca Nueva, págs. 683-692.

López-Ocón Cabrera, Leoncio (2003): *Breve historia de la ciencia española*, Madrid, Alianza Editorial.

López-Ocón Cabrera, Leoncio (2007a): «La voluntad pedagógica de Cajal, presidente de la JAE», *Asclepio*, vol. 59, n.°2, págs. 11–36.

López-Ocón Cabrera, Leoncio (2007b): «José Castillejo: entrelazando las hebras de un artífice de la JAE», Miguel Angel Puig-Samper Mulero (coord.), *Tiempos de investigación: JAE-CSIC, cien años de ciencia en España,* Madrid, CSIC, págs. 77-86.

López-Ocón Cabrera, Leoncio (2023): Edición de *Santiago Ramón y Cajal. Los tónicos de la voluntad: Reglas y consejos sobre investigación científica*, Madrid, Gadir.

Lorenzo Lizalde, Carlos (1991): *El pensamiento de Cajal*, Zaragoza, Institución Fernando el Católico.

Lucea García, Javier (1984): *La poesía y el teatro en el siglo XVIII*, Madrid, Editorial Playor.

Lucía Megías, José Manuel (2016): *La juventud de Miguel de Cervantes: una vida en construcción (1547-1580)*, Madrid, Edaf.

Luxán Meléndez, José María (2017): «Memorial de Palacio. Francisco de Luxán, profesor de Isabel II (1842-1843)», *Revista de estudios extremeños*, t. LXXIII, n.° 3, págs. 2795-2860.

Maeztu, Ramiro de (1912): «Aclaración», *Nuevo Mundo*, año XIX, n.° 966, pág. 4, disponible en: https://hemerotecadigital.bne.es/hd/es/viewer?id=3e1d2cf7-bcd5-44ff-8d1e-ccb-d5b85fb9b&page=4

MAINER, José Carlos (1980): «Introducción a "El regeneracionismo: Costa, Ganivet, Maeztu"», en Francisco Rico (coord.) y Juan Carlos Mainer (ed.), *Historia crítica de la literatura española. Modernismo y 98*, tomo VI, Barcelona, Crítica, págs. 93-102.

MAINER, José Carlos (1983): *La Edad de Plata, 1902-1939: Ensayo de interpretación de un proceso cultural*, Madrid, Cátedra.

MAINER, José Carlos (2000): *Historia, literatura, sociedad (y una coda española)*, Madrid, Biblioteca Nueva.

MAINER, José Carlos (2006a): «Científicos e intelectuales. El nacimiento de la opinión nacional», en José Carlos Mainer (ed.), *Cajal: una reflexión sobre el papel social de la ciencia*, Zaragoza, Institución «Fernando el Católico», págs. 55-68.

MAINER, José Carlos (2006b): «Notas de situación a manera de prólogo», en *Cajal: una reflexión sobre el papel social de la ciencia*, José Carlos Mainer (ed.), Zaragoza, Institución «Fernando el Católico», págs. 7-12.

MAISTRE, Joseph de (1836): *Examen de la philosophie de Bacon*, t. II, Paris, Poussielgue-Rusand.

MANZO, Silvia Alejandra (2001): «Experimentación, Instrumentos Científicos y Cuantificación en el Método de Francis Bacon», *Manuscrito: revista internacional de filosofía*, vol. 24, n.°1, págs. 49-84.

MARAÑÓN, Gregorio (1951): *Cajal: su tiempo y el nuestro*, Madrid, Espasa Calpe.

MARAVALL, José Antonio (1975): *La cultura del Barroco. Análisis de una estructura histórica*, Barcelona, Ariel.

MARCO, José María (2015): *Sueño y destrucción de España. Los nacionalistas españoles (1898-2015)*, Barcelona, Planeta.

MARÍAS, Javier (2008): *Sobre la dificultad de contar. Discurso leído el día 27 de abril de 2008 en su recepción pública por el excmo. Sr. D. Javier Marías y contestación del excmo. Sr. D. Francisco Rico*, Madrid, Real Academia Española.

MARICHAL, Juan (1957): *La voluntad de estilo: teoría e historia del ensayismo hispánico*, Barcelona, Seix Barral.

MARSÁ, Francisco (1986): *Diccionario normativo y guía práctica de la lengua española*, Barcelona, Ariel.

MARTÍN, René (2005): *Diccionario Espasa. Mitología griega y romana*, Madrid, Espasa Calpe.

MARTÍN BAÑOS, Pedro (2019): *La pasión del saber. Vida de Antonio de Nebrija*, Huelva, Universidad de Huelva.

MARTÍN CAMACHO, José Carlos (2019): «La morfología de las lenguas artificiales. El caso del "volapuk" y de la "langue bleue"», *Anuario de Estudios Filológicos*, vol. 42, págs.189-213.

MARTÍN MUNICIO, Ángel (2004): «El español como lengua de comunicación científica», *Arbor*, vol. 179, n.° 706, págs. 525–540.

MARTÍNEZ, Josebe (2005): «Margarita Nelken y la lealtad del intelectual», en Lisa Vollendorf (ed.), *Literatura y feminismo en España (s. XV-XXI)*, Barcelona, Icaria, págs. 257-266.

MARTÍNEZ CACHERO, José María (1973): «Azorín: cara y cruz de su centenario», *Boletín del Instituto de Estudios Giennenses*, n.° 78 (extra), págs. 135-150.

Martínez Carmenate, Urbano (2021): «Fray Candil: el hombre, el escritor, el mito…», *Dirasat Hispánicas: Revista Tunecina de Estudios Hispánicos*, n.º 7, págs. 53-66.

Martínez Falero, Jesús (2006): «Don Santiago: humanismo y obra literaria», en *Primer centenario, concesión del Premio Nobel Don Santiago Ramón y Cajal*, Madrid, Real Academia de Doctores, págs. 65-77.

Martínez Fernández, I. (2020): «La 'imitatio' en el 'De Officiis' de Cicerón: un modelo de ciudadano para el hombre invisible», *Anales del Seminario de Historia de la Filosofía*, vol. 37, n.º 1, págs. 1-11.

Martínez Gutiérrez, Ángel (2006): «Santiago Ramón y Cajal y su época», en Lorenzo Aguilar Alfaro, José Ángel García Rodríguez, José González Núñez y José Prieto Prieto (eds.), *Santiago Ramón y Cajal bacteriólogo*, Madrid, Ars Medica, págs. 1-12.

Martínez Millán, José y Carlos J. de Carlos Morales (2025): «Ruy Gómez de Silva», en *Diccionario biográfico electrónico*, Madrid, Real Academia de la Historia, disponible en línea: https://historia-hispanica.rah.es/biografias/14041-ruy-gomez-de-silva

Martínez Murillo, José María (2004): *La pintura, el dibujo y la fotografía creativa de Santiago Ramón y Cajal*, tesis doctoral dirigida por Carmen Garrido Sánchez, Madrid, Universidad Complutense.

Méndez Bejarano, Mario (1901): *Historia de la filosofía en España hasta el siglo xx*, Madrid, Renacimiento.

Meseguer Peñalver, José (2014): *Arte y ciencia: consideraciones artísticas sobre los dibujos histológicos de Santiago Ramón y Cajal*, tesis doctoral dirigida por José Mayor Iborra, Murcia, Universidad de Murcia.

Migné, Jacques Paul (1856): *Encyclopedie theologique*, t. XXI, París, J.P.Migné Éditeur.

Miqueo, Consuelo (2023): «Miguel Servet Conesa», en *Diccionario biográfico electrónico*, Madrid, Real Academia de la Historia, disponible en línea: https://dbe.rah.es/biografias/8211/miguel-servet-conesa

Montesquieu, Charles Louis de Secondat, barón de (1821): *Cartas persas*, vol. 1, Cádiz, Librería de Ortal y Compañía.

Montoro, Rafael (1896): «El Renacimiento del idealismo. Una conferencia de F. Brunetière», *El fígaro*, 29 de marzo de 1896, págs. 331-336.

Mora García, José Luis (2013): «De *El discreto*, de Gracián, a *El hombre mediocre*, de José Ingenieros, tres siglos de modernidad olvidada», *Valenciana*, n.º 11, págs. 207-236.

Morange, Michel (2010): «Émile Duclaux: 1840-1904», *Bulletin d'histoire et d'épistémologie des sciences de la vie*, vol. 17, n.º 1, págs. 69-75.

Moreno González, Antonio (1991): *José Rodríguez Carracido*, Madrid, Fundación Banco Exterior.

Morreale, Margherita (1949): *Pedro Simón Abril*, Madrid, CSIC.

Moya Martínez, Manuel de (2019): *La imagen de Japón en España. Prensa, propaganda y cultura (1890-1945)*, tesis doctoral dirigida por Enrique Soria Mesa y Antonio Míguez Santa Cruz, Córdoba, Universidad de Córdoba.

Muñoz Ruiz, Ramón (1983), «Cajal, hombre puente entre ciencia y cultura en España», *Arbor*, vol. 114, n.º 447, págs. 291-294.

Muñoz Sanz-Agero, María (2023): «El relato sobre la nación en los debates del Ateneo de Madrid (1875-1898)», *Historia Contemporánea*, n.°71, págs. 57-89.

Nadault de Buffon, Henri (1860): *Correspondance inédite de Buffon, à laquelle ont été réunies les lettres publiées jusqu'à ce jour, recueillie et annotée*, t.I, París, Hachette et Cie.

Nadault de Buffon, Henri (1863): *Buffon, sa famille, ses collaborateurs et ses familiers*, París, Jules Renouard Libraire-Éditeur.

Narváez Álvarez, Christian Alexander (2020): *El mundo y su pérdida: un intento de comprensión desde Hannah Arendt,* tesis doctoral dirigida por Fina Birulés y Ángela Lorena Fuster Peiró, Barcelona, Universidad de Barcelona.

Navarro Brotons, Víctor (2023): «Pedro Sánchez Ciruelo», en *Diccionario biográfico electrónico*, Madrid, Real Academia de la Historia, disponible en línea: https://dbe.rah.es/biografias/12166/pedro-sanchez-ciruelo

Naville, Ernest (1895): *La logique de l'hypothèse*, París, Félix Alcan.

Nelken, Margarita (1931): *La mujer ante las Cortes Constituyentes*, Madrid, Castro.

Nervo, Amado (1921): «La asamblea de la enseñanza en Valladolid», en *Obras completas. La lengua y la literatura*. Segunda parte, volumen XXIII, Madrid, Biblioteca Nueva, págs. 49-60.

Núñez Ruíz, Diego (1975): *La mentalidad positiva en España*, Madrid, Tucar Ediciones.

Oleza, Joan (1984): «Nota 42», en Leopoldo Alas, Clarín, (autor), *La Regenta*, t. I, Madrid, Cátedra.

Olmedo Ramos, Jaime (2023): *Nebrija en sus prólogos: los trabajos y los días de un humanista*, Soria, Fundación Duques de Soria.

Onís, Federico de (1968): *España en América. Estudios, ensayos y discursos sobre temas españoles e hispanoamericanos*, Barcelona, Editorial Universitaria Universidad de Puerto Rico.

Ortega y Gasset, José (1966a): «El poder social», en *Obras completas*, tomo III, Madrid, Revista de Occidente, págs. 486-499.

Ortega y Gasset, José (1966b): «Vieja y nueva política», en *Obras completas*, tomo I, Madrid, Revista de Occidente, págs. 265-299.

Ortega y Gasset, José (2006): «Para una topografía de la soberbia española. Breve análisis de una pasión», en *Obras completas*, tomo V, Madrid, Taurus. págs. 174-181.

Ostwald, Wilhelm (1919). *Grosse Männer*, Leipzig, Akademische Verlagsgesellschaft m. b. H.

Otero, Mario H. (2011): «Apuntes sobre la "bancarrota" de la ciencia *circa* 1900», *Llull*, vol. 34, n.° 73, págs. 81-99.

Otis, Laura (2001a): «Ramón y Cajal, a pioneer in science fiction», *International microbiology: official journal of the Spanish Society for Microbiology*, vol. 4, n.° 3, págs. 175-178.

Otis, Laura (2001b): «Introduction», en Santiago Ramón y Cajal (autor), *Vacation stories. Five science fiction tales*, Champaign, University of Illinois Press, págs. vii-xx.

Otis, Laura (2010): «Science Surveys and Histories of Literature. Reflections on an Uneasy Kinship», *Isis*, vol. 101, n.° 3, págs. 570–577.

Ottaviani, Alessandro (2019): «Francesco Todaro», en *Dizionario Biografico degli Italiani*, vol. 95, Roma, Istituto della Enciclopedia Italiana fondata da Giovanni Treccani, disponible en línea: https://www.treccani.it/enciclopedia/francesco-todaro_%-28Dizionario-Biografico%29/

PALACIO MORENA, Igancio (2023): «Rafael Salillas y Panzano», en *Diccionario biográfico electrónico,* Madrid, Real Academia de la Historia, disponible en línea: https://dbe. rah.es/biografias/6145/rafael-salillas-y-panzano

PALACIOS FERNÁNDEZ, Emilio (1984): «Larra, una revisión continua», *Dicenda. Cuadernos de Filología Hispánica,* n.º 3, págs. 279-288.

PALAO PONS, Pedro (2006): *Diccionario de mitología,* Madrid, Edimat.

PASAMAR ALZURIA, Gonzalo (1993): «La configuración de la imagen de la "decadencia española" en los siglos xix y xx (de la "historia filosófica" a la historiografía profesional)», *Manuscrits,* n.º 11, págs. 183-214.

PASTEUR, Louis (1922a): *Oeuvres. Mélanges scientifiques et literaries,* vol. 7, Paris, Masson et cie.

PASTEUR, Louis (1922b): *Oeuvres. Maladies virulentes, virus-vaccins et prophylaxie de la rage,* vol. 6, Paris, Masson et cie.

PAYOT, Jules (1895): *L'éducation de la volonté,* París, Félix Alcan.

PEDRAZA, Felipe B. (1980): *Manual de literatura española. Novecentismo y vanguardia: introducción, prosistas y dramaturgos,* t. X, Pamplona, Cénlit Ediciones.

PEIRÓ, Ignacio (2017): *En los altares de la patria. La construcción de la cultura nacional española,* Madrid, Akal.

PEISSE, Jean Louis Hippolyte (1857): *La médecine et les médecins. Philosophie, doctrines, institutions, critiques, moeurs, et biographies médicales,* tomo II, París, Baillière et fils.

PÉREZ, Joseph (2009): *La leyenda negra,* Madrid, Gadir.

PÉREZ DE AYALA, Ramón (1916a): «Ver por primera vez», *Nuevo mundo,* año XXIII, n.º 1148, pág. 4.

PÉREZ DE AYALA, Ramón (1916b), «Ver por primera vez. La crítica», *Nuevo mundo,* año XXIII, n.º 1150, pág. 5.

PÉREZ GALDÓS, Benito (1903): «Soñemos, alma, soñemos», *Alma española,* n.º 1, págs. 1.

PÉREZ GALDÓS, Benito (2001): *Doña Perfecta,* Rodolfo Cardona (ed.), Madrid, Cátedra.

PÉREZ JIMÉNEZ, Aurelio (2008): «Nota 37», Plutarco (autor), *Vidas paralelas,* tomo II, Madrid, Gredos.

PÉREZ-VILLANUEVA TOVAR, Isabel (1989): *María de Maeztu. Una mujer en el reformismo educativo español,* Madrid, UNED.

PHISALIX, Marie (1922): *Edmond Perrier (1844-1921),* París, Bulletin de l'Association des Élèves de Sèvres.

PIMENTEL, Juan (2010): «¿Qué es historia cultural de la ciencia?», *Arbor,* n.º 743, págs. 417-424.

PIMENTEL, Juan (2020): *Fantasmas de la ciencia española,* Madrid, Marcial Pons.

PINO DÍAZ, Fermín (2023): «José de Acosta», en *Diccionario biográfico electrónico,* Madrid, Real Academia de la Historia, disponible en línea: https://dbe.rah.es/biografias/4978/jose-de-acosta

PIQUERAS ARENAS, José Antonio (2008): *Cánovas y la derecha española: del magnicidio a los neocon,* Barcelona, Península.

PLUTARCO (2003): *Obras morales y de costumbres,* tomo X, Madrid, Gredos.

POINCARÉ, Henri (1946): «El porvenir de las matemáticas», en *Ciencia y método*, Madrid, Austral, págs. 23-39.

PORCAR, Manuel y Juli Peretó (2019): «Vida fabricada. Retos científicos y sociales de la biología sintética», *Mètode*, n.° 100, págs. 90-98.

PORTERO, Florentino (1983): «Francisco Silvela, jefe del conservadurismo español», *Revista de historia contemporánea*, n.°2, págs. 146-166.

POU ORFILA, Juan (1906): *Observaciones sobre la enseñanza de la medicina*, Montevideo, El siglo ilustrado.

PRATT, Dale J. (2001): *Signs of Science: Literature, Science and Spanish Modernity since 1868*, West Lafayette (Indiana), Purdue UP Print.

PRIETO PRIETO, José y Almudena Calvo Zamorano (2006): «Cajal y la docencia en Bacteriología», en Lorenzo Aguilar Alfaro, José Ángel García Rodríguez, José González Núñez y José Prieto Prieto (eds.), *Santiago Ramón y Cajal bacteriólogo*, Madrid, Ars Medica, págs. 201-224.

PUIG-SAMPER MULERO, Miguel Ángel (2002): «El pensamiento evolucionista de Enrique Lluria», en Miguel Ángel Puig-Samper Mulero, Rosaura Ruíz y Andrés Galera (eds.), *Evolucionismo y cultura. Darwinismo en Europa e Iberoamérica*, Mérida, Doce Calles, págs. 397-407.

PUIG-SAMPER MULERO, Miguel Ángel (2011): «Las expediciones científicas españolas en el siglo XVIII», *Canelobre. Revista del Instituto Alicantino de Cultura Juan Gil-Albert*, n.° 57, págs. 20-41.

PUIG-SAMPER MULERO, Miguel Ángel (2019): *Historia mínima del evolucionismo*, México, El Colegio de México.

PUIG-SAMPER, Miguel Ángel y Francisco Pelayo (1989): «Darwin en Cuba. El transformismo en la Revista de Cuba», *Revista de Indias*, vol. 49, n.° 186, págs. 423–435.

QUESADA RAMOS, Antonio (2008). "La literatura de ficción de don Santiago Ramón y Cajal", *Pasaje a la ciencia*, n.° 11, págs. 59-68.

QUEVEDO, Francisco de (2009): Lia Schwartz (ed.), *La hora de todos y la Fortuna con seso*, Madrid, Castalia.

RABATÉ, Jean Claude (2005), «Introducción», en Miguel de Unamuno (autor), *En torno al casticismo*, Madrid, Cátedra.

RAMÍREZ DEL POZO MARTÍN, José Manuel (2021): *Análisis de los sistemas de valoración lingüística en la obra de Santiago Ramón y Cajal*, tesis doctoral dirigida por Laura Alba Juez, Madrid, UNED.

RAMÓN Y CAJAL, Santiago (1897): «Fundamentos racionales y condiciones técnicas de la investigación biológica», en *Discursos leídos ante la Real Academia de Ciencias Exactas, Físicas y Naturales en la recepción pública del Sr. D. Santiago Ramón y Cajal el día 5 de Diciembre de 1897*, Madrid, Imprenta de L. Aguado, págs. 1-81.

RAMÓN Y CAJAL, Santiago (1899): *Reglas y consejos sobre investigación biológica*, 2ª edición, Madrid, Imprenta de Fortanet.

RAMÓN Y CAJAL, Santiago (1904): *Textura del sistema nervioso del hombre y de los vertebrados*, t. II, Madrid, Nicolás Moya.

Ramón y Cajal, Santiago (1905): *Cuentos de vacaciones. Narraciones pseudocientíficas. Primera serie*, Madrid, Imprenta de Fortanet.

Ramón y Cajal, Santiago (1907): «Nouvelles observations sur l'evolution des neuroblastes avec quelques remarques sur l'hypothése de Hensen-Held», *Trabajos del laboratorio de investigaciones biológicas*, tomo V, págs. 169-214.

Ramón y Cajal, Santiago (1913): *Reglas y consejos sobre investigación biológica*, 3ª edición notablemente corregida y aumentada, Madrid, Imprenta y librería de Nicolás Moya.

Ramón y Cajal, Santiago (1916): *Reglas y consejos sobre investigación biológica. Los tónicos de la voluntad*, 4ª edición cuidadosamente revisada y aumentada, Madrid, Imprenta de Fortanet.

Ramón y Cajal, Santiago (1920a): *Chácharas de café*, 1ª edición, Madrid, Imprenta de Nicolás Moya.

Ramón y Cajal, Santiago (1920b): *Reglas y consejos sobre investigación científica. Los tónicos de la voluntad*, 5ª edición, Madrid, Imprenta de Nicolás Moya.

Ramón y Cajal, Santiago (1922): *Charlas de café. Pensamientos, anécdotas y confidencias*, 3ª edición, corregida y aumentada, Madrid, Imprenta de Juan Pueyo.

Ramón y Cajal, Santiago (1923a): *Reglas y consejos sobre investigación científica. Los tónicos de la voluntad*, 6ª edición, Madrid, Imprenta de Juan Pueyo.

Ramón y Cajal, Santiago (1923b): *Recuerdos de mi vida*, 3ª edición, Madrid, Imprenta de Juan Pueyo.

Ramón y Cajal, Santiago (1926): *Elementos de histología normal y de técnica micrográfica*, Madrid, Tipografía artística.

Ramón y Cajal, Santiago (1934): *El mundo visto a los ochenta años. Impresiones de un arteriosclerótico*, Madrid, Tipografía artística.

Ramón y Cajal, Santiago (1950): *Obras literarias completas*, Madrid, Aguilar.

Ramón y Cajal, Santiago (1972): *La psicología de los artistas*, Madrid, Austral.

Ravina Martín, Manuel (1999): *Bibliófilo y erudito. Vida y obra de Adolfo de Castro (1823-1898)*, Cádiz, Servicio de Publicaciones Universidad de Cádiz.

Rego Robles, Miguel Ángel (2021): *Epistemología visual de los dibujos de Santiago Ramón y Cajal a las imágenes en las neurociencias contemporáneas*, tesis doctoral dirigida por María Jesús Santesmases Navarro de Palencia y Selina Blasco Castiñeyra, Madrid, Universidad Complutense.

Regueiro Rodríguez, María Luisa (2018): *La meronimia*, Madrid, Arco Libros.

Renan, Ernest (1902): *Souvenirs d'enfance et de jeunesse*, París, Calmann Lévy Éditeur.

Renan, Ernest (1921): «Qu'est-ce qu'une nation?», en *Pages françaises*, París, Calmann Lévy Éditeur.

Rey Pastor, Julio (1934): *Los matemáticos españoles del s. XVI*, Madrid, Junta de Investigaciones Histórico-bibliográficas.

Reyes, Alfonso (1993): *Obras completas. Vida de Goethe. Rumbo a Goethe. Trayectoria de Goethe. Escolios goethianos. Teoría de la sanción*, t. XXVI, México, Fondo de Cultura Económico.

Reyna, Cristóbal de (1918a): «Concepto histórico de la grandeza y la decadencia de España I», *Revista general*, año II, n.º 3, págs. 11-14.

Reyna, Cristóbal de (1918b): «Concepto histórico de la grandeza y la decadencia de España II», *Revista general*, año II, n.º 4, págs. 15-17.

Reyna, Cristóbal de (1918c): «Concepto histórico de la grandeza y la decadencia de España III», *Revista general*, año II, n.º 5, págs.12-15.

Reyna, Cristóbal de (1918d): «Concepto histórico de la grandeza y la decadencia de España IV», *Revista general*, año II, n.º 6, págs. 16-19.

Ribot, Théodule (1879): *La psychologie allemande contemporaine (école expérimentale)*, París, Libraire Germer Baillière.

Richet, Charles (1888): «Le génie et la folie», *Revue scientifique,* t. XLII, n.º25, págs. 795-800.

Riera Palmero, Juan (2023): «José de Letamendi y Manjarrés», en *Diccionario biográfico electrónico,* Madrid, Real Academia de la Historia, disponible en línea: https://dbe. rah.es/biografias/12033/jose-de-letamendi-y-manjarres

Rijcke, Sarah de (2008): «Drawing into abstraction. Practices of observation and visualisation in the work of Santiago Ramón y Cajal», *Interdisciplinary Science Reviews*, vol. 33, n.º 4, págs. 287-311.

Ríos, José Luis de los (2011): *Químicos y química*, México, Fondo de Cultura Económica.

Rivera de Rosales, Jacinto (2003): «Vida orgánica y subjetividad», en Miguel García-Baró y Ricardo Pinilla (coords.), *Pensar la vida*, Madrid, Universidad Pontificia Comillas, págs. 69-88.

Roca, Josep Maria (2007): *Tribut al mestre: elogi a Santiago Ramón y Cajal. Tributo al maestro: elogio a Santiago Ramón y Cajal*, Barcelona, Institut d'Estudis Catalans.

Rodó, José Enrique (1948): *Ariel*, Madrid, Espasa Calpe.

Rodríguez Jiménez, José Luis (2010): «¿Qué fue ser de derechas en España? Conservadurismo liberal, derecha autoritaria, derecha franquista (y un epílogo)», en *Las derechas en España, Bulletin d'Histoire Contemporaine de Espagne*, n.º 44, págs. 21-38.

Rodríguez López-Vázquez, Alfredo (2017): «Cristóbal de Villalón y el *Viaje de Turquía* : Una refutación lingüística», *Artifara*, n.º 17, pp. XVII-XIX.

Rodríguez López-Abadía, Arturo (2020): «El bachiller Cristóbal de Villalón y el licenciado Cristóbal de Villalón: resolución del problema mediante fuentes primarias», *Lemir*, n.º 24, págs. 245-250.

Rodríguez Marín, Rafael (2014): «Leopoldo Alas, *Clarín*: discurso de la ciencia y lengua literaria», *Anuario de Lingüística Hispánica*, vol. 30, págs. 165-183.

Rodríguez-Moranta Inmaculada. (2014): «*La República de las Letras* (1905): entre el regeneracionismo y el republicanismo militante. Correspondencia inédita con Galdós», *Anales de Literatura Española*, n.º 26, págs. 393-420.

Rodríguez Puértolas, Julio (1983): «Cajal, escritor», *Arbor*, n.º 447, vol. 114, págs. 99-115.

Rodríguez Quiroga, Alfredo (2002): «El aprendizaje histológico inicial de Santiago Ramón y Cajal: notas acerca de sus investigaciones sobre la inflamación», *Asclepio*, n.º 2, págs. 129-148.

Roger Ciurana, Emilio (1985): *El pensamiento filosófico-científico de Cajal en las* Reglas y consejos sobre investigación científica, Valencia, Universidad de Valencia.

Román-Gutiérrez, Isabel (1987): *La narración autobiográfica española en el siglo xix: La instancia narrativa en la novela*, tesis doctoral dirigida por Jorge Andrés Urrutia Gómez, Sevilla, Universidad de Sevilla.

Romo, José (2005): «¿Hacía Galileo experimentos?», *Theoria: an international journal for theory, history and foundations of science*, vol. 20, n.º 52, págs. 5-24.

Rouse Ball, Walter William (1893): *An essay on Newton's "Principia"*, Londres, Macmillan & Co.

Rousseau, Jean Jacques (1985): *Emilio, o de la educación*, Madrid, Edaf.

Rozo Castillo, Jairo A. (2014): *Santiago Ramón y Cajal e Ivan Petrovich Pavlov, comparación de su vida y obra*, tesis doctoral dirigida por Antonio Rodríguez Moreno. Sevilla, Universidad Pablo de Olavide.

Ruiz, Juan (1996): *Libro de buen amor*, Madrid, Cátedra.

Ruiz Domenec, Manuel (2025): «Gonzalo Fernández de Córdoba», en *Diccionario biográfico electrónico*, Madrid, Real Academia de la Historia, disponible en línea: https://historia-hispanica.rah.es/biografias/15450-gonzalo-fernandez-de-cordoba

Ruiz Gutiérrez, Rosaura, Ricardo Noguera Solano y Juan Manuel Rodríguez Caso (2014): «Estudio comparativo sobre la recepción e introducción del darwinismo en Francia y México a finales del siglo xix», en Miguel Ángel Puig-Samper Mulero, Francisco Orrego, Rosaura Ruíz Gutiérrez y J. Alfredo Uribe (eds.), *«Yammerschuner» Darwin y la darwinización en Europa y América Latina*, Madrid, Doce Calles, págs. 99-112.

Ruiz Ramón, Francisco (2006): «Don Quijote y Peer Gynt (utopía y teatro)», en O. Gorsse y F. Serralta (eds.), *El siglo de oro a escena. Homenaje a Marc Vitse*, Tolouse, Presses universitaires du Midi, págs. 923-932.

Ruiz-Manjón, Octavio (2012): «Federico de Onís: figura clave en la historia de las relaciones culturales entre España y los Estados Unidos», *Memoria y Civilización*, n.º 15, págs. 397-413.

Rusiñol Estragués, Jordi y Virgili Ibarz Serrat (2003): «La recepción del pensamiento de Freud en la obra de Ramón y Cajal», *Persona. Revista de la Facultad de Psicología*, n.º 6, págs. 75-80.

Saavedra Fajardo, Diego de (1999): *Empresas políticas*, Madrid, Cátedra.

Sáez Delgado, Antonio (1999): *Órficos y ultraístas. Portugal y España en el diálogo de las primeras vanguardias literarias (1915-1925)*, Mérida, Editora Regional de Extremadura.

Saint Hilaire, Geoffroy (1854): *Histoire naturelle générale des règnes organiques: principalement étudiée chez l'homme et les animaux*, t.I, París, Librairie de Victor Masson.

Sainz de Robles, Federico (1966): «Eduardo Gómez de Baquero (Andrenio) 1866-1966», *Villa de Madrid*, n.º19, págs. 37-40.

Sala Catalá, José (1987): «Luis Simarro y el evolucionismo», *Investigaciones psicológicas*, n.º4, págs. 83-97.

Salabert, Miguel (2005): «Prólogo», en Jules Verne (autor), *Los quinientos millones de la Begun*, Madrid, Alianza.

SALVADOR, Gregorio (1992): «Situación y futuro de la lengua española», en Manuel Ariza Viguera, Rafael Cano Aguilar, J. Mendoza, Antonio Narbona Jiménez (eds.), *Actas del II Congreso Internacional de Historia de la Lengua Española*, Madrid, Pabellón de España, págs. 199-208.

SALVADOR SALVADOR, Julio (2019): «El telurismo paródico de Valle-Inclán: Rememoración de la voluntad mediante un toque *cajaliano*», *Cuadernos de Aleph*, n.°11, págs. 176-194.

SALVADOR SALVADOR, Julio (2020): «Miguel de Cervantes en *Psicología de Don Quijote y el quijotismo*: ¿creación de un biógrafo llamado Santiago Ramón y Cajal?», en Rafael Massanet, Miguel G. Garí y Francisco José García (eds.), *De la reina al carpintero: biografías de Época Moderna, entre la historia y la literatura*, Madrid, Sindéresis, págs. 216-226.

SALVADOR SALVADOR, Julio (2023): *Santiago Ramón y Cajal: sinapsis entre ciencia y literatura. Reglas, consejos y cuentos*, tesis doctoral dirigida por Jaime Olmedo Ramos y Miguel Ángel Puig-Samper Mulero, Madrid, Universidad Complutense.

SÁNCHEZ ÁLVAREZ-INSÚA, Alberto (1998): «Santiago Ramón y Cajal y Pío del Río Hortega», *Arbor*, n.°161, vol. 634, págs. 151-176.

SÁNCHEZ BLANCO, Francisco (1987): «Autobiografía y concepción del "yo" desde Mor de Fuentes a Ramón y Cajal», *Revista Canadiense de Estudios Hispánicos*, vol. 11, n.° 3, págs. 633-644.

SÁNCHEZ GRANJEL, Luis (1970): «Personajes médicos de Galdós», *Cuadernos Hispanoamericanos*, n.° 250-252, págs. 656-663.

SÁNCHEZ GRANJEL, Luis (1973): *La generación literaria del noventa y ocho*, Salamanca, Anaya.

SÁNCHEZ RON, José Manuel (1994): *Miguel Catalán, su obra y su mundo*, Madrid, CSIC.

SÁNCHEZ RON, José Manuel (2006): «Ciencia y estado según Santiago Ramón y Cajal», en José Carlos Mainer (ed.), *Cajal: una reflexión sobre el papel social de la ciencia*, Zaragoza, Institución «Fernando el Católico», págs. 13-40.

SÁNCHEZ RON, José Manuel (2007): «Einstein y la filosofía del siglo xx», *Arbor*, vol. CLXXXIII, n.° 728, págs. 833-853.

SÁNCHEZ RON, José Manuel (2010): *Ciencia, política y poder: Napoleón, Hitler, Stalin y Eisenhower*, Bilbao, Fundación BBVA.

SÁNCHEZ RON, José Manuel (2019): «Cajal, honor y vergüenza nacional», *El cultural*, disponible en https://www.elespanol.com/el-cultural/ciencia/entre_2_aguas/20190923/cajal-honor-verguenza-nacional/431458009_0.html [consulta: 27 de abril de 2024].

SÁNCHEZ RON, José Manuel (2020): *El país de los sueños perdidos: Historia de la ciencia en España*, Barcelona, Taurus.

SANDRONE, Stefano, Marco Bacigaluppi, Marco R. Galloni, Stefano F. Cappa, Andrea Moro, Marco Catani, Massimo Filippi, Martin M. Monti, Daniela Perani y Gianvito Martino (2014): «Weighing brain activity with the balance: Angelo Mosso's original manuscripts come to light», *Brain*, vol. 137, n.° 2, págs. 621-633.

SANTACRUZ REYES, Laura, Ángel Melo Jimenez, Carlos Rodríguez Herrera y Johanna Moscoso Gama (2017): «Historia de los cultivos de células animales *in vitro* y su importancia en la actualidad», *Biociencias*, n.°12, vol. 2, págs. 123–136.

Sebold, Russell P. (1998): «Novela y autobiografía en la *Vida* de Torres Villarroel», en Manuel María Pérez López, Emilio Martínez Mata (coords.), *Revisión de Torres de Villarroel*, Salamanca, Ediciones Universidad de Salamanca, págs. 105-140.

Seillan, Jean-Marie (2015): «Charles Richet: la science tentée par l'écriture littéraire», en Jérôme Van Wijland (ed.), *Charles Richet (1850-1935): L'exercice de la curiosité*, Rennes, Presses universitaires de Rennes, disponible en: http://books.openedition.org/pur/88567

Séneca (2000): *Cuestiones naturales*, t. I, Madrid, CSIC.

Serrano Poncela, Eusebio (1964): *El pensamiento de Unamuno*, México, Fondo de Cultura. México.

Servet, Miguel (1980): *Christianismi Restitutio*, Madrid, Fundación Universitaria Española.

Sevillano Fernández, David (2006): «La tuberculosis en la vida de Cajal», en Lorenzo Aguilar Alfaro, José Ángel García Rodríguez, José González Núñez y José Prieto Prieto (eds.), *Santiago Ramón y Cajal bacteriólogo*, Madrid, Ars Medica, págs. 163-171.

Simó Ruescas, Julio (2004): «La *naturphilosophie* en España. La recepción del evolucionismo en el entorno de la tradición krausista», *Asclepio*, n.º 56, págs. 197–222.

Snow, Charles Percy (1977): *Las dos culturas y un segundo enfoque*, Madrid, Alianza Editorial.

Sobejano, Gonzalo (1965): «Clarín y la crisis de la crítica satírica», *Revista Hispánica Moderna*, vol. 31, n.º 1, págs. 399-417.

Sobejano, Gonzalo (1967): *Nietzsche en España*, Madrid, Gredos.

Sokal, Alan (2009): *Más allá de las imposturas intelectuales: ciencia, filosofía y cultura*, Barcelona, Paidós.

Soler Villalobos, Mª Paz (2012): «Su deseo primero: "ser pintor"», en *Santiago Ramón y Cajal: trabajo, saberes y arte en la investigación científica*, Madrid, Fundación Tejerina, págs. 183-214.

Solís Santos, Carlos (2006): «La vida es ante todo lucha», *Revista de libros*, n.º 117, págs. 3-5.

Solís Santos, Carlos (2018): «El hombre que quería saberlo todo. Bacon entre los científicos del siglo xvii», *Asclepio*, vol. 70, n.º 2, págs. 1-15.

Sonntag, Otto (1974): «Liebig on Francis Bacon and the utility of science», *Annals of science*, vol. 31, n.º 5, págs. 373-386.

Sosa Velasco, Alfredo (2010): *Médicos escritores en España, 1885-1955. Santiago Ramón y Cajal, Pío Baroja, Gregorio Marañón y Antonio Vallejo Nágera*, Rochester, Támesis (Boydell & Brewell).

Sotelo Vázquez, Juan José (2006): *Andrenio. Periodista y crítico en La Vanguardia (1909-1929)*, Libros en red.

Sougez, Marie Loup (1981): *Historia de la fotografía*, Madrid, Cátedra.

Thibaudeau, Antoine Claire (1834): *Mémoires sur le Consulat. 1799 a 1804. Par un ancien Conseiller d'état*, París, Chez Ponthieu et cie Libraires.

Thibaudeau, Antoine Claire (1834): *Le consulat et l'empire ou Histoire de la France et de Napoléon Bonaparte de 1799 a 1816*, t. III, París, Jules Renouard, Libraire.

Thomas, Pierre-Félix (1899): *L'éducation des sentiments*, París, Félix Alcan Éditeur.

THORNDIKE, Edward (1984): «A reply to "The nature of animal intelligence and the methods of investigating it», en Donald A. Dewsbury (ed.), *Foundations of comparative psychology*, págs. 245-254.

TOLSTÓI, León (1901): «Patriotismo y gobierno» en *La aurora social*, Barcelona, Tipografía literaria de Pertierra, Bartolí y Ureña, págs. 165-207.

TORRES-POU, Joan (2006): «La carnavalización del discurso naturalista en *A fuego lento*, de Emilio Bobadilla», *Letras*, n.º 39, págs. 73-86.

TRIARHOU, Lazaros C. (2015): «Dos lecturas del *Quijote*: Cajal y Turgenev», *Neurosciences and History*, n.º3, págs. 154-165.

TUET, Jean-Charles-François (1789): *Matinées sénonoises ou Proverbes françois, suivis de leur origine; de leur rapport avec ceux des langues anciennes et modernes, de l'emploi qu'on en a fait en poésie et en prose, etc.*, París, Née de La Rochelle.

TZITSIKAS, Helene (1965): *Santiago Ramón y Cajal: obra literaria*, México, Ediciones De Andrea.

UNAMUNO, Miguel de (1916): «El individualismo español», en *Ensayos*, t. IV, Madrid, Publicaciones de la Residencia de Estudiantes.

URRÁBURU, J.J. (1904): «El principio vital y el materialismo ante la ciencia y la filosofía», *Razón y fe*, t. VIII, págs. 313-326.

VALENTÍ CAMP, Santiago (1922): «Rodolfo Eucken», en *Ideólogos, teorizantes y videntes*, Barcelona, Editorial Minerva.

VALERA, Juan (1876): «Contestación del Excmo. Señor don Juan Valera», en *Discursos leídos ante la Real Academia Española en la pública recepción del Excmo. Señor Gaspar Núñez de Arce el día 21 de mayo de 1876*, Madrid, Imprenta de T. Fortanet, págs. 46-80.

VARELA IGLESIAS, José Luis (2023): «Mariano José de Larra y Sánchez de Castro», en *Diccionario biográfico electrónico,* Madrid, Real Academia de la Historia, disponible en línea: https://dbe.rah.es/biografias/11719/mariano-jose-de-larra-y-sanchez-de-castro

VÁZQUEZ, Marie Paule (2021): «Histoire des femmes chirurgiens. Mon histoire débute en 1968», *Bulletin de l'Académie Nationale de Médecine*, vol. 205, n.º 8, págs. 954-961.

VEGA, Pablo de la (2013): «Filosofía en Guatemala: Ideas, corrientes y pensadores en el siglo XX», *Revista Solar*, n.º 9, págs. 89–107.

VÉLEZ SAINZ, Julio (2016): «La hispanofobia en el hispanismo: Ticknor, De Gayangos y De Vedia entre la Leyenda Negra y el Siglo de Oro», en Yolanda Rodríguez Pérez y Antonio Sánchez Jiménez (eds.), *La leyenda negra en el crisol de la comedia: el teatro del Siglo de Oro frente a los estereotipos antihispánicos*, Madrid, Iberoamericana-Vervuert, págs. 205-218.

VIAN HERRERO, Ana (2013): «Hacia un perfil biográfico y literario del humanista Cristóbal de Villalón: reexamen crítico», *Boletín de la Real Academia Española*, Tomo 93, Cuaderno 308, págs. 583-629.

VIKHANSKI, Luba (2016): *Immunity: how Elie Metchnikoff changed the course of modern medicine*, Chicago, Chicago Review Press.

VILCHES, Jorge (2001): «Pi y Margall, el hombre sinalagmático», *Historia y política: Ideas, procesos y movimientos sociales*, n.º 6, 2001 págs. 57-90.

Villacorta Baños, Francisco (1979): «El Ateneo de Madrid (1896-1907): la escuela de Estudios superiores y la extensión universitaria», *Hispania: revista española de historia*, vol. 39, n.º 141, págs. 101-158.

Voet Donald y Judith G. Voet (2006): *Bioquímica*, Buenos Aires, Editorial Médica Panamericana.

Voltaire [François-Marie Arouet] (1859): *Oevres complétes*, t. VIII, París, Hachette.

Von Stecher, Pablo (2019): «El español como lengua de las comunicaciones científicas. Consideraciones de Santiago Ramón y Cajal y de Bernardo Houssay», *Revista Internacional de Humanidades Médicas*, vol. 7, n.º 2, págs. 55-63.

VV.AA. (2012): Ignacio Peiró (ed.), *Joaquín Costa. El fabricante de ideas*, Zaragoza, Institución «Fernando el Católico».

Wade, David (2015): *Geometría y arte*, Madrid, Ediciones Librero.

Weber, Max (2021): «La ciencia como vocación», en *El político y el científico*, Madrid, Alianza Editorial, págs. 128-166.

Weir Mitchell, S. (1917): «Memoir of John Shaw Billings», *National academy of sciences of the Unite States of America. Biographical memoirs*, vol. VIII, págs. 375-384.

Wright Jr., James R. (2013): «Charles Emmanuel Sédillot and Émile Küss: The first cancer biopsy», *International Journal of Surgery*, vol. 11, n.º 1, págs. 106-107.

Zago, Stefano y Lorenzo Lorusso (2022): «The role of Federico Kiesow in the development of experimental psychology in Europe», en Stefano Sandrone y Lorenzo Lorusso (eds.), *The Birth of Modern Neuroscience in Turin*, Nueva York, Oxford University Press, págs. 101-119.

Zaragüeta, Juan (1957): «Prólogo», *Rudolph Christoph Eucken. Obras escogidas*, Madrid, Aguilar, págs. 11-27.

Zavattari, Edoardo (1937): «Carl Vogt», *Enciclopedia italiana*, Roma, Istituto della Enciclopedia Italiana fondata da Giovanni Treccani, disponible en línea: https://www.treccani.it/enciclopedia/carl-vogt_(Enciclopedia-Italiana)/

Reglas y consejos
sobre investigación científica

(Los tónicos de la voluntad)

Madrid, 2026

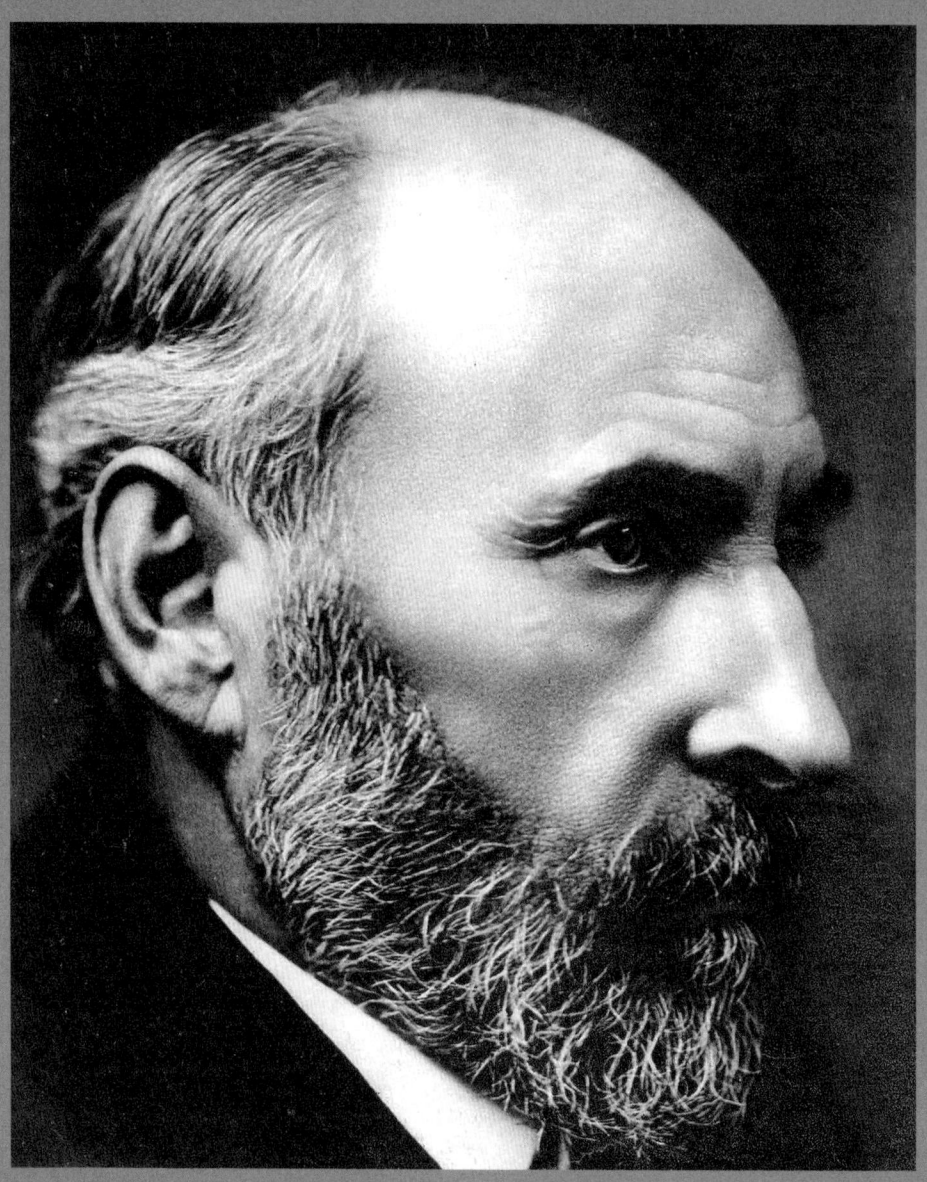

Preámbulo del discurso de ingreso de 1897

Señores académicos:

La costumbre establece que, en los primeros párrafos del discurso académico, consagrado a sancionar la recepción del candidato, este atribuya su elección no a los dictados de la fría razón, sino a los generosos impulsos de la benevolencia. Yo acepto gustoso esta fórmula, entre otras razones, porque no me parece bien reformar las sabias y prudentes reglas prescritas por la cortesía y la buena crianza[1]. Y además porque pienso que todo lo que mucho dura se mantiene por alguna buena razón, siendo esta, en mi sentir, que el catecúmeno necesita mostrar cuán poco le ensoberbece la honra recibida, y convencer también a sus ilustrados consocios no de los méritos científicos que le adornan, y de los cuales ya se le supone revestido, sino de sus méritos morales, humildad, modestia y gratitud, harto más estimables y precisos que aquellos para el trato social, y los más a propósito para conciliarle, de suave y eficaz manera, la buena voluntad y ambicionado aprecio de sus compañeros.

Hago, pues, en este instante mías cuantas frases de agradecimiento ha imaginado, para estos solemnes trances, el mérito modesto al verse encumbrado a honores a que jamás aspiró. Cuanto más que en la ocasión presente existen, aparte los motivos generales de gratitud, otros dos que particularmente me obligan: es el primero haber sido preferido, sin notoria causa, a otros doctísimos varones, honra de la cátedra y de la ciencia, y singularmente a un insigne ingeniero y naturalista, cuyos superiores méritos me complazco en reconocer[2], y a quien espero ver bien pronto entre nosotros; y el segundo haberme ahorrado, con la espontaneidad de vuestra elección, todas las pequeñas maniobras electorales, que, no por admisibles y legítimas, son menos molestas para ciertos temperamentos harto quisquillosos[3]. Contra vuestra resuelta benevolencia

A la izquierda: Santiago Ramón y Cajal en 1927. La fotografía de José Padró se publicó en el número 678 de la revista *La esfera*

no me han valido ni mi oscuridad ni mi total ausencia de ambición, ni siquiera cierto sistemático arrinconamiento, motivado no, ciertamente, por carácter antisocial, sino por la inexcusable obligación de consagrar mucho tiempo y atención a mis trabajos de laboratorio[4]: circunstancias todas que hubieran quizás imposibilitado mi elección en aquellas otras corporaciones sobre cuyas decisiones pesa demasiado la atmósfera de los personalismos.

Inspirados, sin duda, en un criterio amplio y generoso, habéis estimado que vuestra Academia, donde figuran grandes y peregrinos ingenios (físicos, químicos y matemáticos insignes, geólogos, naturalistas y anatómicos de gran mérito)y bien cimentadas ilustraciones del profesorado y de la tribuna, podía obtener algún pequeño provecho de la colaboración de un modestísimo investigador de la naturaleza viva, de un minucioso y cachazudo detallista de la organización, y, sin vacilar, me habéis llamado a vuestro seno. Prométoos, en pago, corresponder a la honra que me habéis dispensado, poniendo resueltamente a vuestro servicio lo único bueno que poseo (y de lo que juzgo lícito que un hombre se envanezca), a saber: un deseo vehemente de impulsar los estudios micrográficos, tan importantes en las ciencias biológicas, y un propósito firme, que todo buen español debe acariciar, de crear en el extranjero, donde tanto se nos desconoce, corrientes de respeto y simpatía para la renaciente ciencia española[5].

Sucedo en el sillón académico a dos sabios ilustres, el último de los cuales, si fue designado por vuestros votos, no llegó a tomar asiento entre vosotros: al excelentísimo señor don Francisco de Luxán[6], bizarro general de artillería, geólogo insigne y autor de numerosos y excelentes trabajos geológicos y geodésicos; y al excelentísimo señor don Manuel María José de Galdo, uno de los caracteres más elevados y una de las ilustraciones más simpáticas del profesorado español. Por haber podido mi diligencia recolectar, sobre el último, algunos datos, voy a trazar, a grandes rasgos, el perfil de este preclaro hijo de Madrid[7].

Don Manuel María José de Galdo nació, como muchos hombres llamados a brillar en los altos puestos de la sociedad, de padres tan humildes que, si lograron educarle en los más puros preceptos de la moral cristiana, no tuvieron los recursos necesarios para costear sus estudios. Afortunadamente, nuestro biografiado halló en su

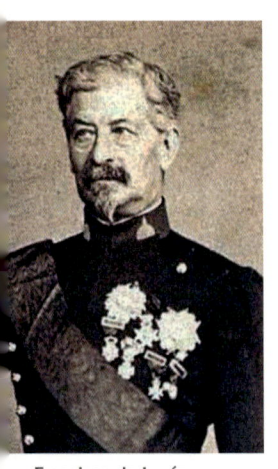

Francisco de Luxán
(1798-1867)

camino dos seres bienhechores que supieron compensar gallardamente las deficiencias de la pobreza paterna: una humildísima parienta, la cual, encariñada de los buenos sentimientos del sobrino, y cercenando lo más necesario de sus atenciones, se impuso el sacrificio de sufragar sus estudios en la universidad; y un sabio ilustre, el Néstor[8] del profesorado español y dignísimo presidente de la Sección de Ciencias Naturales de esta docta Academia, el excelentísimo señor de la Paz Graells[9], quien, adivinando los raros talentos del estudiante, resolvió ampararlo en su carrera y despertar en su alma la vocación del estudio y el entusiasmo por la ciencia.

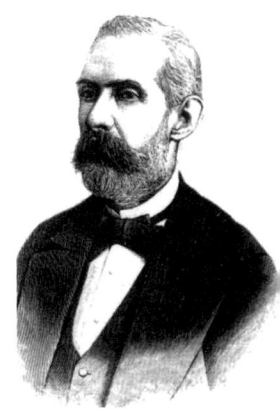

Manuel María José de Galdo
(1825-1895)

Matriculado nuestro estudiante en la Facultad de Ciencias de Madrid, dio pronto señales de raro entendimiento y de notable aplicación, hasta el punto de que, aprobadas las primeras asignaturas, su profesor, el señor de la Paz Graells, tuvo la satisfacción de proponerlo, en 1843, para regentar una plaza de auxiliar del Museo de Historia Natural, cargo que desempeñó con ardiente celo, y en el cual halló nuevo pábulo al ansia de saber, que fue siempre la más saliente de sus cualidades. En 1847, y después de brillantes ejercicios de oposición, obtuvo la Cátedra de Historia Natural de la Universidad de Barcelona, que permutó a seguida con la de igual nombre del Instituto de San Isidro de Madrid, a fin de poder vivir, como él decía, junto a sus queridos padres, a los cuales sacó de la pobreza, prodigándoles aquellos exquisitos cuidados que ellos no habían podido dispensar a su hijo.

Instalado en Madrid, su prodigiosa actividad, por un lado, y sus talentos positivos de escritor, de orador y de político, por otro, lleváronle bien pronto a la diputación a Cortes y, más tarde, ya en el apogeo de su prestigio político, a la Alcaldía de Madrid. Presentes están en la memoria de cuantos alcanzaron aquellos tiempos sus entusiasmos y trabajos en pro de la enseñanza primaria; sus inolvidables obras de filantropía; sus loables esfuerzos para proteger la niñez desvalida, como lo acredita la Institución Aguirre, de la que fue el corazón y la inteligencia; las mejoras de toda clase, ora de ornato, ora de ensanche, ya de salubridad, que promovió en la villa y corte, y por cuya virtud transformó su ciudad natal en una urbe moderna, sin tocar, empero, en lo más mínimo aquellos monumentos que imprimen carácter a una ciudad y son los timbres de su historia;

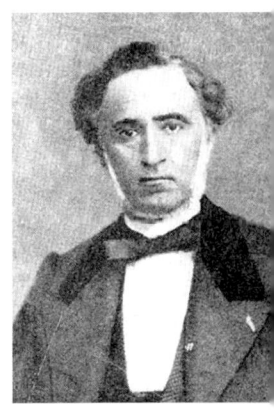

Mariano de la Paz y Graells
(1809-1898)

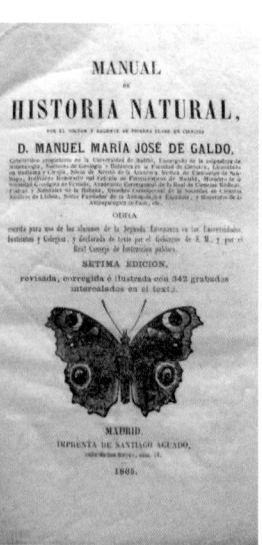

Manuel María José de Galdo, *Manual de Historia Natural*, Madrid, 1865

y, finalmente, su labor fecunda y nunca interrumpida de profesor de Historia Natural, en la cual no se sabía qué admirar más, si su extraordinaria memoria (tanta, que se cuenta de él que, a los tres días de iniciar un curso, sabía ya los nombres de sus quinientos o seiscientos discípulos), el método y claridad con que exponía las más abstrusas materias o el arte supremo con que lograba (sin descender jamás a bajas complacencias) captarse, desde el primer momento, el cariño y la admiración respetuosa de sus discípulos.

Fue, pues, nuestro biografiado un hombre completo, en el cual, por rara ponderación y armonía, se juntaban lo penetrante del entendimiento, lo firme de la voluntad, la grandeza del corazón y la religión del trabajo. Manejó millones en sus épocas de actividad política, y murió pobre, porque jamás aspiró a gozar ni atesorar, sino a vivir y ser útil a los demás. Tan altas cualidades explican las generales simpatías que inspiró durante su vida, así como el profundo pesar con que fue recibida la noticia de su muerte por todas las clases sociales, por las academias científicas y, sobre todo, por los millares de discípulos que miraban a su profesor como a un padre cariñoso.

Hombre de acción, y docente incomparable ante todo, escribió poco y enseñó mucho. Deja, no obstante, varios folletos de positivo mérito y, particularmente, un libro de historia natural, admirablemente adaptado a la enseñanza, y cuyo mayor elogio está en haber hecho a nuestra juventud simpático el estudio de la naturaleza y en haber servido de texto, durante más de treinta años, en nuestros institutos de segunda enseñanza.

Rendido a mi malogrado antecesor, aunque no como él se merecía, este tributo de justicia, hora es ya de exponer el objeto del presente discurso. Años ha ya que tuvimos la idea de redactar un opúsculo en donde se expusieran algunas de las reglas que, en nuestro sentir, guían a los biólogos en sus trabajos de observación y experimentación; mas las imperativas exigencias de nuestro cargo nos hicieron aplazar la redacción para cuando el reposo impuesto por una enfermedad o el mismo peso de los años pusieran un término forzoso a nuestras tareas de micrógrafo. Vuestra decisión me ha obligado a precipitar la ordenación y publicación de mis apuntes[10]. Como fruto en agraz, por prematuro y mal cultivado, temo mucho que no sea digno de vuestra atención el resultado de mis atropellados afanes, ni responda al propósito que nos movió a tomar la pluma. Pero, deficiente y todo, acaso pueda prestar algún servicio a cuantos intentan ensayar sus fuerzas en las investigaciones biológicas, pues con frecuencia hemos visto estudiantes, ganosos de distinguirse y de hacer algo en el terreno experimental, abandonar el laboratorio, desalentados por la falta de un guía que les señalara los errores y obstáculos que deben evitar, la educación técnica que necesitan recibir y hasta la disciplina moral indispensable para poder abordar, con alguna esperanza de buen éxito, la exploración de la naturaleza viva[11].

TUDOMÁNYOS KUTATÁSRA VEZÉRLŐ KALAUZ

IRTA:

S. RAMÓN Y CAJAL

A MADRIDI ÁLLAMI CAJAL-KUTATÓINTÉZET IGAZGATÓJA,
A MAGYAR TUDOMÁNYOS AKADÉMIA KÜLTAGJA,
A BUDAPESTI KIR. ORVOSEGYESÜLET TISZTELETBELI TAGJA, STB.

A HATODIK SPANYOL KIADÁST FORDITOTTA:

SALAMON HENRIK DR.

EGYETEMI MAGÁNTANÁR

ELŐSZÓVAL ELLÁTTA:

LENHOSSÉK MIHÁLY DR.

EGYETEMI NYILV. RENDES TANÁR

1927

NOVÁK RUDOLF ÉS TÁRSA TUDOMÁNYOS KÖNYVKIADÓVÁLLALAT
ÉS KÖNYVKERESKEDÉS KIADÁSA
VIII. BAROSS UCCA 21   BUDAPEST   IV. EGYETEM-TÉR 5

Portada de la edición húngara de 1927, primera traducción a otro idioma

Prólogo de la segunda edición — costeada por la generosidad del doctor Lluria[12]

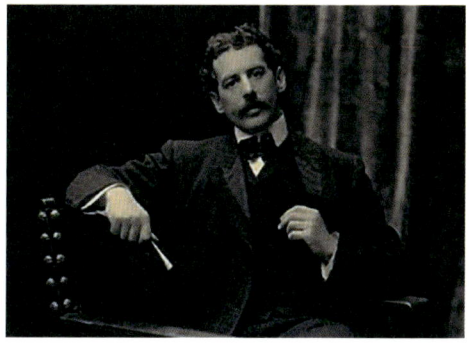

Enrique Lluria Despau
(1863-1925)

El libro actual es una reproducción, con numerosos retoques y desarrollos, de mi discurso de ingreso en la Academia de Ciencias Exactas, Físicas y Naturales (sesión del 5 de diciembre de 1897).

Como otras muchas oraciones académicas harto más merecedoras de publicidad, este discurso habría quedado olvidado en los anaqueles de las bibliotecas oficiales si un querido amigo nuestro, el doctor Lluria[13], no hubiera tenido la generosidad de reimprimirlo a su costa, a fin de regalarlo a los estudiantes y a los aficionados a las tareas del laboratorio.

Cree el doctor Lluria (y Dios le pague tan hermosas ilusiones) que los consejos y advertencias contenidos en dicho trabajo pueden ser, como emanados de un apasionado de la investigación, de algún provecho para promover el amor y entusiasmo de la juventud estudiosa hacia las empresas del laboratorio.

Ignoro si, en efecto, los referidos consejos, expuestos con fervor y entusiasmo quizás un tanto exagerados e ingenuos, tendrán positiva utilidad para el efecto de formar investigadores. Por mi parte diré solamente que, acaso por no haberlos recibido de ninguno de mis deudos o profesores cuando concebí el temerario empeño de consagrarme a la religión del laboratorio, perdí, en tentativas inútiles, lo mejor de mi tiempo, y desesperé más de una vez de mis aptitudes para la investigación científica. ¡En cuántas ocasiones me sucedió, por ignorar las fuentes bibliográficas (y desgraciadamente no siempre por falta de diligencia, sino de recursos pecuniarios) y no encontrar un guía orientador, descubrir hechos anatómicos ya por entonces divulgados en lenguas que ignoraba y que ignoraban también aquellos que debieran saberlas!

¡Y cuántas veces me ocurrió también, por carencia de disciplina y, sobre todo, por vivir alejado de ese ambiente intelectual del cual recibe el investigador novel estímulos y energías, abandonar la labor en el momento en que, fatigado y hastiado, no tanto del trabajo cuanto de mi triste y enervadora soledad, comenzaba a columbrar los primeros tenues albores de la idea nueva!

La rutina científica y la servidumbre mental al extranjero reinaban tan despóticamente entonces en nuestras escuelas, que, al solo anuncio de que yo, humilde médico recién salido de las aulas, sin etiqueta oficial prestigiosa[14], me proponía publicar cierto trabajo experimental sobre la inflamación (trabajo que, como obra de novicio, fue malo e incompleto, pero que revelaba al fin buenos deseos y afición al trabajo)[15], alguno de los profesores de mi querida Universidad de Zaragoza, y no ciertamente de los peores, exclamó estupefacto: «¡Pero quién es Cajal para atreverse a juzgar los trabajos de los sabios!»[16]. Y cuenta que este profesor era por aquellos tiempos (1880) el publicista[17] de nuestra facultad y una de las cabezas más modernas y mejor orientadas de la misma; pero abrigaba la creencia (desgraciadamente profesada todavía por muchos de nuestros catedráticos, ignoro si con sinceridad o a título de expediente cómodo para cohonestar la propia pereza[18]) de que las conquistas científicas no son fruto del trabajo metódico, sino dones del cielo, gracias generosamente otorgadas por la Providencia a unos cuantos privilegiados, inevitablemente pertenecientes a las naciones más laboriosas, es decir, a Francia, Inglaterra, Alemania e Italia[19].

Afortunadamente, los tiempos han cambiado. Hoy, el investigador en España no es el solitario de antaño. Todavía no son legión, pero contamos ya con pléyade de jóvenes entusiastas a quienes el amor a la ciencia y el deseo de colaborar en la obra magna del progreso mantienen en confortadora comunión espiritual. Actualmente[20], en fin, han perdido su desoladora eficacia estas preguntas que todos los aficionados a la ciencia nos hemos hecho al dar nuestros primeros inciertos pasos: esto que yo hago, ¿a quién importa aquí? ¿A quién contaré el gozo producido por mi pequeño descubrimiento? Si acierto, ¿quién aplaudirá?; y si me equivoco, ¿quién me corregirá y me alentará para proseguir?

Algunos lectores del presente discurso me han advertido, en son de crítica benévola, que doy demasiada importancia a la disciplina de la voluntad y poca a las aptitudes excepcionales concurrentes en los grandes investigadores. No seré yo, ciertamente, quien niegue que los más ilustres iniciadores científicos pertenecen a la aristocracia del espíritu y han sido capacidades mentales muy elevadas, a las cuales no llegaremos nunca, por mucho que nos esforcemos, los que figuramos en el montón de los trabajadores modestos[21]. Pero después de hacer esta concesión, que es de pura justicia, sigo creyendo que a todo hombre de regular entendimiento y ansioso de nombradía, le queda todavía ancho campo donde ejercitar su actividad y tentar la fortuna, que, a semejanza de la lotería, no sonríe siempre a los ricos, sino que se complace, de vez en cuando, en alegrar el hogar de los humildes. Consideremos, además, que todo hombre puede ser, si se lo propone, *escultor de su propio cerebro*[22], y que aun el peor dotado es susceptible, al modo de las tierras pobres, pero bien cultivadas y abonadas, de rendir copiosa mies.

Acaso me equivoque, pero declaro sinceramente que, en mis excursiones por el extranjero y en mis conversaciones con sabios ilustres, he sacado la impresión (salvada tal cual excepción) de que la mayoría de estos pertenece a la categoría de las inteligencias regulares, pero disciplinadas, muy cultivadas y movidas por avidez insaciable de celebridad. Es más: en alguna ocasión he topado con sabios renombrados inferiores, tanto por sus pasiones como por su inteligencia, al descubrimiento que los sacó de la oscuridad, y al cual llegaron por los ciegos e inesperados caminos del azar. El caso de Courtois, del cual ha dicho un ingenioso escritor que no se sabe si *fue él quien descubrió el yodo, o si el yodo lo descubrió a él,* es más frecuente de lo que muchos se figuran[23].

De cualquier modo, ¿qué nos cuesta probar si somos capaces de crear ciencia original?[24] ¿Cómo sabremos, en fin, si entre nosotros existe alguno dotado de superiores aptitudes para la ciencia, si no procuramos crearle, con las excelencias de una disciplina moral y técnica apropiadas, la ocasión en que se revele? Como dice Balmes[25], «si Hércules no hubiera manejado nunca más que un bastón, nunca creyera ser capaz de blandir la pesada clava»[26].

¡Ojalá que este humilde folleto que dirigimos a la juventud estudiosa sirva para fortalecer la afición a las tareas de laboratorio, así como para alentar las esperanzas un tanto decaídas, después de recientes y abrumadores desastres, de los creyentes en nuestro renacimiento intelectual y científico!

Madrid, 20 de diciembre de 1898

Prólogo de la tercera edición

Agotada hace más de tres años la edición costeada por la generosidad del doctor Lluria, nos hemos visto obligados, para satisfacer las demandas de América, a permitir la reimpresión de este folleto en dos revistas científicas americanas[27]. Íbamos ya a otorgar la misma licencia a una corporación científico-literaria de España[28], cuando nos hemos percatado de que este abandono del librito a iniciativas ajenas revela pecado de negligencia, susceptible de acarrear algunos inconvenientes.

Distamos mucho de hacernos ilusiones acerca del mérito de nuestro *Discurso*. Tanto desde el punto de vista filosófico como desde el literario adolece de grandes defectos. Sin duda que, en la actualidad, asistidos por una lectura filosófica y pedagógica más copiosa y selecta y por la experiencia docente de los quince años transcurridos, podríamos acaso enriquecer y mejorar doctrinalmente el texto y depurarlo de muchos defectos de estilo y de no pocas candorosas arrogancias y exageraciones[29].

No nos resolvemos, empero, a ejercitar severamente la podadera sobre esta modesta obra de juventud. Buena o mala, todo libro posee una personalidad espiritual; el público, habituado a ella, tiene derecho a que el autor la respete y no la disfrace o escamotee a título de mejorarla. Sobre que bien pudiera ocurrir que hoy, en plena senectud, nos parezcan defectos (y lo serán acaso) precisamente aquellos rasgos que fijaron la atención del lector y ganaron su benevolencia. Que a los libros, como a los hombres, los respetamos y admiramos por sus buenas cualidades, pero solo los amamos por algunos de sus defectos.

Por si tales sospechas no fueran ilusorias, conservamos esencialmente en esta tercera edición el texto de 1897. En él hémonos permitido solamente algunos pocos retoques de estilo y la adición de tal cual párrafo encaminado a desarrollar ideas someramente apuntadas en el texto. Pero la presente edición encierra varios capítulos nuevos, entre ellos uno final donde señalamos, según nuestro humilde entender, la obra que las instituciones docentes españolas, y singularmente la Junta de Pensiones y Ampliación de Estudios en el extranjero, están llamadas a realizar para que, en el más breve plazo posible, nuestra patria colabore, en la medida de sus fuerzas mentales y de sus recursos financieros, en la empresa de la cultura y civilización universales[30].

Madrid, enero de 1912

Prólogo de las últimas ediciones (4ª, 5ª y 6ª)

Ocupaciones apremiantes y crecientes achaques de la edad han estorbado acrecentar y perfeccionar, obedeciendo a mis deseos, el texto de este librito. Era mi propósito, a fin de corresponder dignamente al favor del público y, sobre todo, a las insistentes solicitudes de cultos extranjeros deseosos de traducir la obra[31], universalizarla en lo posible, purgándola de ciertos harto fogosos requerimientos y de algunas patrióticas efusiones que sonarían inoportuna o estridentemente en el oído de la juventud de aquellas naciones donde la ciencia, cultivada tradicionalmente y en incesante renovación, no ha menester de enérgicos estimulantes. Pero, repito, fuerzas superiores a mi voluntad han enfrenado mis ímpetus reformadores. Escrito el libro para España, entre españoles o hispanoamericanos debe quedar por ahora relegado.

Con todo eso, y a despecho de la premura con que estas tres últimas ediciones han sido impresas, he introducido en cada una de ellas algunas modificaciones que estimo provechosas: he tachado tal cual pensamiento empalagosamente lírico o notoriamente inoportuno; he limado el estilo harto frondoso e incorrecto en varios pasajes; y, en fin, he desarrollado algunos capítulos, enriqueciéndolos con nuevos ejemplos o con observaciones pertinentes.

Creo, pues, sinceramente, que las citadas últimas ediciones (4ª, 5ª y 6ª) excusan, mejor que las anteriores, el inmerecido favor dispensado por la juventud estudiosa y la acogida lisonjera de ciertos ilustres profesores, a cuyas bondades quedo fervorosa y rendidamente agradecido.

Madrid, 20 de julio de 1923

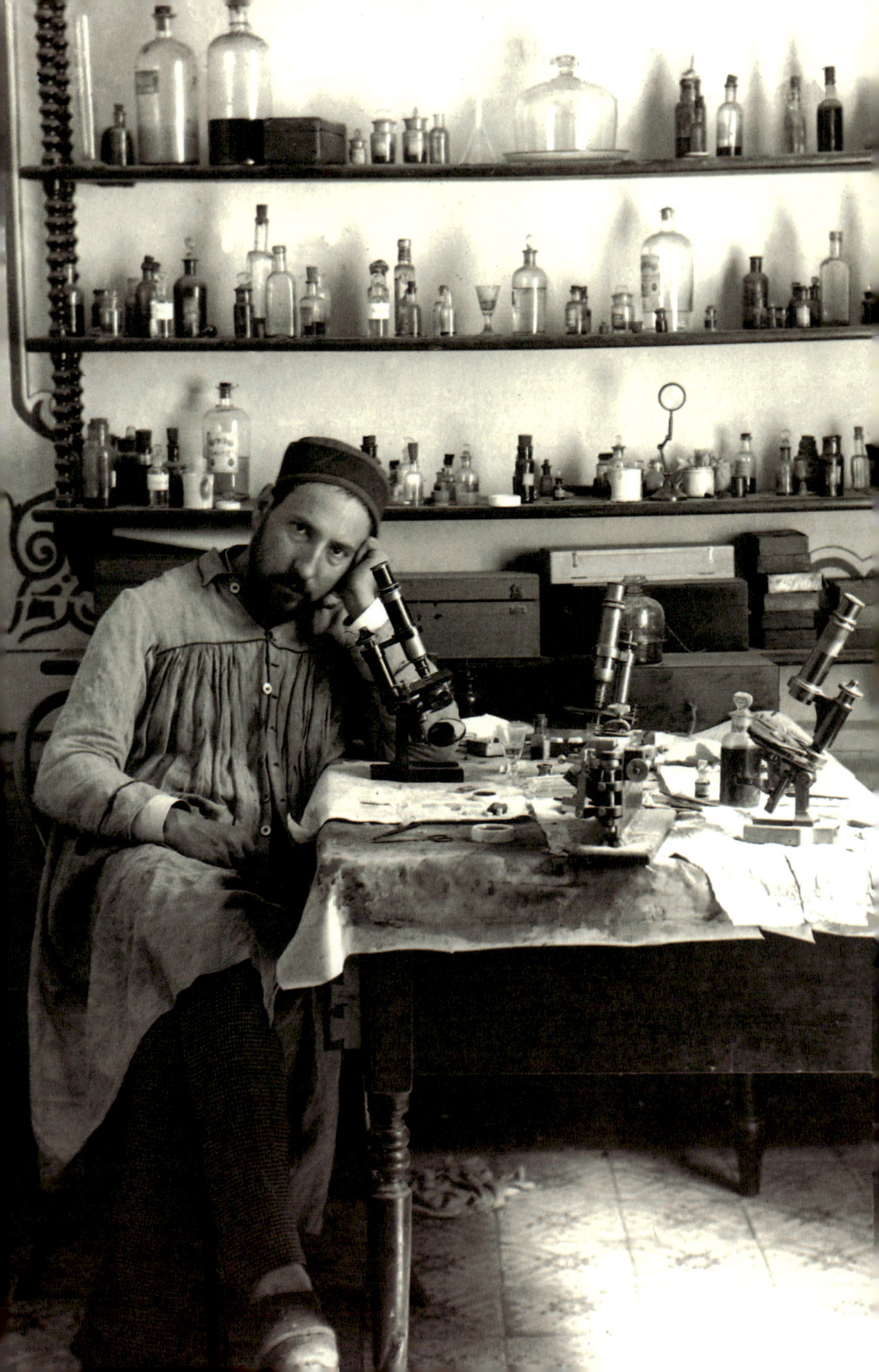

Introducción
Consideraciones sobre los métodos generales. Infecundidad de las reglas abstractas. Necesidad de ilustrar la inteligencia y de tonificar la voluntad. División de este libro

Supongo en el lector cierta cultura filosófica y pedagógica general[32], y que, por consiguiente, sabe que las principales fuentes de conocimiento son: la observación, la experimentación y el razonamiento inductivo y deductivo[33].

Obvio fuera insistir sobre tan notorias verdades. Me limitaré a recordar que en las ciencias naturales han sido ya, desde hace una centuria, definitivamente abandonados los principios apriorísticos, la intuición, la inspiración y el dogmatismo.

Aquella singular manera de discurrir de pitagóricos y platonianos (método seguido en modernos tiempos por Descartes, Fichte, Krause, Hegel y recientemente —aunque solo en parte— por Bergson[34]), que consiste en explorar nuestro propio espíritu para descubrir en él las leyes del universo y la solución de los grandes arcanos de la vida, ya solo inspira sentimientos de conmiseración y de disgusto. Conmiseración, por el talento consumido persiguiendo quimeras; disgusto, por el tiempo y trabajo lastimosamente perdidos[35].

La historia de la civilización demuestra hasta la saciedad la esterilidad de la metafísica en sus reiterados esfuerzos por adivinar las leyes de la naturaleza. Con razón se ha dicho que el humano intelecto, de espaldas a la realidad y concentrado en sí mismo, es impotente para dilucidar los más sencillos rodajes de la máquina del mundo y de la vida.

Ante los fenómenos que desfilan por los órganos sensoriales, la actitud del intelecto solo puede ser verdaderamente útil y fecunda reduciéndose modestamente a observarlos, describirlos,

A la izquierda: Autorretrato de Cajal en su laboratorio de Valencia hacia 1885. Legado Cajal compararlos y clasificarlos, según sus analogías y diferencias, para llegar después, por inducción, al conocimiento de sus condiciones determinantes y leyes empíricas[36].

Otra verdad, vulgarísima ya de puro repetida, es que la ciencia humana debe descartar, como inabordable empresa, el esclarecimiento de las causas primeras y el conocimiento del fondo sustancial oculto bajo las apariencias fenomenales del universo. Como ha declarado Claude Bernard[37], el investigador no puede pasar del determinismo de los fenómenos; su misión queda reducida a mostrar el *cómo*, nunca el *porqué*, de las mutaciones observadas. Ideal modesto en el terreno filosófico, pero todavía grandioso en el orden práctico; porque conocer las condiciones bajo las cuales nace un fenómeno, nos capacita para reproducirlo o suspenderlo a nuestro antojo, y nos hace dueños de él, explotándolo en beneficio de la vida humana. Previsión y acción[38]: he aquí los frutos que el hombre obtiene del determinismo fenomenal[39].

Quizás parezca esta severa disciplina del determinismo un poco estrecha en filosofía[40]; pero es fuerza convenir que en las ciencias naturales, y singularmente en biología, resulta muy eficaz para preservarnos de esa tendencia innata a encerrar el universo entero en una fórmula general, especie de germen donde todo se contiene como el árbol en la semilla[41]. Estas generalizaciones seductoras con que, de vez en cuando, ciertos filósofos invaden el campo de las ciencias biológicas suelen ser soluciones puramente verbales, desprovistas de fecundidad y de contenido positivo[42]. A lo más, poseen utilidad a título de «hipótesis de trabajo»[43].

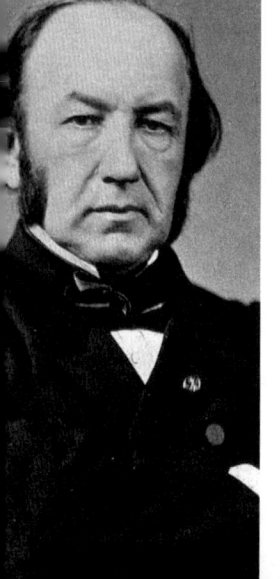

Claude Bernard (1813-1878), fundador de la medicina experimental

---

[40] Claude Bernard nos parece exagerar algo cuando, a guisa de ejemplos probatorios de su tesis, afirma que «no sabremos nunca por qué el opio tiene una acción soporífera y por qué de la combinación del hidrógeno con el oxígeno brota un cuerpo tan diverso en propiedades físicas y químicas como el agua». Esta imposibilidad de reducir las propiedades de los cuerpos a leyes de posición, de forma y de movimiento de los átomos (hoy diríamos de los iones y electrones) es real, pero no parece que lo sea en principio y para siempre. [Not. Ed. Pág. 320]

Preciso es confesar que los *grandes enigmas* del universo citados por du Bois-Reymond[44] son actualmente inabordables. Debemos resignarnos al *ignoramus* y aun al inexorable *ignorabimus* proclamado por el gran fisiólogo alemán[45]. Para la resolución de estos formidables problemas (comienzo de la vida, naturaleza de la sustancia, origen del movimiento, aparición de la conciencia, etc.) parece indudable la insuficiencia radical del espíritu humano. Órgano de acción encaminado a fines prácticos, nuestro cerebro parece haber sido construido no para hallar las últimas razones de las cosas, sino para fijar sus causas próximas y determinar sus relaciones constantes. Y esto, que parece poco, es muchísimo, porque habiéndosenos concedido el supremo poder de actuar sobre el mundo, suavizándolo y modificándolo en provecho de la vida, podemos pasarnos muy bien sin el conocimiento de la esencia de las cosas[46].

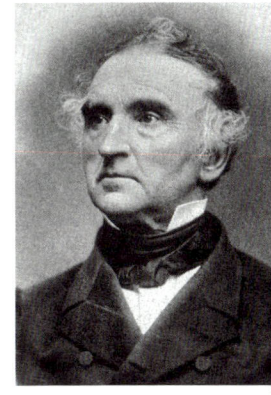

Justus von Liebig (1803-1873)

Al tratar de métodos generales de investigación, no es lícito olvidar esas panaceas de la invención científica que se llaman el *Novum organum*, de Bacon[47], y el *Libro del método*, de Descartes, tan recomendado por Claude Bernard. Libros son estos por todo extremo excelentes para hacer pensar, pero de ningún modo tan eficaces para enseñar a

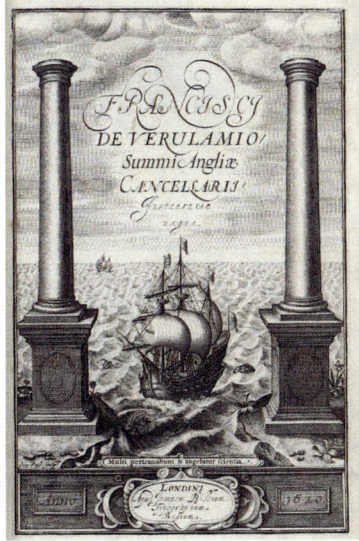

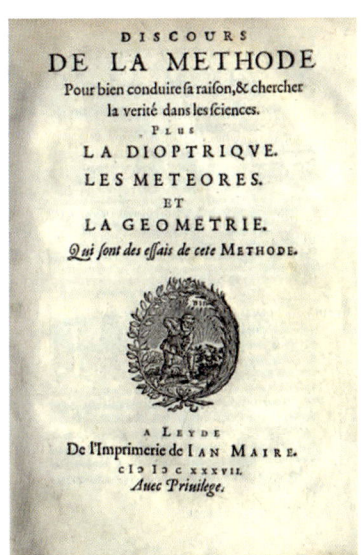

Izquierda:
Bacon, *Novum organum scientiarum*, publicado en Londres en 1620

Derecha:
Descartes, *Discours de la méthode,* portada de la primera edición publicada en Leiden en 1637

descubrir[48]. Después de confesar que la lectura de tales obras puede sugerir más de una concepción fecunda, debo declarar que me hallo muy próximo a pensar de ellas lo que de Maistre opinaba del *Novum organum*, «que no lo habían leído los que más descubrimientos han hecho en las ciencias, y que el mismo Bacon no dedujo de sus reglas invención ninguna»[49]. Más severo aún se muestra Liebig cuando afirma, en su célebre *Discurso Académico*, que Bacon fue un diletante científico cuyos escritos, celebrados pomposamente por juristas, historiadores y otras gentes ajenas a la ciencia, nada contienen de los procederes que conducen al descubrimiento[50].

Los preceptos dictados por Descartes, a saber: *no reconocer como verdadero sino lo evidente; dividir cada dificultad en cuantas porciones sea preciso para mejor atacarlas; comenzar el análisis por el examen de los objetos más simples y más fáciles de ser comprendidos para remontarse gradualmente al conocimiento de los más complejos*, etc.[51], son reglas que nadie deja de emplear instintivamente en el estudio de toda cuestión dificultosa. El mérito del filósofo francés estriba no en haber aplicado estas reglas, sino en haberlas formulado clara y rigurosamente después de haberlas aprovechado inconscientemente, como todo el mundo, en sus meditaciones filosóficas y geométricas[52].

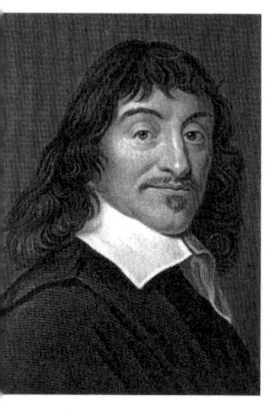

René Descartes
(1596-1650)

Tengo para mí que el poco provecho obtenido de la lectura de tales obras y, en general, de todos los trabajos concernientes a los métodos filosóficos de indagación depende de la vaguedad y generalidad de las reglas que contienen, las cuales, cuando no son fórmulas vacías, vienen a ser la expresión formal del mecanismo del entendimiento en función de investigar. Este mecanismo actúa inconscientemente en toda cabeza regularmente organizada y cultivada; y cuando, por un acto de reflexión, formula el filósofo sus leyes psicológicas, ni el autor ni el lector pueden mejorar sus capacidades respectivas para la investigación científica. Los tratadistas de métodos lógicos me causan la misma impresión que me produciría un orador que pretendiera acrecentar su elocuencia mediante el estudio de los centros del lenguaje, del mecanismo de la voz y de la inervación de la laringe[53]. ¡Como si el conocer estos artificios anatomo-fisiológicos pudiera crear una organización que nos falta o perfeccionar la que tenemos![54]

Importa consignar que los descubrimientos más brillantes se han debido no al conocimiento de la lógica escrita, sino a esa lógica viva[55] que el hombre posee en su espíritu, con la cual labora ideas con la misma perfecta inconsciencia con que Jourdain hacía prosa[56]. Harto más eficaz es la lectura de las obras de los grandes iniciadores científicos, tales como Galileo, Kepler, Newton, Lavoisier, Geoffroy Saint-Hilaire, Faraday, Ampère[57], Claude Bernard, Pasteur, Virchow, Liebig, etc.; y, sin embargo, es fuerza reconocer que, si carecemos de una chispa siquiera de la espléndida luz que brilló en tales inteligencias, y de un eco al menos de las nobles pasiones que impulsaron a caracteres tan elevados, la erudición nos convertirá en comentadores entusiastas o amenos, quizás en beneméritos divulgadores científicos, pero no creará en nosotros el espíritu de investigación.

Tampoco nos será de gran provecho, a la hora de investigar, el conocimiento de las leyes que rigen el desenvolvimiento de la ciencia. Afirma Herbert Spencer que el progreso intelectual va de lo homogéneo a lo heterogéneo, y que, en virtud de la *inestabilidad de lo homogéneo* y del principio de que *cada causa produce más de un efecto*, todo descubrimiento provoca inmediatamente gran número de otros descubrimientos[58]; pero, si esta noción nos permite apreciar la marcha histórica de la ciencia, no puede darnos la clave de sus revelaciones. Lo importante sería averiguar cómo cada sabio, en su peculiar dominio, ha logrado sacar lo heterogéneo de

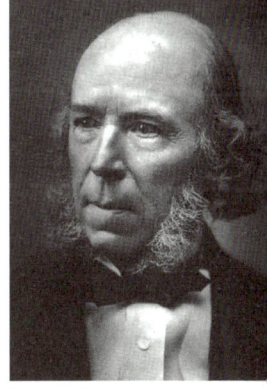

Arthur Schopenhauer
(1788-1860)

Herbert Spencer
(1820-1903)

---

[54] Es singular la coincidencia de esta doctrina con la desarrollada por Schopenhauer (desconocida de nosotros al redactar la primera edición de este discurso) en su libro *El mundo como voluntad y como representación*, t. I, páginas 98 y siguientes. Al tratar de la lógica dice «que el lógico más versado en su ciencia abandona las reglas de la lógica en cuanto discurre realmente». Y más adelante: «[...] querer hacer uso práctico de la lógica es como si para andar se quisiera tomar antes consejos de la mecánica». Parecido sentir expresa modernamente Eucken cuando afirma «que leyes y formas lógicas no bastan a producir un pensamiento vivo». [Not. Ed. Pág. 324]

lo homogéneo, y por qué razón muchos hombres que se lo han propuesto no lo han conseguido.

Apresurémonos, pues, a declarar que no hay recetas lógicas para hacer descubrimientos, y menos todavía para convertir en afortunados experimentadores a personas desprovistas del arte discursivo natural a que antes aludíamos. Y en cuanto a los genios, sabido es que difícilmente se doblegan a las reglas escritas: prefieren hacerlas[59]. Como dice Condorcet, «las medianías pueden educarse, pero los genios se educan por sí solos»[60].

¿Debemos por esto renunciar a toda tentativa de instruir y educar en materia de inquisición científica? ¿Vamos a dejar al prin-

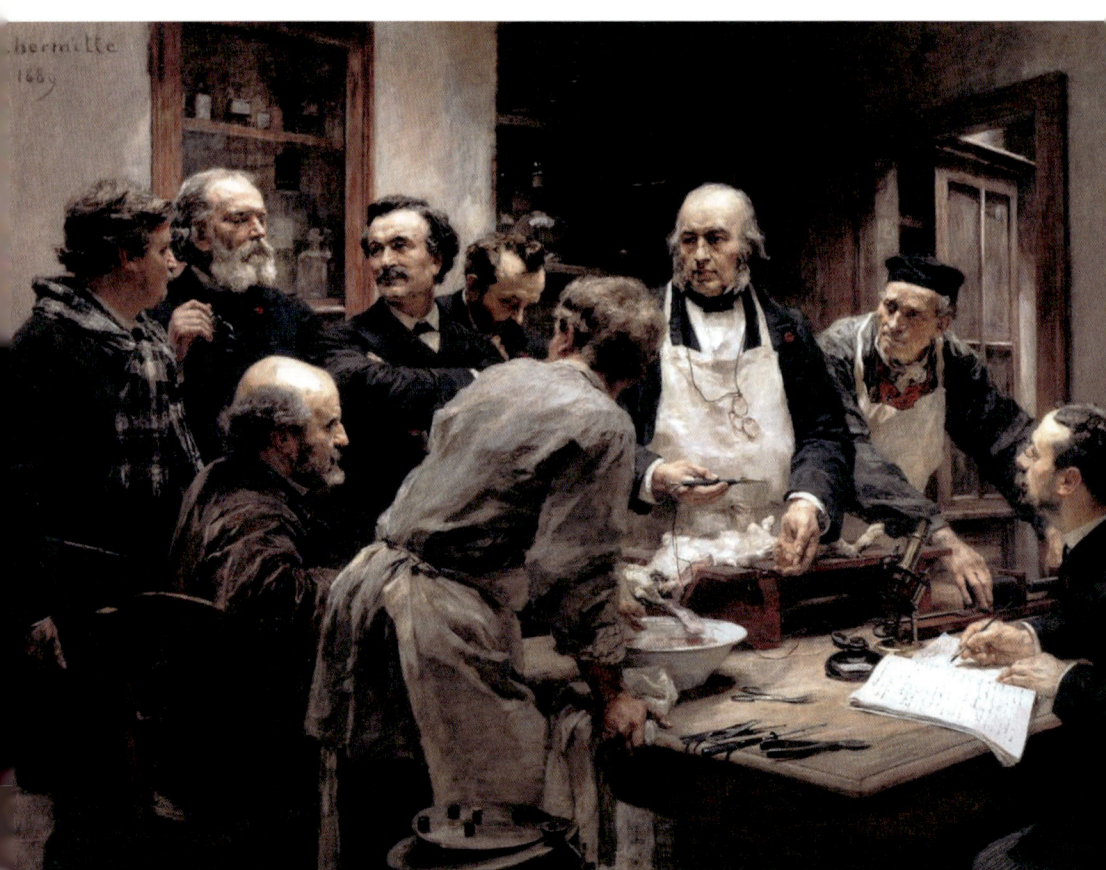

cipiante desorientado, entregado a sus propias fuerzas y marchando sin guía ni consejo por una senda llena de dificultades y peligros?

De ninguna manera. Pensamos, por lo contrario, que, si, abandonando la vaga región de los principios filosóficos y de los métodos abstractos, descendemos al dominio de las ciencias particulares y al terreno de la técnica moral e instrumental indispensable al proceso inquisitivo, será fácil hallar algunas normas positivamente útiles al novel investigador.

Algunos consejos relativos a lo que debe saber, a la educación técnica que necesita recibir, a las pasiones elevadas que deben alentarle, a los apocamientos y preocupaciones que será forzoso descartar, opinamos que podrán serle harto más provechosos que todos los preceptos y cautelas de la lógica teórica. Tal es la justificación del actual trabajo, en el cual, para decirlo de una vez, hemos reunido aquellos estímulos alentadores y paternales admoniciones que hubiéramos querido recibir en los albores de nuestra modesta carrera científica.

Superfluas serán nuestras advertencias para quien tuvo la fortuna de educarse en el laboratorio del sabio, bajo la benéfica influencia de las reglas vivas, encarnadas en una personalidad ilustre, animada del noble proselitismo de la ciencia y de la enseñanza; ociosas serán asimismo para los caracteres enérgicos y los talentos elevados, los cuales no necesitan ciertamente, según decíamos antes, para elevarse al conocimiento de la verdad, otros consejos que los sugeridos por el estudio y la meditación; pero acaso, repito, resulten confortadoras y provechosas para muchos espíritus modestos, apocados, aunque codiciosos de reputación, los cuales no cosechan el anhelado fruto por flaqueza de voluntad o la viciosa dirección de sus estudios.

A la voluntad, más que a la inteligencia, se enderezan nuestros consejos; porque tenemos la convicción de que aquella, como afirma cuerdamente Payot[61], es tan educable como esta, y creemos además que toda obra grande, en arte como en ciencia, es el resultado de una gran pasión puesta al servicio de una gran idea[62].

En siete capítulos dividiremos el presente trabajo: en el primero procuraremos disipar preocupaciones y falsos juicios que enervan

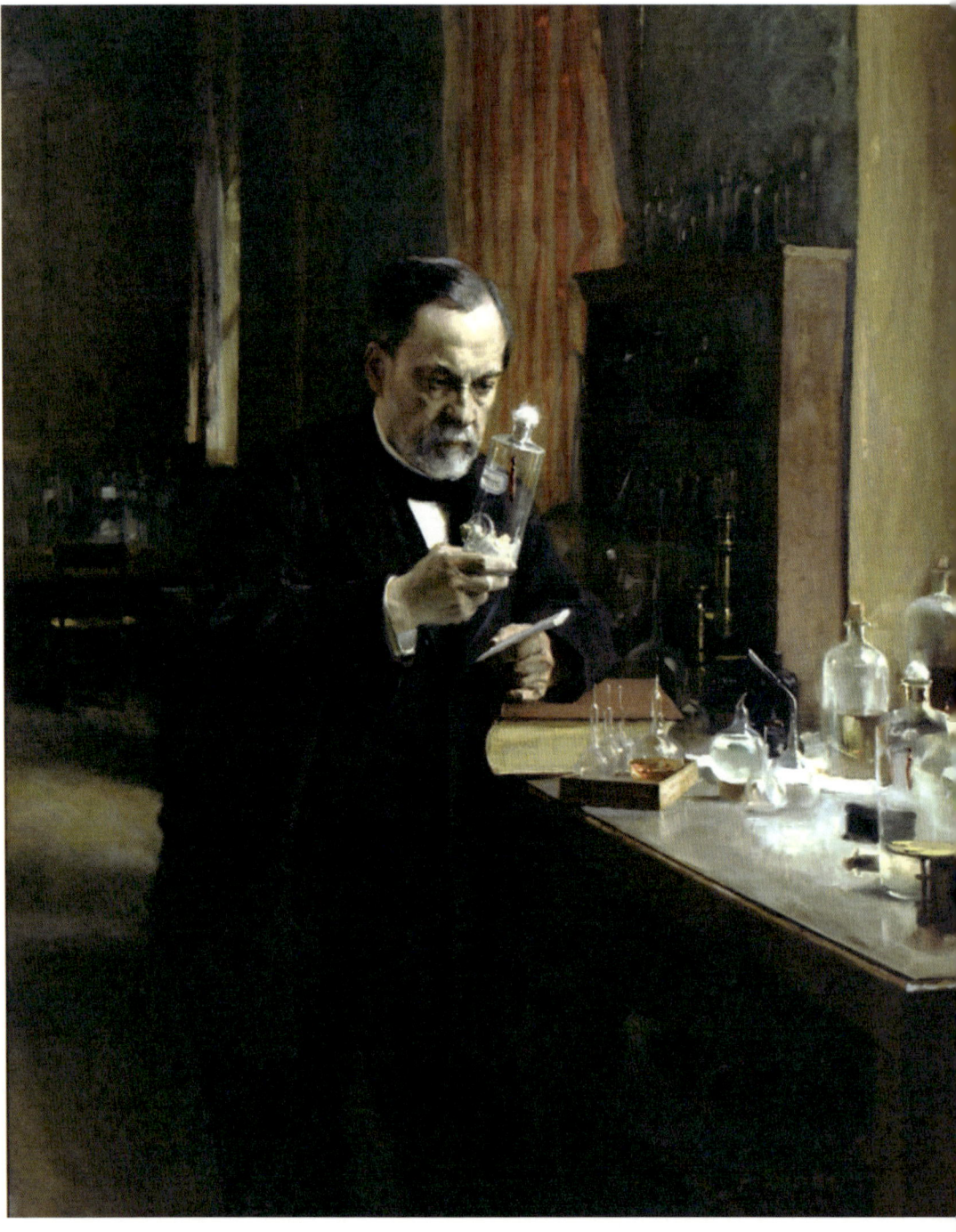

al principiante, arrebatándole esa fe robusta en sí mismo, sin la cual ninguna investigación alcanza feliz término; en el segundo expondremos las cualidades de orden moral que deben adornarle, y que son como los depósitos de la energía tonificadora de su voluntad; en el tercero, lo que es menester que sepa para llegar suficientemente preparado al teatro de la lucha con la naturaleza; en el cuarto apuntaremos las enfermedades de la voluntad y del juicio, de que debe preservarse; en el quinto detallaremos el plan y marcha de la investigación misma (observación, explicación o hipótesis, y comprobación); en el sexto haremos algunas advertencias tocantes a la redacción del trabajo científico; en el séptimo, en fin, consideraremos los deberes del investigador como maestro.

Por ser en España un problema de excepcional importancia, acabaremos nuestro librito con un breve estudio acerca de las causas de nuestro atraso científico y de las obligaciones del Estado en orden al fomento y enseñanza de la investigación[63].

Izquierda:
Albert Edelfelt, *Louis Pasteur*, 1885, Musée National du château de Versailles
© RMN-Grand Palais (Musée d'Orsay) / Martine Beck-Coppola

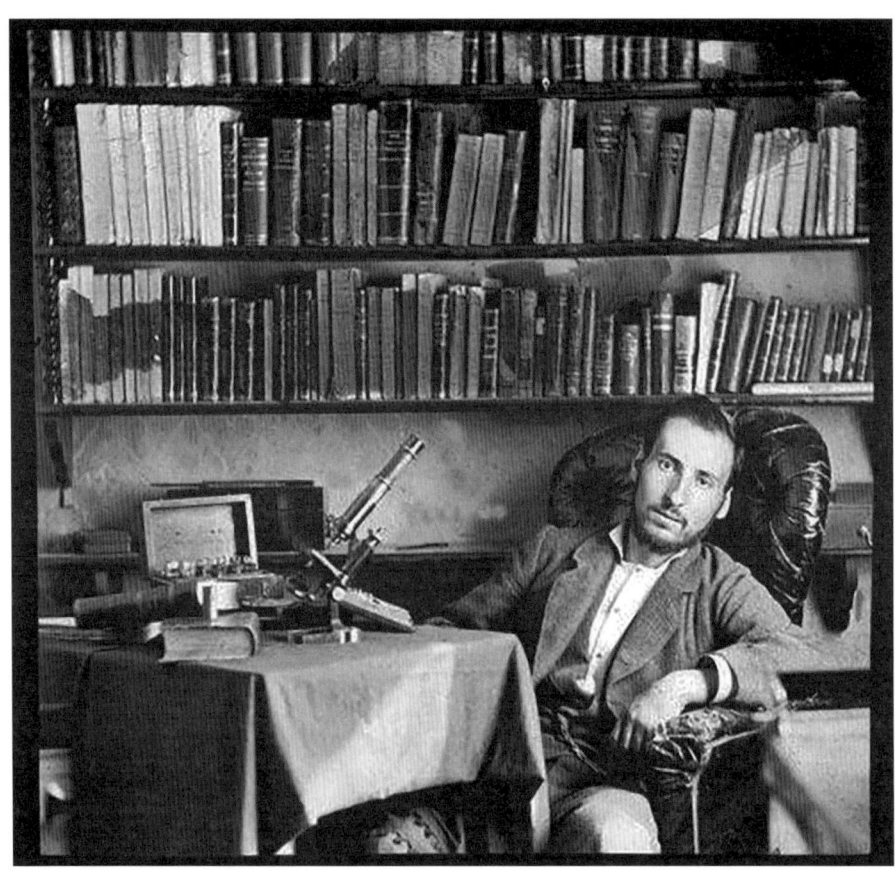

Autorretrato tomado por Cajal en su
biblioteca cuando tenía treinta años

Capítulo I
Preocupaciones enervadoras del principiante. Admiración excesiva. Agotamiento de la cuestión. Devoción a la ciencia práctica. Deficiencia intelectual

A) Admiración excesiva a la obra de los grandes inicia-dores científicos

Entre las preocupaciones más funestas de la juventud intelectual contamos la extremada admiración a la obra de los grandes talentos y la convicción de que, dada nuestra cortedad de luces, nada podremos hacer para continuarla o completarla.

Esta devoción excesiva al genio tiene su raíz en un doble sentimiento de justicia y de modestia, harto simpático para ser vituperable; mas, si se enseñorea con demasía del ánimo del novicio, aniquila toda iniciativa e incapacita en absoluto para la investigación original. Defecto por defecto, preferible es la arrogancia al apocamiento: la osadía mide sus fuerzas y vence o es vencida, pero la modestia excesiva huye de la batalla y se condena a vergonzosa inacción.

Cuando se abandona esa atmósfera de prestigio que se respira al leer el libro de un investigador genial, y se acude al laboratorio a confirmar los hechos donde aquel apoya sus fascinadoras concepciones, sucede a veces que nuestro culto por el ídolo disminuye tanto como crece el sentimiento de nuestra propia estima. Los grandes hombres son, a ratos, genios; a ratos, niños, y siempre incompletos. Aun concediendo que el genio, sometido al contraste de la observación, salga puro de todo error, consideremos que todo cuanto ha descubierto en un dominio dado es casi nada en parangón con lo que deja por descubrir. La naturaleza nos brinda a todos con una riqueza inagotable, y no tenemos motivo para envidiar a los que nos precedieron ni exclamar como Alejandro ante las victorias de Filipo: «Mi padre no me va a dejar nada que conquistar»[64].

No es lícito desconocer que existen creaciones científicas tan completas, luminosas y tan firmes, que parecen el fruto de una intuición casi divina, habiendo surgido perfectas, como Minerva de la cabeza de Júpiter[65]. Mas la justa admiración causada por tales obras disminuiría mucho si imagináramos el tiempo y el esfuerzo, la paciencia y la perseverancia, los tanteos y rectificaciones, hasta las casualidades que colaboraron en el éxito final, al cual contribuyeron casi tanto como el genio del investigador. Sucede en esto lo que en las maravillosas adaptaciones del organismo a determinadas funciones. El ojo o el oído del vertebrado, examinado aisladamente, constituyen un asombro y parece imposible que se hayan formado por el solo concurso de las leyes naturales; mas si consideramos todas las gradaciones y formas de transición que en la serie filogénica nos ofrecen aquellos órganos, desde el esbozo ocular informe de ciertos infusorios y gusanos hasta la complicada organización del ojo del vertebrado inferior, nuestra admiración pierde no poco de su fuerza, acabando el ánimo por hacerse a la idea de una formación natural en virtud de variaciones, correlaciones orgánicas[66], selecciones[67] y adaptaciones.

¡Qué gran tónico sería para el novel observador el que su maestro, en vez de asombrarlo y desalentarlo con la sublimidad de las grandes empresas acabadas, le expusiera la génesis de cada invención científica, la serie de errores y titubeos que la precedieron, constitutivos, desde el punto de vista humano, de la verdadera explicación de cada descubrimiento! Tan hábil táctica pedagógica nos traería la convicción de que el descubridor, con ser un ingenio esclarecido y una poderosa voluntad, fue, al fin y al cabo, un hombre como todos.

Lejos de abatirse el investigador novicio ante las grandes autoridades de la ciencia, debe saber que su destino, por ley cruel, pero ineluctable, es crecer un poco a costa de la reputación de las mismas. Pocos serán los que, habiendo inaugurado con alguna

---

[67] Hoy creo menos en el poder de la selección natural que al escribir, treinta años hace, estas líneas. Cuanto más estudio la organización del ojo de vertebrados e invertebrados, menos comprendo las causas de su maravillosa y exquisitamente adaptada organización.

fortuna sus exploraciones científicas, no se hayan visto obligados a quebrantar y disminuir algo el pedestal de algún ídolo histórico o contemporáneo. A guisa de ejemplos clásicos, recordemos a Galileo refutando a Aristóteles en lo tocante a la gravitación[68]; a Copérnico arruinando el sistema del mundo de Ptolomeo[69]; a Lavoisier reduciendo a la nada la concepción de Stahl acerca del flogístico[70]; a Virchow refutando la generación espontánea de las células, supuesta por Schwann, Schleiden y Robin[71]. Tan general e imperativa es esta ley, que se acredita en todos los dominios de la ciencia y alcanza hasta a los más humildes investigadores. Si nosotros pudiéramos ni nombrarnos siquiera después de haber citado tan altos ejemplos, añadiríamos que, al iniciar nuestras pesquisas en la anatomía y fisiología de los centros nerviosos, el primer obstáculo que debimos remover fue la falsa teoría de Gerlach y de Golgi sobre las redes nerviosas difusas de la sustancia gris y sobre el modo de transmisión de las corrientes[72].

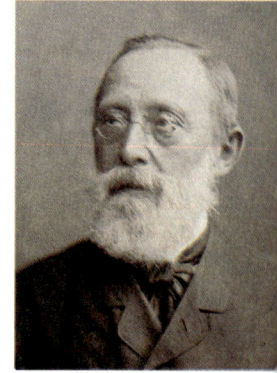

Rudolf Virchow (1821-1902)

En la vida de los sabios se dan, por lo común, dos fases: la creadora o inicial, consagrada a destruir los errores del pasado y al alumbramiento de nuevas verdades, y la senil o razonadora (que no coincide necesariamente con la vejez), durante la cual, disminuida la fuerza de producción científica, se defienden las hipótesis incubadas en la juventud[73], amparándolas con amor paternal del ataque de los recién llegados. Al entrar en la historia no hay grande hombre que no sea avaro de sus títulos y que no dispute encarnizadamente a la nueva generación sus derechos a la gloria. Muy triste, pero muy verdadera, suele ser aquella amarga frase de Rousseau: «No existe sabio que deje de preferir la mentira inventada por él a la verdad descubierta por otro»[74].

Aun en las ciencias más perfectas nunca deja de encontrarse alguna doctrina exclusivamente mantenida por el principio de autoridad. Demostrar la falsedad de esta concepción y, a ser posible,

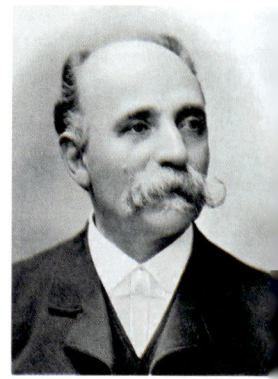

Camillo Golgi (1843-1926)

---

[73] En reciente libro, Ostwald corrobora esta reflexión, haciendo notar que casi todos los grandes descubrimientos fueron obra de la juventud. Newton, Davy, Faraday, Hertz, Mayer son buenos ejemplos. [Not. Ed. Pág. 330]

refutarla con nuevas investigaciones, constituirá siempre un excelente modo de inaugurar la propia obra científica. Importa poco que la reforma sea recibida con malévolas censuras, con pérfidas invectivas, con silencios más crueles aún; como la razón esté de su parte, no tardará el innovador en arrastrar a la juventud, que, por serlo, no tiene pasado que defender; a su lado militarán también todos aquellos sabios imparciales, quienes, en medio del torrente avasallador de la doctrina reinante, supieron conservar sereno el ánimo e independiente el criterio.

Empero no basta demoler: hay que construir. La crítica científica se justifica solamente entregando, a cambio de un error, una verdad. Por lo común, la nueva doctrina surgirá de las ruinas de la abandonada y se fundará estrictamente sobre los hechos rectamente interpretados. Menester será al innovador excluir toda concesión piadosa al error tradicional o a las ideas caídas, si no quiere ver prontamente compartida su fama por los espíritus detallistas y perfeccionadores brotados en gran número, a raíz de cada descubrimiento, como los hongos bajo la sombra del árbol.

B) Creencia en el agotamiento de los temas científicos

He aquí otro de los falsos conceptos que se oyen a menudo a nuestros flamantes licenciados: «Todo lo sustancial de cada tema científico está apurado; ¿qué importa que yo pueda añadir algún pormenor, espigar en un campo donde más diligentes observadores recogieron copiosa mies? Por mi labor, ni la ciencia cambiará de aspecto ni mi nombre saldrá de la oscuridad».

Así habla muchas veces la pereza, disfrazada de modestia. Así discurren algunos jóvenes de mérito al sentir los primeros desmayos producidos por la consideración de la magna empresa. No hay más remedio que extirpar radicalmente un concepto tan superficial de la ciencia, si no quiere el joven investigador caer definitivamente vencido en esa lucha que en su voluntad se entabla entre las utilitarias sugestiones del ambiente moral, encaminadas a convertirlo en un vulgar y adinerado practicón, y los nobles impulsos del deber y del patriotismo que le arrastran al honor y a la gloria[75].

En su anhelo por satisfacer la deuda honrosa contraída con sus maestros, el novel observador quisiera encontrar un filón nuevo y a flor de tierra, cuya fácil explotación levantara con empuje su nombre; mas, por desgracia, apenas emprendidas las primeras exploraciones bibliográficas, reconoce con dolor que el metal yace a gran profundidad y que el yacimiento superficial ha sido casi agotado por observadores afortunados llegados antes que él, y que ejercitaron el cómodo derecho de primeros ocupantes.

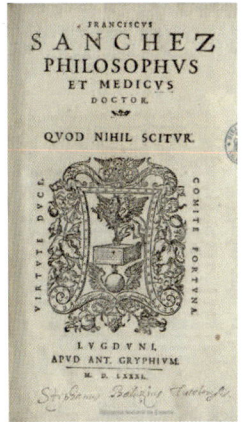

Portada de *Quod nihil scitur*, importante obra de Francisco Sánchez, que corresponde a la edición de 1581 publicada por Antoine Gryphius en Lyon

No paran mientes los que así discurren en que, si hemos llegado tarde para unas cuestiones, hemos nacido demasiado temprano para otras, y en que, a la vuelta de un siglo, nosotros vendremos a ser, por la fuerza de las cosas, los acaparadores de ciencia, los desfloradores de asuntos y los esquilmadores de minucias.

No es lícito, empero, desconocer que existen épocas en las cuales, a partir de un hecho casualmente descubierto o de la creación de un método feliz, se realizan en serie, y como por generación espontánea, grandiosos progresos científicos. Tal aconteció durante el Renacimiento, cuando Descartes, Pascal[76], Galileo, Bacon, Boyle[77], Newton, nuestro Sánchez[78], etc., patentizaron los errores de los antiguos y generalizaron la creencia de que, lejos de haber los griegos agotado el dominio de las ciencias, apenas habían dado los primeros pasos en el conocimiento positivo del universo[79]. Fortuna y grande para un científico es nacer en una

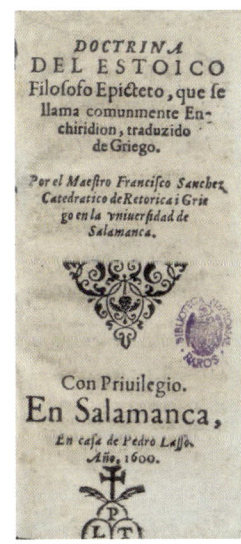

Doctrina del estoico filosofo Epicteto, que se llama comunmente Enchiridion, por los herederos de Onofre Anglada, Barcelona, 1600

---

[79] La brillante serie de descubrimientos eléctricos que siguieron al encuentro de la pila de Volta, a principios del pasado siglo; la pléyade de trabajos histológicos provocados por el descubrimiento de Schwann acerca de la multiplicación celular, y la repercusión profunda que el no muy alejado hallazgo de los rayos Röntgen ha producido en toda la física (encuentro de la radioactividad, descubrimiento del radio, del polonio, del fenómeno de la emanación, etc.) son buenos ejemplos de esa virtud creadora, y en cierto modo automática, que posee todo gran descubrimiento, el cual parece crecer y multiplicarse como la semilla arrojada al azar sobre terreno fértil. [Not. Ed. Pág. 332]

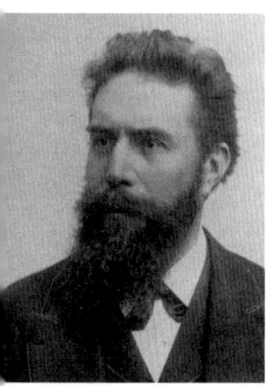

Wilhelm Röntgen
(1845-1923)

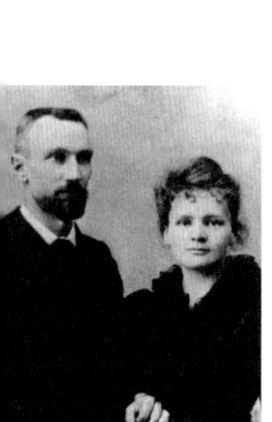

Pierre (1859-1906) y Marie
Curie (1867-1934)

de estas grandes crisis de ideas, durante las cuales, hecha tabla rasa de gran parte de la obra del pasado, nada es más fácil que escoger un tema fecundo.

Pero no exageremos esta consideración y tengamos presente que, aun en nuestro tiempo, la construcción científica se eleva a menudo sobre las ruinas de teorías que pasaban por indestructibles[80]. Consideremos que, si hay ciencias que parecen tocar su perfección, existen otras en vías de constitución y algunas que no han nacido todavía. En biología, especialmente, a despecho de los inmensos trabajos efectuados en el pasado siglo, las cuestiones más esenciales esperan todavía solución (origen de la vida, problema de la herencia y evolución, estructura y composición química de la célula, etc.).

En general, puede afirmarse que no hay cuestiones agotadas, sino hombres agotados en las cuestiones. Esquilmado para un sabio el terreno, muéstrase fecundo para otro. Un talento de refresco, llegado sin prejuicio al análisis de un asunto, siempre hallará un aspecto nuevo, algo de que no se percataron quienes creyeron definitivamente apurado aquel estudio. Tan fragmentario es nuestro saber que aun en los temas más prolijamente explorados surgen a lo mejor insólitos hallazgos. ¡Quién, pocos años ha, hubiera sospechado que la luz y el calor guardaban todavía secretos para la ciencia! Y, sin embargo, ahí están el argón de la atmósfera, los rayos X de Röntgen[81] y el radio de los esposos Curie[82], para patentizar cuán insuficientes son nuestros métodos y cuán prematuras nuestras síntesis[83].

En biología es donde tiene su mejor aplicación esta bella frase de Saint-Hilaire: «Delante de nosotros está siempre el infinito»[84]. Y el pensamiento no menos gráfico de Carnoy: «La ciencia se crea, pero nunca está creada»[85]. No es dado a todos aventurarse en la selva y trazar, a fuerza de energía, un camino practicable; pero aun los más humildes podemos aprovecharnos del sendero abierto por el genio y arrancar, caminando por él, algún secreto a lo desconocido.

Aun aceptando que el principiante deba resignarse a recoger detalles escapados a la sagacidad de los iniciadores, es también positivo que los buscadores de minucias acaben por adquirir sensibilidad analítica tan exquisita y pericia de observación tan notable que al fin aborden con fortuna cuestiones trascendentales.

¡Cuántos hechos, al parecer triviales, han conducido a ciertos investigadores, adecuadamente preparados por el conocimiento de los métodos, a grandes conquistas científicas! Consideremos, además, que, por consecuencia de la progresiva diferenciación de la ciencia, las minucias de hoy serán acaso mañana verdades importantes.

Esto sin contar con que nuestra apreciación de lo importante y de lo accesorio, de lo grande y de lo pequeño, asiéntase en un falso juicio, en un verdadero error antropomórfico. En la naturaleza no hay superior ni inferior ni cosas accesorias y principales. Estas jerarquías que nuestro espíritu se complace en asignar a los fenómenos naturales proceden de que, en lugar de considerar las cosas en sí y en su interno encadenamiento, las miramos solamente en relación a la utilidad o el placer que puedan proporcionarnos. En la cadena de la vida todos los eslabones son igualmente valiosos, porque todos resultan igualmente necesarios. Juzgamos pequeño lo que vemos de lejos o no sabemos ver. Aun adoptando el punto de vista del egoísmo humano, ¡qué de cuestiones de alta humanidad laten en el misterioso protoplasma del más humilde microbio! Nada parece más trascendental en bacteriología que el conocimiento de las bacterias infecciosas, y nada más secundario que el de los microbios inofensivos pululantes en las infusiones y materias orgánicas en descomposición; y, no obstante, si desaparecieran estos humildes hongos, cuya misión es reintegrar a la circulación general de la materia los principios secuestrados por los animales y plantas superiores, bien pronto el planeta se tornaría inhabitable para el hombre.

Acaso en ningún dominio se muestra mejor la trascendencia del detalle como en los métodos técnicos de la biología. Para no citar sino un ejemplo, recordemos que Robert Koch, el gran bacteriólogo alemán, por haber tenido la idea de adicionar a un color

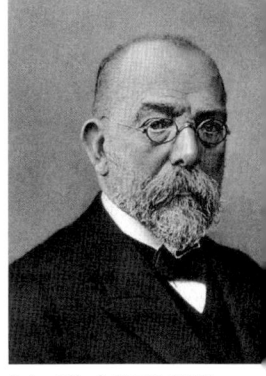

Robert Koch (1843-1910)

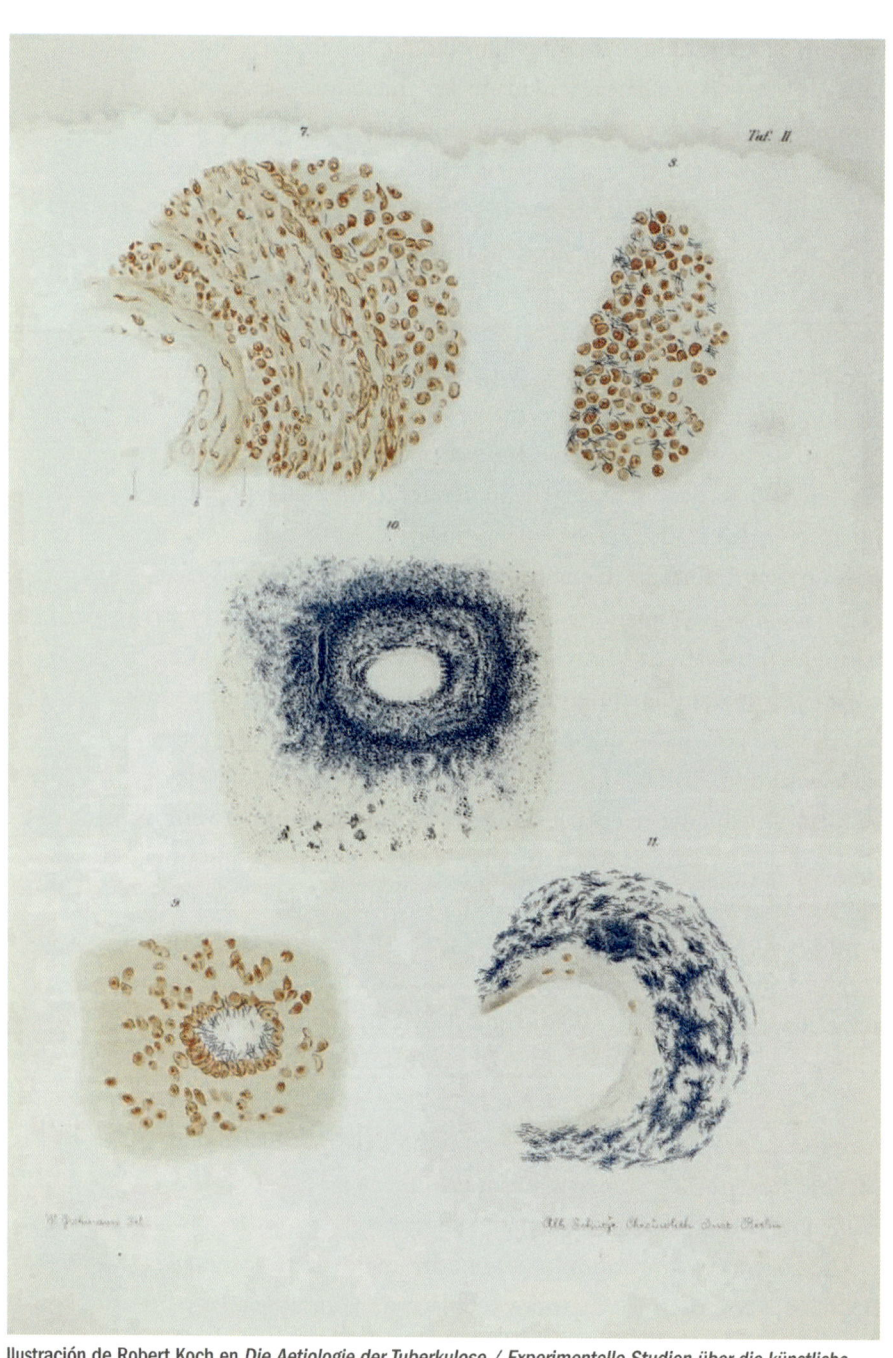

Ilustración de Robert Koch en *Die Aetiologie der Tuberkulose / Experimentelle Studien über die künstliche Abschwächung der Milzbrandzeiten und Milzbrandinfection durch Fütterung*, Berlin, August Hirschwald, 1884

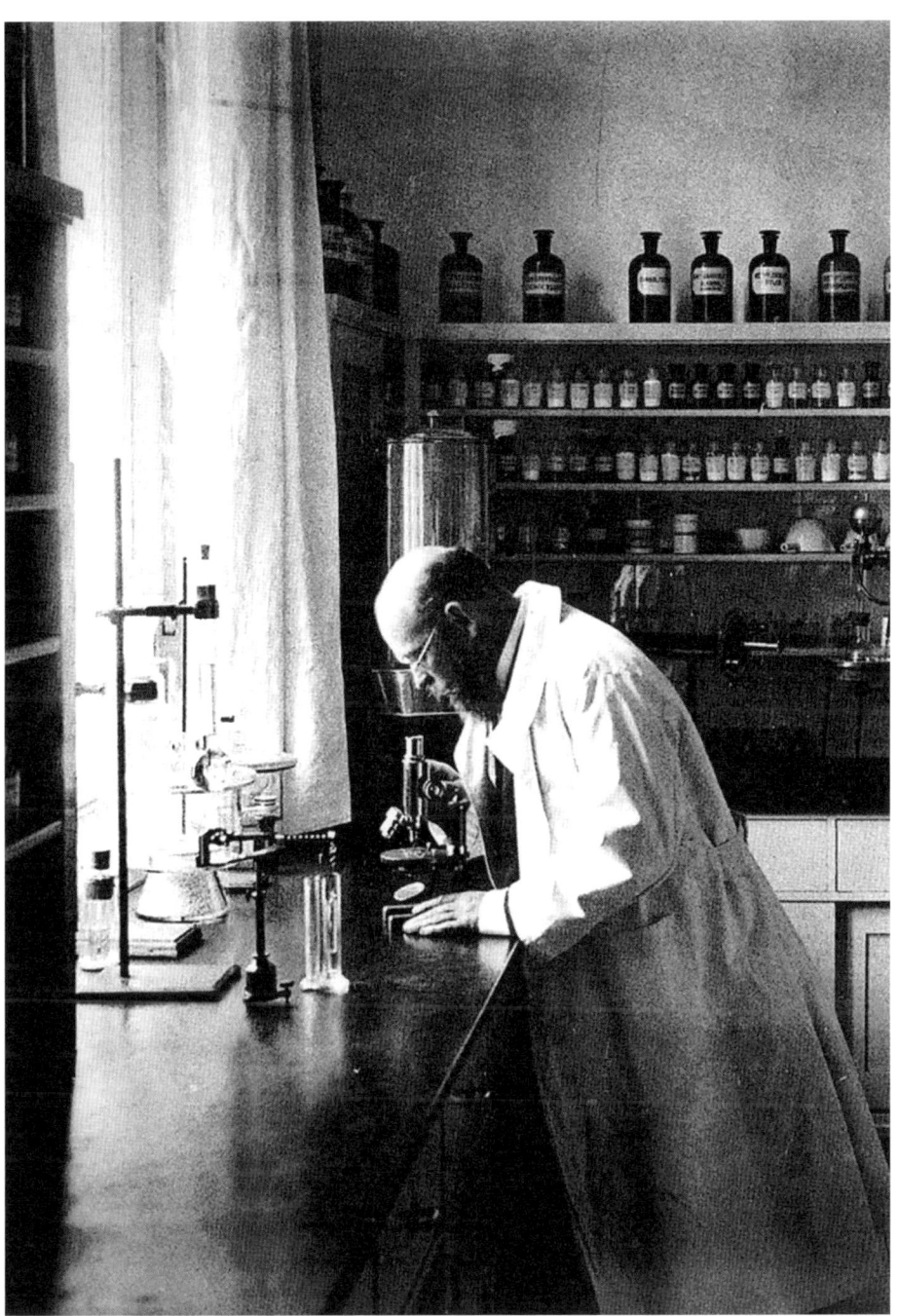

Robert Koch en su laboratorio, fotografía del periódico alemán *Süddeutsche Zeitung*

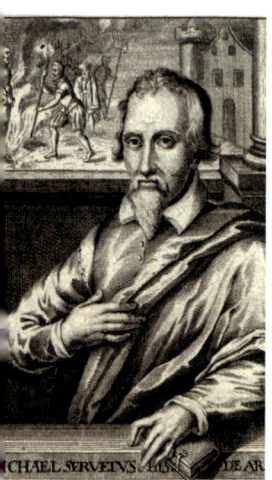

Miguel Servet
(1511-1553)

básico de anilina un poco de álcali, logró teñir y descubrir el bacilo de la tuberculosis, desentrañando así la etiología de una enfermedad hasta entonces rebelde a la sagacidad de los más ilustres patólogos[86].

De esta falta de perspectiva moral, cuando de aquilatar las adquisiciones científicas se trata, han participado hasta los más preclaros ingenios. ¡Qué de gérmenes de grandes invenciones, mencionadas como curiosidades de poco momento, hallamos hoy en las obras de los antiguos y hasta en las de los sabios del Renacimiento! Perdido en un indigesto tratado de teología (*Christianismi Restitutio*), escribió Servet, como al desdén, tres líneas tocantes a la circulación pulmonar, las cuales constituyen hoy su principal timbre de gloria[87]. ¡Grande sería la sorpresa del filósofo aragonés si hoy resucitara y viera totalmente olvidadas sus laboriosas disquisiciones metafísicas, y exaltado un hecho al cual no debió conceder más interés que el de un argumento accesorio para su tesis de que el alma reside en la sangre! De un pasaje de Séneca se infiere que los antiguos conocieron ya el poder amplificante de una esfera de cristal llena de agua[88]. ¡Quién hubiera sospechado que en dicho fenómeno amplificante, desestimado durante siglos, dormían en germen dos poderosos instrumentos analíticos: el microscopio y el telescopio; y dos ciencias a cual más grandiosa: la astronomía y la biología!

En resumen, no hay cuestiones pequeñas; las que lo parecen son cuestiones grandes no comprendidas. En vez de menudencias indignas de ser consideradas por el pensador, lo que hay es hombres cuya pequeñez intelectual no alcanza a penetrar la trascendencia de lo minúsculo. Constituye la naturaleza mecanismo armónico, donde todas las piezas, aun las que parecen desempeñar oficio accesorio, conspiran al conjunto funcional; al contemplar este mecanismo, el hombre ligero distingue arbitrariamente sus principales órganos en esenciales y secundarios; en cambio, el pensador discreto se contenta con clasificarlos, prescindiendo de tamaños y de sus efectos útiles inmediatos, en conocidos y poco conocidos. En cuanto a su futura trascendencia, nadie puede ser profeta.

C) Culto exclusivo a la ciencia llamada práctica

Otro de los vicios del pensamiento que importa combatir a todo trance es la falsa distinción en ciencia *teórica* y ciencia *práctica*, con la consiguiente alabanza de la última y el desprecio sistemático de la primera. Y este error se propala inconscientemente entre la juventud, desviándola de toda labor de inquisición desinteresada[89].

No son, ciertamente, *las gentes del oficio* las que incurren en semejante falta de apreciación, sino muchos abogados, literatos, industriales y, desgraciadamente, hasta algunos estadistas conspicuos, cuyas iniciativas de tan graves consecuencias pueden ser para la obra de la cultura patria.

A estos tales no se les caen de la boca las siguientes frases: «Menos doctores y más industriales. Las naciones no miden su grandeza por lo que saben, sino por la copia de conquistas científicas aplicadas al comercio, a la industria, a la agricultura, a la medicina y al arte militar. Dejemos a los cachazudos y linfáticos tudescos con sus sutiles indagaciones de ciencia pura, con su loco afán de escudriñar los últimos resortes de la vida, y consagrémonos por nuestra parte a sacar el jugo práctico de los principios de la ciencia, encarnándolos en positivas mejoras de la existencia humana. España ha menester máquinas para nuestros trenes y barcos, recetas prácticas para la agricultura y la industria, fábricas de abonos, higiene racional; en suma, cuanto contribuya a fomentar la población, riqueza y bienestar de los pueblos. Líbrenos Dios de sabios ociosos, entretenidos en especulaciones sutiles, o entregados a la conquista de lo menudo, que, si no costara demasiado caro, podría calificarse de pasatiempo frívolo y hasta ridículo».

Tal es el cúmulo de inepcias que a cada paso formulan los que, al viajar por el extranjero, ven, por un espejismo extraño, el progreso en los efectos y no en las causas; los que, en sus cortos alcances, no advierten esos hilos misteriosos que enlazan la fábrica con el laboratorio, como el arroyo a su manantial. Creen de buena fe que tanto los sabios como los pueblos forman dos grupos: los que pierden el tiempo en especulaciones de ciencia pura y estéril, y los que saben hallar hechos de aplicación inmediata al aumento y comodidad de la vida[90].

¿Tendremos necesidad de insistir sobre lo absurdo de tal doctrina? ¿Habrá alguno tan menguado de sindéresis que no repare que allí donde los principios o los hechos son descubiertos brotan también, por modo inmediato, las aplicaciones? En Alemania, en Francia, en Inglaterra, la fábrica vive en íntima comunión con el laboratorio y, por lo común, el iniciador mismo de la verdad científica dirige, ora por sí, ora mediante sociedades explotadoras, el aprovechamiento industrial. Semejantes alianzas saltan a la vista en esas grandes fábricas de colores de anilina, que constituyen uno de los filones más prósperos de la industria alemana, suiza y francesa. Tan notorio es este hecho que huelgan aquí ejemplos demostrativos. Empero, por recientes y significativos, quiero citaros dos: la grande industria de la construcción de objetivos de precisión (micrográficos, fotográficos y astronómicos) creada en Alemania por los profundos estudios de óptica matemática del profesor Abbe[91], de Jena, y los cuales aseguran a la Prusia un monopolio de valor enorme que sufraga el mundo entero[92], y la fabricación de sueros terapéuticos, nacida en Berlín y perfeccionada en París,

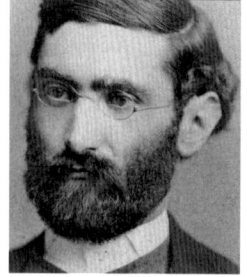

Ernst Karl Abbe
(1840-1905)

---

[90] La opinión vulgar aquí combatida ha sido repudiada elocuentemente por casi todos los sabios. No resisto, sin embargo, la tentación de copiar una comparación presentada bajo diversas y brillantes formas por nuestro incomparable vulgarizador científico don José Echegaray, cuya desaparición ha dejado a la ciencia española huérfana de un gran talento: «La ciencia pura es como la soberbia nube de oro y grana que se dilata en Occidente, entre destellos de luz y matices maravillosos: no es ilusión, es el resplandor, la hermosura de la verdad. Pero esa nube se eleva, el viento la arrastra sobre los campos y ya toma tintas más oscuras y más severas; es que va a la faena y cambia sus trajes de fiesta, digámoslo así, por la blusa del trabajo. Y entonces se condensa en lluvia, y riega las tierras, y se afana en el terruño, y prepara la futura cosecha, y al fin da a los hombres el pan nuestro de cada día. Lo que empezó por hermosura para el alma y para la inteligencia concluye por ser alimento para la pobre vida corporal». — Academia de Ciencias, sesión solemne del 12 de marzo de 1916. [Not. Ed. Pág. 336]

[92] Esto se escribía en 1896. Actualmente, la fábrica de instrumentos ópticos de Jena cuenta al frente de sus secciones nada menos que con treinta y tres investigadores matemáticos, ópticos, mecánicos y químicos, todos de primera fuerza. Legiones

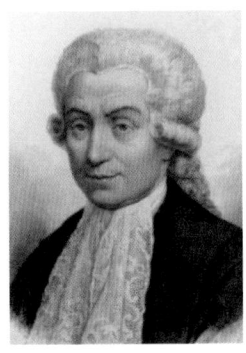
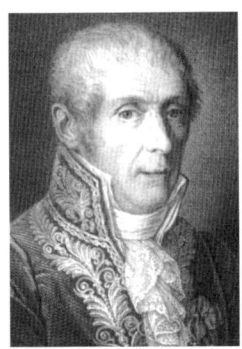
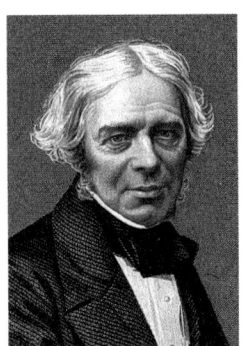
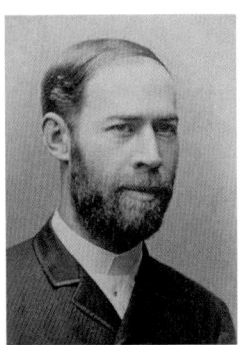

Luigi Galvani (1737-1798)   Alessandro Volta (1745-1827)   Michael Faraday (1791-1867)   Heinrich Hertz (1857-1894)

y en la cual intervienen, como es natural y legítimo, Behring y Roux[93], creadores de los principios científicos de la sueroterapia.

Cultivemos la ciencia por sí misma, sin considerar por el momento las aplicaciones. Estas llegan siempre; a veces tardan años; a veces, siglos. Poco importa que una verdad científica sea aprovechada por nuestros hijos o por nuestros nietos. Medrada andaría la causa del progreso si Galvani, si Volta, si Faraday, si Hertz, descubridores de los hechos fundamentales de la ciencia de la electricidad[94], hubieran menospreciado sus hallazgos por carecer entonces de aplicación industrial.

Dejamos consignado que lo inútil, aun aceptando el punto de vista humano (con las necesarias restricciones de tiempo y lugar), no existe en la naturaleza. Y, en último extremo, aun cuando no fuera posible poner al servicio de nuestra comodidad y provecho ciertas conquistas científicas, siempre quedaría una utilidad positiva: la noble satisfacción de nuestra curiosidad satisfecha y la fruición incomparable causada en el ánimo por el sentimiento de nuestro poder ante la dificultad vencida.

En suma: al abordar un problema, considerémoslo en sí mismo, sin desviarnos por motivos segundos, cuyo perseguimiento, disper-

---

de químicos trabajan también en las grandes fábricas de productos químicos alemanas, demostrando que el único medio de que la industria evite la rutina y el estancamiento es convertir el laboratorio en antesala de la fábrica. [Not. Ed. Pág. 336]

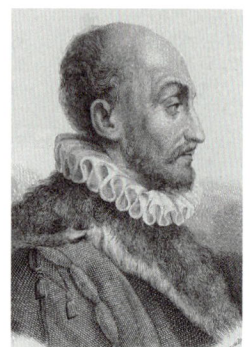

Giovanni Battista della
Porta (1535-1615)

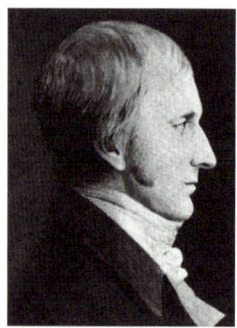

Thomas Wedgwood
(1771-1805)

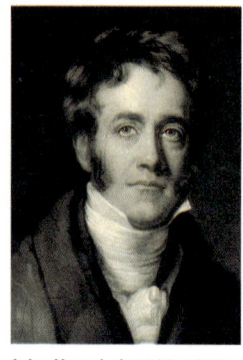

John Herschel (1792-1871)

sando la atención, mermaría nuestra fuerza analítica. En la lucha con la naturaleza, el biólogo, como el astrónomo, debe prescindir de la tierra que habita y concentrar su mirada en la serena región de las ideas, donde, tarde o temprano, surgirá la luz de la verdad. Establecido el hecho nuevo, las aplicaciones vendrán a su sazón, es decir, cuando aparezca otro hecho capaz de fecundarlo, pues, como es bien sabido, el *invento* no es otra cosa que la conjunción de dos o más verdades en una resultante útil. La ciencia registra muchos hechos cuya utilidad es actualmente desconocida; pero, al cabo de unos lustros, o acaso de siglos, ve la luz una nueva verdad que tiene con aquellos misteriosas afinidades, y la *criatura industrial* resultante se llama fotografía, fonógrafo, análisis espectral, telegrafía sin hilos, vuelo mecánico, etc. Trátase siempre de una síntesis a corto o a largo plazo. Porta descubrió la cámara oscura[95], hecho aislado, del cual apenas se sacó partido para el arte del diseño; Wedgwood y Davy[96] señalaron en 1802 la posibilidad de obtener imágenes fotográficas sobre un papel lubrificado en una solución de nitrato argéntico, pero como la copia no podía fijarse, este otro hallazgo no tuvo consecuencias; después llegó John Herschel[97], que logró disolver la sal argéntica no impresionada por la luz: con ello fue ya posible la fijación de la fugitiva silueta luminosa. Con todo eso, la débil sensibilidad de las sales argénticas hasta entonces aprovechadas hacía casi imposible el empleo del aparato de Porta; por fin aparece Daguerre[98], quien descubre en 1839, con la exquisita sensibilidad del yoduro argénti-co, la imagen latente, sintetiza admirablemente los inventos de sus predecesores y crea en sus fundamentos la fotografía actual.

Así evolucionan todos los inventos: los materiales son, en diversas épocas, acarreados por sagaces cuanto infortunados observadores que no lograron recoger fruto alguno de sus hallazgos, en espera de las verdades fecundantes; mas una vez acopiados todos los datos, llega un sabio feliz, no tanto por su originalidad como por haber nacido oportunamente, considera los hechos desde el punto de vista humano, opera la síntesis y el invento surge.

D) Pretendida cortedad de luces[99]

Para justificar deserciones y desmayos alegan algunos falta de capacidad para la ciencia. «Yo tengo gusto por los trabajos de laboratorio —nos dicen—, pero no sirvo para inventar nada». Cierto que hay cabezas refractarias para la labor experimental, y entre ellas contamos todas las incapaces de atención prolongada y exentas de curiosidad y de *admirabilidad*[100] por las obras de la naturaleza. Pero la inmensa mayoría de los que se confiesan incapaces ¿lo son positivamente? ¿No exageran, tal vez, las dificultades de la empresa y la penuria de sus aptitudes? Tal creemos, y añadiremos aun que muchos toman habitualmente por incapacidad la mera lentitud del concebir y del aprender y, a veces, la propia pereza o la falta de alguna cualidad de orden secundario, como la paciencia, la minuciosidad, la constancia, atributos que se adquieren pronto con el hábito del trabajo y con la satisfacción del éxito[101].

En nuestro concepto, la lista de los aptos para la labor científica es mucho más larga de lo que se cree y se compone no solo de los talentos superiores, de los fáciles, de los ingenios agudos, codiciosos de reputación y ansiosos de enlazar su nombre a una obra grande, sino también de esos entendimientos regulares, conocidos con el dictado de *mañosos*, por la habilidad y tino con que realizan toda obra manual; de esos otros dotados de temperamento artístico y que sienten con vehemencia la belleza de las obras de la naturaleza; en fin, de los meramente curiosos, flemáticos, cachazudos, devotos de *la religión de lo menudo* y capaces de consagrar largas horas al examen del más insignificante fenómeno natural. La ciencia, como los ejércitos, necesita generales y soldados; aquellos conciben el plan, pero estos son los que positivamente vencen. Que no por modesta deja de ser altamente estimable la colaboración de los perfeccionadores y confirmadores: gracias a estos obreros del progreso, la concepción del genio adquiere vigor y claridad, pasando de la categoría de símbolo abstracto a realidad viva, apreciada y conocida de todos.

A fin de que cada uno pueda cerciorarse de su aptitud para los trabajos de laboratorio, diversos medios pueden ensayarse.

Aludiendo aquí a los estudios de nuestra predilección, nosotros aconsejaríamos estos dos:

1.º Empleo de un método analítico que pase por incierto y difícil, hasta que, a fuerza de paciencia y trabajo, se obtengan los resultados mencionados por los autores. El éxito lisonjero en este caso, sobre todo si se ha logrado sin la vigilancia del maestro[102], es decir, trabajando aisladamente, será indicio claro de la aptitud para la labor de investigación.

2.º Estudio de un tema científico, de cierta dificultad, donde las opiniones contradictorias abunden, y para el cual el aficionado se preparará examinando superficialmente el estado de la cuestión (mera lectura de los libros de consulta, sin llegar a las monografías especiales). Si después de algunos meses de trabajo experimental nuestro principiante repara, al consultar la bibliografía más moderna del tema, que ha conseguido adivinar algunas conquistas recientes, que en puntos muy litigiosos ha coincidido con las interpretaciones de sabios ilustres, que, en fin, ha acertado a sortear errores de apreciación en que incurrieron algunos autores, debe abandonar su timidez y entregarse sin reservas a la labor científica, pues en ella le esperan, pocos o muchos, según sea la actividad que despliegue, triunfos y satisfacciones.

Aun los medianamente dotados, desde el punto de vista intelectual, podrán conseguir algún fruto, con tal de que abriguen fe robusta en la virtud creadora de la educación y se contraigan a profundizar, durante mucho tiempo, un tema limitado.

Aun a riesgo de redundancia o de parecer pesados y prolijos, séanos permitido presentar contra los escépticos en los milagros de la voluntad las siguientes reflexiones[103]:

a) Como han afirmado muchos pensadores y pedagogos, el descubrimiento no es fruto de ningún talento originariamente especial, sino del sentido común mejorado y robustecido por la educación técnica y por el hábito del meditar sobre los problemas científicos[104]. Así pues, quien disponga de regular criterio para guiarse en la vida lo tendrá también para marchar desembarazado por el camino de la investigación.

b) El cerebro juvenil posee plasticidad exquisita, en cuya virtud puede, a impulsos de un *enérgico querer*, mejorar extraordinariamente su organización creando asociaciones interideales nuevas, depurando y afinando el juicio[105].

c) Las deficiencias de la aptitud nativa son compensables mediante un exceso de trabajo y de atención. Cabría afirmar que el trabajo sustituye al talento o, mejor dicho, *crea el talento*. Quien desee firmísimamente mejorar su capacidad acabará por lograrlo, a condición de que la labor educadora no comience demasiado tarde, en una época en que la plasticidad de las células nerviosas está casi del todo suspendida. No olvidemos que por la lectura y meditación de las obras maestras todo hombre es dueño de asimilarse una gran parte del ingenio que las creó, dado que toma de este no solo las doctrinas, sino el criterio, los principios directores y hasta el estilo.

d) En la mayor parte de los casos, eso que llamamos talento genial y especial no implica superioridad *cualitativa*, sino *expeditiva*, consistiendo solamente en hacer de prisa y con brillante éxito lo que las inteligencias regulares elaboran lentamente, pero bien. En vez de distinguir los entendimientos en grandes y pequeños, fuera preferible y más exacto (al menos en muchos casos) clasificarlos en *lentos* y *rápidos*[106]. Los entendimientos rápidos son ciertamente los más brillantes y sugestivos; son insustituibles en la conversación, en la oratoria, en el periodismo, en toda obra en que el tiempo sea factor

---

[104] «Es el sentido común trabajando a alta tensión», según la frase gráfica de nuestro Echegaray. [Not. Ed. pág. 340]

[106] Es singular la coincidencia de esta doctrina con la clasificación en *clásicos* y *románticos* (talentos de reacciones lentas y talentos de reacciones rápidas) dada por Ostwald en su reciente e interesante libro sobre *Los grandes hombres*. [Not. Ed. Pág. 341]

Doble página siguiente Vista general de la Exposición Universal de 1889

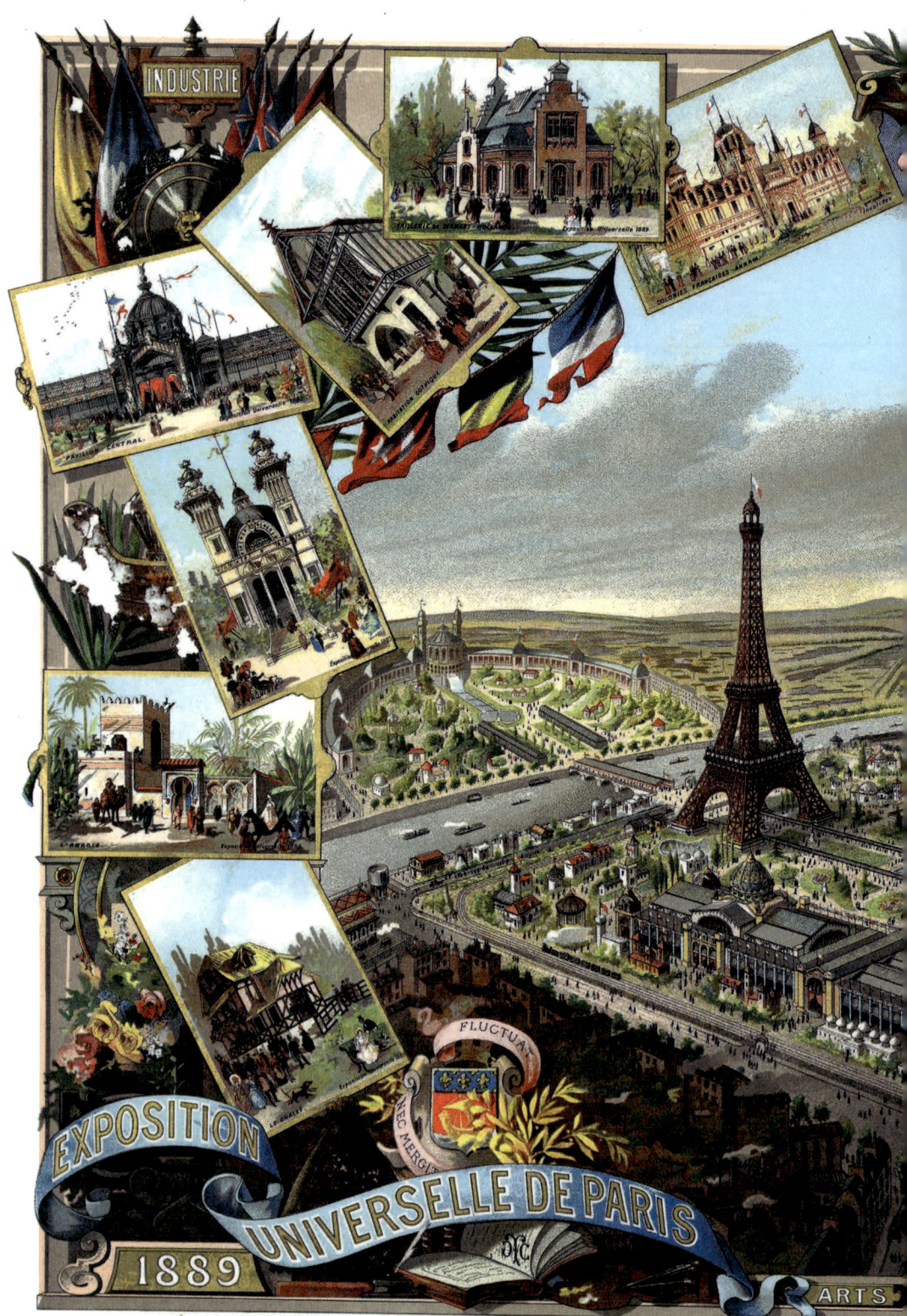

EXPOSITION UNIVERSELLE DE PARIS

1889

ARTS

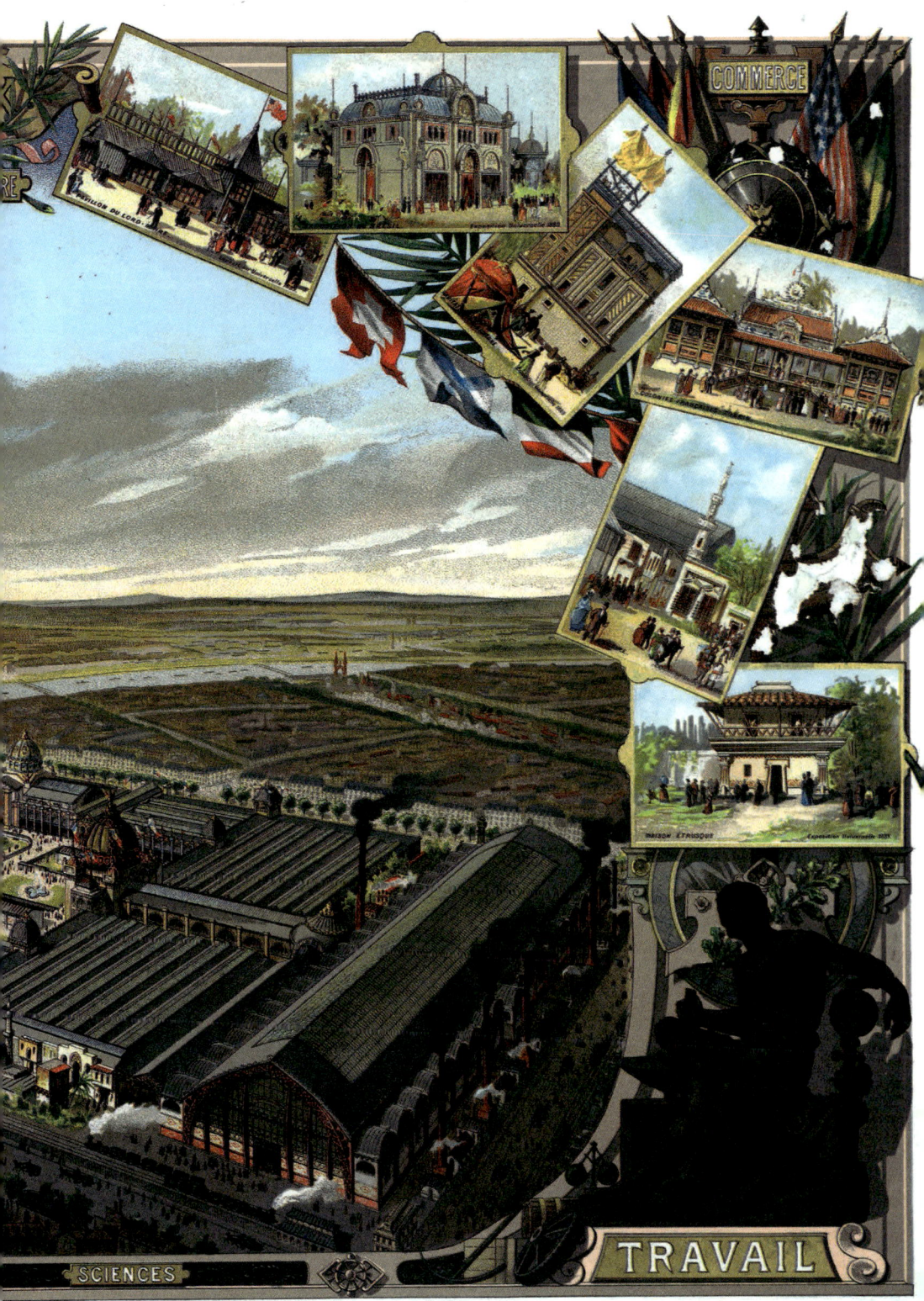

COMMERCE

SCIENCES

TRAVAIL

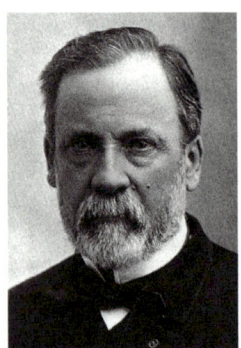

Louis Pasteur (1822-1895)

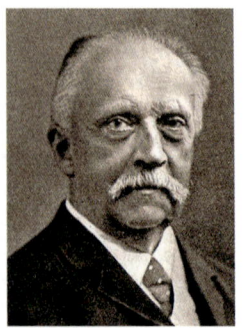

Hermann von Helmholtz
(1821-1894)

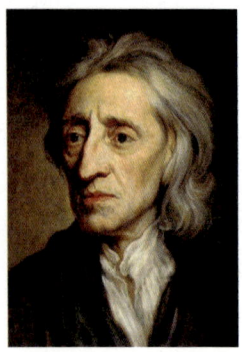

John Locke (1632-1704)

decisivo; pero en las empresas científicas los lentos resultan tan útiles como los rápidos, porque al científico, como al artista, no se le juzga por la viveza del producir, sino por la excelencia de la producción. Aún osaríamos añadir que, por una compensación muy común, las cabezas lentas poseen gran resistencia para la atención prolongada, y abren ancho y profundo surco en las cuestiones; mientras que las rápidas suelen fatigarse pronto, después de haber apenas desbrozado el terreno. Hay en esto, sin embargo, numerosas excepciones: Newton, Davy, Pasteur, Virchow, etc., fueron talentos rápidos y dejaron ancha estela luminosa[107].

e)   Si, a despecho de los esfuerzos hechos por mejorarla, nuestra memoria es inconstante y poco tenaz, *administrémosla bien*. Como dice Epicteto: «Cuando en el juego de la vida vienen malas cartas, no hay más remedio que sacar el mejor partido posible de las que se tienen»[108]. Enseña la historia de los grandes descubrimientos que su excelencia no dimana siempre de un ingenio superior, sino de un entendimiento y memoria regulares, pero hábilmente aprovechados. Grandes novadores científicos, como Helmholtz, quejáronse de escasez de memoria, considerando como un suplicio el aprenderse de coro un escrito[109]. Por compensación, los escasamente memoriosos de palabras y de frases suelen gozar de excelente retentiva de ideas y de series de razonamientos. Ya Locke notó que los dotados de gran ingenio y pronta memoria no sobresalen siempre en el juicio[110].

f)   Para poder consagrar al tema de nuestras meditaciones todas las escasas facultades que poseemos, desechemos las ocupaciones innecesarias y esas ideas parásitas tocantes a las menudencias fútiles de la vida, y fijemos tan solo en la mente, a favor de una atención ahincada y persistente, los datos relativos al problema que nos ocupa. Condenémonos, durante la gestación de nuestra obra, a ignorar lo demás: la política, la literatura, la música, la chismografía, etc. Hay casos en que la ignorancia es una gran virtud, casi un heroísmo: los libros inútiles, perturbadores de la atención, pesan y ocupan lugar tanto en nuestro cerebro como en los estantes de las bibliotecas, y deshacen o estorban la adaptación mental del asunto[111]. *El saber ocupa lugar*, diga lo que quiera la sabiduría popular[112].

g) Aun el talento mediano llegará a ilustrarse con trabajos estimables en varias ciencias, con tal de abandonar la pretensión de abarcarlas todas a la vez; concentrará, pues, sucesivamente, es decir, por épocas, su atención en cada tema, y debilitará o borrará sus adquisiciones anteriores en otros dominios. Lo que equivale a declarar que el cerebro es adaptable a la ciencia total en el *tiempo*, pero no en el *espacio*. En realidad, hasta las grandes capacidades proceden de este modo; y así, cuando algún sabio nos asombra con publicaciones sobre diversas disciplinas, reparemos que a cada materia corresponde una época. Ciertamente, los conocimientos anteriores no habrán desaparecido enteramente de la mente del autor, pero se habrán simplificado, condensándose en fórmulas o símbolos abreviadísimos; de esta suerte puede quedar libre en la *pizarra cerebral* un grande espacio para el registro y estampación de las nuevas imágenes.

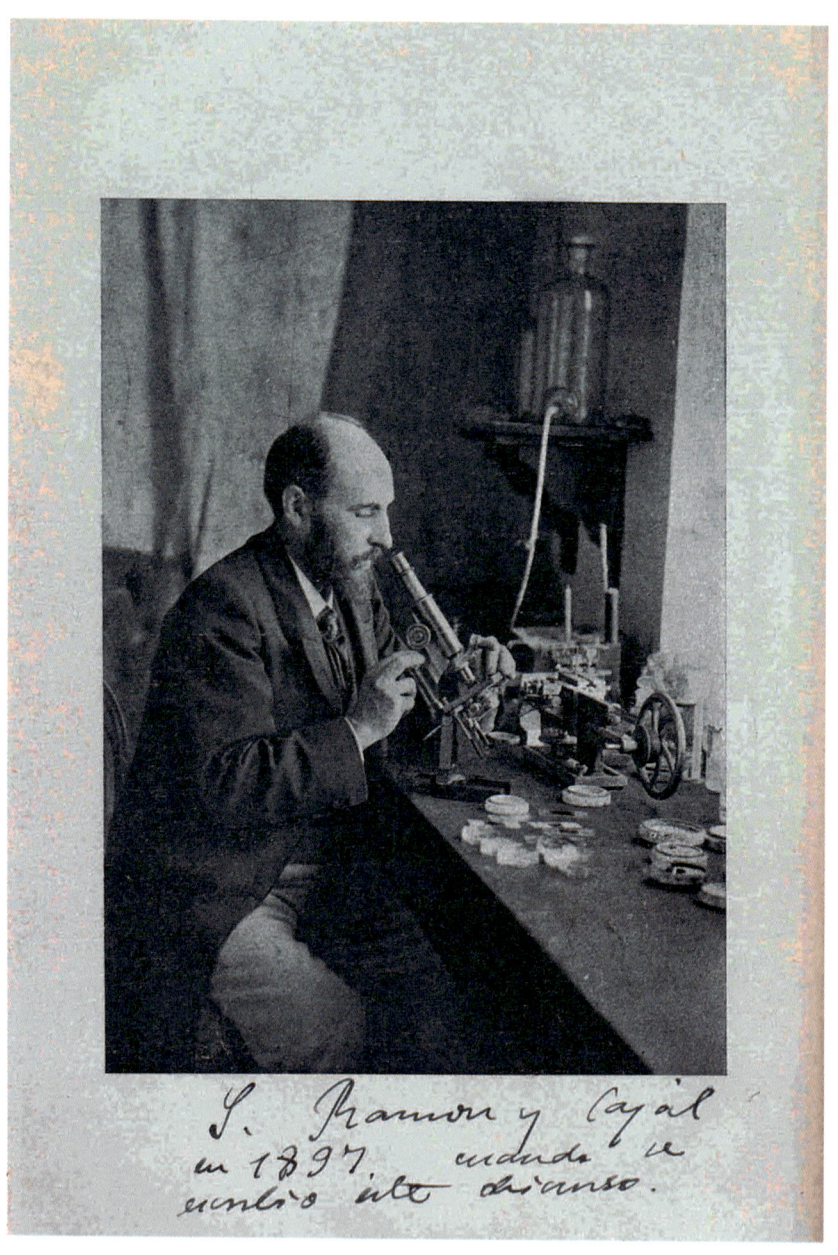

Retrato de Cajal que figura en la edición española de *Reglas y consejos* de 1916. El ejemplar del Legado Cajal cuenta con el siguiente autógrafo del autor: «S. Ramón y Cajal en 1897 cuando se escribió este discurso». Cabe señalar que esta misma fotografía se usó en las ediciones de 1920 y 1923

Capítulo II
Cualidades de orden moral que debe poseer el investigador

Las cualidades indispensables al cultivador de la investigación son: la independencia mental, la curiosidad intelectual, la perseverancia en el trabajo, la religión de la patria y el amor a la gloria[113].

De atributos intelectuales no hay que hablar, pues damos por supuesto que el aficionado a las tareas del laboratorio goza de un regular entendimiento, de no despreciable imaginación y, sobre todo, de esa armónica ponderación de facultades que vale mucho más que el talento brillante, pero irregular y desequilibrado.

Afirma Charles Richet[114] que en el hombre de genio se juntan los idealismos de don Quijote al buen sentido de Sancho. Algo de esta feliz conjunción de atributos debe poseer el investigador: temperamento artístico que le lleve a buscar y contemplar el número, la belleza y la armonía de las cosas, y sano sentido crítico capaz de refrenar los arranques temerarios de la fantasía y de hacer que prevalezcan, en esa lucha por la vida entablada en nuestra mente por las ideas, los pensamientos que más fielmente traducen la realidad objetiva.

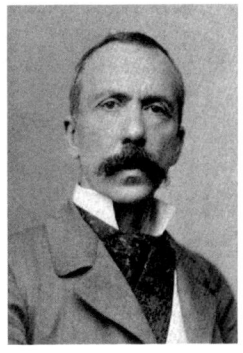
Charles Richet (1850-1935)

A) Independencia de juicio

Rasgo dominante en los investigadores eminentes es la altiva independencia de criterio. Ante la obra de sus predecesores y maestros no permanecen suspensos y anonadados, sino recelosos y escudriñadores. Aquellos espíritus que, como Vesalio, Eustaquio y Harvey, corrigieron la obra anatómica de Galeno[115] y aquellos otros llamados Copérnico, Kepler, Newton y Huygens[116], que echaron abajo la astronomía de los antiguos, fueron sin duda preclaros entendimientos; pero, ante todo, poseyeron individualidad mental ambiciosa y descontentadiza y osadía crítica extraordinaria[117]. De los dóciles y humildes pueden salir los santos, pocas veces los sabios. Tengo para mí que el excesivo cariño a la tradición, el obstinado empeño en fijar la ciencia en las viejas fórmulas del pasado, cuando no denuncian invencible pereza mental, representan la bandera que cubre los intereses creados por el error.

¡Desgraciado del que, en presencia de un libro, queda mudo y absorto! La admiración extremada achica la personalidad y ofusca el entendimiento, que llega a tomar las hipótesis por demostraciones, las sombras por claridades.

Harto se me alcanza que no es dado a todos sorprender a la primera lectura los vacíos y lunares de un libro inspirado. La veneración excesiva, como todos los estados pasionales, excluye el sentido crítico. Si después de una lectura sugestiva nos sentimos débiles, dejemos pasar algunos días; fría la cabeza y sereno el juicio, procedamos a una segunda y hasta a una tercera lectura. Poco a poco los vacíos aparecen; los razonamientos endebles se patentizan; las hipótesis ingeniosas se desprestigian y muestran lo deleznable de sus cimientos; la magia misma del estilo acaba por hallarnos insensibles; nuestro entendimiento, en fin, reacciona. El libro no tiene en nosotros un devoto, sino un juez. Este es el momento de investigar, de cambiar las hipótesis del autor por otras más razonables, de someterlo todo a crítica severa.

Al modo de muchas bellezas naturales, las obras humanas necesitan, para no perder sus encantos, ser contempladas a distancia. El análisis es el microscopio que nos aproxima al objeto y nos muestra la grosera urdimbre del tapiz; disípase la ilusión cuando salta a los ojos lo artificioso del bordado y los defectos del dibujo.

Se dirá acaso que en los presentes tiempos, que han visto derrocados tantos ídolos y mermados u olvidados muchos viejos prestigios, no es necesario el llamamiento al sentido crítico y al espíritu de duda. Cierto que no es tan urgente hoy como en otras épocas, pero todavía conserva la rutina sus fueros: aún se da con harta frecuencia el fenómeno de que los discípulos de un hombre ilustre gasten sus talentos no en esclarecer nuevos problemas, sino en defender los errores del maestro. Importa notar que, también en esta época de irreverente crítica y de revisión de valores, la disciplina de escuela reina en las universidades de Francia, Alemania e Italia, con un despotismo tal que sofoca a veces las mejores iniciativas e impide el florecimiento de pensadores originales. Los que nos batimos en la brecha como simples soldados ¡cuántos casos ejemplares podríamos citar de esta servidumbre de escuela o de cenáculo! ¡Qué de talentos conocemos que no han tenido más desgracia que haber sido discípulos de un gran hombre! Y aquí aludimos a esas naturalezas generosas y agradecidas, las cuales, sabiendo inquirir la verdad, no osan declararla por no arrebatar al maestro parte de un prestigio que, asentado en el error, caerá tarde o temprano al empuje de adversarios menos escrupulosos.

Por lo que hace a esas naturalezas dóciles, tan fáciles a la sugestión como pasivas y perseverantes en el error, las cuales forman el séquito de los jefes de escuela, su misión ha sido siempre adular al genio y aplaudir sus extravíos. Este es el pleito-homenaje que la medianía rinde complaciente al talento superior. Ello se comprende bien recordando que los cerebros débiles se adaptan mejor al error, casi siempre sencillo, que a la verdad, a menudo austera y difícil.

B) Perseverancia en el estudio

Ponderan con razón los tratadistas de lógica la virtud creadora de la atención; pero insisten poco en una variedad del atender, que cabría llamar *polarización cerebral* o *atención crónica*, esto es, la orientación permanente, durante meses y aun años, de todas nuestras facultades hacia un objeto de estudio. Infinitos son los ingenios brillantes que, por carecer de este atributo, que los franceses designan *esprit de suite*, se esterilizan en sus meditaciones. A docenas podría yo citar españoles que, poseyendo un intelecto admirablemente adecuado para la investigación científica, retíranse desanimados de una cuestión sin haber medido seriamente sus fuerzas, y acaso en el momento mismo en que la naturaleza iba a

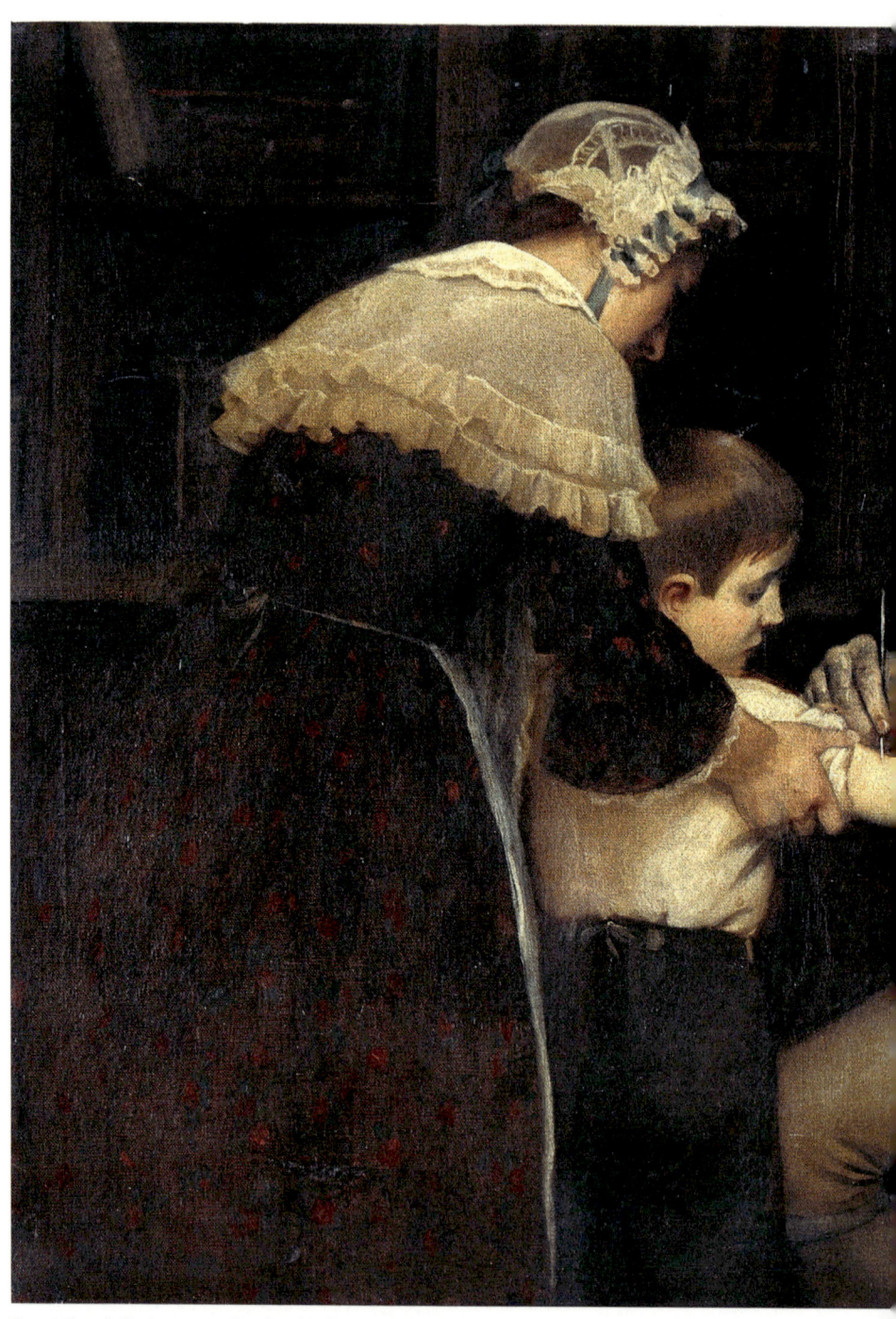

Ernest Board, *Dr Jenner performing his first vaccination on James Phipps, a boy of age 8. May 14th, 1796*, pintura de principios del siglo XX, *ca.* 1910

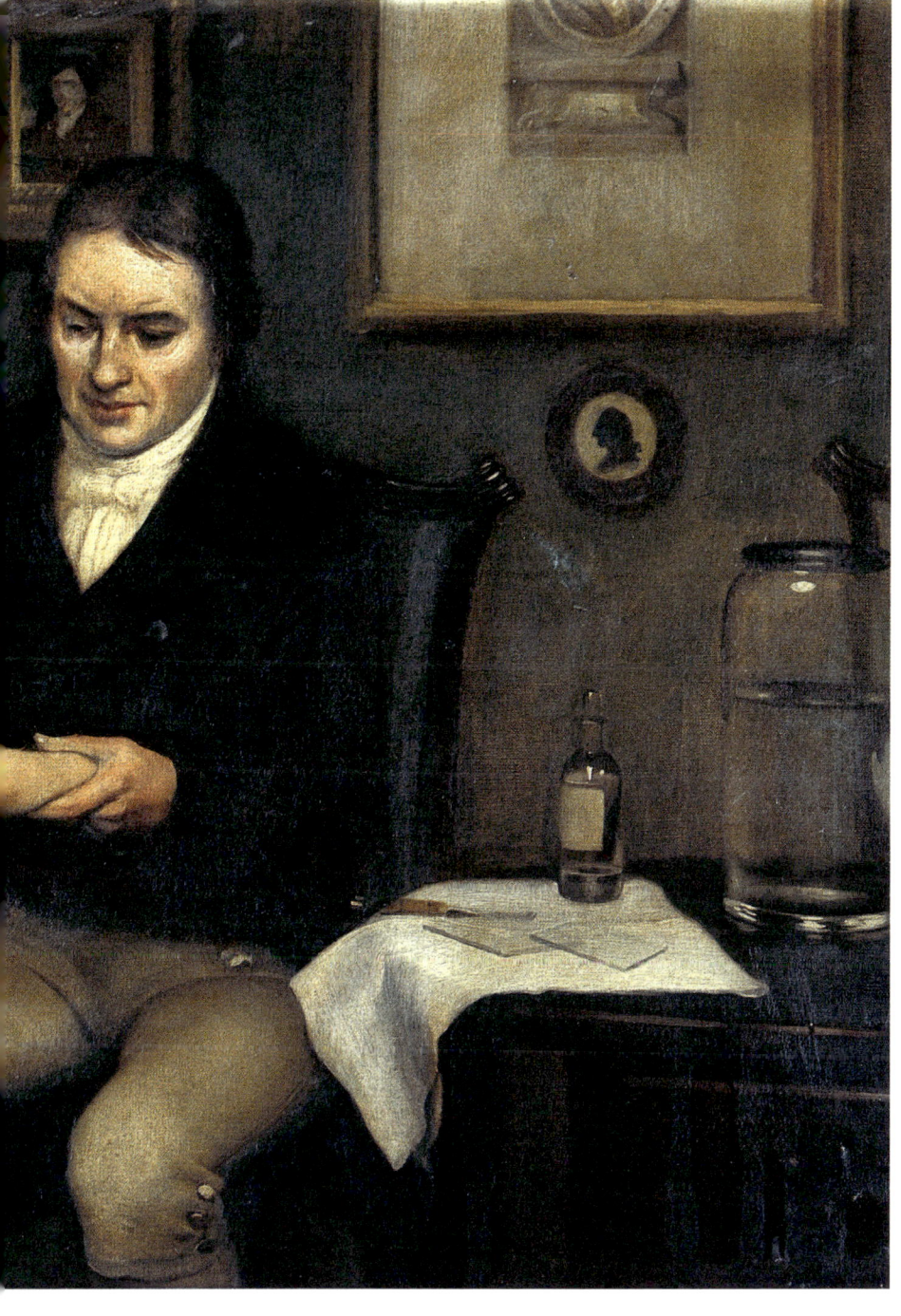

premiar sus afanes con la revelación ansiosamente esperada. Nuestras aulas y laboratorios abundan de estas naturalezas tornadizas e inquietas, que aman la investigación y se pasan los días de turbio en turbio ante la retorta o el microscopio; su febril actividad revélase en el alud de conferencias, folletos y libros, en que prodigan erudición y talento considerables; fustigan continuamente la turba gárrula de traductores y teorizantes, proclamando la necesidad inexcusable de la observación y el estudio de la naturaleza en la naturaleza misma; y cuando, tras largos años de propaganda y de labor experimental, se pregunta a los íntimos de tales hombres, a los asiduos del misterioso cenáculo donde aquellos oficvian de pontifical, por los descubrimientos del sublime maestro, confiesan ruborosos que la misma fuerza del talento, la casi imposibilidad de ver en pequeño la extraordinaria amplitud y alcance de la obra emprendida han imposibilitado llevar a cabo ningún progreso parcial y positivo. He aquí el fruto obligado de la flojedad o de la dispersión excesiva de la atención, así como del pueril alarde enciclopedista, inconcebible hoy en que hasta los sabios más insignes se especializan y concentran para producir. Pero sobre los vicios de la voluntad trataremos más adelante.

Para llevar a feliz término una indagación científica, una vez conocidos los métodos conducentes al fin, debemos fijar fuertemente en nuestro espíritu los términos del problema, a fin de provocar enérgicas corrientes de pensamiento, es decir, asociaciones cada vez más complejas y precisas entre las imágenes recibidas por la observación y las ideas que dormitan en nuestro inconsciente; ideas que solo una concentración vigorosa de nuestras energías mentales podrá llevar al campo de la conciencia. No basta la atención expectante, ahincada, es preciso llegar a la preocupación. Importa aprovechar para la obra todos los momentos lúcidos de nuestro espíritu, ya la meditación que sigue al descanso prolongado, ya el trabajo mental supraintensivo que solo da la célula nerviosa caldeada por la congestión, ora, en fin, la inesperada intuición que brota a menudo, como chispa del eslabón, del choque de la discusión científica.

Casi todos los que desconfían de sus propias fuerzas ignoran el maravilloso poder de la atención prolongada. Esta especie de polarización cerebral con relación a un cierto orden de percepciones afina el juicio, enriquece nuestra sensibilidad analítica, espolea la imaginación constructiva y, en fin, condensando toda la luz de la razón en las negruras del problema, permite descubrir en este inesperadas y sutiles relaciones. A fuerza de horas de exposición, una placa fotográfica situada en el foco de un anteojo dirigido al firmamento llega a revelar astros tan lejanos que el telescopio más potente es incapaz de mostrarlos; a fuerza de tiempo y de atención, el intelecto llega a percibir un rayo de luz en las tinieblas del más abstruso problema.

La comparación precedente no es del todo exacta. La fotografía astronómica limítase a registrar astros preexistentes de tenue fulgor, mas en la labor cerebral se da un acto de creación. Parece como si la representación mental, obstinadamente contemplada, emitiera, al modo de un amibo, apéndices invasores que, después de crecer en todos sentidos y de sufrir extravíos y detenciones, acabaran por vincularse estrechamente con las ideas afines.

La forja de la nueva verdad exige casi siempre severas abstenciones y renuncias. Convendrá, durante la susodicha incubación intelectual, que el investigador, al modo del sonámbulo, atento solo a la voz del hipnotizador, no vea ni considere otra cosa que lo relacionado con el objeto de estudio[118]: en la cátedra, en el paseo, en el teatro, en la conversación, hasta en la lectura meramente artística, buscará ocasión de intuiciones, de comparaciones y de hipótesis, que le permitan llevar alguna claridad a la cuestión que le obsesiona. En este proceso adaptativo nada es inútil: los primeros groseros errores, así como las falsas rutas por donde la imaginación se aventura, son necesarios, pues acaban por conducirnos al verdadero camino, y entran, por tanto, en el éxito final, como entran en el acabado cuadro del artista los primeros informes bocetos.

Cuando se reflexiona sobre la curiosa propiedad que el hombre posee de cambiar y perfeccionar su actividad mental con relación a un objeto o problema profundamente meditado, no puede menos de sospecharse que el cerebro, merced a su plasticidad, evoluciona anatómica y dinámicamente, adaptándose progresivamente al tema. Esta adecuada y específica organización adquirida por las células nerviosas produce a la larga lo que yo llamaría *talento profesional o de adaptación*, y tiene por motor la propia voluntad, es decir, la resolución enérgica de adecuar nuestro entendimiento a la naturaleza del asunto. En cierto sentido no sería paradójico afirmar que el hombre que plantea un problema no es enteramente el mismo que lo resuelve; por donde tienen fácil y llana explicación esas exclamaciones de asombro en que prorrumpe todo investigador al considerar lo fácil de la solución tan laboriosamente buscada. «¡Cómo no se me ocurrió esto desde el principio! —exclamamos—. ¡Qué obcecación la mía al obstinarme en marchar por caminos que no conducen a parte alguna!».

Si, a pesar de todo, la solución no aparece y presentimos, no obstante, que el asunto se acerca a su madurez, procurémonos algún tiempo de reposo[119]. Algunas semanas de solaz y de silencio en el campo traerán la calma y la lucidez a nuestro espíritu. Esta frescura del intelecto, como la escarcha matinal, marchitará la vegetación parásita y viciosa que ahogaba la buena semilla[120]. Y al fin surgirá la flor de la verdad[121], que, por lo común, abrirá su cáliz, al rayar el alba, tras largo y profundo sueño[122], durante esas horas plácidas de la mañana que Goethe[123] y tantos otros consideraron propicias a la invención.

También los viajes, al traernos nuevas imágenes del mundo y remover nuestro fondo ideal, poseen la preciosa virtud de renovar el pensamiento y de disipar enervadoras preocupaciones. ¡Cuántas veces el rudo trepidar de la locomotora y el recogimiento y soledad espiritual reinantes en el vagón (el *desierto de hombres*, que diría Descartes) nos han sugerido ideas que justificó ulteriormente el laboratorio![124]

En los tiempos que corremos, en que la investigación científica se ha convertido en una profesión regular que cobra nómina del Estado, no le basta al observador concentrarse largo tiempo en un tema: necesita además imprimir una gran actividad a sus trabajos. Pasaron aquellos hermosos tiempos de antaño en que el curioso

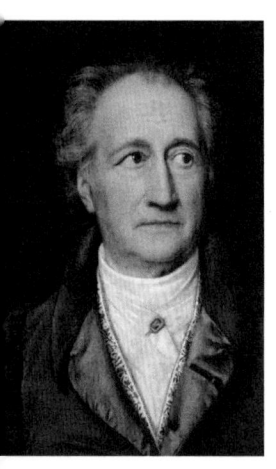

Johann Wolfgang von Goethe
(1749-1832)

de la naturaleza, recogido en el silencio de su gabinete, podía estar seguro de que ningún émulo vendría a turbar sus tranquilas meditaciones. Hogaño, la investigación es fiebre; apenas un nuevo método se esboza, numerosos sabios se aprovechan de él, aplicándolo casi simultáneamente a los mismos temas y mermando la gloria del iniciador, que carece de la holgura y tiempo necesarios para recoger todo el fruto de su laboriosidad y buena estrella.

Inevitables son, por consecuencia, las coincidencias y las contiendas de prioridad. Y es que, lanzada al público una idea, entra a formar parte de ese ambiente intelectual donde todos nutrimos nuestro espíritu; y en virtud del isocronismo funcional reinante en las cabezas preparadas y polarizadas para un trabajo dado, la idea nueva es simultáneamente asimilada en París y en Berlín, en Londres y en Viena, casi de idéntico modo, y con similares desarrollos y aplicaciones. La invención crece y se desarrolla al modo de un organismo, espontánea y automáticamente, como si los sabios quedasen reducidos a meros cultivadores de la semilla sembrada por un genio. Todos entrevén la espléndida floración de hechos nuevos y todos desean, naturalmente, acaparar la espléndida cosecha[125]. Esto explica la impaciencia por publicar, así como lo imperfecto y fragmentario de muchos trabajos de laboratorio. El afán de llegar antes nos lleva a veces a incurrir en ligerezas; pero ocurre también que el ansia febril de tocar la meta los primeros nos granjea el mérito de la prioridad.

En todo caso, si alguien se nos adelanta, haremos mal en desalentarnos. Continuemos impertérritos la labor, que, al fin, llegará nuestro turno. Ejemplo elocuente de incansable perseverancia nos dio una mujer gloriosa, *madame* Curie, cuando, habiendo descubierto la radioactividad del torio, sufrió la desagradable sorpresa de saber que, poco antes, el mismo hecho había sido anunciado por Schmidt, en los *Wiedermann Annalen*[126]. Lejos de desanimarle la noticia, prosiguió sin tregua sus pesquisas; ensayó al electroscopio nuevas sustancias, entre ellas cierto óxido de uranio (la pecblenda) de la mina de Johanngeorgenstadt, cuyo poder radioactivo sobrepuja en cuatro veces al del uranio; y, sospechando que aquella materia tan activa encerraba un cuerpo nuevo, emprendió, con el concurso de *monsieur* Curie, una serie de ingeniosos, pacientes y heroicos trabajos, cuyo galardón fue el hallazgo de un nuevo cuerpo, el estupendo radio, cuyas maravillosas propiedades, provocando numerosas investigaciones, han revolucionado la química y la física.

En España, donde la pereza es, más que un vicio, una religión, se comprenden difícilmente esas monumentales obras de los químicos, naturalistas y médicos alemanes, en las cuales solo el tiempo necesario para la ejecución de los dibujos y la consulta bibliográfica parece deber contarse por lustros. Y, sin embargo, estos libros se han redactado en uno o dos años, pacíficamente, sin febriles apresuramientos. El secreto está en el método de trabajo: en aprovechar para la labor todo el tiempo hábil; en no entregarse al diario descanso sin haber consagrado dos o tres horas por lo menos a la tarea; en poner dique prudente a esa dispersión intelectual y a ese derroche de tiempo exigido por el trato social; en restañar, en fin, en lo posible, la cháchara ingeniosa del café o de la tertulia, despilfarradora de fuerzas nerviosas (cuando no causa disgustos), y que nos aleja, con pueriles vanidades y fútiles preocupaciones, de la tarea principal.

Si nuestras ocupaciones no nos permiten consagrar al tema más que dos horas, no abandonemos el trabajo a pretexto de que necesitaríamos cuatro o seis. Como dice juiciosamente Payot, «poco basta cada día, si cada día logramos ese poco»[127].

Lo malo de ciertas distracciones, demasiado dominantes, no consiste tanto en el tiempo que nos roban cuanto en la flojera de la tensión creadora del espíritu y en la pérdida de esa especie de tonalidad que nuestras células nerviosas adquieren cuando las hemos adaptado a determinado asunto.

No pretendemos proscribir en absoluto las distracciones, pero las del investigador serán siempre ligeras y tales que no estorben en nada las nuevas asociaciones ideales[128]. El paseo al aire libre, la contemplación de las obras artísticas o de las fotografías de escenas, de países y de monumentos, el encanto de la música y, sobre todo, la compañía de una persona que, penetrada de nuestra situación, evite cuidadosamente toda conversación grave y reflexiva constituyen los mejores esparcimientos del hombre de laboratorio. Bajo este aspecto, será bueno también seguir la regla de Buffon, cuyo abandono en la conversación (que chocaba a muchos admiradores de la nobleza y elevación de su estilo como escritor) lo justificaba diciendo: «Estos son mis momentos de descanso»[129].

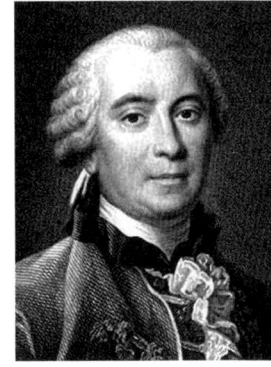

Georges-Louis Leclerc, conde de Buffon (1707-1788)

En resumen, toda obra grande es el fruto de la paciencia y de la perseverancia, combinadas con una atención orientada tenazmente, durante meses y aun años, hacia un objeto particular. Así lo han confesado sabios ilustres al ser interrogados tocante al secreto de sus creaciones. Newton declaraba que solo pensando siempre en la misma cosa había llegado a la soberana ley de la atracción universal[130]; de Darwin refiere uno de sus hijos que llegó a tal concentración en el estudio de los hechos biológicos relacionados con el gran principio de la evolución que se privó durante muchos años y de modo sistemático de toda lectura y meditación extrañas al blanco de sus pensamientos[131]; en fin, Buffon no vacilaba en decir que «el genio no es sino la paciencia extremada»[132]. Suya es también esta respuesta a los que le preguntaban cómo había conquistado la gloria: «Pasando cuarenta años de mi vida inclinado sobre mi escritorio»[133]. En fin, nadie ignora que Mayer, el genial descubridor del principio de la conservación y transformación de la energía, consagró a esta concepción toda su vida[134].

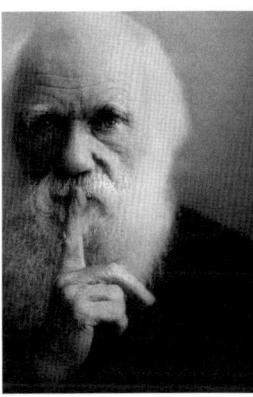

Charles Darwin (1809-1882)

Siendo, pues, cierto de toda certidumbre que las empresas científicas exigen, más que vigor intelectual, disciplina severa de la voluntad y perenne subordinación de todas las fuerzas mentales a un objeto de estudio, ¡cuán grande es el daño causado inconscientemente por los biógrafos de sabios ilustres al achacar las grandes conquistas científicas al genio antes que al trabajo y la paciencia! ¡Qué más desea la flaca voluntad del estudioso o del profesor que poder cohonestar su pereza con la modesta cuanto desconsoladora confesión de mediocridad intelectual! De la funesta manía de exaltar sin medida la minerva de los grandes investigadores, sin parar mientes en el desaliento causado en el lector, no están exentos ni aun biógrafos de tan buen sentido

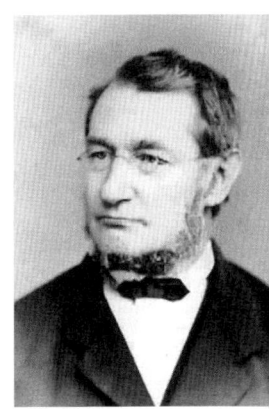

Julius Robert Mayer (1814-1878)

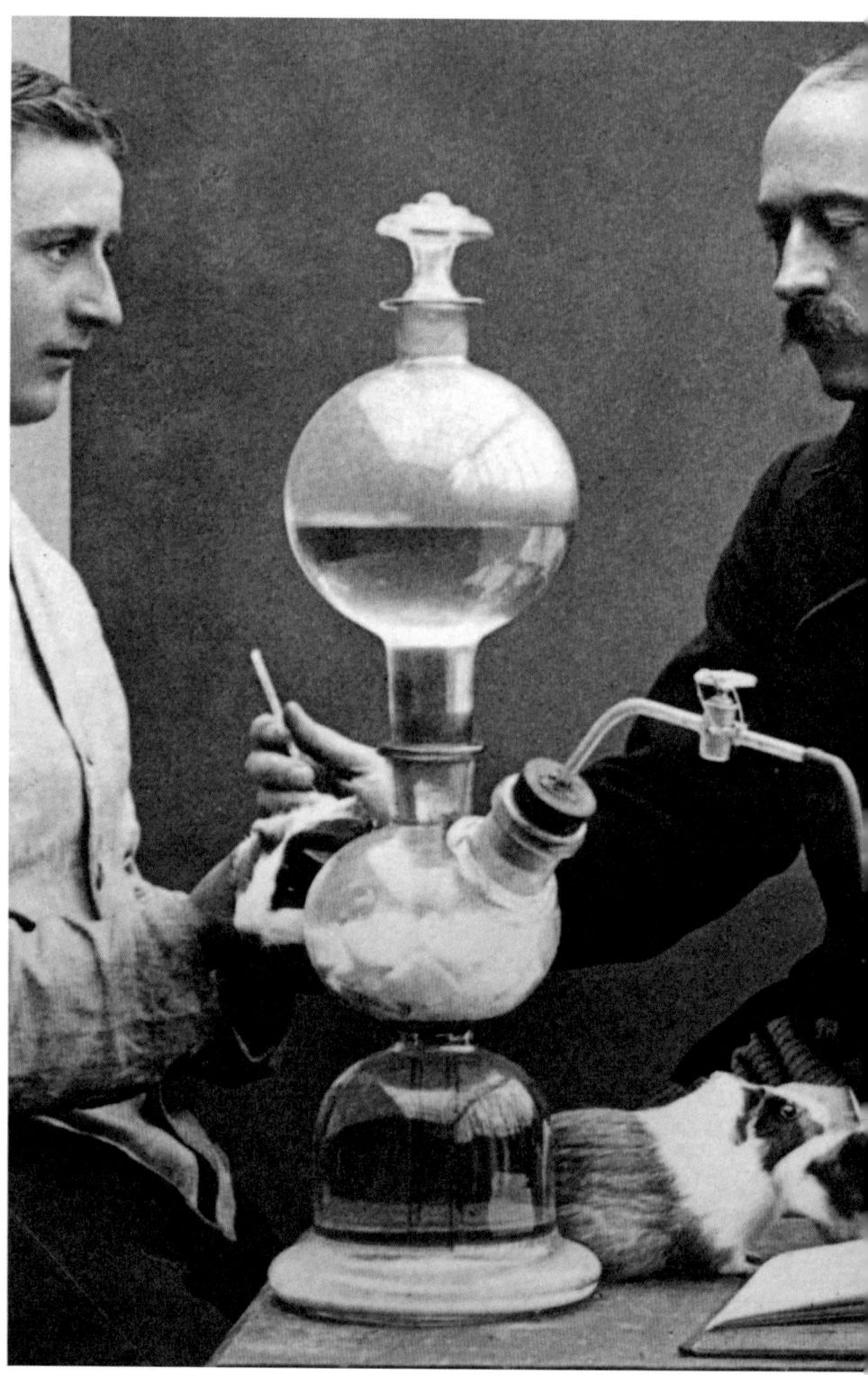

Emil von Behring junto a su ayudante (izq.) en su laboratorio, en 1890. Cajal menciona en dos ocasiones al científico alemán en *Reglas y consejos*

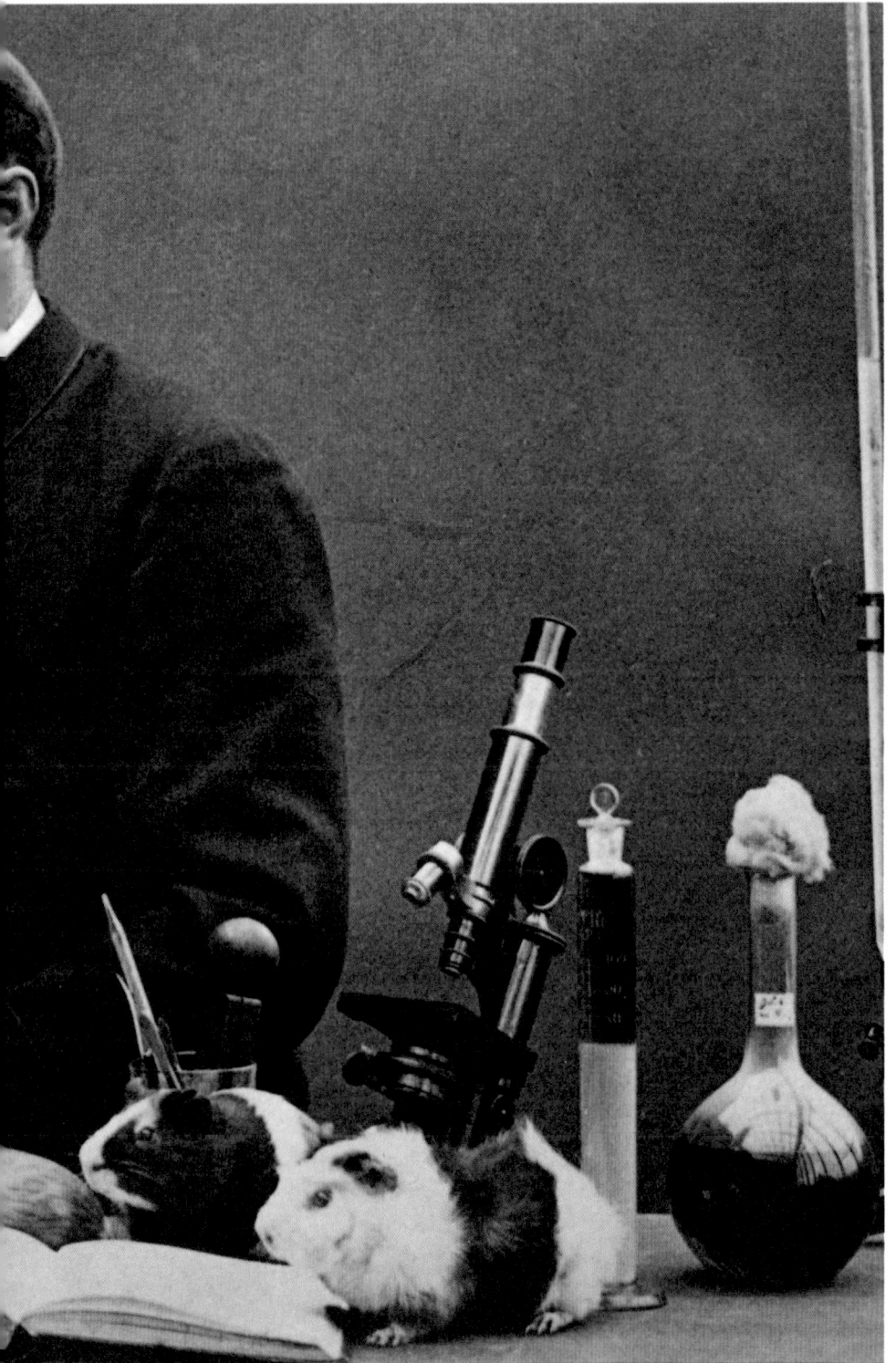

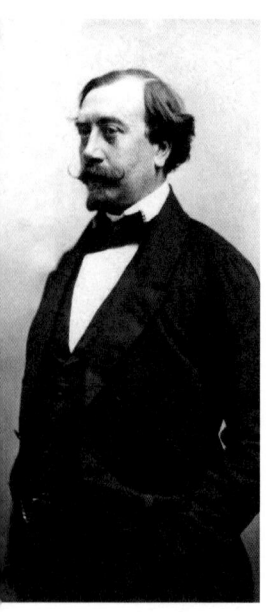

Louis Figuier (1819-1894)

como Louis Figuier[135]. En cambio, muchas autobiografías, en las que el sabio se presenta al lector de cuerpo entero, con sus debilidades y pasiones, con sus caídas y aciertos, constituyen excelente tónico moral. Tras estas lecturas, henchido el ánimo de esperanza, no es raro que el lector exclame: «*Anche io sono pittore*»[136].

C) Pasión por la gloria

La psicología del investigador se aparta un tanto de la del común de los *intelectuales*. Sin duda le alientan las aspiraciones y le mueven los mismos resortes que a los demás hombres; pero en el sabio existen dos que obran con desusado vigor: el culto a la verdad[137] y la pasión por la gloria. El predominio de estas dos pasiones explica la vida entera del investigador; y del contraste entre el ideal que este se forma de la existencia y el que se forja el vulgo resultan esas luchas, desvíos e incomprensiones que en todo tiempo han marcado las relaciones del sabio con el ambiente social.

Se ha dicho muchas veces que el hombre de ciencia, como los grandes reformadores religiosos o sociales, ofrece los caracteres mentales del inadaptado[138]. Mora en un plano superior de humanidad, desinteresado de las pequeñeces y miserias de la vida material[139].

Con todo eso, el sabio sincero y de vocación permanece profundamente humano. En el amor a sus semejantes excede a los mejores. Irradiando en el tiempo y el espacio, esta pasión comprende a propios y extraños, y se dirige lo mismo a la humanidad actual que a la futura. Gracias a esos singulares talentos, cuya mirada penetra en las sombras del porvenir, y cuya exquisita sensibilidad les fuerza a condolerse de los errores y estancamientos de la rutina, es posible la evolución social y científica. Solo al genio le es dado oponerse a la corriente y modificar el medio moral; y bajo este aspecto es lícito afirmar que su misión no es la adaptación de sus ideas a las de la sociedad, sino la adaptación de la sociedad a sus ideas. Y como tenga razón (y la suele tener) y proceda con prudente energía y sin desmayos, tarde o temprano la humanidad le sigue, le aplaude y le aureola de gloria. Confiado en este halagador tributo de veneración y de justicia, trabaja todo investigador; porque sabe que, si los individuos son capaces de ingratitud, pocas veces lo son las colectividades, como alcancen plena conciencia de la realidad y utilidad de una idea.

Es vulgarísima verdad que, en grado variable, el afán de aprobación y aplauso mueve a todos los hombres, y preferentemente a los dotados de gran corazón y peregrino entendimiento. Empero cada cual busca la gloria por distinto camino: uno marcha por el de las armas, tan celebrado por Cervantes en su *Quijote*[140], y aspira a acrecentar la grandeza política de su país; otros van por el del arte, ansiando el fácil aplauso de las muchedumbres, que comprenden mucho mejor la belleza que la verdad; y unos pocos solamente en cada país, y singularmente en los más civilizados, siguen el de la investigación científica, el solo derrotero que puede conducirnos a una explicación racional y positiva del hombre y de la naturaleza que le rodea. Tengo para mí que esta aspiración es una de las más dignas y loables que el hombre puede perseguir, porque acaso más que ninguna otra se halla impregnada con el perfume del amor y de la caridad universales.

Se ha expuesto muchas veces el contraste existente entre la figura moral del sabio y la del héroe. Puesto que vivimos en un país que ha sacrificado demasiado en el altar de sus héroes (guerreros, políticos o religiosos), y desamparado cuando no perseguido a sus pensadores más originales, séame permitido exagerar aquí el encomio en contrapuesto sentido[141].

Ambos, el héroe y el sabio, constituyen los polos de la energía humana, y son igualmente necesarios al progreso y bienestar de los pueblos, pero la trascendencia de sus obras es harto diversa. Lucha el sabio en beneficio de la humanidad entera, ya para aumentar y dignificar la vida, ya para ahorrar el esfuerzo humano, ora para acallar el dolor, ora para retardar y dulcificar la muerte. Por el contrario, el héroe sacrifica a su prestigio una parte más o menos considerable de la humanidad: su estatua se alza siempre sobre un pedestal de ruinas y cadáveres; su triunfo es exclusivamente celebrado por una tribu, por un partido o por una nación, y deja tras sí, en el pueblo vencido, estela de odios y de sangrientas reivindicaciones[142]. En cambio, la corona del sabio otórgala la humanidad entera: su estatua tiene por pedestal el amor, y sus triunfos desafían a los ultrajes del tiempo y a los juicios de la historia; sus únicas víctimas (si pueden llamarse tales los redimidos de la ignorancia) son los rezagados, los atávicos, los que medraron con la mentira o el error[143]; todos, en fin, los que en una sociedad bien organizada debieran ser proscritos como enemigos declarados de la felicidad de los buenos[144].

No faltan, afortunadamente, en nuestra patria altos ingenios que cifran su dicha en conquistar el aplauso de la opinión; mas por desgracia, y salvadas contadas y honrosas excepciones, nuestros talentos prefieren ganar el lauro siguiendo la senda del arte o de la literatura. Empeño en que fracasan o se esterilizan la inmensa mayoría de ellos, pues exceptuando unos cuantos genios artísticos y literarios muy elevados, cuya obra es apreciada y aplaudida en el extranjero, ¡cuán pocos de nuestros pintores y poetas serán consagrados por la posteridad! ¡Cuántos que luchan en vano por crearse una reputación mundial como literatos u oradores podrían alcanzarla, sin tantos esfuerzos quizá, como investigadores de ciencia! ¡Qué difícil la originalidad en un terreno en que casi todo está apurado por los antiguos, los cuales, dotados de maravillosa intuición para la belleza literaria y la forma plástica, apenas dejaron nada que espigar en el campo del arte![145]

Después de leer las oraciones de Demóstenes y de Cicerón, los diálogos de Platón, las vidas paralelas de Plutarco y las arengas de Tito Livio[146], se adquiere la convicción de que ningún orador moderno ha podido inventar un resorte absolutamente nuevo para persuadir al entendimiento o mover al corazón humano. El papel del orador actual es aplicar a casos determinados, y más o menos nuevos, los innumerables tópicos de forma y argumentación imaginados por los autores clásicos[147].

¿Y qué diremos de los que buscan en la poesía o en la prosa artística el prestigio de la originalidad? Después de Homero y de Virgilio, de Horacio y de Séneca, de Shakespeare y Milton, de Cervantes y Ariosto, de Goethe y de Heine, de Lamartine y Víctor Hugo, de Chateaubriand y Rousseau, etc.[148], ¿quién es el osado

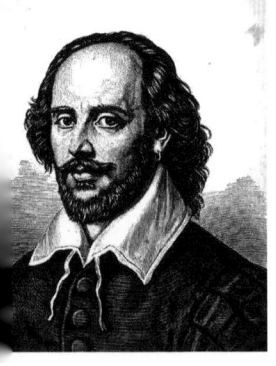

William Shakespeare
(1564-1616)

que pretende inventar una figura poética, un matiz de expresión sentimental, un primor de estilo que hayan desconocido aquellos incomparables ingenios? [149]

No pretendemos, empero, negar en absoluto la posibilidad de creaciones artísticas, comparables y acaso superiores a las legadas por los clásicos. Los grandiosos monumentos elevados por los polígrafos del Renacimiento y las sublimes creaciones de la escuela romántica durante el pasado siglo están ahí para atestiguar que la vena de la originalidad literaria dista todavía de estar exhausta. Afirmamos solamente que las composiciones literarias de sobresaliente mérito son dificilísimas y cuestan más desvelos y trabajo que las producciones científicas originales[150]. Y la razón es obvia: el arte, atenido al concepto vulgar del universo y nutriéndose en el limitado terreno del sentimiento, ha tenido tiempo de agotar casi todo el contenido emocional del alma humana, las bellezas del mundo exterior y las ingeniosas combinaciones de la imaginación verbal; mientras que la ciencia, apenas desflorada por los antiguos y totalmente ajena a los vaivenes de la moda como a las volubles normas del gusto[151], acumula por cada día nuevos materiales y nos brinda labor inacabable. Ante el científico está el universo entero, apenas explorado: el cielo salpicado de soles que se agitan en las tinieblas de un espacio infinito; el mar con sus misteriosos abismos; la tierra guardando en sus entrañas el pasado de la vida y la historia de los precursores del hombre, y, en fin, el organismo humano, obra maestra de la creación, ofreciéndonos en cada célula una incógnita y en cada latido un tema de profunda meditación.

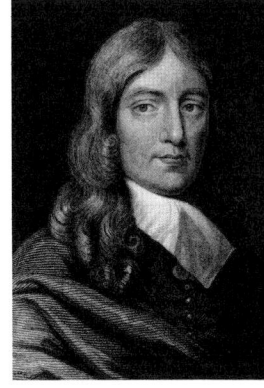

John Milton (1608-1674)

Llevado de mi entusiasmo, acaso caiga en la hipérbole; pero estoy persuadido de que la verdadera originalidad se halla en la ciencia, y que el afortunado descubridor de un hecho importante es el único que puede lisonjearse de haber hollado un terreno completamente virgen y de haber forjado un pensamiento que no pasó jamás por la mente humana. Añadamos que su conquista ideal no está sujeta a las fluctuaciones de la opinión, al silencio de la envidia ni a los caprichos de la moda, que hoy repudia por detestable lo que ayer

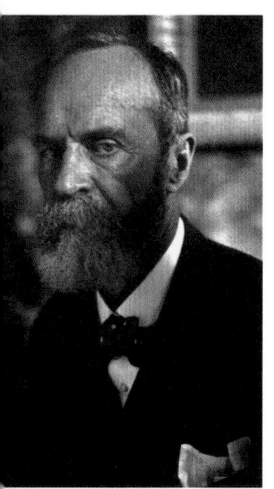

Willian James (1842-1910)

ensalzó por sublime[152]. Al afortunado escrutador de la naturaleza es, sobre todo, aplicable el pensamiento de James, para quien el ideal del hombre consiste en llegar a ser un colaborador de Dios[153].

Ciertamente la gloria del científico no es tan popular ni ruidosa como la del artista o del dramaturgo. Vive el pueblo en el plano del sentimiento, y pedirle calor y apoyo para los héroes de la razón fuera vana exigencia. Pero el sabio tiene también su público[154]. Está formado por la aristocracia del talento y habita en todos los países, habla todas las lenguas y se dilata hasta las más lejanas generaciones del porvenir[155]. Claro que los admiradores del hombre de ciencia no palmotean ni se descomponen con transportes de pasión; pero estudian con amor, juzgan con mesura y acaban por hacer, pese a los ataques pasajeros de la envidia, plena e irrevocable justicia. En punto a reputación, la ventura suprema fuera merecer la aprobación de esos raros espíritus superiores que la humanidad produce de vez en cuando. Por lo cual compréndese bien la noble altivez con que el matemático y filósofo Fontenelle decía a cierto personaje después de presentarle su tratado de la *Géométrie de l'infini*: «He aquí una obra que solo podrán leer en Francia cuatro o seis personas»[156]. Sentidas y nobles son también aquellas conocidas expresiones con que Kepler, radiante de júbilo y palpitante de emoción por el descubrimiento de la última de sus memorables leyes, terminaba su obra *Harmonices mundi* diciendo: «Echada está la suerte: y con esto pongo fin a mi libro, importándome poco que sea leído por la edad presente o por la posteridad. No le faltará lector algún día. Pues qué, ¿no ha tenido Dios que esperar seis mil años para hallar en mí un contemplador e intérprete de sus obras?»[157].

D) Patriotismo

Entre los sentimientos que deben animar al hombre de ciencia, merece particular mención el patriotismo. Este sentimiento tiene en el sabio signo exclusivamente positivo: ansía elevar el prestigio de su patria, pero sin denigrar a las demás.

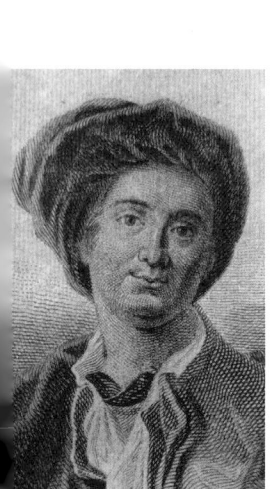

Bernard le Bovier
de Fontenelle (1657-1757)

Se ha dicho que la ciencia no tiene patria, y esto es exacto; mas, como contestaba Pasteur en ocasión solemne, «los sabios sí que la tienen»[158]. El conquistador de la naturaleza no solamente pertenece a la humanidad, sino a una raza que se envanece con sus talentos, a una nación que se honra con sus triunfos y a una región que le considera como el fruto selecto de su terruño.

Representando la ciencia y la filosofía las categorías más elevadas de la actividad mental y los dinamómetros de la energía espiritual de los hombres, compréndese bien el noble orgullo con que las naciones civilizadas ostentan sus filósofos, sus matemáticos, sus físicos y naturalistas, sus inventores, todos cuantos, en fin, supieron enaltecer el nombre sagrado de la patria.

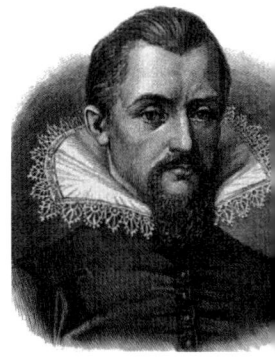

Johannes Kepler (1571-1630)

Fuerza es confesar que los españoles tenemos mayor necesidad de cultivar dicha pasión, a causa del desdén con que, por motivos que no hacen ahora al caso, hemos mirado durante muchos siglos cuanto se refiere a la investigación científica y a sus fecundas aplicaciones a la vida. Obligación inexcusable de cuantos conservamos todavía sensible la fibra del patriotismo, más de una vez lastimada por los dardos de la malquerencia extranjera[159], es volver por el prestigio de la raza, probando a los extraños que quienes siglos atrás supieron inmortalizar sus nombres, rivalizando con las naciones próceres tanto en las hazañas de la guerra y en los peligros de exploraciones y descubrimientos geográficos como en las pacíficas empresas del arte, de la literatura y de la historia, sabrán también contender con igual tesón y energía en la investigación de la naturaleza, colaborando, al compás de los pueblos más ilustrados, en la obra magna de la civilización y del progreso.

Algunos pensadores, Tolstói[160] entre otros, inspirados en un sentimiento humanitario tan reñido con la realidad como inoportuno en estos tiempos de crueles competencias internacionales, declaran que el patriotismo es sentimiento egoísta, inspirador de guerras incesantes, y destinado a desaparecer, para ceder su lugar al más noble y altruista de la fraternidad universal[161].

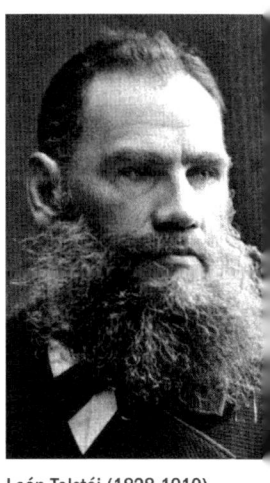

León Tolstói (1828-1910)

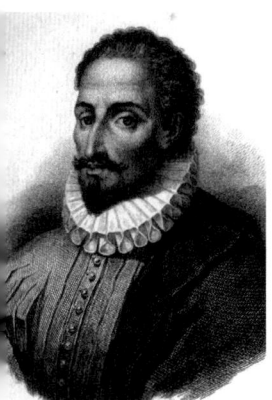

Miguel de Cervantes
(1547-1616)

Fuerza es reconocer que la pasión patriótica[162], exagerada hasta el chovinismo, crea y sostiene entre las naciones rivalidades y odios harto peligrosos; pero reducida a prudentes límites y atemperada por la justicia y el respeto debidos a la ciencia y virtud del extranjero promueve una emulación internacional de bonísima ley, en la cual ganan también la causa del progreso y, en definitiva, hasta la de la humanidad. Bajo este aspecto, son eficacísimos los congresos científicos internacionales. Porque muchos sabios que en un principio se miraban recelosamente, ya por rivalidad internacional, ya en virtud de la noble y loable envidia aprobada por Cervantes, al ponerse en contacto, acaban por conocerse y estimarse cordialmente[163]; y las corrientes de simpatía y de justicia nacidas en las alturas no tardan en filtrarse hasta lo íntimo de la masa social, suavizando progresivamente las relaciones políticas entre los pueblos rivales[164].

De todos modos, cualesquiera que sean los progresos del cosmopolitismo, el sentimiento de patria conservará siempre su poder

---

[164] Este ingenuo optimismo ha sufrido actualmente, con la horrenda guerra internacional iniciada en 1914, franco y rotundo mentís. Todo hacía creer, cuando esto se escribía, que la era de las grandes contiendas europeas había pasado. Ferrocarriles, telégrafos, periódicos, congresos, conferencias internacionales, difusión de idiomas, etc., parecían órganos destinados a realizar, tarde o temprano, la generosa aspiración de solidarizar y aproximar cordialmente a las naciones europeas.

Espectáculo consolador era contemplar cómo por encima de las fronteras se apretaban efusivamente las manos filósofos, sabios y obreros. Por desgracia, Gobiernos, militares y logreros insaciables actuaban en sentido contrario, y ahogaban de continuo, merced a inoculación intensa iniciada desde la escuela, la semilla del amor con el veneno del odio. Al siglo XXI tocará comenzar nuevamente la obra, acaso quimérica, de la reconciliación definitiva de los Estados de Europa, y de someter definitivamente al derecho atávicas codicias y desapoderadas ambiciones territoriales.

(Esta nota se escribió en 1916. Hoy, firmada la paz, arruinada Europa, visto el fracaso de la candorosa concepción wilsoniana de la Sociedad de las Naciones, enconado el odio de los pueblos vencidos, que sueñan ya con próximos desquites, miramos con amargo escepticismo todo intento jurídico de paz perpetua. ¡Triste es reconocerlo!; pero todo pueblo, modelado en monarquía o en república, se hace ferozmente imperialista en cuanto puede serlo. ¡Ay de los débiles o de los antipatriotas!). [Not. Ed. Pág. 359]

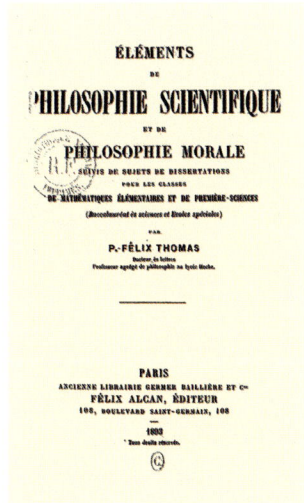

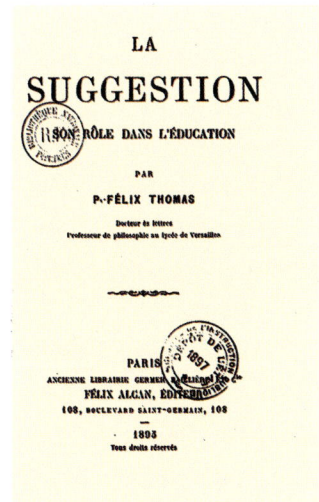

Dos libros de Pierre-Félix Thomas, *Éléments de philosophie scientifique et de philosophia morale* (izq.) y *La suggestion: son rôle dans l'éducation* (dcha.), publicados en París en 1893 por el editor Félix Alcan

dinamógeno y continuará siendo el gran excitador de las competencias científicas e industriales. Emerge de raíz psicológica harto profunda para que los embates del socialismo internacional y las lucubraciones del humanismo filosófico puedan extinguirlo. Pasiones de este género no se discuten, se aprovechan, porque constituyen inapreciables depósitos de energía viril y de sublimes heroísmos[165]. Misión de los Gobiernos e instituciones docentes es canalizar, domar esta admirable fuerza, aplicándola a provechosas y redentoras empresas, y desviándola de las algaradas y alborotos del separatismo fratricida.

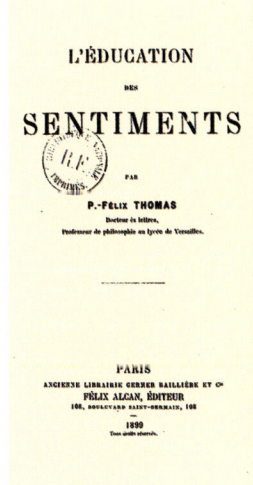

Pierre-Félix Thomas, *L'éducation des sentiments*, París, Félix Alcan, 1899

Muy atinadamente nota Pierre-Félix Thomas[166], en su *Educación de los sentimientos*, «que la idea de patria, como la idea de familia, es necesaria, como lo son igualmente los sentimientos en ellas implicados. Obran como estimulantes del progreso y garantizan nuestra propia dignidad. Se lucha por la gloria de la patria, como se lucha por el honor de su nombre […]. La nación, se ha dicho, es un elemento indestructible de la armonía de los mundos, con igual título que la provincia, la familia y el individuo […]. El género humano debe permanecer diversificado para mantenerse fuerte y desenvolver una actividad sin cesar renaciente»[167].

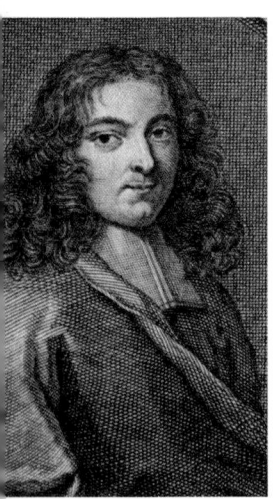

Pierre Bayle (1647-1706)

Aun en la improbable hipótesis de los Estados Unidos de Europa, o del mundo[168], el hombre amará siempre con predilección el *medio material y moral próximo*, es decir, su campanario, su región y su raza, y consagrará solamente un tibio afecto, rayano en la indiferencia, al *medio lejano*. Con razón se ha dicho varias veces que la adhesión y el cariño del hombre a las cosas del mundo es inversamente proporcional a la distancia de estas en el espacio y en el tiempo[169].

Y decimos *tiempo*, porque la patria no es solamente el hogar y el terruño, es también el pasado y el porvenir, es decir, nuestros antepasados remotos y nuestros descendientes lejanos.

Con razón ha dicho Bayle: «No son las opiniones generales del espíritu las que nos determinan a obrar, sino las pasiones presentes en el corazón». Y entre ellas ninguna tiene en sus anales hazañas más gloriosas que el amor de la patria. Poco importa saber si tales sentimientos son justos o injustos, si reproducen o no la fase primitiva y bárbara de la humanidad. Son tónicos morales que deben juzgarse solamente por sus efectos, *pragmáticamente*, como ahora se dice[170].

E) Gusto por la originalidad científica[171]

Excelentes son los estímulos del patriotismo y el noble afán de celebridad para mover a la ejecución de grandes empresas. Con todo eso, nuestro principiante correría el riesgo de fracasar si no posee además afición decidida hacia la originalidad, gusto por la investigación y el deseo de sentir las fruiciones incomparables que lleva consigo el acto mismo de descubrir.

El elogio de la acción, en función de escrutar misterios o de inquirir hechos nuevos, se ha hecho muchas veces. Acerca de esto, Eucken, entre otros, ha escrito páginas admirables[172]. Agudamente hace notar «que la acción nos *personaliza*, llevando al sumo la individuación; apórtanos la grata ilusión de ser reyes creadores y nos proporciona, con la conciencia de una libertad sin trabas, el goce de un poder ilimitado»[173].

Aparte la hipertrofia del sentimiento de la propia estima y la aprobación de nuestra conciencia, la conquista de la nueva verdad constituye, sin disputa, la ventura más grande a que puede aspirar el hombre. Los halagos de la vanidad, las efusiones del instinto, las caricias de la fortuna palidecen ante el soberano placer de sentir cómo brotan y crecen las alas del espíritu y cómo, al compás del esfuerzo, superamos la dificultad y dominamos y rendimos a la esquiva naturaleza.

Fortalecido con este sentimiento hedonista, el hombre de ciencia desafía hasta la injusticia. En su ánimo no harán mella el silencio deliberado de sus émulos —que muchas veces, como dice Goethe, afectan ignorar lo que desean permanezca ignorado[174]—, ni la incomprensión del medio moral, ni el olvido de las instituciones oficiales. Las consideraciones que el mundo rinde al poder, a la nobleza o al dinero no son primordial objeto de sus aspiraciones, porque siente en sí mismo una nobleza superior a todas las caprichosamente otorgadas por la ciega fortuna o por el buen humor de los príncipes. Esta nobleza, de la que se envanece con tanto mayor motivo cuanto que es su propia obra, consiste en ser ministro del progreso, sacerdote de la verdad y confidente del Creador. Él acierta exclusivamente a comprender algo de ese lenguaje misterioso que Dios ha escrito en la naturaleza; y a él solamente le ha sido dado desentrañar la maravillosa obra de la creación para rendir a lo Absoluto el culto más grato y acepto, el de estudiar sus portentosas obras, para en ellas y por ellas conocerle, admirarle y reverenciarle[175]. Aun descendiendo a las miserias del egoísmo humano, todos podemos comprobar que solo nos estiman y respetan quienes nos leen y tratan de comprendernos[176].

Según decíamos antes, la emoción placentera asociada al acto de descubrir es tan grande que se comprende perfectamente aquella sublime locura de Arquímedes, de quien cuentan los historiadores que, fuera de sí por la resolución de un problema profundamente meditado, salió casi desnudo de su casa lanzando el famoso eureka: «¡lo he encontrado!»[177].

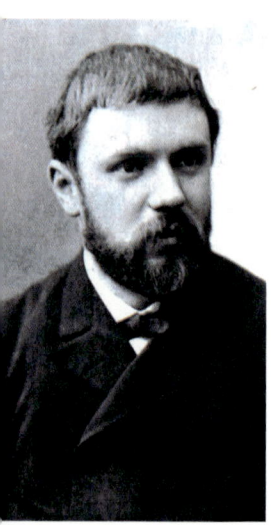

Henri Poincaré (1854-1912)

¡Quién no recuerda la alegría y la emoción de Newton al ver confirmada por el cálculo, y en presencia de los nuevos datos aportados por Picard con la medición de un meridiano terrestre, su intuición genial de la atracción universal[178]! Todo investigador, por modesto que sea, habrá sentido alguna vez algo de aquella sobrehumana satisfacción que debió experimentar Colón al oír el grito de ¡tierra! ¡tierra! lanzado por Rodrigo de Triana[179].

Este placer inefable, al lado del cual todos los demás deleites de la vida se reducen a pálidas sensaciones, indemniza sobradamente al investigador de la penosa y perseverante labor analítica, precursora, como el dolor al parto, de la aparición de la nueva verdad. Tan exacto es que para el sabio no hay nada comparable al hecho descubierto por él que no se hallará acaso un investigador capaz de cambiar la paternidad de una conquista científica por todo el oro de la Tierra. Y si existe alguno que busca en la ciencia, en vez del aplauso de los doctos y de la íntima satisfacción asociada a la función misma del descubrir, un medio de granjear oro, este tal ha errado la vocación: al ejercicio de la industria o del comercio debió por junto dedicarse[180].

Es que, por encima de todos los estímulos de la variedad y del interés, está el goce supremo de la inteligencia al contemplar las inefables armonías del mundo y tomar posesión de la verdad, hermosa y virginal cual flor que abre su cáliz a las caricias del sol matinal[181]. Como dice Poincaré en su hermoso libro *La science et la méthode*[182]: «La belleza intelectual se basta a sí misma, y solo por ella, más bien que por el futuro bien de la humanidad, el sabio se condena a largos y penosos trabajos»[183].

---

[180] Tal estado de cosas ha variado algo en la actualidad. El tipo de inventor que trabaja por afán de lucro abunda mucho hoy en Alemania y, en general, en las naciones más adelantadas. La lucha por la patente y la fiebre de la competencia industrial han turbado la calma augusta del templo de Minerva. ¿Es un mal o un bien? [Not. Ed. Pág. 362]

Capítulo III
Lo que debe saber el aficionado a la investigación biológica

A) Cultura general

Ocioso sería insistir en la necesidad que tiene nuestro aficionado de conocer a fondo la ciencia objeto de sus futuras exploraciones no solo por las descripciones de libros y monografías, sino por el estudio de la misma naturaleza. Pero no es menos urgente saber, siquiera de modo general, todas aquellas ramas científicas que directa o indirectamente se enlazan con la preferida, y en las cuales se hallan, ora los principios directores, ora los medios de acción. Por ejemplo: el biólogo no se limitará a conocer la anatomía y fisiología, sino que abarcará también lo fundamental de la psicología, la física y la química[184].

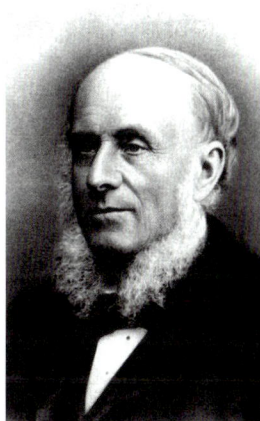

Alexander Bain
(1818-1903)

La razón de esta cultura accesoria es obvia: casi siempre el descubrimiento de un hecho o la significación de un fenómeno biológico vienen a representar mera consecuencia de la aplicación de principios pertenecientes a la física o la química. Descubrir, como ha dicho Laplace[185], es aproximar dos ideas que se hallaban separadas. E importa observar que las más de las veces esta aproximación fecunda tiene lugar entre un hecho perteneciente a una ciencia compleja (biología, sociología, química, etc.) y un principio entresacado de una ciencia simple. En otros términos: las ciencias generales o abstractas, según las clasificaciones de Comte y de Bain[186], explican a menudo los fenómenos de las ciencias complicadas y concretas. Por donde se cae en la cuenta de que una seriación jerárquica bien entendida de los conocimientos humanos representa un verdadero árbol genealógico. La lógica y las matemáticas asisten y esclarecen a la física y a la química, y estas a su vez explican, y en parte generan, la biología, la sociología y sus diferentes ramificaciones.

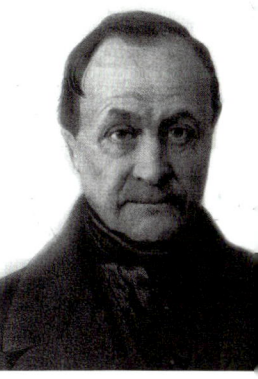

Auguste Comte (1798-1857)

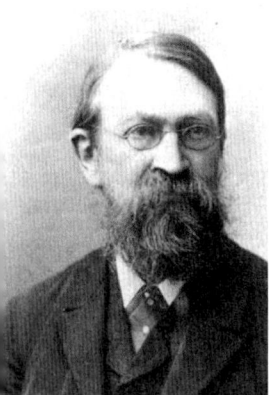

Ernst Mach (1838-1916)

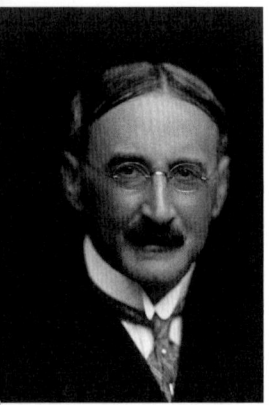

Jacques Loeb (1859-1924)

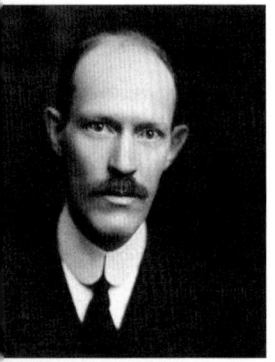

Ross Granville Harrison
(1870-1959)

Descubrir consiste, a menudo, en hacer entrar el hecho en una ley[187]; en encerrarlo en un marco ideológico más amplio[188], en clasificarlo, en fin; por eso ha podido afirmarse que descubrir es dar nombre correcto a una cosa ilegítima o provisoriamente bautizada. De donde se sigue que, cuando la ciencia llegue a la suma perfección, cada fenómeno recibirá el nombre que le corresponda, establecidas al fin sus profundas relaciones con las verdades generales[189]. Bajo este aspecto resulta muy expresiva la conocida frase de Mach: «Una palabra bien elegida puede economizar cantidad enorme de pensamiento»[190]. Porque *nombrar* es clasificar, es establecer filiaciones ideales, relaciones de analogía entre fenómenos poco conocidos y una noción o principio general, donde se hallan latentes, como el árbol en su germen[191].

Los estudios filosóficos constituyen, sobre todo, buena preparación y excelente gimnasia para el hombre de laboratorio. No deja, ciertamente, de llamar la atención el que muchos ilustres investigadores hayan llegado a la ciencia desde el campo de la filosofía[192]. Ocioso es advertir que el investigador se preocupará menos de la doctrina o del credo filosófico —credo que varía desgraciadamente cada quince o veinte años— que de los criterios de verdad y del aparato crítico[193], con cuyo ejercicio adquirirá flexibilidad y sagacidad y aprenderá a desconfiar de la aparente certidumbre de los más subyugadores[194] sistemas científicos, enfrenando convenientemente el vuelo de la propia imaginación[195]. Su divisa será siempre la frase de Cicerón: «*Dubitando ad veritatem pervenimus*»[196].

Por lo que hace a la anatomía microscópica de los animales y plantas, la mayoría de los hechos que forman la materia de esta ciencia son resultado de conflictos entre las propiedades químicas de ciertos reactivos y la constitución estructural de las células y tejidos. En bacteriología, en neurología, etc., casi todo cuanto sabemos lo debemos a la feliz aplicación de materias colorantes creadas por la química moderna. Lo mismo ocurre en biología general. Recuérdense los interesantes estudios de Loeb sobre la partenogénesis artificial y los de Harrison, Carrel, Lambert y otros acerca de los cultivos artificiales de las células de los tejidos animales. Tan sorprendentes experimentos son pura consecuencia de las variaciones químicas o físicas provocadas en el ambiente celular[197].

Esta íntima solidaridad de las ciencias ha sido sentida por muchos, y singularmente por Letamendi, quien, al hablar de las especialidades científicas, las definía: «La aplicación de toda la ciencia a una rama particular del saber»[198].

Para un entendimiento superior que conociera todas las razones[199] misteriosas que enlazan los fenómenos del universo, en vez de ciencias, habría *una sola Ciencia*. Ante un ser semejante, las fronteras que parecen separar nuestros conocimientos, el andamiaje formal de nuestras clasificaciones, el desmenuzamiento artificial de las cosas tan grato a nuestro intelecto, que solo puede considerar la realidad sucesivamente y como por facetas, desaparecerían por completo. A sus ojos la ciencia total parecería a modo de árbol gigantesco, cuyas ramas estuvieran representadas por las ciencias particulares y el tronco por el principio o principios sobre los que se fundan. El especialista trabaja como una larva, asentado sobre una hoja y forjándose la ilusión de que su pequeño mundo se mece aislado en el espacio; el científico general, dotado de sentido filosófico, entrevé el tallo común a muchas ramas. Pero solo el genio del saber a que antes aludíamos gozaría de la dicha y del poder de contemplar el árbol entero, esto es, *la Ciencia*, múltiple e infinita en sus formas, una en sus principios[200].

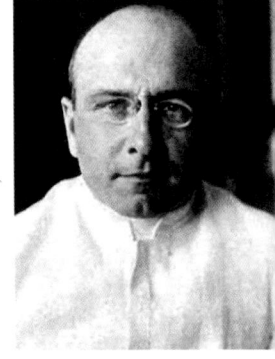

Alexis Carrel (1873-1944)

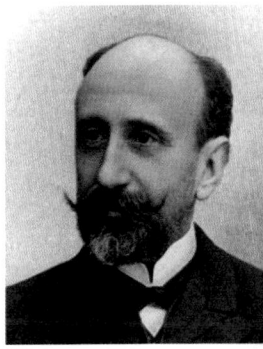

José de Letamendi
(1828-1897)

B) Necesidad de especializarse

Conviene, empero, no exagerar la regla precedente, cayendo en el escollo de la enciclopedia, adonde van a parar todos los entendimientos dispersivos, inquietos, indisciplinados e incapaces de fijar mucho tiempo la atención en una sola idea. Las *aficiones rotatorias*, como las llamaba un médico-escritor originalísimo[201], pueden formar grandes literatos, conversadores deliciosos, oradores insignes, rara vez descubridores científicos.

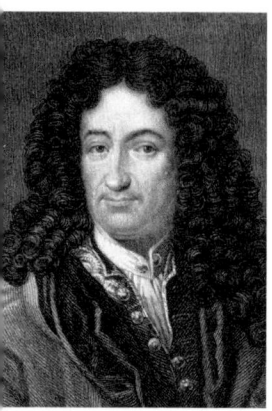

Gottfried Leibniz (1646-1716)

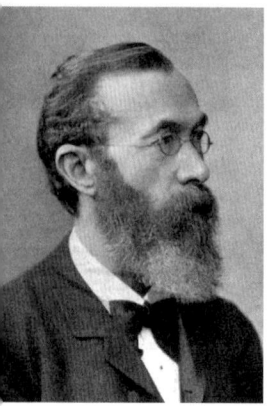

Wilhelm Wundt (1832-1920)

El proverbio tan conocido «el saber no ocupa lugar» es error de a folio, que, afortunadamente, no tiene graves consecuencias prácticas, pues aun los que creen en él están obligados a confesar que el aprender muchas cosas, cuando no espacio, ocupa tiempo. Solo un juicio demasiado lisonjero acerca de nuestros talentos puede explicar la manía enciclopédica, pues pretensión quimérica[202] constituye el intento de dominar varias ciencias, cuando vemos a hombres de verdadero genio e infatigable laboriosidad resignarse, a fin de poder cosechar algunas verdades, al conocimiento profundo de una rama del saber y, a menudo, al de un tema concreto de una ciencia determinada.

No nos hagamos, pues, ilusiones: si la vida de un hombre basta para saber algo de todas las disciplinas humanas, apenas es suficiente para dominar hasta el detalle una o dos de ellas.

Los enciclopedistas modernos, como Herbert Spencer, Mach, Wundt, etc., son en realidad especialistas de la filosofía de las ciencias y de las artes, conforme lo fueron en su tiempo Leibniz y Descartes[203], bien que estos sabios, por la natural limitación de los conocimientos de su época, pudieron abarcar un dominio bastante más extenso y realizar descubrimientos en dos o tres ciencias.

Pasaron ya, quizás para no volver más, los investigadores polilaterales: a la hora presente hay que reconocer que en física como en matemáticas, en química como en biología, los descubrimientos corren a cargo de sabios especialistas; pero, entiéndase bien, no de particularistas *monolaterizados*, incrustados en un detalle, sino de trabajadores que, sin perder de vista su dominio especial, siguen atentamente los progresos más culminantes de las ciencias afines. Semejante división del trabajo, además de buena táctica, constituye ineluctable necesidad. A ella nos obligan el tiempo extraordinario exigido por el ensayo y dominio de los métodos diariamente descubiertos, el creciente caudal de la producción bibliográfica y el considerable número de sabios que simultáneamente trabajan sobre cada tema de estudio[204].

Para terminar con la vulgar filosofía condensada en la reputada máxima «quien mucho abarca poco aprieta», en contraposición del no menos acreditado refrán «el saber no ocupa lugar», séanos lícito hacer una comparación vulgar. El entendimiento inquisitivo es como un arma de combate. Si en ella se labra un solo filo, tendremos una espada tajante. Si dos, el arma podrá cortar todavía, aunque menos eficientemente; pero, si le sacamos tres o cuatro, la acuidad de los filos irá disminuyendo hasta convertirse en inofensivo cuadradillo[205]. Una bayoneta podría, en rigor, cortar todavía, mas para ello fuera precisa formidable energía motriz; mientras que una daga bien afilada resulta temible aun en las manos de un niño.

Como el acero informe, nuestro intelecto representa una espada en potencia. Merced a la forja y lima del estudio, transfórmase en el templado y agudo escalpelo de la ciencia. Labremos el filo por solo un lado, o por dos a lo más, si queremos conservar su eficacia analítica y herir a fondo el corazón de las cuestiones; y dejemos a los bobalicones del enciclopedismo que transformen su entendimiento en inofensivo cuadradillo[206].

C) Lectura especial o técnica

Inútil es advertir que en la biblioteca del investigador deben figurar cuantos libros y revistas importantes, concernientes a la especialidad, vean la luz en las naciones más adelantadas. Las revistas alemanas serán consultadas a cada momento, pues, por lo que toca a la biología, es forzoso reconocer que Alemania sola produce más hechos nuevos que todas las naciones juntas[207].

Quien desea los fines quiere los medios; y pues, en la época actual, el conocimiento de la lengua germánica es imprescindible para ponerse al corriente de la última hora científica, estudiemos aquella seriamente, siquiera para llegar a la traducción, desembarazándonos de ese supersticioso terror que a los españoles nos inspiran los enrevesados términos y giros de los idiomas del Norte. Tan preciso es el conocimiento del alemán que no se hallará qui-

---

[207] Actualmente, en virtud de una emulación creciente, los focos de producción biológica se multiplican por doquier. Italia, Francia, Inglaterra y singularmente los Estados Unidos compiten y en muchos puntos sobrepujan a la hace algunos lustros insuperable labor de las universidades alemanas. [Not. Ed. Pág. 371]

zás un solo investigador italiano, inglés, francés, ruso o sueco que no sea capaz de leer corrientemente las monografías tudescas[208]. Y como los trabajos de los alemanes ven la luz en un país que puede actualmente considerarse como el foco de la producción científica, tales escritos tienen para nosotros la inestimable ventaja de contener extensas y puntuales noticias históricas y bibliográficas[209]. Después del alemán siguen en orden de importancia el inglés y el francés. Y nada diremos del italiano, porque no hay español medianamente culto que no sea capaz de traducirlo, aun sin la ayuda del diccionario. Ni es lícito ignorar que en algunas disciplinas científicas Italia marcha a la cabeza del progreso[210].

A la hora presente se publican trabajos científicos en más de seis idiomas. Al intento plausible de restaurar el latín, o de utilizar el esperanto[211] como lengua científica universal, han respondido los sabios multiplicando todavía el número de idiomas en que aparecen redactados los trabajos científicos. Preciso es reconocer que prácticamente el volapuk[212] o el esperanto[213] representan una lengua más[214]

---

[209] Aunque, merced a plausibles iniciativas, figura la lengua alemana en nuestro cuadro de asignaturas del instituto, por desgracia el fruto obtenido hasta hoy por nuestros escolares ha sido casi nulo, tanto por la insuficiencia del tiempo destinado a tal estudio cuanto por el vicioso método de enseñanza. Cuando falta el tiempo indispensable para dominar una lengua difícil, lógico sería no empeñarse en enseñar *todo el alemán*, sino el *alemán científico*, es decir, la suma relativamente escasa de reglas gramaticales y el caudal no muy cuantioso de voces necesario para traducir las monografías científicas. Lograr esto es obra de seis u ocho meses de labor asidua. Al aficionado a los trabajos biológicos le aconsejamos que se suscriba desde luego a una revista alemana de su especialidad, por ejemplo, a un *Centralblatt* cualquiera. La lectura, al principio muy trabajosa, de las monografías científicas le resultará cada día más accesible. El placer de obtener desde el principio algún fruto de sus afanes aumentará progresivamente su afición al trabajo. [Not. Ed. Pág. 371]

[214] Si los celos internacionales lo consintieran, fuera mucho más sencillo y práctico convenir en el empleo de una lengua viva, el francés, por ejemplo, como idioma científico. A los entusiastas del esperanto cabría preguntarles: cuando viajéis por Francia, ¿os resignaréis a no hablar francés?

(Conforme era de presumir, hoy —1920— el flamante volapuk ha sido definitivamente olvidado. Presagiamos que le ocurrirá lo mismo al esperanto). [Not. Ed. Pág. 373]

que aprender. Tal resultado era de prever; porque no consienten otra cosa ni las tendencias esencialmente popularizadoras y democráticas del saber moderno ni las miras económicas de autores y editores, cuyos intereses morales y materiales les impulsan a difundir en el gran público aquellas conquistas científicas que antaño fueron patrimonio exclusivo de las academias o de ciertas sumidades de la cátedra.

No se crea, empero, que el investigador debe hablar y escribir todas las lenguas de Europa; al español le bastará traducir las cuatro siguientes, que se ha convenido en llamar *lenguas sabias*, y en las cuales aparecen publicados casi todos los trabajos científicos: el francés, el inglés, el italiano y el alemán. Naturalmente, entre las lenguas sabias no figura el español; no queda, por tanto, a nuestros maestros más recurso, si desean que sus pesquisas sean conocidas y apreciadas por los especialistas[215], que escribir y hablar en uno de aquellos cuatro idiomas europeos[216].

D) Cómo se deben estudiar las monografías

Al leer las monografías de la especialidad que se desee cultivar, debemos fijarnos sobre todo en dos cosas: en los métodos de investigación de que el autor se ha servido en sus pesquisas y en los problemas que han quedado pendientes de solución. En cuanto al libro de popularización, nos merecerá menos atención y confianza,

---

[216] Cuando los españoles asisten a un congreso científico, deploran que nuestra lengua tenga que eclipsarse ante el alemán, francés o inglés. Estos patriotas inoportunos harían bien, antes de formular sus quejas y provocar la sonrisa de los sabios, en meditar estos tres irrebatibles asertos: 1.° Nuestra producción científica es, cualitativa y cuantitativamente, muy inferior a la de las cuatro naciones que gozan del privilegio de usar su lengua en los congresos. 2.° A consecuencia de esto, el castellano es desconocido de la inmensa mayoría de los sabios. Si inspirándonos en un patriotismo quijotesco nos empeñáramos en usarlo en los congresos internacionales, provocaríamos la deserción en masa de nuestros oyentes. 3.° En fin, naciones como Suecia, Holanda, Dinamarca, Hungría, Rusia y Japón, cuya producción científica supera con mucho a la española, jamás tuvieron la inmodestia de imponer en dichos certámenes su lengua respectiva; sus sabios son harto avisados para desconocer que, siendo ya excesiva la tarea de dominar las cuatro lenguas citadas, resultaría tortura insoportable aprender una o dos más. [Not. Ed. Pág. 373]

a menos que no sea alguna voluminosa exposición de conjunto o contenga algunos conceptos generales de fecunda aplicación en el laboratorio. En general, puede afirmarse que el libro refleja ya una fase histórica de la ciencia. Por efecto del mucho tiempo que exige su redacción y de la preocupación dominante en el autor de simplificar la materia para ser entendido del gran público, faltan o se hallan muy ligeramente esbozados los temas de actualidad, los detalles de los métodos y las lagunas de la investigación.

Someteremos a estudio detenido las monografías debidas a los autores más geniales y que mayor impulso hayan dado a la cuestión: el talento original posee, entre otras cualidades, una gran virtud sugestiva. Es propiedad de todo buen libro que el lector recoja en él no solo las ideas expuestas deliberadamente por el autor, sino otras totalmente nuevas, y hasta diferentes para cada hombre, y que brotan del conflicto entre nuestro fondo de representaciones y los conceptos del texto. Por donde se ve que la monografía genial, con ser buena fuente de información científica, resulta además eficaz reactivo de nuestras propias energías cerebrales.

Las cabezas humanas, como las palmeras del desierto, se fecundan a distancia. Mas, para que semejante conjugación entre dos espíritus se realice y dé fruto de bendición, es menester interesarse profundamente en la lectura del libro genial, penetrarse de su hondo sentido y, en fin, simpatizar con el autor. En la ciencia, como en la vida, el fruto viene siempre después del amor. Por no consultar las memorias originales y fiarse de obras de conjunto, ¡cuántos principiantes caen en el error de considerar ciertos ajenos y antiguos descubrimientos como fruto de propia labor!

Nuestro novel hombre de ciencia debe huir de resúmenes y manuales como de peste. Buenos para la enseñanza, los manuales son pésimos para guiar al investigador. Quien resume se resume a sí mismo; quiero decir que a menudo expone sus juicios y doctrinas en lugar de las del autor. De este toma lo que le agrada o lo que entiende y digiere sin esfuerzo: da lo principal por accesorio, y viceversa. A título de aclarar y popularizar la obra ajena, el abreviador acaba por sustituir su personalidad a la del autor, cuya fisonomía intelectual, tan interesante y educadora para el lector, permanece en la sombra.

De lo dicho se infiere la inexcusable obligación en que se halla el investigador, si desea evitar desagradables sorpresas, de leer a los autores en sus obras originales, a menos que los resúmenes no dimanen de los autores mismos, que entonces, por compensación de la concisión, acaso hallemos concepciones originales e ideas directrices de gran provecho para la labor analítica.

Aquí surge una cuestión: antes de empezar una investigación de laboratorio, ¿debe o no apurarse la bibliografía? Penetrados y como saturados de cuanto sobre el tema ha sido escrito, ¿no corremos el riesgo de ser sugestionados y de perder el don inapreciable de la independencia de juicio? La misma impresión de agotamiento del asunto, producida por la puntual información a que nos hemos entregado, ¿no será fatal a nuestras aspiraciones de hallar algo completamente original?

Cuestión es esta que cada cual resuelve a su manera; aunque, a mi ver, si para decidirla se acudiera a plebiscito de sabios, la solución sería no iniciar indagación ninguna sin tener a la vista todos los antecedentes bibliográficos. Procediendo de esta suerte, se evita el doloroso desencanto producido al saber que hemos malgastado el tiempo redescubriendo cosas conocidas y descuidando, por consiguiente, el estudio profundo de las verdaderas lagunas del tema.

La conducta más prudente, a mi ver, es apurar, desde luego, la investigación bibliológica especial antes de lanzarse a la tarea analítica. Pero cuando, por dificultades insuperables, sea ello irrealizable (según ocurre desgraciadamente en España, donde las universidades carecen de libros modernos extranjeros y las academias no tienen recursos para suscribirse a las revistas científicas más importantes), no debemos, por monografía de más o de menos, dejar de acudir al laboratorio, pues si, enterados de los mejores métodos en boga, trabajamos con ahínco y perseverancia, siempre hallaremos algo escapado a la sagacidad de los últimos observadores, por lo mismo que, no habiendo sido influidos por ellos, habremos caminado por rutas diferentes y considerado el tema desde diverso punto de vista. En último caso, vale mil veces más arriesgarse a repetir descubrimientos que renunciar a toda tentativa de indagación experimental; porque el principiante que en sus primeros ensayos de observador sabe hallar cosas poco tiempo antes publicadas, lejos de desalentarse por ello, fortifica su confianza en el propio valer, cobra ánimos para futuras empresas y acaba por fabricar ciencia original, en cuanto sus medios pecuniarios correspondan a sus buenos deseos.

E) Necesidad absoluta de buscar la inspiración en la naturaleza[217]

Mucho aprenderemos en los libros, pero más aprenderemos en la contemplación de la naturaleza, causa y ocasión de todos los libros[218]. Tiene el examen directo de los fenómenos no sé qué fermento perturbador de nuestra inercia mental, cierta virtud excitadora y vivificante, del todo ausente o apenas actuante aun en las copias y descripciones más fieles de la realidad.

Todos habremos podido notar que, al intentar la comprobación de un hecho descrito por los autores, este se presenta siempre con faz distinta de la presumida, y sugiere ideas y planes de acción no suscitados por la mera lectura. Ello depende, a nuestro juicio, de la incapacidad de la palabra humana para la pintura fiel de la realidad exterior. En cuanto causa de conocimiento, esta representa un haz de sensaciones variadísimas y complejas, de las cuales la expresión simbólica, que procede siempre por abstracción y simplificación, refleja solo una mínima parte.

Toda descripción, por objetiva e ingenua que parezca, constituye interpretación personal, punto de vista propio del autor[219]. Sabido es que el hombre mezcla a todo su personalidad, y cuando cree fotografiar el mundo exterior, a menudo se contempla y se retrata a sí mismo.

Por otra parte, la observación suministra, a más de los datos empíricos con los cuales hemos de formar el juicio, ciertos factores sentimentales, insustituibles: la sorpresa, el entusiasmo, la emoción

agradable, que son fuerzas propulsoras de la imaginación constructiva. La emoción enciende la máquina cerebral, que adquiere
por ella el calor necesario para la forja de intuiciones afortunadas
y de hipótesis plausibles[220].

En comprobación de los efectos sugestivos que la naturaleza,
obrando directamente, causa en el observador[221], séame licito referir
la impresión sentida al contemplar por primera vez el fenómeno
de la circulación de la sangre[222].

Estudiaba yo tercer año de Medicina y había en diversos libros
aprendido los pormenores del fenómeno mencionado, pero sin que
estas lecturas encadenaran mi atención ni produjeran corrientes
intensas de pensamiento[223]. Mas cuando uno de mis amigos, el
señor Borao, ayudante de Fisiología[224], tuvo la gentileza de mos-
trarme la circulación en el mesenterio de la rana, en presencia del
sublime espectáculo, sentí como una revelación[225]. Entusiasmado
y conmovido al ver girar los glóbulos rojos y blancos como los
cantos rodados al ímpetu del torrente; al notar cómo, por virtud de
su elasticidad, los hematíes se estiraban y pasaban trabajosamente
por los más finos capilares, recobrando, salvado el obstáculo, súbitamente su forma, a la manera de un resorte; al advertir que, al
menor impedimento en la corriente, se entreabrían las junturas
del endotelio y sobrevenía la hemorragia y el edema; al reparar,
en fin, en cómo el latido cardíaco, atenuado por la excesiva acción del curare[226], sacudía flojamente los hematíes atascados[227]...,
pareciome como que se descorría un velo en mi espíritu[228], y se
alejaban y perdían las creencias en no sé qué misteriosas fuerzas
a que por entonces se atribuían los fenómenos de la vida[229]. En
mi entusiasmo prorrumpí en las siguientes frases, ignorando que
muchos, singularmente Descartes, las habían expresado siglos antes:
«La vida semeja puro mecanismo. Los cuerpos vivos son máquinas
hidráulicas tan perfectas que son capaces de reparar los desarreglos
causados por el ímpetu del torrente que las mueve, y de producir,
en virtud de la generación, otras máquinas hidráulicas semejantes»[230]. Tengo por seguro que esta viva impresión causada por la

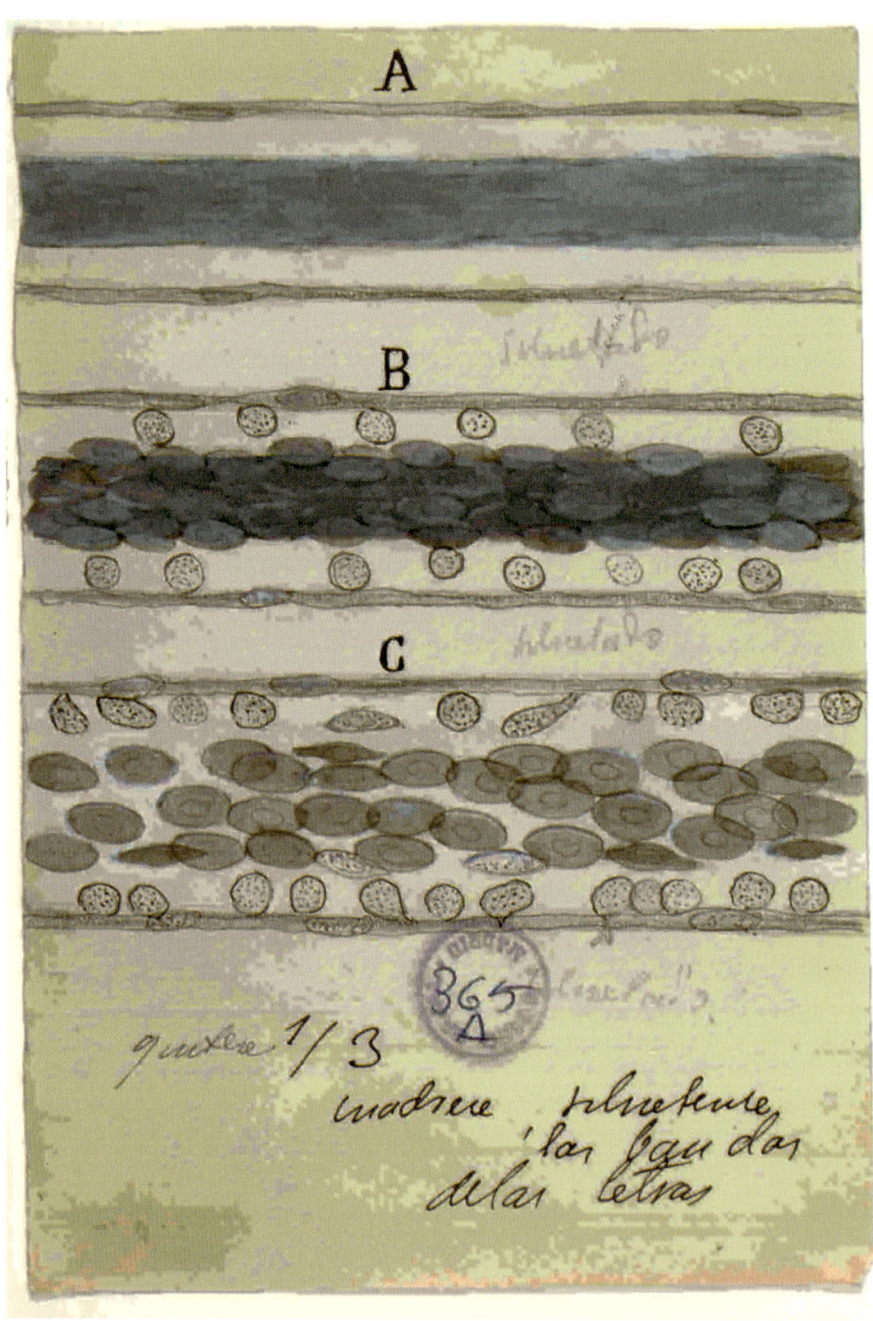

Dibujo científico de Santiago Ramón y Cajal, en el que se representan diferentes aspectos de la circulación de la sangre en una vena del mesenterio

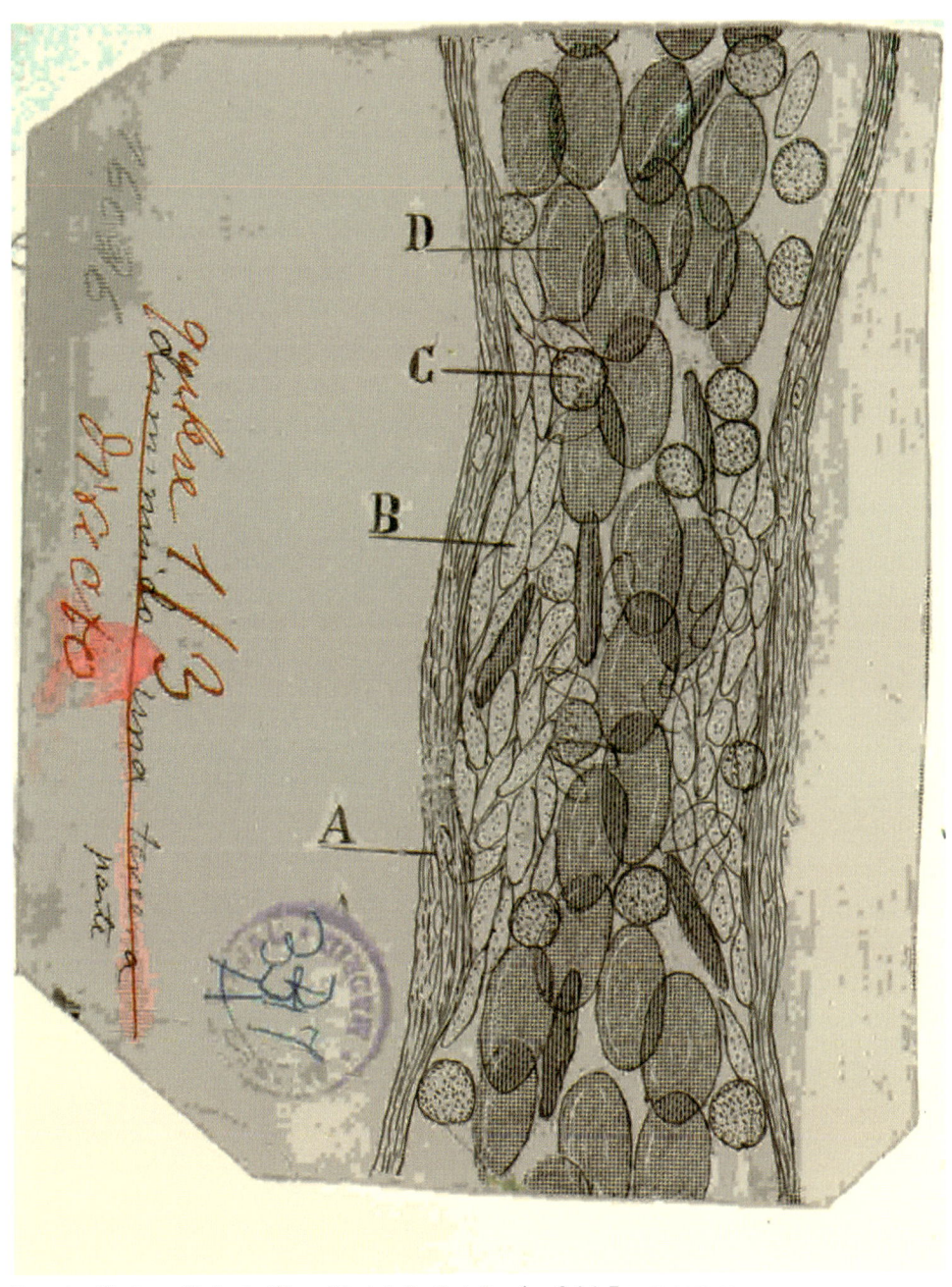

Reproducción de un dibujo científico original de Santiago Ramón y Cajal. En este caso, se trata de la venita de un mesenterio de rana. Tanto este documento como el de la página anterior forman parte del Legado Cajal

contemplación directa del mecanismo íntimo de la vida fue uno de los decisivos estímulos de mi afición a los estudios biológicos[231].

F) Dominio de los métodos

Escogido el tema de estudio e informado menudamente, a ser posible, del estado actual del punto a esclarecer, el investigador pasará a aplicar cuantos métodos analíticos hayan sido propuestos, al objeto de confirmar los hechos descritos y reproducidos en las más recientes monografías. Durante esta tentativa de comprobación, se le revelarán a menudo los puntos dudosos, las hipótesis insostenibles, las lagunas de la observación, y entreverá más de una vez el camino por el cual le será dado impulsar el conocimiento del tema.

La maestría de los métodos, particularmente en las ciencias biológicas, es tan trascendental que, sin temor de equivocación, se puede afirmar que los grandes descubrimientos corren a cargo de los técnicos más primorosos: de aquellos sabios que han profundizado, a favor de perseverantes ensayos, en todos los secretos de uno o varios recursos analíticos.

En apoyo de este aserto bastará recordar que, a despecho de los centenares de histólogos, embriólogos y anatómicos que se conocen en Europa y América, las más salientes conquistas científicas se deben a una docena de hombres que se han señalado, ora por la invención, ora por el perfeccionamiento, ya por el absoluto dominio de algunos métodos de indagación.

Entre los procedimientos de estudio se escogerán de preferencia los más recientes, y sobre todo los más difíciles, por ser los menos agotados. Importa poco el tiempo gastado en ensayos infructuosos, pues si el método ofrece sumo poder diferenciador, los resultados obtenidos tendrán gran importancia y nos indemnizarán con creces

---

[231] Hoy no suscribiría yo, sin algunas restricciones, este concepto mecánico o, si se quiere, estrictamente, físico-químico de la vida. En ella (origen, morfología de células y órganos, herencia, evolución, etc.) se dan fenómenos que presuponen causas absolutamente incomprensibles, no obstante las jactanciosas promesas darwinianas y los postulados de la escuela bioquímica de Loeb. [Not. Ed. Pág. 379]

de nuestros afanes. Con ello tendremos, además, la inestimable ventaja de caminar casi solitarios o de hallar en nuestra ruta pocos émulos y concurrentes.

G) En busca del hecho nuevo

He aquí la cuestión ardua, la preocupación soberana del principiante, que sabe, por la historia de la investigación científica, que alcanzado el primer descubrimiento se siguen otros derivados de él como las consecuencias de las premisas.

La nueva verdad hallada es, a menudo, el fruto de paciente y tenaz observación, la consecuencia de haber aplicado al tema más tiempo, más constancia y mejores métodos que nuestros predecesores. Como hemos dicho más atrás, la consideración escrupulosa y repetida de los mismos hechos acaba por dotarnos de una sensibilidad analítica refinada y como sobreexcitada en cuanto atañe al tema escogido. ¡Cuántas veces nos ha sido dado hallar, en virtud de ese golpe de vista fruto de la experiencia, cosas enteramente nuevas en las preparaciones donde nuestros discípulos nada veían de particular! Y ¡cuántos hechos nuevos habrán escapado a nuestra atención cuando, bisoños todavía en la técnica micrográfica, cada preparación nos parecía una esfinge!

Además del notable incremento que adquiere nuestra capacidad diferenciadora por la repetición de experimentos y de observaciones, el perseverante estudio de una cuestión nos lleva casi siempre a perfeccionar los métodos de investigación, determinando todas las condiciones del mal resultado, y, por ende, las causas promotoras del máximo rendimiento técnico.

A veces, el descubrimiento constituye el premio de la diligencia. Trátase de aplicar un procedimiento reciente, y apenas explotado, a temas nuevos. Semejante táctica ha suscitado grandes y fáciles progresos en los vastos dominios de la bacteriología, anatomía e histología comparadas.

Dado que los grandes impulsores científicos han sido, por lo común, creadores de métodos, lo mejor y más congruente sería

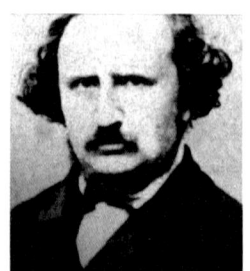

Joseph von Gerlach (1820–1896)

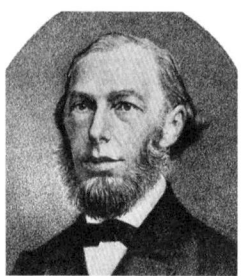

Max Schulze (1825-1874)

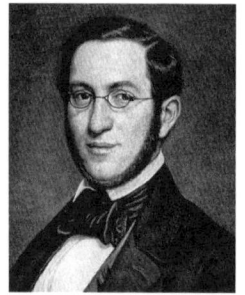

Adolph Hannover (1814-1894)

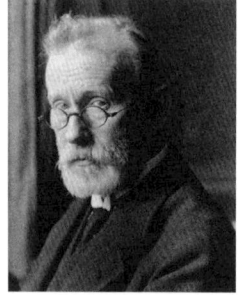

Paul Ehrlich (1854-1915)

dictar reglas para el hallazgo de estos. Desgraciadamente, en las ciencias biológicas casi todos los recursos analíticos débense al azar[232].

En general, cabe afirmar que los métodos representan felices aplicaciones a un dominio científico de verdades pertenecientes a otra disciplina del saber; mas esta aplicación suele ser obra de tanteos azarosos, o, cuando más, se inspira en vagas analogías. En bacteriología, histología e histoquímica, por ejemplo, los métodos representan, según dejamos apuntado ya, efectos selectivos de materias colorantes o de reactivos creados por la química moderna. Ninguna razón plausible, a no ser el intento de provocar la casualidad, pudo inspirar a Gerlach la coloración de los núcleos por el carmín; a Max Schultze el empleo del ácido ósmico en el tejido nervioso[233]; a Hannover la introducción del ácido crómico y bicromatos en el endurecimiento de los tejidos[234]; a Koch, Ehrlich y otros, el aprovechamiento de las anilinas para la impregnación de las bacterias[235], etc.

Si conociéramos de un modo perfecto la composición química de las células vivas, los resultados debidos a la aplicación de tal o cual reactivo colorante vendrían a ser mera deducción de los principios de la química biológica. Empero, hallándonos harto distantes de este ideal, quienes pretendan descubrir nuevos métodos biológicos no tienen más recurso que someter los tejidos vivos a los mismos ciegos ensayos a que se entregaban los químicos de los pasados siglos para lograr, de vez en cuando, del conflicto y mezcla de varios cuerpos, combinaciones imprevistas.

Menester es, pues, fiar algo a la casualidad, provocándola mediante una serie reiterada de tanteos, en los cuales no podemos ser guiados más que por la intuición auxiliada por el conocimiento, todo lo profundo y preciso posible, de los reactivos y procederes técnicos recién introducidos en la química y la industria.

Y esto nos lleva a decir algo de la casualidad en la esfera de la investigación científica. Entra por mucho, positivamente, el azar en la labor empírica, y no debemos disimular que a él debe la ciencia brillantes adquisiciones; pero la casualidad no sonríe al que la desea, sino al que *la merece*, según la gráfica frase de Duclaux[236]. Y es preciso reconocer que solo la merecen los grandes observadores, porque ellos solamente saben solicitarla con tenacidad y perseverancia deseables[237]; y cuando obtienen la impensada revelación, solo ellos son capaces de adivinar su trascendencia y alcance.

En la ciencia, como en la lotería, la suerte favorece comúnmente al que juega más, es decir, al que, a la manera del protagonista del cuento, remueve continuamente la tierra del jardín[238]. Si Pasteur descubrió por azar las vacunas bacterianas, también colaboró su genio[239], que vislumbró todo el partido que podía sacarse de un hecho casual, a saber: el rebajamiento de la virulencia de un cultivo bacteriano abandonado al aire y verosímilmente atenuado por la acción del oxígeno.

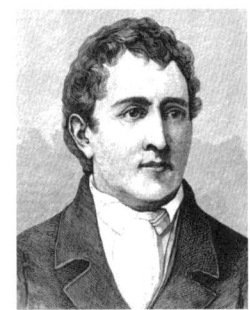

Carl Wilhelm Scheele (1742-1786)

La historia de la ciencia está llena de hallazgos parecidos: Scheele tropezó con el cloro, trabajando en aislar el manganeso[240]; Claude Bernard, imaginando experimentos encaminados a sorprender el órgano destructor del azúcar, halló la función glucogénica del hígado, etc. En fin, ejemplos recientes de casi milagrosa fortuna son los estupendos descubrimientos de Röntgen, Becquerel y los Curie[241].

Pura casualidad fue, según es notorio, el descubrimiento de los rayos X, hecho por el profesor Röntgen. Repetía este sabio en su laboratorio de Würzburgo los experimentos de Lenard[242] sobre las

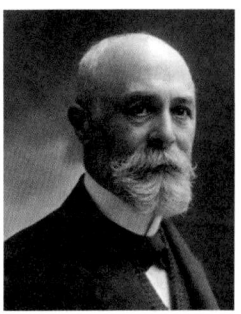

Henri Becquerel (1852-1908)

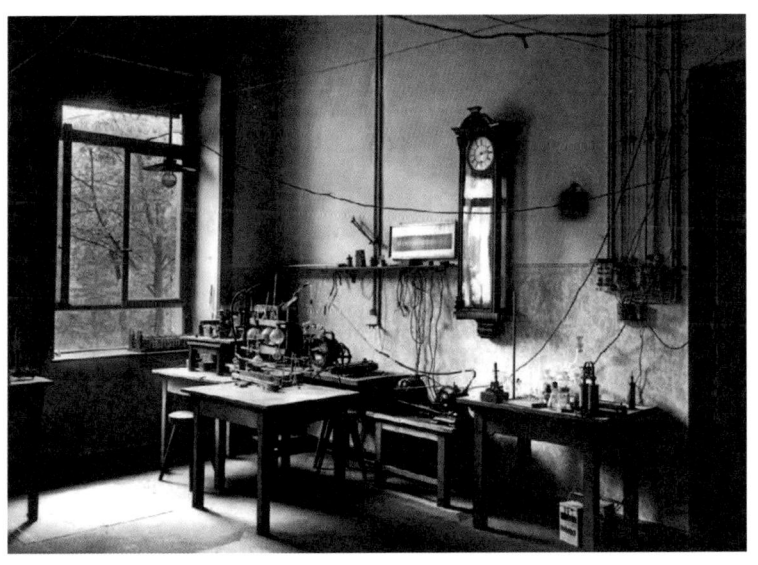

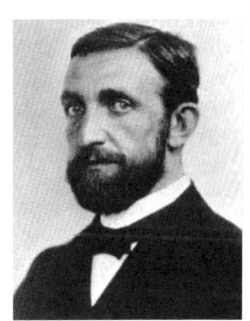

Philipp Lenard (1862-1947)

El laboratorio de Röntgen en Würzburgo

singulares propiedades de los rayos catódicos. Según costumbre, estas radiaciones eran proyectadas sobre pantalla fluorescente de platino-cianuro de bario. Y al objeto de averiguar la duración del fenómeno fluorescente, ocurriósele un día oscurecer el laboratorio cubriendo con caja de cartón la ampolla de Crookes[243], aparato generador, según es notorio, de los citados rayos catódicos. Puesta en acción la bobina, miró a la pantalla y vio con extraordinario asombro que esta se iluminaba intensamente. Interpuso después un trozo de madera, un libro, y siguió observando que las radiaciones —los rayos nuevos— atravesaban fácilmente estos cuerpos opacos. En fin, en momentos de febril impaciencia, intercaló casualmente la mano entre la ampolla de Crookes y la pantalla receptora, cuando, sobrecogido de intensa emoción, acaso con

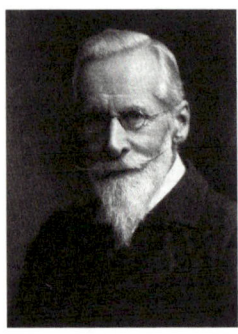

William Crookes (1832-1919)

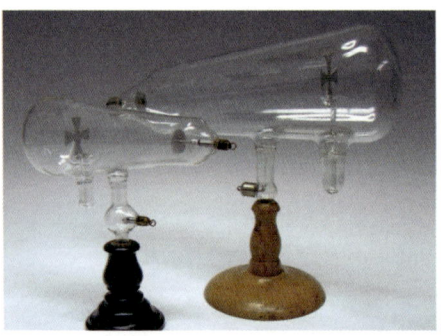

Tubo de rayos catódicos de cruz de Malta, aunque en aquella época se le conocía universalmente como «tubo de Crookes»; los investigadores los fabricaron en todas las formas y tamaños

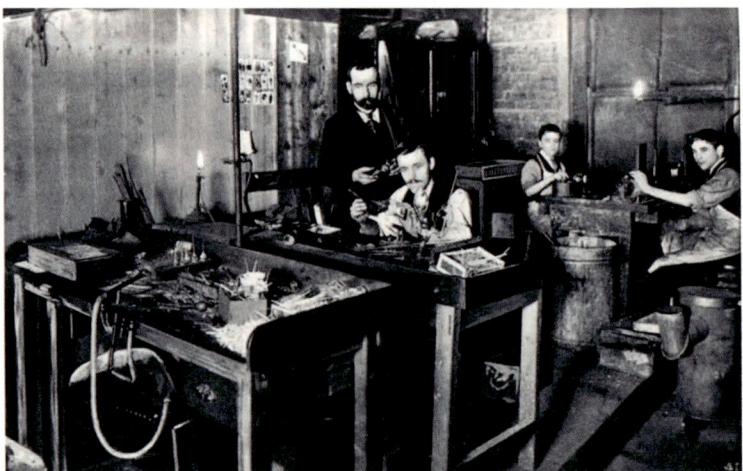

Vista de un taller fabricando tubos de Crookes en 1896

espanto, contempló espectáculo macabro: sobre la superficie del cuerpo fluorescente dibujábanse fielmente en negro los huesos de la mano, como si no existieran los tejidos envolventes. Los maravillosos rayos X quedaban descubiertos, y con ellos la radioscopia. Pronto siguieron la radiofotografía y las admirables aplicaciones quirúrgicas e industriales de todos conocidas[244].

El segundo caso, muy elocuente también, fue el descubrimiento fortuito de la radioactividad de la materia, debido al insigne físico francés Henri Becquerel[245].

Ya el malogrado Henri Poincaré habíase preguntado si al fin no resultaría que la producción de rayos X es propiedad de los cuerpos fluorescentes. Deseando confirmar esta conjetura y bien preparado, además, para tal linaje de indagaciones, *monsieur* Becquerel proyectó ensayar el sulfato de uranio, cuerpo típicamente fluorescente. Pero corrían los nebulosos días de febrero, y el sol no se dignaba aparecer. En espera de que el astro rey disipara las densas brumas de París, había el referido físico preparado con mucha antelación el experimento, colocando sobre placa sensible, cubierta de papel negro, varios cristales de sulfato de uranio, e interponiendo, además, una cruz de cobre. La impaciencia le devoraba. Aguijado por ella, ocúrresele cierto día extraer la placa de su envoltura protectriz y revelarla a la ventura. Grande fue su

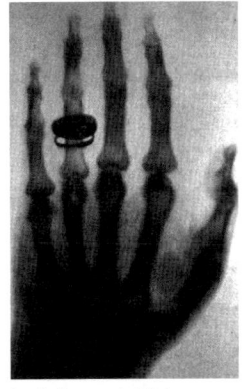

Radiografía tomada por Wilhelm Röntgen en 1896: se trata de la mano de Albert von Kölliker

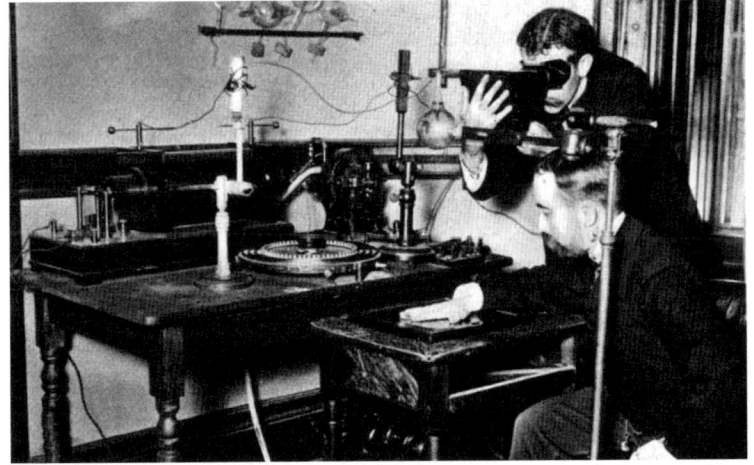

Los hallazgos de Röntgen dieron lugar al desarrollo de la práctica radiológica

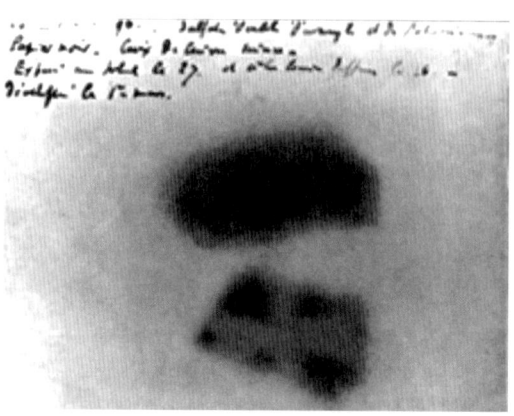

Imagen de una plancha fotográfica de Henri Becquerel, que fue expuesta a la radiación de una sal de uranio. Se ve claramente la sombra de la cruz de Malta colocada entre la placa y la sal de uranio

asombro al advertir, contra todas sus presunciones (la sal de uranio había permanecido en la oscuridad), intensa impresión en la placa, donde se mostraban dibujados en negro los cristales de la sal uránica y en claro la referida cruz metálica. Había, sin querer, descubierto la radioactividad de la materia, una de las más prodigiosas conquistas de la ciencia moderna.

Mas lo chocante y estupendo del caso fue que *monsieur* Becquerel realizó tamaño descubrimiento (que le valió el Premio Nobel) guiado por falsa hipótesis (relación etiológica entre la emisión de rayos X y la fluorescencia). Precisamente, de todos los cuerpos fluorescentes conocidos, *solo el uranio* posee poder radioactivo. Como se ve, el efecto fue teatral; se diría preparado por un genio irónico empeñado en impulsar la ciencia, a pesar de las más erróneas concepciones.

Mas es forzoso convenir en que, si muchos sabios descubrieron lo que no buscaban, todos ellos buscaron con admirable tenacidad y fueron dignos del éxito porque, con rara penetración, acertaron a sorprender los grandes progresos latentes en las tímidas y fragmentarias revelaciones del acaso. En suma: el azar afortunado suele ser casi siempre el premio del esfuerzo perseverante[246].

Solicitar la ayuda de la casualidad es como agitar el agua turbia para que suban y se hagan patentes los objetos sumergidos en el fondo. Todo observador hará bien en tentar su buena ventura; empero no confiará demasiado en ella, y apelará más a menudo al trabajo reglado, pues quien domina los métodos y está al corriente de los problemas todavía no resueltos, pero susceptibles de solución, logra casi siempre, sin aventurarse en probaturas de ordinario infecundas, algún descubrimiento de más o menos valía[247].

Conquistado el primer hecho nuevo (sobre todo si este es de aquellos cuyo advenimiento provoca en el ambiente científico nuevas corrientes de ideas), nuestra tarea será tan llana como brillante: como que se reducirá a ir sacando progresivamente las consecuencias que entraña la reciente adquisición en las diversas esferas de la ciencia. Por eso se ha dicho que el primer descubrimiento es el que cuesta; los demás suelen ser corolarios del primero. Doctrina sabida es, y proclamada por filósofos como Taine[248], y por científicos como Tyndall[249], que todo problema resuelto plantea infinidad de nuevas cuestiones, y que el descubrimiento de hoy contiene en germen los descubrimientos del mañana. La cima de la verdad, con tantos esfuerzos escalada, que mirada desde el valle semejaba montaña imponente, no es sino minúscula estribación de formidable cordillera que se columbra a través de la niebla, atrayéndonos con insaciable curiosidad. Satisfagamos esta ansia de subir y, aprovechando el plácido descanso que proporciona la contemplación del nuevo horizonte, meditemos desde la cima recién conquistada el plan que debe conducirnos a más altas regiones[250].

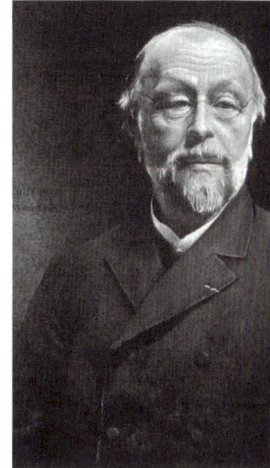

Hippolyte Taine (1828-1893)

Pero, según dejamos dicho, la fortuna de inaugurar un estudio lleno de promesas con un hecho trascendental es rara, y ningún investigador prudente debe contar demasiado con ella; por donde, para iniciar nuestra obra, no debemos vacilar en partir del descubrimiento de otros. Así y todo, no ha de faltarnos labor, y labor fecunda. El nuevo hecho, fruto del ajeno desvelo, suele causar una revolución en el ambiente científico[251]: convierte en sospechosas doctrinas antes estimadas como verdades firmes; suscita nuevas posiciones de equilibrio en esas vagas regiones de lo conjetural que forman el tránsito de lo conocido a lo desconocido; y plantea una serie de nuevas cuestiones que el iniciador, falto de tiempo, no pudo resolver por sí mismo[252].

Además, en el orden crítico este deja casi siempre incompleta su obra: influido todavía por la tradición, no acierta a romper

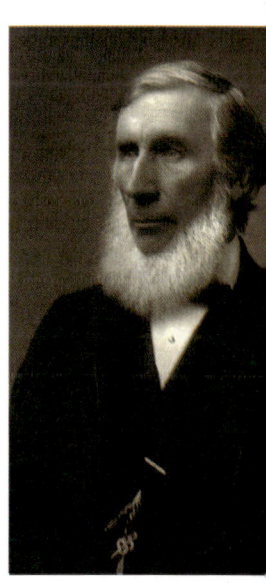

John Tyndall (1820-1893)

abiertamente con los prejuicios del pasado; receloso, acaso, de hallar demasiada oposición en el ambiente científico, e impaciente de aprobaciones y aplausos, presenta su teoría como una transacción entre viejas y novísimas doctrinas. Por tal motivo, un observador menos meticuloso, llegado de refresco, suele perfeccionar, con poco esfuerzo, la obra del iniciador, sacando de ella las últimas consecuencias teóricas y prácticas. Todo ese cúmulo de problemas suscitados por la nueva conquista científica constituye terreno fecundísimo para el novel investigador. A él acudirá, bien templadas sus armas analíticas, sin arrogancia ni esperanza excesiva; pero no confíe en llegar solo: allí encontrará también una pléyade de émulos que intentarán ganarle por la mano, y a los cuales se adelantará solamente a fuerza de actividad, penetración y perseverancia.

Finalmente, cuando nos hallemos en presencia de varios temas igualmente favorables y fecundos, escogeremos aquel cuya metodología nos sea perfectamente conocida, y por el que sintamos decidida simpatía. Es consejo de buen sentido que Darwin daba a sus discípulos cuando le demandaban tema de estudio. Y la razón es que nuestro entendimiento redobla sus fuerzas cuando columbra en lontananza el premio del placer o de la utilidad.

El explorador de la naturaleza —lo hemos repetido varias veces— debe considerar la investigación cual *deporte* incomparable, en donde todo, desde los procederes técnicos hasta la elaboración doctrinal, constituye perenne manantial de gratas satisfacciones. Quien en presencia de un arduo problema no sienta crecer su entusiasmo ni acrecentarse sus fuerzas; quien, al aproximarse el solemne momento del *fiat lux* impacientemente esperado, no tenga el alma inundada por la emoción precursora del placer debe abandonar las empresas científicas, porque la naturaleza no otorga sus favores a los fríos de condición, y la frialdad es a menudo inequívoco signo de impotencia.

Capítulo IV
Enfermedades de la voluntad[253]

Todos hemos visto profesores superiormente dotados, desbordantes de actividad e iniciativas, en posesión de suficientes medios de trabajo, y que, sin embargo, no realizan obra personal ni escriben casi nunca. Sus discípulos y admiradores esperan con ansia la *obra grande*, legitimadora del alto concepto que del maestro se formaron, pero la obra grande no se escribe y el maestro continúa callando.

No nos engañen el optimismo y el buen deseo. A despecho del mérito excepcional y del celo y actividad desplegados en determinadas funciones docentes, dichos maestros son enfermos de la voluntad. No lo serán acaso a los ojos del frenópata; su modorra y dejadez no justifican todavía el diagnóstico de *abulia*; pero sus discípulos y amigos harán bien en considerarlos como anormales y de proponerles, con el respeto y dulzura debidos a su alta mentalidad, tratamiento espiritual adecuado.

Estos ilustres fracasados agrúpanse en las principales clases siguientes: *diletantes* o *contempladores*, *eruditos* o *bibliófilos*, *organófilos*, *megalófilos*, *descentrados* y *teorizantes*.

A) Contempladores

Variedad morbosa muy frecuente entre astrónomos, naturalistas, químicos, biólogos y físicos, reconócese en los síntomas siguientes: amor a la contemplación de la naturaleza, pero solo en sus manifestaciones estéticas (los espectáculos sublimes, las bellas formas, los colores espléndidos y las estructuras elegantes). Si el diletante es botánico, quedará para siempre anclado en la admiración de las algas, singularmente de las diatomeas, cuyos elegantes carapachos cautivarán su admiración. En su culto fetichista, pasará sus horas examinando y fotografiando de mil maneras tan interesantes seres, componiendo con ellos letreros, grecas, escudos y otros primores ornamentales, pero sin añadir al copioso catálogo de las especies conocidas una variedad nueva ni contribuir en lo más mínimo al conocimiento de la estructura, evolución y funcionalismo de los citados microorganismos.

Si el sibarita científico es histólogo, se consagrará con amor al arte de prestar a las células y tejidos orgánicos vistosas coloraciones; dominará a maravilla la jeringuilla de inyección y, en su ingenua admiración de lo pintoresco, pasará sus veladas dibujando las elegantes redecillas que el carmín y el azul de Prusia bordan en los capilares del intestino, músculos y glándulas. A gala tendrá el dominar los más elegantes métodos de tintorería histológica, sin sentir jamás la tentación de aplicarlos a un tema nuevo o dilucidar una cuestión litigiosa.

Si es geólogo, permanecerá arrobado examinando a la luz polarizada los espléndidos colores mostrados por las secciones de rocas; si bacteriólogo, se aficionará al *coleccionamiento* y cultivo de los microbios cromógenos y fosforescentes; si astrónomo, consagrará sus ocios a fotografiar las montañas de la Luna o las manchas del Sol…

¿A qué seguir? Todos nuestros lectores recordarán tipos y variedades interesantes de esta especie, tan simpática por su entusiasmo juvenil y verbo cálido y cautivador como estéril para el progreso efectivo de la ciencia.

B) Bibliófilos y políglotas

Como el micrógrafo se recrea en la diatomea o el zoólogo en conchas, insectos y pájaros de vistosa librea, el bibliófilo se deleita con la lectura del libro o monografía novísimos, de esas monografías trascendentales, renovadoras, que solo recibe él, y de que nuestro erudito se sirve maravillosamente para asombrar a sus amigos.

Los síntomas de esta dolencia son: tendencias enciclopedistas; dominio de muchos idiomas, algunos totalmente inútiles; abono exclusivo a revistas poco conocidas; acaparamiento de cuantos libros novísimos aparecen en el escaparate de los libreros; lectura asidua de lo que importa saber, pero, sobre todo, de lo que a pocos interesa; pereza invencible para escribir y desvío del seminario y del laboratorio.

Como es natural, nuestro erudito vive *en* y *para* su biblioteca, que es copiosa y monumental. Allí recibe a sus contertulios, a quienes cautiva con una conversación amena, brincadora, variadísima, iniciada de ordinario con estas o parecidas interrogaciones: ¿ha leído usted el libro de Fulano? (aquí un nombre yanqui, alemán, ruso o escandinavo). ¿Conoce usted la sorprendente teoría de Zutano? Y, sin oír la respuesta, el erudito desarrolla, con calurosa elocuencia, una doctrina las más veces estrafalaria y audaz, sin base objetiva suficiente y solo pasadera como tema de espiritual *causerie*[254].

Estos indolentes de la ciencia[255], que hablan de todo, malogrando y derrochando facultades exquisitas, ignoran una cosa muy sencilla y muy humana: que son censurados de sus mismos amigos y aduladores, a quienes inspiran más piedad que respeto. Y desconocen también, o al menos no sienten con la vehemencia debida, esta verdad trivial: que la erudición posee muy escaso valor cuando no representa la preparación y el pródromo de la acción personal intensa y perseverante. Todo su afán se cifra en pasar por monstruos de talento y de cultura, sin reparar en que solo el esfuerzo vivificante puede librar al sabio del olvido y la injusticia[256].

No hay, por fortuna, en este punto que insistir mucho para rectificar juicios sociales equivocados. Nadie ignora que vale quien sabe y actúa, y no quien sabe y se duerme. Rendimos tributo de veneración a quien añade una obra original a una biblioteca, y se lo negamos a quien lleva una biblioteca en la cabeza. Para resultar fonógrafo, no valía la pena haber complicado con el estudio y la reflexión la organización del cerebro. En cosa de más enjundia hay que emplear nuestras neuronas. Saber, pero transformar; conocer, pero obrar: tal es la norma del verdadero hombre de ciencia.

Brindemos, pues, nuestro aplauso y gratitud a quienes dejaron estela de verdades luminosas, y olvidemos a quienes se fatigaron estérilmente, convertidos en girándulas de sonoras palabras. Al modo del tenor, el erudito elocuente puede, sin duda, recibir en vida, en la cálida intimidad de su tertulia, plácemes entusiastas, pero en vano esperará las aclamaciones del gran teatro del mundo. El público del sabio vive lejos o no vive aún; lee y no oye; es tan austero y recto que no reconoce más títulos a la gratitud y al respeto que las verdades nuevas puestas en circulación en el mercado cultural.

C) Megalófilos

Caracterízase esta variedad de malogrados[257] por atributos nobles y simpáticos. Estudian mucho, pero aman también el trabajo personal; poseen el culto de la acción y dominan los métodos inquisitivos; rebosan de patriotismo sincero y ansían enaltecer su nombre y honrar a su país con admirables conquistas.

Y, sin embargo, un error funesto esteriliza sus afanes. Evolucionistas convencidos en teoría, resultan providencialistas en la práctica. Como si confiaran en el milagro, desean estrenarse con hazaña prodigiosa. Recordando acaso que Hertz, Mayer, Schwann, Röntgen, Curie iniciaron su vida científica con un gran descubrimiento, aspiran a ascender, desde el primer combate, de soldados a generales, y se pasan la vida planeando y dibujando, construyendo y rectificando[258], siempre en febril actividad, siempre en plena revisión, incubando el gran engendro, la obra asombrosa y arrolladora. Y los años transcurren, y la expectación se fatiga, y los émulos murmuran, y los amigos estrujan la imaginación para cohonestar el silencio del grande hombre. Y mientras tanto, sobre aquel tema tan detenidamente explorado, acariciado y lamido, llueven en el extranjero importantes monografías que arrebatan, ¡ay!, a nuestro ambicioso investigador el halago de la prioridad, y le obligan a cambiar de rumbo. Sin desanimarse, el megalófilo aborda otro tema, y cuando tiene casi construido el imponente monumento, nuevos émulos, que se permiten fabricar ciencia al por menor, vuelven a amargarle la existencia. Y al fin llega a la vejez entre el silencio indulgente de los discípulos y la irónica sonrisa de los sabios.

¡Y todo por no haberse plegado desde el principio, modesta y humildemente, a esta ley de naturaleza, que es también táctica de buen sentido!: abordar primeramente los pequeños problemas, para acometer después, si el éxito sonríe y las fuerzas crecen, las magnas hazañas de la investigación. Esta actitud prudente podrá no conducir siempre a la gloria; pero en todo caso nos granjeará la estima de los sabios y el respeto y consideración de nuestros conciudadanos.

A guisa de subvariedad de los megalófilos consideramos los *proyectistas*, que recuerdan a los antiguos arbitristas. Distínguense fácilmente por la ebullición y superabundancia de ideas y de planes de acción. Antes sus ojos optimistas, todo aparece de color de rosa. Por seguro tienen que, una vez secundadas, sus iniciativas abrirán amplios horizontes a la ciencia y rendirán frutos prácticos inestimables. Solo hay que deplorar una pequeña contrariedad: ninguna empresa llega a plena sazón. Todas se malogran, unas veces por escasez de medios, otras por ausencia de ambiente, las más por falta de discípulos capaces de cooperar a la magna obra, o de corporaciones y Gobiernos suficientemente cultos y avisados para alentarla y recompensarla.

La realidad es que no trabajan bastante; fáltales perseverancia. Como decía agudamente Gracián en su *Oráculo manual*: «Todo se les va a algunos en comenzar y nada acaban; inventan, pero no prosiguen; todo *para* en *parar* […]. Mate el sagaz la caza, no se le vaya todo en levantarla»[259].

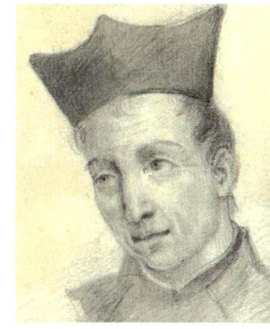

Baltasar Gracián
(1601-1658)

D) Organófilos

Variedad poco importante de infecundos, reconócense en seguida por una especie de culto fetichista hacia los instrumentos de observación[260]. Fascinados por el brillo del metal, como la alondra por el espejuelo, cuidan amorosamente de sus ídolos, que guardan como en sagrario, relucientes como espejos y admirablemente presentados. Reposo y disciplina conventual reinan en el laboratorio, donde no hay una mancha ni se oye el menor rumor.

En los amplios bolsillos del organófilo las llaves sonajean de continuo. Imposible que el ayudante o los alumnos consulten, en ausencia del profesor, la monografía o el aparato imprescindibles. Microscopios, espectroscopios, balanzas de precisión, reactivos, etc., están guardados y lacrados con siete sellos. ¡No faltaría más que por una condescendencia punible del jefe el ayudante estropeara el objetivo de Zeiss, el refractómetro o el aparato de polarización! ¡Ello sería horrible! Además, ¿no es él el único responsable del material científico, arca santa de la universidad, y no tendrá en su día que rendir estrecha cuenta a sus superiores? ¿Investigar? ¿Comprobar? ¡Ya lo hará cuando tenga tiempo, y luego que lleguen ciertas novísimas monografías cuya consulta le es indispensable! ¡Ah!, si el Gobierno le aumentase la consignación de material, quizá podría desprenderse, en obsequio a la enseñanza, de parte del sagrado depósito… ¡Pero mientras tanto!…

Estos maestros —de que nuestros lectores recordarán más de un ejemplar— erraron la vocación[261]. Creen ser buenos docentes y celosos funcionarios y, en realidad, son excelentes amas de casa. ¿Verdad que recuerdan a esas excelentes señoras, las cuales adornan primorosamente la sala, ordenan escrupulosamente los muebles, barnizan diariamente el parqué y, en evitación de manchas y desarreglos, reciben a sus relaciones en el comedor?

Claro es que de los organófilos empedernidos no puede sacarse partido. Padecen morbo casi incurable, sobre todo si va asociado, según ocurre con frecuencia, a cierto estado moral poco confesable: a la preocupación egoísta y antipática de impedir que otros trabajen, ya que ellos no saben o no quieren trabajar.

E) Descentrados

Si el profesorado no fuera a menudo entre nosotros mero escabel de la política o decoroso reclamo de la clientela profesional; si a nuestros candidatos a la cátedra se les exigieran, en concursos y oposiciones, pruebas objetivas de aptitud y vocación, en vez de pruebas puramente subjetivas y, en cierto modo, proféticas, abundarían

---

[261] Conocemos algunos que no se contentan con cerrar los armarios del laboratorio, sino que los precintan y lacran al ausentarse. [Not. Ed. Pág. 387]

menos esos casos de chocante contradicción entre la vocación real y la actividad oficial, entre la función retribuida y la actividad libre.

«Una de las causas de la prosperidad de Inglaterra —me decía un profesor de Cambridge— consiste en que, entre nosotros, cada cual ocupa su puesto». Lo contrario de lo que, salvando honrosas excepciones, acontece en España, en donde muchos parecen ocupar un puesto no para desempeñarlo, sino para cobrarlo y tener de paso el gusto de excluir a los aptos[262].

¿Quién no recuerda generales nacidos para pacíficos burócratas o jueces de paz; profesores de medicina cultivando la literatura o la arqueología; ingenieros escribiendo melodramas[263]; patólogos dedicados a la moral, y metafísicos votados a la política? De donde resulta que, en lugar de consagrar a la actividad oficial todas las fuerzas de nuestro espíritu, le rendimos solamente mínima parte de ellas, y eso de mala gana y como cumpliendo penosa obligación.

No pretendemos, empero, que la vida del profesor y, en general, del hombre de ciencia, sea tan austera y rigorista que haya de consumirse por entero en la tarea profesional. Desearíamos solamente que a ocupaciones amenas o de mero pasatiempo dedicara el sobrante de su actividad, esos sanos coqueteos de la atención enervada por la intensidad y monotonía de la diaria labor.

Más que anormales —pensará alguno— los descentrados son infortunados a quienes circunstancias adversas impusieron oficio contrario a sus inclinaciones. Sin embargo, bien consideradas las cosas, dichos fracasados entran también en la categoría de abúlicos, porque carecen de la energía necesaria para cambiar de camino, armonizando al fin la vocación con el empleo.

Los descentrados crónicos parécennos enfermos desahuciados. No así los jóvenes, a quienes sugestiones de familia o tiranías del medio moral desviaron de su destino, obligándoles a trabajo de forzados. Flexibles todavía las coyunturas mentales, harán bien en cambiar de dirección en cuanto soplen vientos favorables. Aun aquellos que, amarrados a una ciencia extraña a sus aficiones, viven como desterrados de su patria ideal podrían redimirse y trabajar con provecho si, levantando el ánimo al cumplimento de sagrados deberes, procuraran buscar dentro de sus tareas oficiales algún dominio agradable, donde laborar hondo y bien. ¿Qué ciencia carece de algún oasis deleitoso donde nuestra inteligencia encuentre útil empleo y plena satisfacción?

F) Teorizantes

Hay cabezas cultísimas y superiormente dotadas, cuya voluntad padece una forma especial de pereza, tanto más grave cuanto que ni a ellos se lo parece ni por tal suele reputarse. He aquí sus síntomas culminantes: talento de exposición; imaginación creadora e inquieta; desvío del laboratorio y antipatía invencible hacia la ciencia concreta y los hechos menudos. Pretenden ver en grande y viven en las nubes. Prefieren el libro a la monografía y las hipótesis brillantes y audaces a las concepciones clásicas, pero sólidas. En presencia de un problema difícil, sienten irresistible tentación no de interrogar a la naturaleza, sino de formular una teoría. Como acierten a percibir tenue y artificiosa analogía entre dos fenómenos, o logren encajar el hecho nuevo en el marco de una concepción general verdadera o falsa, danse por satisfechos y se creen excelsos reformadores. El método es legítimo en principio[264], pero abusan de él, cayendo en la inocencia de considerar las cosas bajo un solo aspecto. Para ellos lo esencial es la estética de la concepción. Poco importa que se funde en el aire, con tal de que sea bella e ingeniosa, ponderada y simétrica.

Como es natural, las decepciones persiguen al teorizante. El medio científico actual es tan poco propicio a las teorías que aun las que llevan el sello del genio necesitan para imponerse lustros de lucha y de incesante laboreo experimental. ¡Han caído tantas doctrinas que parecían inconmovibles!

En el fondo, el teorizante es un perezoso disfrazado de diligente. Sin percatarse de ello, obedece a la ley del mínimo esfuerzo. Porque es más fácil forjar una teoría que descubrir un fenómeno.

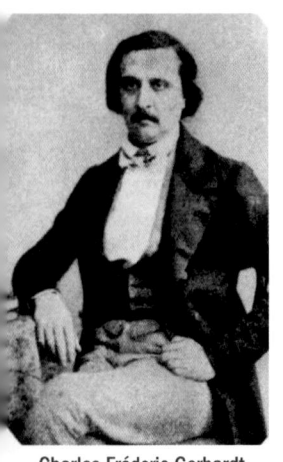

Charles Fréderic Gerhardt
(1816-1856)

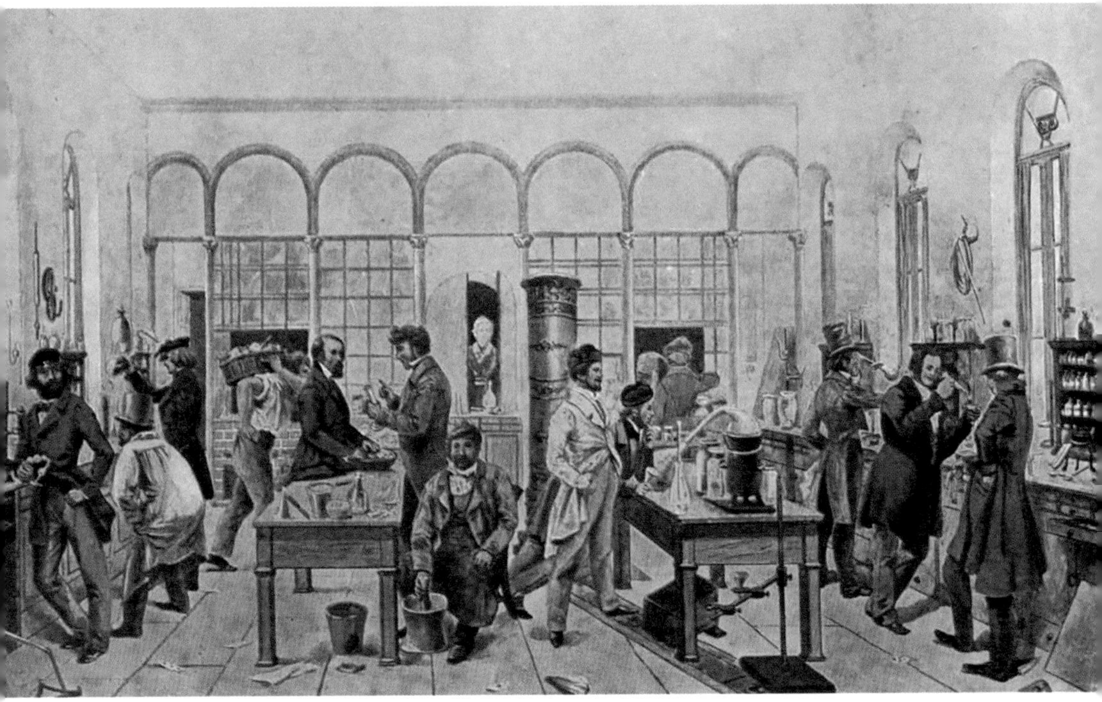

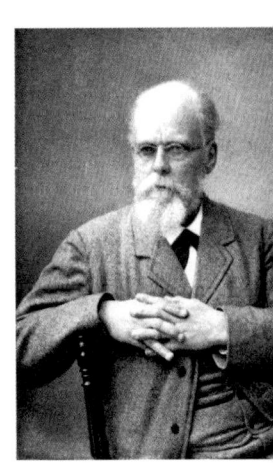

Wilhelm Trautschold, *Justus von Liebigs Doktoranden in seinem Gießener Labor*, 1841, Liebig-Museum

Liebig, buen juez en estas materias, escribía paternalmente al joven Gerhardt, químico de grandes alientos, pero harto inclinado a las síntesis ambiciosas: «No hagas hipótesis. Ellas te acarrearán la enemiga de los sabios. Preocúpate de aportar hechos nuevos. Los hechos son los únicos méritos no regateados por nadie: hablan alto en nuestro favor, pueden ser comprobados por todos los hombres inteligentes, nos crean amigos e imponen la atención y el respeto a los adversarios»[265].

Y Liebig tenía muchísima razón[266]. Las teorías son, en efecto, peligrosísimas para el porvenir de un principiante. Adoctrinar envuelve cierta arrogancia pedante, algo como alarde de superioridad intelectual, que solo se perdona al sabio ilustrado por larga serie de descubrimientos positivos. Adquiramos primero personalidad, seamos obreros útiles; más adelante veremos si se nos consiente ser arquitectos.

Acaso el lector, recordando lo que dejamos en otro lugar expuesto acerca de la necesidad de las hipótesis, se pregunte si no

August Weismann (1834-1914)

cometemos inconsecuencias. Hay que distinguir entre las hipótesis de trabajo (*Arbeitenhipothesen* de Weismann[267]) y las teorías científicas. La hipótesis constituye interrogación interpretativa de la naturaleza. Forma parte de la investigación misma, como que representa su fase inicial, su antecedente casi necesario. Pero especular de continuo, es decir, teorizar por teorizar, sin acudir al análisis objetivo de los fenómenos, es perderse en idealismos sin consistencia, es volver la espalda a la realidad.

Insistamos una vez más en esta conclusión evidente: el haber positivo de un sabio hállase formado por el conjunto de los hechos originales que aporta. Las hipótesis pasan, pero los hechos quedan. Las teorías nos abandonan, los hechos nos defienden. Ellos son nuestro capital efectivo, nuestros bienes raíces y nuestra mejor ejecutoria, y en la eterna mudanza de las cosas ellos solo se salvarán de los ultrajes del tiempo y del olvido o de la injusticia de los hombres[268]. Fiarlo todo al éxito de una concepción vale tanto como ignorar que cada quince o veinte años se renuevan las teorías. ¡Qué de hipótesis, al parecer definitivas, no han caído ruidosamente en física, en química en geología, en biología, etc., durante los últimos lustros! En cambio, ahí están inmutables, y desafiando a la crítica, los hechos bien observados de la anatomía y fisiología, de la química y de la geología, las leyes y ecuaciones de la astronomía y de la física[269]. «Dadme un hecho —decía Carlyle— y yo me postro ante él»[270].

En suma: el principiante consagrará su máxima actividad a descubrir hechos nuevos, haciendo observaciones precisas, experimentos fecundos, descripciones exactas. De las hipótesis se servirá a título de sugeridoras de planes de investigación y promotoras de nuevos temas de trabajo. Si, a pesar de todo, se siente compelido a crear vastas generalizaciones científicas, hágalo más adelante, cuando el caudal de observaciones originales allegadas le haya granjeado sólida autoridad. Entonces, y solo entonces, será oído con respeto y discutido sin desdén. Y si la fortuna le acompaña, ceñirá al fin la doble corona de investigador y de filósofo.

Hemos descrito los principales tipos de fracasados, haciendo resaltar, quizás con tintas algo subidas, sus flaquezas éticas y sus lacerias intelectuales. Nuestro propósito ha sido ponerles delante el espejo donde, tanto ellos como sus discípulos y admiradores, contemplen su deformidad[271]. No confiamos, empero, en la eficacia de nuestro diagnóstico para la corrección de los maduros y osificados. A los jóvenes que, en su candor, envidian prestigios más que discutibles se dirigen nuestros consejos. Y se enderezan, sobre todo, a esos profesores cultos y capaces de trabajar con fruto, pero que, influidos por el mal ejemplo y faltos de disciplina interior, comienzan a sentir, con el desmayo del trabajo personal, el deseo malsano y antipatriótico de imitar a nuestros engreídos infecundos.

Si, a pesar de todos los consejos, la reacción mental se retarda, hagan examen de conciencia y vean si no están en el caso de sufrir una cura espiritual en el extranjero. El laboratorio del sabio es un sanatorio incomparable para los extravíos de la atención y los desmayos de la voluntad. En él se desvanecen viejos prejuicios y se contraen sublimes contagios. Allí, al lado de un sabio laborioso y genial, recibirá nuestro abúlico el bautismo de sangre de la investigación; allí contemplará, con noble envidia, ardorosa emulación por arrancar secretos a lo desconocido; allí respirará el desdén sistemático hacia las vanas teorías y los discursos retóricos; allí, en fin —en extrañas tierras—, sentirá renacer el santo patriotismo. Y cuando, lanzado en el camino del trabajo personal, cuente en su haber algunos estimables descubrimientos, de regreso al país natal, aprenderá a escatimar sus admiraciones y mirará con desdén, casi con lástima, a sus antiguos ídolos.

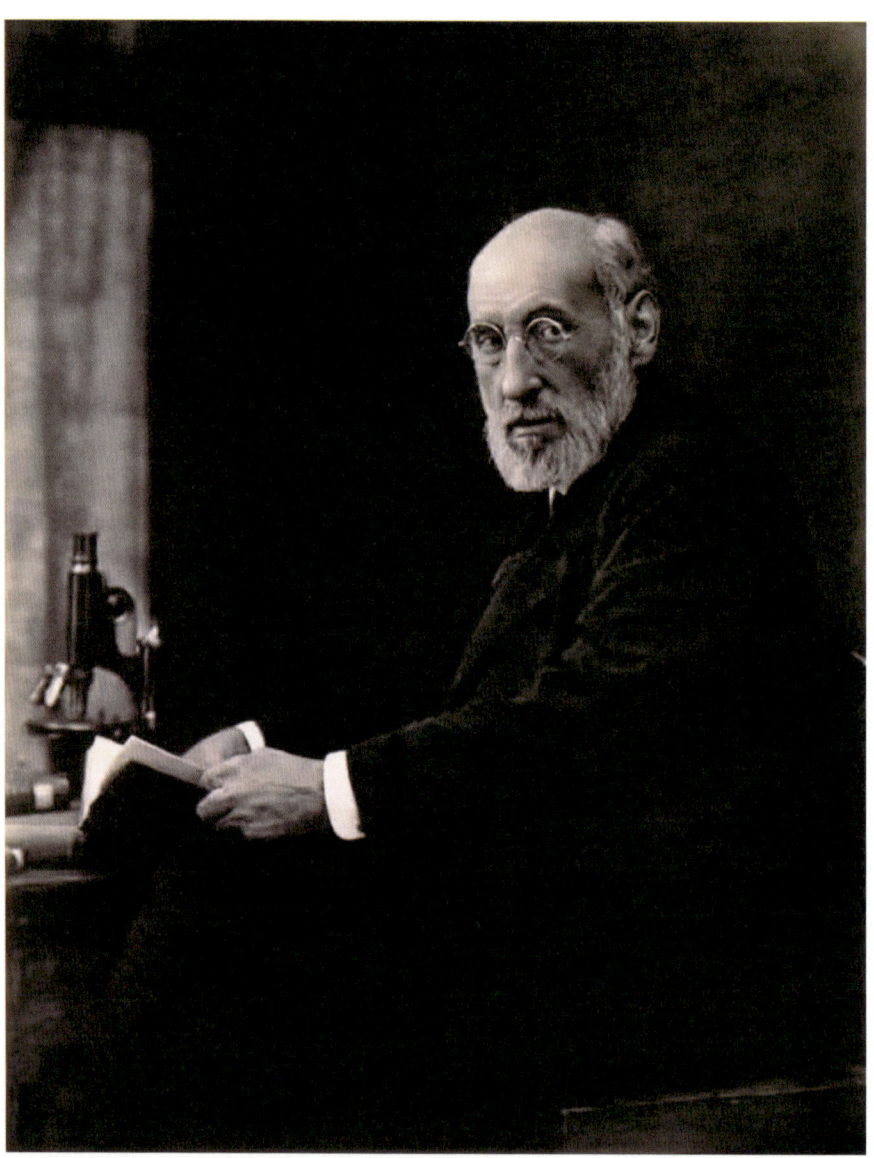

Retrato de Santiago Ramón y Cajal por Josep Padró, 1922

Capítulo V
Condiciones sociales favorables a la obra científica[272]

La producción del hombre de ciencia, como toda actividad del espíritu, hállase rigurosamente condicionada por el medio físico y moral. Con razón se ha dicho que el sabio es planta delicada, susceptible de prosperar solamente en un terreno especial formado por el aluvión de secular cultura y labrado por la solicitud y estimación sociales. En ambiente favorable, hasta el apocado siente crecer sus fuerzas; un medio hostil o indiferente abate el ánimo mejor templado. ¿Cómo proseguir cuando a nadie interesa nuestra obra? Solo un carácter férreo y heroico sería capaz de sobreponerse a un medio adverso y esperar, resignado y oscuro, la aprobación de la posteridad. Pero la sociedad no debe contar con los héroes, por si no tienen a comodidad aparecer. Atengámonos, sobre todo, a los caracteres medios y a los talentos regulares, como vengan asistidos de noble patriotismo y de hidalga ambición. A la formación y cultivo de estos patriotas del laboratorio deben contribuir Gobiernos e instituciones docentes, creándoles un ambiente social propicio y librándoles, en lo posible, de las preocupaciones de la vida material.

Sin duda que, durante algún tiempo todavía, y en virtud de causas cuyo examen dejamos para otro lugar, la investigación científica en España será obra de abnegación y de sacrificio. Con todo eso, fuerza es declarar que se han exagerado mucho las resistencias morales y materiales opuestas al trabajo científico. Nuestros Jeremías de la Universidad deploran, a veces con razón, la falta de medios; pero más a menudo se quejan un poco teatralmente, adoptando posturas retóricas, de abandono y hasta de persecución[273].

Tengamos la sinceridad de confesarlo; en la mayoría de los casos, frases desalentadoras como las siguientes: «Carezco de laboratorio; ejerzo una profesión incompatible con el vagar indispensable a la labor científica; las obligaciones de la familia me roban el tiempo y dinero exigidos por el trabajo de investigación», etc., etc., representan alegatos del *dolce far niente* o disculpas de un patriotismo desmayado.

Fácil será reducir a su cabal valor tales lamentaciones e insistir de pasada en esta verdad capital: *para la obra científica los medios son casi nada y el hombre lo es casi todo.*

A) DEFICIENCIA DE MEDIOS MATERIALES

He aquí la cómoda excusa que muchos profesores y no pocos doctores ajenos a la enseñanza, aunque aptos para la investigación, ponen por delante en cuanto se les interroga por sus trabajos[274]. Si el quejumbroso es *filósofo, jurista, filólogo*, etc., alegará la falta de lectores y, sobre todo, la ausencia de biblioteca de revistas especiales; si *bacteriólogo, histólogo* o *naturalista*, echará de menos un buen microscopio, reactivos, local adecuado, etc.; si *físico, químico* o *ingeniero*, repetirá la misma cantinela, deplorando la mezquindad del instrumental y la indotación del laboratorio; si *astrónomo*, se tenderá en el surco hasta que el Gobierno le proporcione magníficos telescopios, etc. Todos, en fin, coincidirán en que nuestros políticos, procedentes en su inmensa mayoría del gremio de juristas y literatos, desdeñan la ciencia experimental y la enseñanza objetiva. E incurriendo en un tópico vulgar, no vacilarán en suponerlos principales responsables de nuestro atraso[275].

Pueril fuera desconocer que hemos padecido, a menudo, ministros del viejo tipo retórico, sin orientación europea, y funestos, por tanto, al resurgimiento intelectual de nuestro país. Mas tales políticos, orientados hacia el pasado, devotos de la tradición y recelosos de la moderna cultura, han desaparecido casi por completo.

---

[275] Existen actualmente (1923) laboratorios en España tan suntuosamente dotados que los envidian los sabios más grandes del extranjero. Y, sin embargo, en aquellos se produce poco o nada. Es que nuestros ministros y corporaciones docentes se han olvidado de dos cosas importantes: que no basta declararse investigador para serlo y que los descubrimientos los hacen los hombres y no los aparatos científicos y las copiosas bibliotecas. [Not. Ed. Pág. 390]

Nuestros estadistas de hoy adolecen, sin duda, de algunos defectos (uno de ellos es ignorar o no sentir con suficiente energía que la grandeza y poderío de las naciones es obra de la ciencia, y que la justicia, el orden y las buenas leyes constituyen factores de prosperidad positivos, pero secundarios); pero en todo caso no incurrirán en el error antipatriótico de negar protección y subsidios a las eminencias de la cátedra y a las capacidades científicas indiscutibles. En su ingenuo optimismo han hecho más, y es doloroso consignarlo: han creado espléndidos laboratorios a beneficio de varones cuya aptitud y patriotismo parecen harto dudosos. Y si para los hábiles de la intriga y del favor se crean sinecuras y se acumulan espléndidos medios materiales, ¿cómo les serán estos negados a maestros esclarecidos, ilustrados por notorios descubrimientos o por trabajos científicos de positiva valía?

Tiene el político sus debilidades, pero tiene también sus noblezas. Y por encima de todo cultiva la habilidad y la travesura. Precisamente, esos mismos ministros, cuya voluntad flaquea ante los requerimientos de la amistad o de la clientela política, suelen ser los más solícitos en galardonar al mérito positivo.

Claro es que las susodichas facilidades de trabajo se dispensan de preferencia a profesores aventajados y de indiscutible autoridad. Con mayores obstáculos tropezarán los aficionados ansiosos de renombre. Harán mal, empero, en desanimarse. Para seguir adelante y fomentar la noble vocación, tendrán que escoger entre el sacrificio o la subordinación, es decir, entre el laboratorio propio y el laboratorio oficial.

En ausencia total de recursos materiales, todo principiante deberá recurrir al laboratorio oficial. Y conseguirá, si se lo propone, figurar entre los íntimos del maestro. Como su fuerza de trabajo y preparación científica sean suficientes, ¿qué profesor le negará una mesa de labor y paternales consejos?

Y, sin embargo, nosotros veríamos con más gusto al principiante (a poco que se lo consintieran sus recursos pecuniarios) iniciar su aprendizaje en laboratorio propio, organizado y sostenido con sus

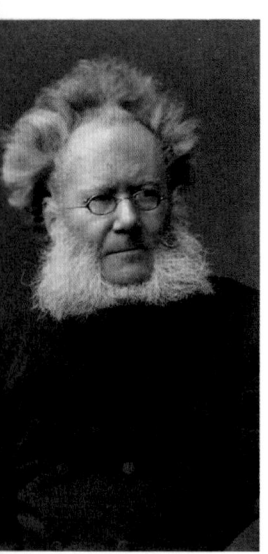

Henrik Ibsen (1828-1906)

modestas economías. Sin duda que el establecimiento oficial nos ofrece, con el maestro, guía valioso y, en muchos casos, irremplazable. Pero la labor en común adolece de muchos inconvenientes. La brevedad de las horas de trabajo, la conversación y bullicio continuos, el ir y venir de alumnos y ayudantes, la lucha por la posesión de los instrumentos analíticos y otras molestias anejas a los laboratorios universitarios, además de implicar pérdida de tiempo, producen una despolarización de la atención, nada favorable a la pesquisa científica.

En condiciones tales, y más si el guía deja algo que desear, vale más trabajar a solas. Sean nuestros maestros los libros: mentores sabios, serenos, sin eclipses ni mal humor. Con ellos daremos cima al empeño soberano, que consiste, antes de descubrir, en descubrirnos; antes de modelar la naturaleza, en modelarnos. Forjarnos un cerebro fuerte, un cerebro original, exclusivamente nuestro: he ahí la labor preliminar, absolutamente inexcusable. Y luego, llegada la madurez técnica, ¡qué holguras y facilidades para la indagación personal! Ibsen pone en boca de un personaje este consejo dirigido a un amigo: «Sé tú mismo». Nada mejor para lograrlo que laborar a solas[276].

¡Oh soledad confortadora, cuán propicia eres a la originalidad del pensamiento! ¡Cuán dulces y fecundas las invernales veladas pasadas en el *hogar-laboratorio*, durante las cuales los centros rechazan a sus devotos! Ellas nos libran de fatales improvisaciones, doman nuestra impaciencia y refinan la capacidad de observación. ¡Con qué cariño cuidamos de los instrumentos propios, cada uno de los cuales representa una vanidad negada o un vicio insatisfecho! ¡En nuestro amor hacia ellos, apreciamos sus excelencias, notamos sus defectos, esquivamos sus lazos, penetramos, en fin, en su alma amiga, que responde siempre, sumisa y simpáticamente, a los requerimientos de la nuestra!

Pero un laboratorio de investigación —reparará el lector— debe ser cosa dispendiosa. Error lamentable. Procurarse las herramientas necesarias cuesta muy poco. Misérrimos habrán de ser los profesores, naturalistas, médicos, farmacéuticos, etc., para quienes sea empresa inaccesible costear y sostener un centro privado de estudios experimentales.

Permítasenos la inmodestia de citarnos a este propósito. Con las exiguas economías del haber de un catedrático de provincias, y sin más ingresos extraordinarios que algunas lecciones particulares, hubimos nosotros de crear y mantener, durante quince años, un laboratorio micrográfico y suficiente biblioteca de revistas. Nuestro primer microscopio —un Verick estimable— fue adquirido a plazos[277]. Y el caso no es excepcional. Lo corriente es inaugurar la propia obra con penuria de medios, pero con medios propios, que precisamente por serlo resultan singularmente educadores y fecundos. Notorio es que la mayoría de los descubrimientos fisiológicos, histológicos y bacteriológicos, etc., fueron obra de jóvenes entusiastas, sin nombre y sin fortuna, que trabajaron en buhardillas o graneros[278]. El laboratorio oficial, cómodo y suntuoso, llegó más adelante, como galardón del éxito científico.

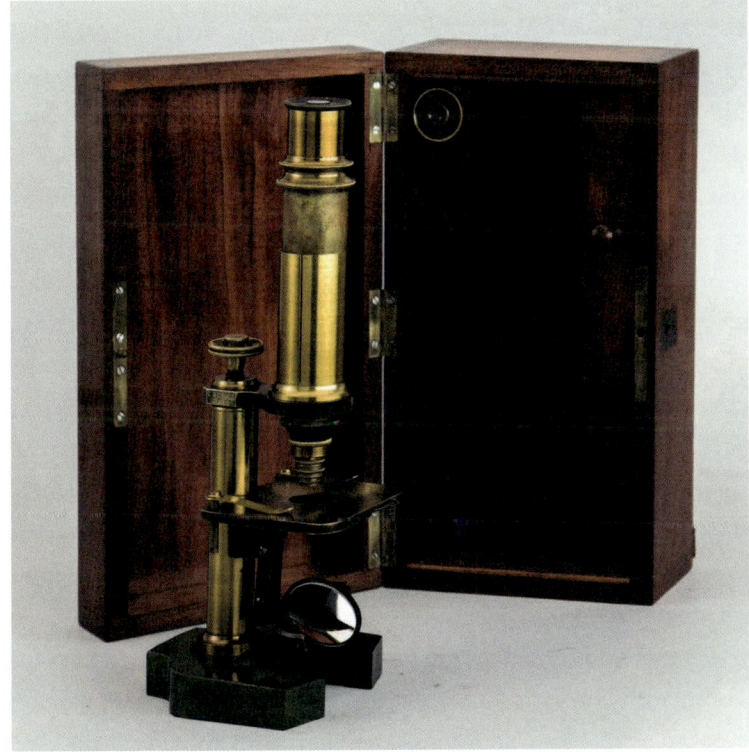

Microscopio monocular fabricado por Constant de Verick, 1870

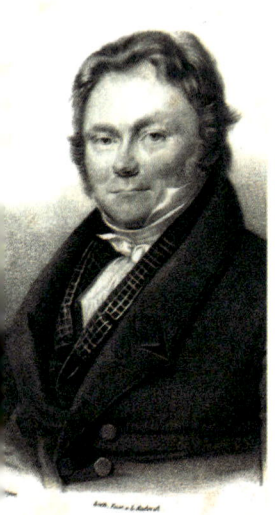

Jöns Jacob Berzelius (1779-1848)

A docenas podrían citarse ejemplos clásicos de modestos comienzos. Faraday, aprendiz de encuadernador, llevado de su entusiasmo científico, asentó de mozo o de mecánico en el laboratorio de Davy, alejado del cual, y sin haber seguido carrera alguna, montó un centro de investigaciones, del que brotaron admirables conquistas, renovadoras de la ciencia de la electricidad. El gran Berzelius inició sus descubrimientos químicos en el obrador de su botica[279]. Buena parte de los astrónomos de genio exploraron el cielo desde la azotea de sus casas, armados de medianos anteojos. Sirva de ejemplo Goldschmidt, quien, desde las ventanas de su habitación, y ayudado de modestísimo refractor (ciento cinco mil), descubrió, a fuerza de paciencia, muchos pequeños planetas[280].

En suma: más que escasez de medios, hay miseria de voluntad. El entusiasmo y la perseverancia hacen milagros. Lo excepcional es que, en lujosos y bien provistos laboratorios sostenidos por el Estado, un novel investigador logre estrenarse con memorable hazaña científica. Desde el punto de vista del éxito, lo costoso, lo que pide tiempo, brío y paciencia, no son los instrumentos, sino, según dejamos apuntado, desarrollar y madurar una aptitud. A lo más, la mezquindad económica nos condenará a limitar nuestras iniciativas, a achicar el marco de la indagación. Pero ¿no es esto una ventaja?

Desde este aspecto, cabe distinguir dos ciencias: una dispendiosa, aristocrática, cuyo culto exige templos suntuosos y ricas ofrendas, y otra barata, casera, democrática, accesible a los más humildes peculios. Y esta Minerva de los humildes muéstrase singularmente propicia: en su bondad acoge mejor las flores de la meditación intensa que aparatosas y regias hecatombes. Hay, además, un noble orgullo en triunfar con pobres medios: el orgullo de la elegancia y de la sobriedad. Por otra parte, nada realza mejor la enérgica personalidad del investigador, distinguiéndole de la caterva de trabajadores automáticos, que aquellos descubrimientos donde la voluntad y la lógica dominan el mecanismo, y para los cuales el cerebro es casi todo y los medios materiales casi nada[281].

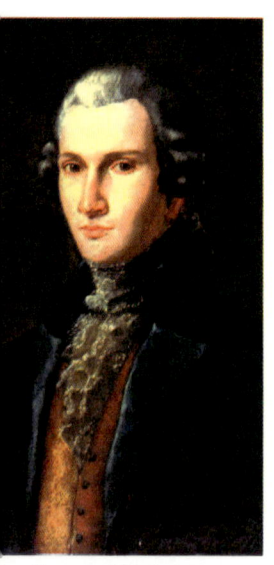

Hermann Goldschmidt (1802-1866)

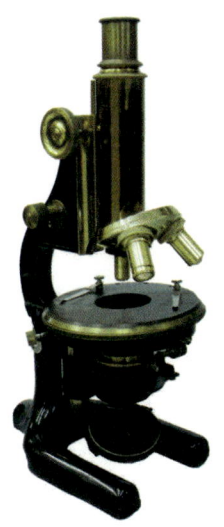
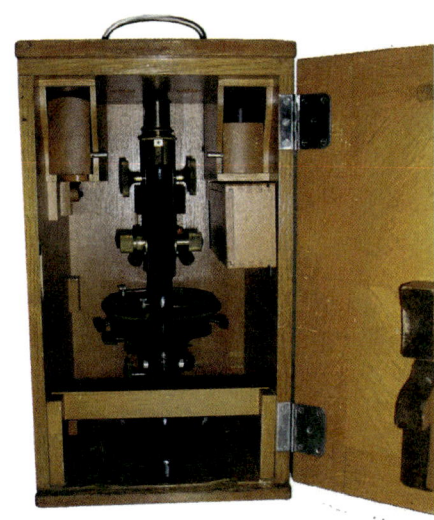

Microscopio de investigación Carl Zeiss, con platina circular que permite movimientos de rotación. Contiene un condensador de Abbe, con diafragma y altura graduables

Con el propósito de ser útil a nuestros lectores y desterrar preocupaciones económicas, vamos a descender un momento al terreno de las cifras, puntualizando algún presupuesto de laboratorios baratos.

El aficionado a la *botánica, anatomía comparada, histología, embriología*, etc., necesita, por junto, como instrumental: un microscopio Zeiss, mediano modelo, con concentrador luminoso Abbe; un objetivo de inmersión homogénea, dos a seco, y una pareja de

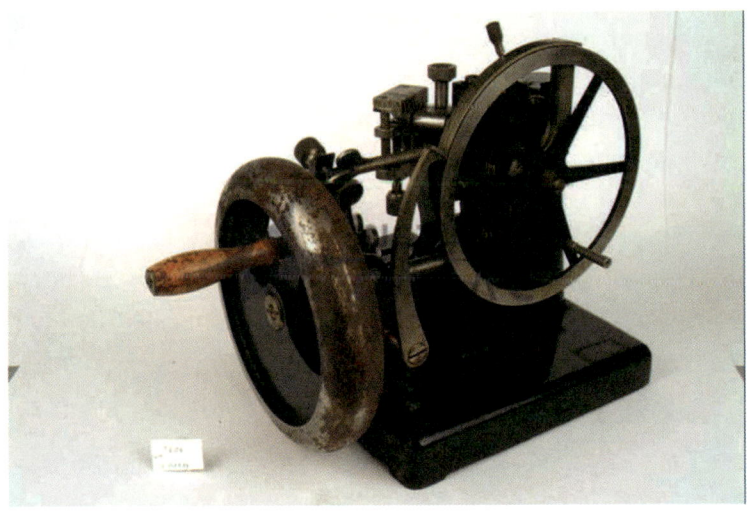

Microtomo Carl Reichert, Viena

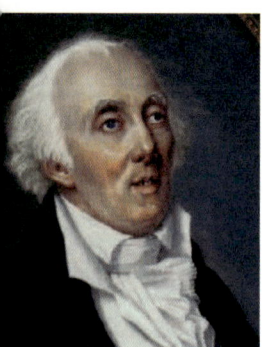

François Huber (1750-1831)

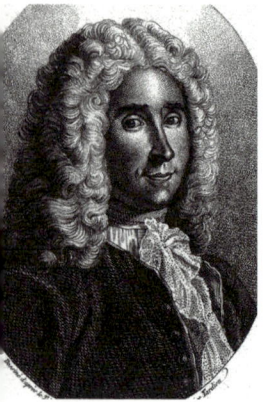

René Antoine Ferchault de
Réaumur (1683-1757)

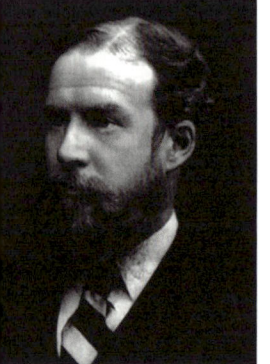

John Lubbock (1834-1913)

oculares (cuatrocientas a quinientas pesetas); pequeño microtomo de Reichert o de Schanze (ciento cincuenta); y algunos reactivos y materias colorantes (de treinta a cincuenta pesetas). En suma, un presupuesto total de mil a mil doscientas pesetas[282].

El *bacteriólogo* y *anatomopatólogo* han menester material algo más variado y dispendioso, aunque todavía abordable para el médico o naturalista noveles: microscopio igual al anterior; dos estufas, una de temperatura constante y otra de esterilización; tubos de ensayo; matraces; jaulas para animales, etc. Total: de mil ochocientos a dos mil pesetas.

El *fisiólogo* podrá inaugurar sus estudios con una caja de vivisecciones, aparato de contención de animales, cilindro registrador de Marey, carrete de inducción, pilas eléctricas, etc. Todo ello costará alrededor de mil pesetas.

Con menos instrumental todavía satisfarán sus gustos el *zoólogo*, el *geólogo* y, sobre todo, el aficionado a la *psicología comparada y experimental*. Nada más económico ni más cautivador para un espíritu medianamente filosófico que el estudio de los instintos; del modo de reacción de los animales en presencia de los excitantes; de las leyes del hábito y de la memoria; del efecto perturbador causado por la alteración del medio físico (variación, herencia, mutación *per saltum*, etc.); la materia, en fin, de las observaciones y experimentos clásicos de los Fabre, Réaumur, Huber, Lubbock, Forel, Perrier, Bohm[283], etc.

Ciertamente, mayores sacrificios impone el cultivo de la *física* y de la *química*. Requiérese a menudo el laboratorio oficial, bien provisto de costosos aparatos de medida o de análisis y de potentes generadores de energía motriz. Y, sin embargo, si nuestro físico en cierne sabe encerrarse en los límites de un tema especial, perteneciente a los grandes capítulos de la electricidad, luz, radioactividad, magnetismo, etc., podrá, con ayuda de pocos instrumentos, trabajar también eficazmente a domicilio e ilustrarse con indagaciones estimables.

---

[282] Esto se escribía hace muchos años. Claro es que hoy (1923), después de la guerra mundial, habría que aumentar estos modestos presupuestos en más de una mitad.

La norma de confinarse en uno o en corto número de temas posee valor absoluto. Quien ambicione explorar el dominio total de una ciencia (si ello fuera posible hoy) necesitaría, además de amplio local, disponer de un arsenal de instrumentos variadísimos y, por consiguiente, enormemente dispendiosos. He aquí un inconveniente más de la manía enciclopédica, contra la cual hemos protestado en capítulos anteriores.

B) Compatibilidad entre el ejercicio profesional y la labor investigadora

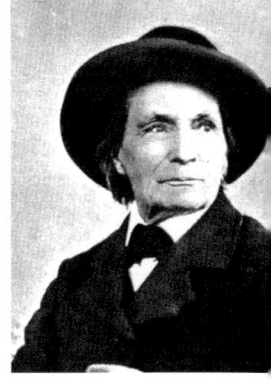

Jean-Henri Fabre (1823–1915)

Poco hay que esforzarse en demostrar que, lejos de excluirse, ambas tareas se completan e iluminan mutuamente. Para el amante de la observación, la práctica profesional constituye el mejor aliado del laboratorio. Aquella proporciona la materia inquisitiva, a cambio de la cual este presta al ejercicio profesional normas teóricas y soluciones prácticas.

Supongamos que el hombre de carrera sea médico con regular clientela. Sin vacilar declaramos que no ejercerá a conciencia su misión sin el concurso del laboratorio privado u oficial, donde personalmente se ocupe en dilucidar, con el microscopio y la técnica química, los arduos problemas de la clínica. Ni valga alegar que falta tiempo para ello y que a la realización de tales trabajos responden los laboratorios micrográficos y químicos dirigidos por

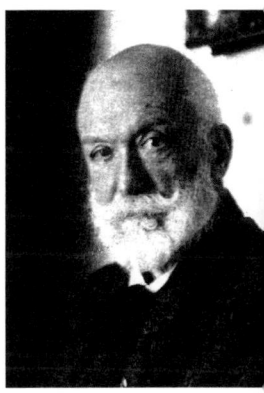

Auguste Forel (1848-1931)

especialistas (análisis pericial de sangre, orinas, tumores, microbios, etc.). Sin duda que estos laboratorios rinden servicios útiles; pero su eficacia máxima se obtiene solamente cuando concurre, en quien los dirige, la doble cualidad de técnico y de clínico.

Lejos estamos de condenar las excelencias de la división del trabajo. Pero convengamos en que la excesiva fragmentación de la labor científica entraña algunos inconvenientes. Uno de los cuales consiste en separar lo inseparable, es decir, en localizar en cabezas diferentes los términos de un mismo razonamiento. Alejados, el dato experimental y el juicio médico apenas se prestan ayuda; asociados en el mismo intelecto, se iluminan y fecundan mutuamente.

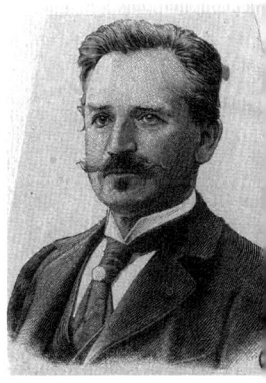

Edmond Perrier (1844-1921)

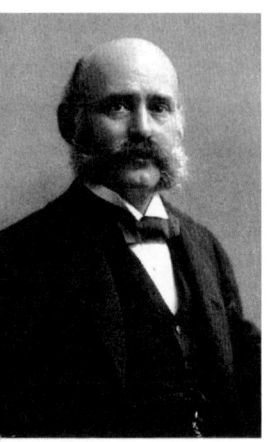

Carl Weigert (1845-1904)

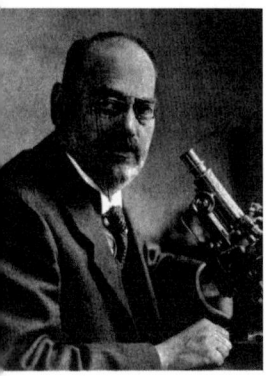

Ludwig Edinger (1855-1918)

Y viniendo a nuestro asunto, ocurre preguntar ahora: si el médico, entregado a la dilucidación de los problemas prácticos, adquiere, como no puede menos de suceder, pericia experimental y dominio de los métodos analíticos, ¿qué le costaría avanzar un paso más y consagrarse, sin abandonar su profesión, a la indagación científica original? Que ello es posible, y aun hacedero y llano, pruébase con la conducta de muchos médicos prácticos del extranjero, quienes, inspirados en nobles ideales, supieron, entre las inquietudes y apremios del ejercicio profesional, organizar laboratorios privados, honrándose y honrando a su país con descubrimientos biológicos de valía. Citemos, entre mil, al ilustre Virchow, que, siendo médico de Fráncfort, escribió su célebre obra sobre la patología celular; a Robert Koch, también médico práctico, domiciliado en Potsdam, cuyas investigaciones renovaron la bacteriología con hallazgos técnicos fecundísimos y observaciones admirables; a la brillante pléyade de neurólogos de Fráncfort, ciudad no universitaria, donde los Weigert, los Ehrlich, los Edinger[284], etc., crearon valiosos métodos de investigación histológica, etc.

C) El investigador y la familia

Los afanes y gastos exigidos por la creación y sostenimiento de una familia, en contraste con las mezquinas retribuciones con que el Estado sufraga la función docente, constituyen, según es harto sabido, otra de las razones alegadas por muchos de nuestros profesores para desertar del laboratorio y enderezar sus actividades a más lucrativas empresas. «La ciencia y la familia —afirman— son incompatibles. Puesto que la base física del profesor —añaden— representa mera ración de entretenimiento, ¿cómo invitar a nadie a compartirla? El sabio debe escoger, por tanto, entre su familia espiritual y su familia real; entre sus ideas y sus hijos»[285].

Preciso es reconocerlo: en tales exageraciones late un fondo de verdad. Los afanes del hogar restan fuerzas morales y económicas a la obra de investigación. El ideal universitario sería un monasterio, cuyos monjes, consagrados de por vida al estudio de la naturaleza, se distrajeran un tanto de sus deberes religiosos.

Porque somos demasiado imperfectos para consagrar por igual nuestro fervor a dos nobles causas. El ansia del cielo desinteresa de la tierra. Notorio es que los psicólogos, abismados en la contemplación del espíritu, desprecian el cerebro. Quienes se preocupan del diablo se ríen del microbio. Y la aspiración a la gloria eterna nos aleja de la gloria humana. ¡La gloria!...Vana ilusión, sin duda, pero capaz de remover montañas y de impulsar ardientemente a la humanidad hacia la verdad y el bien. Como el patriotismo, la pasión de la gloria debe sugerirse y nunca analizarse.

Mas la vida cenobítica resultaría para la mayoría de los sabios intolerable sacrificio. Parece que este ideal de íntima convivencia fue realidad en la famosa escuela de Alejandría. Sin embargo, aquellos célebres geómetras y astrónomos fueron sin duda casados. Si la mujer es un mal, convengamos en que es un mal necesario[286]. Poquísimos son los austeros para quienes la bella mitad del género humano representa algo así como vistoso ejemplar de colección ornitológica. Además, mala táctica de conquistar adeptos sería brindarles la abstención y el martirio. Sea abnegado quien pueda, pero no impongamos a nadie la abnegación[287].

He aquí un punto en que la tutela del Estado resulta necesaria. Es mera cuestión económica[288]. Obligación sagrada de aquel es conciliar la obra científica con la holgada vida de familia, ahorrando al investigador dolorosas renuncias. Como todo ciudadano celoso del bien público, el científico debe hallarse en situación de satisfacer la plenitud de sus irrefrenables instintos sociales. En países más adelantados, donde se sabe harto bien que la prosperidad nacional es fruto de la ciencia, este problema económico recibió hace tiempo satisfactoria solución. Y en Alemania e Inglaterra han hecho más: en su generosidad hacia los maestros, han convertido el aula y el laboratorio en pingües sinecuras. Y el sabio ha acabado por tener firma tan acreditada en el libro científico como en el libro talonario.

En esas felices naciones se cumple siempre lo que escribía Liebig a Gerhardt: «Apuntad a un fin elevado, y al fin los honores y riquezas llegarán sin que tenga uno que tomarse el trabajo de buscarlos»[289].

Muy alejados nos hallamos todavía en España de este ideal económico. Hacia él se camina, sin embargo. Notorio es, según dejamos apuntado más atrás, que las condiciones materiales de nuestro profesorado y, en general, de los devotos del laboratorio han mejorado mucho, gracias a plausibles iniciativas de los Gobiernos[290].

Pero, aunque el Estado fuera sordo a nuestros clamores, no debemos amilanarnos. Sea nuestra divisa la de los grandes financieros: ganar mucho para satisfacer todas nuestras necesidades, y singularmente las de orden elevado, en vez de constreñirnos a una vida de mezquina economía y de cobardes abstenciones.

Pongámonos en el peor de los casos y veamos cómo el novel profesor puede servir a la vez a su familia y a sus proyectos. Doy por supuesto que nuestro catedrático reside en ciudad de provincias, de ambiente sórdido, sin posible clientela y falto, por tanto, de los recursos necesarios para satisfacer conjuntamente inexcusables exigencias del hogar y de sus queridas investigaciones.

---

[290] El que esto escribe, el más humilde de los profesores españoles, pecaría de ingrato si no hiciera constar un hecho que habla muy alto en pro de la generosidad de nuestros Gobiernos. Bastó la mera noticia telegráfica de que el premio llamado de Moscú, otorgado por el Congreso Internacional Médico de París (1900), había sido adjudicado a un español para que incontinenti se nos buscara en el rincón donde laborábamos en silencio y se pusiera a nuestra disposición espléndido laboratorio. La Medalla de Helmholtz y el Premio Nobel, nuevos dones de nuestra buena estrella, obtenidos después (1905 y 1906), sin contar las altas distinciones recibidas de las principales corporaciones científicas del mundo, nos proporcionaron la satisfacción de pensar que el modesto sacrificio hecho por el Estado español no había sido estéril para la ciencia.

Y nuestro caso, afortunadamente, no es único. Todo el que en nuestro país ha sido consagrado por la ciencia extranjera consigue, sin desearlas ni buscarlas, honra y prebendas. ¡A veces, hasta demasiadas!... Sepan, pues, los egoístas que anteponen siempre el galardón al merecimiento que también en nuestra patria —y estoy por decir que mejor que en el extranjero— el cultivo serio de la ciencia constituye razonable negocio. [Not. Ed. Pág. 394]

¿Se privará de todo en aras de su vocación? ¿Vivirá solitario renunciando al matrimonio? De ninguna manera. Sirva con igual devoción a sus ideales y sus buenos instintos. Para su labor, entréguese a las investigaciones baratas, que piden poco material y mucho esfuerzo. Y aproveche sus actividades sobrantes en el fomento de aquellas industrias docentes menos alejadas del blanco de sus amores: la del libro de texto y hasta de vulgarización, la de los análisis periciales y, en fin, la de la enseñanza privada. Con estos ingresos complementarios dará pábulo a sus nobles afanes, sin renunciar a legítimas expansiones del hogar. Y espere pacientemente mejores tiempos. Si su labor es realmente meritoria, el premio vendrá a sorprenderle en su rincón. A la excelsa alegría que lleva aparejado el cumplimiento austero del deber se añadirán también el bienestar material y los halagos de la nombradía.

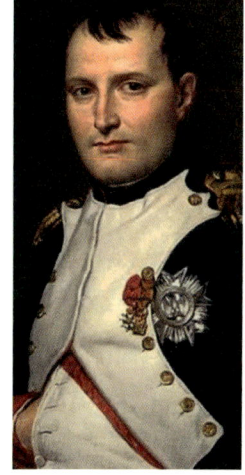

Jacques-Louis David, retrato de Napoleón (1769-1821)

Contra el parecer de muchos, hemos declarado que el hombre de ciencia debe ser casado y arrostrar valerosamente las inquietudes y responsabilidades de la vida de familia.

No imitará el egoísmo de Epicuro, que no se casó para ahorrarse cuidados e inquietudes[291], ni el refinadísimo de Napoleón, que solo veía en la mujer una enfermera utilísima para la vejez[292]. Para el hombre de ciencia, el concurso de la esposa es tan necesario en la juventud como en la ancianidad. Como la mochila en el combate es la mujer: sin esta se lucha con desembarazo, pero ¿y al acabar?[293]

En este punto solo haremos una restricción: que el sabio tenga en cuenta su propia y especial psicología[294] antes de escoger compañera. Y, sobre todo, que evite a todo trance que se la elijan los demás. Poco hay que insistir para justificar el matrimonio del sabio. En varón robusto y normal, el celibato suele ser invitación

[292] Conocida es la frase célebre de Bonaparte pronunciada ante el Consejo de Estado cuando era cónsul: «Si el hombre no envejeciera, desearía que se pasase sin mujer». [Not. Ed. Pág. 395]

[294] Aludimos aquí especialmente a los efectos de la concentración mental y del trabajo intensivo, capaces de convertir al sabio en perpetuo distraído, tan flojo y descuidado en la educación de sus hijos como en la administración de sus bienes.

permanente a la vida irregular, cuando no a los abandonos del libertinaje. Y las ideas son flores de virtud que no abren sus corolas, o se marchitan rápidamente, en el vaho de la orgía. Por otra parte, el soltero vive en plena preocupación sexual. En él la intriga galante interrumpe demasiado la marcha de la intriga especulativa. Y, según es notorio, no hay más seguro medio para despreocuparse de mujer que satisfacerse de mujer. Además, según se ha dicho muchas veces, el hogar feliz destierra del alma el egoísmo, ennoblece el instinto sexual, genera altos anhelos sociales y fortalece el patriotismo[295].

¡Elección de compañera! Tocamos aquí un punto delicadísimo. ¿Qué cualidades han de adornar a la elegida de un hombre de ciencia? Cuestión gravísima, porque harto sabido es que los atributos morales de la esposa son decisivos para el éxito de la obra científica[296]. Muchos ciudadanos padecen mujer, pero se la padecen ellos solos; mas de la mujer del sabio sufre, a veces, la sociedad y hasta la humanidad entera. ¡Cuántas obras importantes fueron interrumpidas por el egoísmo de la joven esposa! ¡Qué de vocaciones frustró la vanidad o el capricho femenil! ¡Cuántos profesores esclarecidos rindiéronse al peso de la coyunda matrimonial, convirtiéndose en vulgares buscadores de oro y rebajándose y esterilizándose con el acaparamiento insaciable de dignidad y prebendas![297]

Hasta los impulsos más humanos y nobles de la esposa, cuando alcanzan excesiva expansión, constituyen formidables enemigos de la labor científica. Según es notorio, alienta en la mujer el espíritu de familia, la sana tendencia a la conservación física de la raza. ¡Santo egoísmo, porque representa el supremo interés de la especie! No sin razón y profundidad ha dicho Renan: «Lo que quiere la mujer lo quiere Dios»[298]. Concentra esta su amor y abnegación en la prole; menos exclusivo, el varón sabe distribuir sus afectos entre la familia y la sociedad. La mujer ama la tradición,

---

[297] Podríamos citar más de veinte jóvenes de gran capacidad y excelente preparación cuya labor inquisitiva, apenas empezada, naufragó con el matrimonio. Actualmente, y por lo que toca a la biología, casi todos nuestros mejores productores son celibatarios. [Not. Ed. Pág. 396]

adora el privilegio, siente poco la justicia y suele ser indiferente a toda obra de renovación y de progreso; al paso que el hombre verdaderamente digno de este título, el *Homo socialis*, abomina de la rutina y del privilegio, venera la justicia y antepone, en muchos casos, la causa de la humanidad al interés de la familia. Por eso, la madre anhela vivir solamente en la memoria de sus hijos; mientras que el padre ansía, además, sobrevivir en los fastos de la historia.

Ambas tendencias, la centrípeta y la centrífuga, la de concentración y de expansión, son legítimas y necesarias. De su armonía y acomodo dependen la prosperidad de la raza y los avances de la civilización. Cuando la tendencia altruista del varón predomina demasiado, la prole decae; por el contrario, si la tendencia femenil prepondera, medra la familia, pero padecen la sociedad y el Estado. En el hogar del sabio, como en el del político honrado, reinará el espíritu de abnegación y de sacrificio, pero no hasta el punto de crear condiciones adversas al desarrollo y educación de los hijos. Porque, aun colocándonos en el punto de vista del interés colectivo, no es dudoso que las querellas y preocupaciones domésticas, cuando son continuadas, acaban por agriar la vida del pensador, dificultando por ende la prosecución de la obra científica o social.

En suma: como norma general, aconsejamos al aficionado a la ciencia buscar en la elegida de su corazón, más que belleza y caudal, adecuada psicología, esto es, sentimientos, gustos y tendencias, en cierto modo, complementarios de los suyos. No escogerá la mujer, sino *su* mujer, cuya mejor dote será la tierna obediencia y la plena y cordial aceptación del ideal de vida del esposo[299].

Llegados a este punto, deseará acaso el lector que, abandonando el terreno de las generalidades, definamos el tipo de mujer más adecuado al hombre de ciencia. Séanos lícito dar aquí nuestro parecer, con las naturales reservas y miramientos. Y a los que sonrían al vernos descender a estos menesteres, les diremos que no es cosa frívola aquello que, como el amor, decide la vida. Ni es indiferente que la mujer sea para el hombre de estudio gas que lo eleve hasta el cielo o lastre que le obligue, en lo mejor de su vuelo, a aterrizar en el pantano[300].

Entre las mujeres de la clase media, donde el hombre de estudio suele buscar compañera, figuran cuatro tipos principales, a saber: la *intelectual*, la *heredera rica*, la *artista* y la *hacendosa*[301].

La *mujer intelectual*, es decir, la joven adornada con carrera científica o literaria, o que, llevada de vocación irresistible por el estudio, ha logrado adquirir instrucción general bastante sólida y variada, constituye especie muy rara en España. Hay, pues, que renunciar a tan grata compañía. Ello es sensible, sin duda; aunque los pocos ejemplares de doctoras (salvo un par de excepciones) que hemos conocido en ateneos, laboratorios y salones parecen empeñadas en consolarnos de su inaccesibilidad.

Abunda, por lo contrario, en el extranjero, esta categoría femenina, de la cual destácase, con singular prestigio, la *mujer sabia*, colaboradora en las empresas científicas del esposo y exenta (en cuanto ello es posible) de las fantasías y frivolidades del temperamento femenil. Mujer semejante, inteligente y ecuánime, rebosante de optimismo y fortaleza, constituye la compañera ideal del investigador. Ella triunfa en el hogar y en el corazón del sabio, ciñendo la triple corona de esposa amante, de confidente íntima y de asidua colaboradora. El caso, repetimos, no es excepcional en las venturosas naciones del Norte[302].

¡Con qué admiración, no exenta de envidia, hemos contemplado en algunos laboratorios esas parejas dichosas, entregadas afanosamente a la misma labor, en la cual pone cada cónyuge lo más exquisito de su temperamento mental y de sus aptitudes técnicas! Sin insistir en el ejemplo conmovedor de los esposos Curie, descubridores del radio, y concretándonos al reducido círculo de nuestras amistades y aficiones científicas, surgen en nuestra memoria las imágenes de tres admirables parejas: *monsieur* y *madame* Dejerine, de París, consagrados al estudio de la anatomía normal y patológica del cerebro[303]; *monsieur* y *madame* Nageotte[304], de la misma ciudad, entregados en común a investigaciones histológicas y neurológicas, y, en fin, los

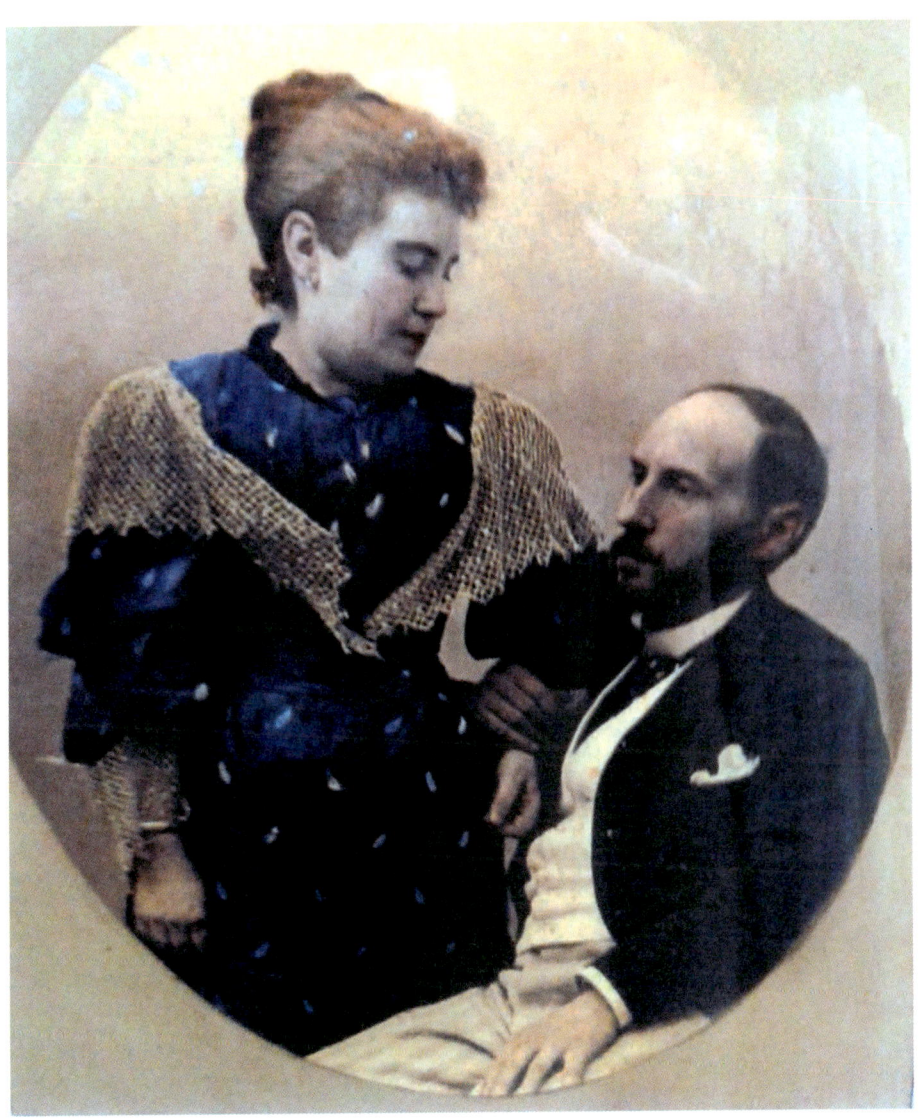

Silveria Fañanás García y Santiago Ramón y Cajal. Autorretrato

esposos Oskar Vogt y Cécile Vogt[305], del Instituto Neurobiológico de Berlín, ocupados en la magna empresa de la cartografía parcelaria del cerebro humano, al modo de los astrónomos que se pasan la vida absortos en la fotografía y catalogación de estrellas y nebulosas.

Pero, repetimos, esta *ave fénix*, la doctora seria y discreta, colaboradora asidua del esposo, no se ha dignado todavía aparecer en nuestro horizonte social, donde, por caso extraño, los más grandes talentos femeninos son autodidácticos y ajenos por completo a los estudios universitarios regulares. El hombre de ciencia español debe, pues, elegir entre las otras categorías femeniles[306].

¿Se dirigirá hacia la *mujer opulenta*? Nos parece peligrosísimo. Habituada a una vida de molicie, de fausto y de exhibición, milagro sería que no contagiara sus gustos al esposo, repitiéndose con ello el caso del ilustre físico inglés Davy, quien, por haberse enlazado con hembra linajuda, suspendió casi del todo su brillante carrera de investigador, consumiendo lo mejor de su vida en fiestas y recepciones del gran mundo[307].

Gran fortuna sería topar con heredera rica e ilustrada que, abandonando los caprichos y vanidades del sexo, consagrara su oro al servicio de la ciencia. Admirables mujeres de este género abundan en Francia e Inglaterra. En nuestro país no hemos conocido un profesor aficionado al laboratorio para cuya obra no haya sido fatal la riqueza de la esposa. Si la discreción no sellara nuestros labios, podríamos demostrar aquí con ejemplos vivos cómo los gustos frívolamente ostentosos de la cónyuge o el egoísmo exagerado de la madre de familia han interrumpido carreras brillantes, obligando al novel hombre de ciencia a trocar el estudio por la política, el microscopio por el automóvil y las redentoras veladas del laboratorio por las ociosas horas de la tertulia o del teatro.

Pero no censuremos demasiado a estas ricas hembras, excelentes en el fondo, aunque víctimas de su incultura; al fin, los reproches inacabables con que paralizan las honradas iniciativas del esposo (¿para qué esforzarte si tienes con qué vivir holgadamente?, etc.), son disculpables, ya que se inspiran en el amor conyugal. Harto

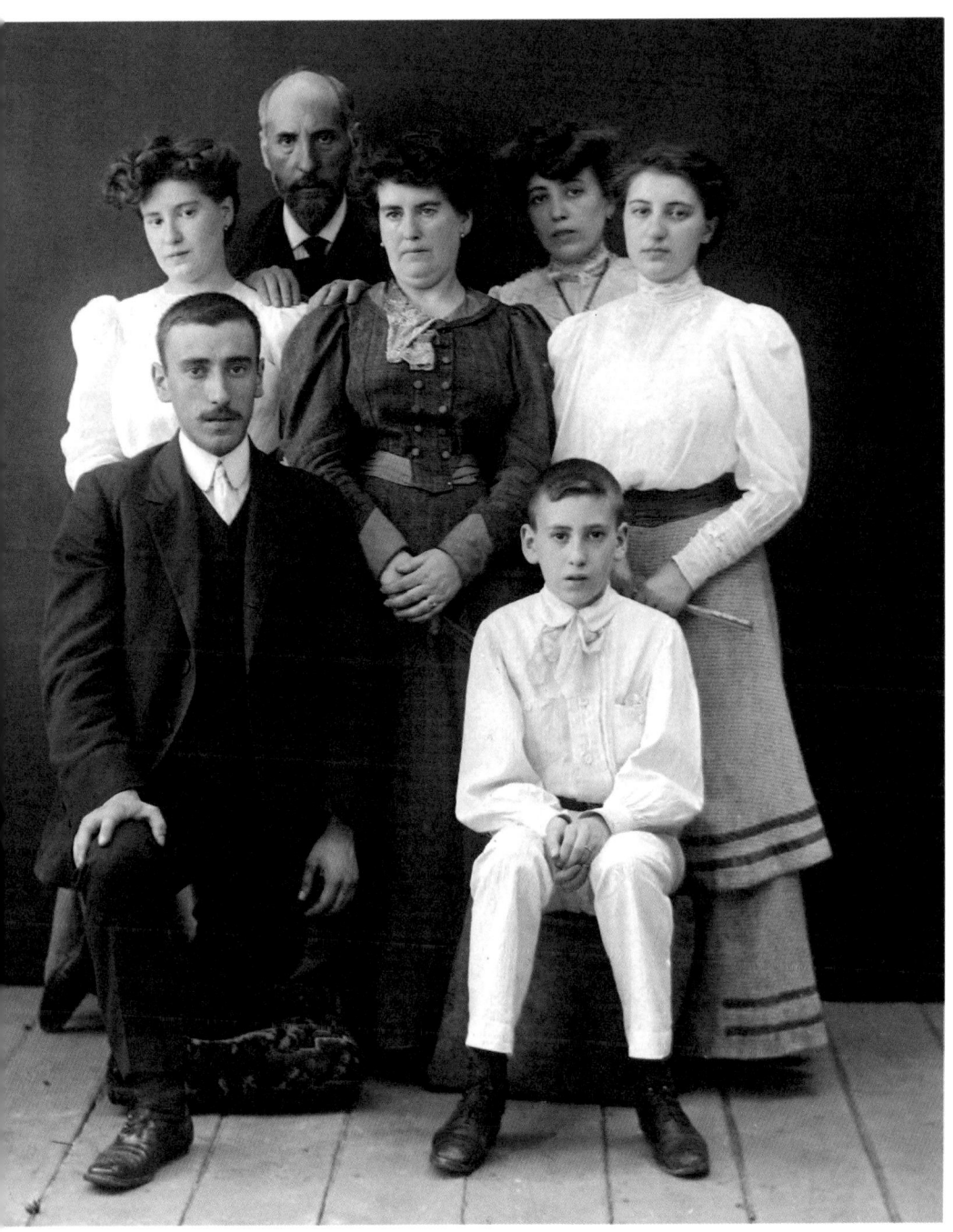

Foto familiar de los Cajal hecha en Madrid en 1905

más antipáticas son esas altivas herederas que, sin miramiento alguno, echan en cara al infeliz consorte su condición parásita e incapacidad financiera, y que, mortificándole con diarias pullas, oblíganle a trabajar como bestia de carga, a fin de sufragar por entero (la dote de la mujer se disipa en adornos, alhajas, muebles lujosos y giras a balnearios y playas a la moda) el fausto de una vida tan llena de vanidad como vacía de ideales.

¿Preferirá el sabio la *mujer artista* o la *literata profesional*? Salvo honrosas excepciones, tales hembras constituyen constante perturbación o perenne ocasión de disgustos para el cultivador de la ciencia. Desconsuela reconocer que, en cuanto goza de un talento y cultura viriles, suele la mujer perder el encanto de la modestia, adquiere aires de dómine y vive en perpetua exhibición de primores y habilidades. La mujer es siempre un poco teatral, pero la literata o la artista están siempre en escena. ¡Y luego tienen gustos tan señoriles y complicados!... Al fin, la esposa opulenta suele subvenir a sus antojos. Poco amiga de libros y revistas, curiosea solamente joyerías y tiendas de modas; pero la literata pasea con igual codicia sus miradas por los escaparates de alhajas y sombreros y por las muestras de los libreros.

No queda, pues, a nuestro sabio en cierne, como probable y apetecible compañera de glorias y fatigas, más que la *señorita hacendosa* y económica, dotada de salud física y mental, adornada de optimismo y *buen carácter*, con instrucción bastante para comprender y alentar al esposo, con la pasión necesaria para creer en él y soñar con la hora del triunfo, que ella diputa[308] segurísimo. Inclinada a la dicha sencilla y enemiga de la notoriedad y exhibición, cifrará su orgullo en la salud y felicidad del esposo. El cual, en lugar de reconvenciones y resistencias, hallará en el hogar ambiente grato, propicio a la germinación y crecimiento de las ideas. Y si, por fortuna, sonríe la gloria, sus fulgores rodearán, con una sola aureola, dos frentes gemelas.

¡La gloria!... La esposa modesta la merece también, porque gracias a sus abnegaciones, sacrificando galas y joyas para que no falten libros y revistas, consolando y confortando al genio

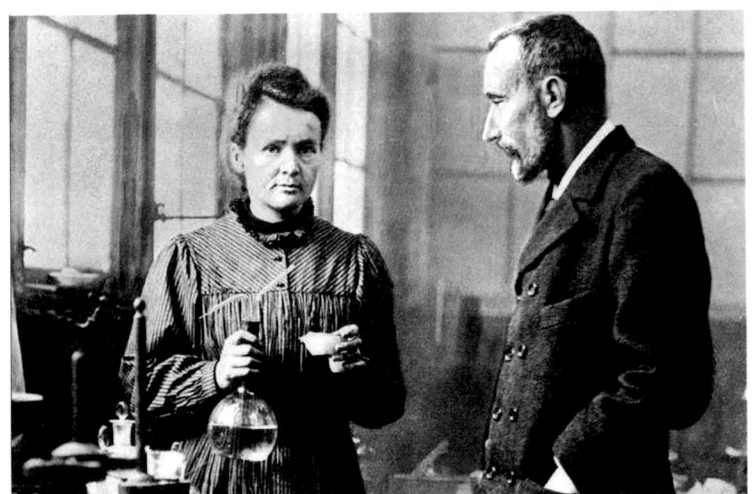

Marie y Pierre Curie
en su laboratorio de París

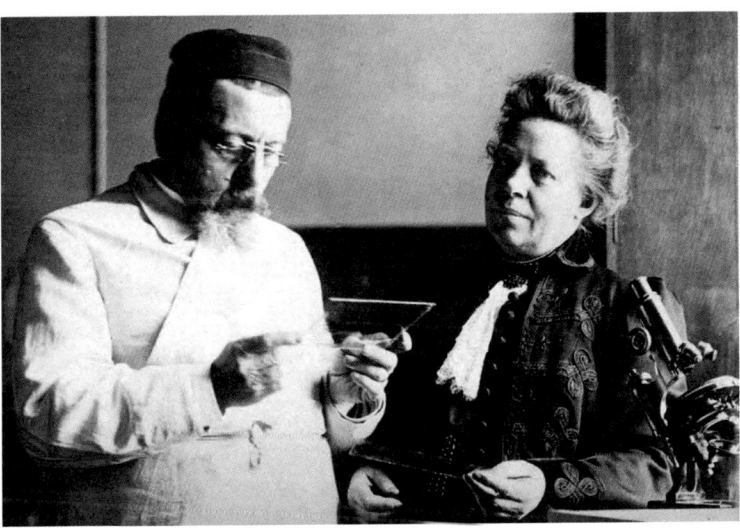

Monsieur y *madame* Dejerine
en su laboratorio de París

en horas de desaliento, hizo al fin posible la ejecución de la magna empresa.

Por fortuna, este tipo delicioso de mujer no es raro en nuestra clase media. Muy desventurado será quien, buscándola con empeño, no logre encontrarla o no sepa asociarla de todo corazón a sus destinos. El toque está en conquistarla para la obra común; en constituirse en su director espiritual; en modelar su carácter, plegándolo a las exigencias de una vida seria de trabajo intenso y

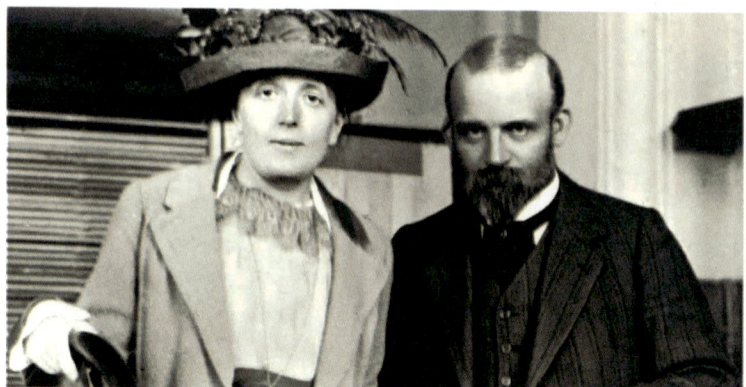

Cécile Vogt y Oskar Vogt
en el laboratorio del Instituto
Neurobiológico de Berlín

de recato austero; en hacer, en suma, de ella, según decíamos antes, un órgano mental complementario, absorbido en lo pequeño (si pequeñez puede llamarse el gobierno del hogar y la educación de los hijos), para que el esposo, libre de inquietudes, pueda ocuparse en lo grande, esto es, en la germinación y crianza de sus queridos descubrimientos y de sus especulaciones científicas.

Capítulo VI
Marcha de la investigación científica

Siguiendo a los tratadistas de lógica, y singularmente a Ernest Naville[309], consideramos en toda investigación científica tres operaciones sucesivas[310], a saber: observación y experimentación, suposición o hipótesis, y comprobación[311]. En algún caso, la indagación misma tiene como precedente no la observación personal, sino un acto de crítica, una repugnancia sentida *a priori* por nuestro espíritu respecto de ciertas doctrinas más o menos generalmente admitidas; pero hay que convenir en que semejante desacuerdo supone a menudo algún estudio objetivo personal, siquiera sea ligero, sobre el tema o sobre materias afines del problema a resolver[312].

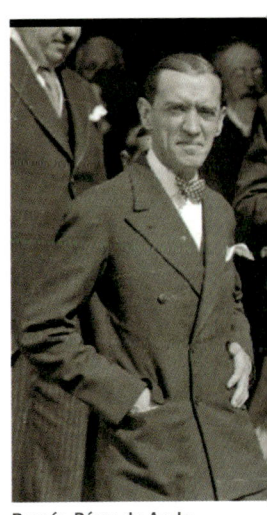

Ernest Naville (1816-1909)

A) Observación

El consejo dado por los preceptistas literarios, y sobre el cual ha disertado muy atinada e ingeniosamente Pérez de Ayala[313], «ver las cosas por primera vez»[314], es decir, readmirarlas descartando reminiscencias librescas, descripciones postizas y frases y tópicos comunes, tiene en la investigación científica muy señalada aplicación[315]. Hay que limpiar la mente de prejuicios y de imágenes ajenas, hacer el firme propósito de ver y juzgar por nosotros mismos, como si el objeto hubiera sido creado expresamente para regalo y deleite de nuestro intelecto[316]. Es preciso, en fin, renovar en lo posible aquel estado de espíritu —mezcla de sorpresa, emoción y vivísima curiosidad— por que atravesó el sabio afortunado que descubrió el hecho considerado por nosotros o que planteó primeramente el problema.

Y esto se enlaza íntimamente con otra regla encarecida insistentemente por los maestros de la investigación científica. No basta examinar; hay que contemplar: impregnemos de emoción y simpatía las cosas observadas; hagámoslas nuestras, tanto por el corazón como

Ramón Pérez de Ayala
(1880-1962)

por la inteligencia[317]. Solo así nos entregarán su secreto. Porque el entusiasmo acrecienta y afina nuestra capacidad perceptiva. Al modo del amante que sabe descubrir diariamente en su adorada nuevas perfecciones, quien contempla con delectación un objeto acaba por discernir en él detalles interesantes y propiedades peregrinas escapadas a la atención distraída de los trabajadores rutinarios[318].

Descendiendo ahora a más concreto terreno, formulemos algunas reglas indispensables a la buena observación en materias biológicas.

Debe realizarse en las mejores condiciones posibles, aprovechando al efecto los instrumentos analíticos más perfectos y los métodos de estudio merecedores de más confianza. A ser posible, aplicaremos varios métodos al mismo tema y corregiremos las deficiencias de los unos con las revelaciones de los otros. Escojamos la técnica más exacta, la que dé imágenes más claras y concluyentes. Importa, asimismo, evitar toda ligereza en la apreciación de los hechos, reproduciéndolos de mil maneras, hasta cerciorarnos de su absoluta constancia y de no haber sido víctimas de alguna de esas falaces apariencias que extravían (particularmente en los estudios micrográficos) a los jóvenes exploradores.

Si nuestro estudio versa sobre un objeto de anatomía, historia natural, etc., la observación correrá paralela al dibujo; porque, aparte otras ventajas, el acto de copiar disciplina y robustece la atención, obliga a recorrer la totalidad del fenómeno estudiado y evita, por tanto, que se nos escapen detalles frecuentemente inadvertidos en la observación ordinaria. En ciencias naturales solo podemos lisonjearnos de conocer una forma o una estructura cuando sepamos representarlas fácil y detalladamente. Cuanto más que ciertos estudios morfológicos serían incomprensibles sin el dibujo. Razón tenía el gran Cuvier cuando afirmaba que «sin el arte del diseño la historia natural y la anatomía hubieran sido imposibles»[319]. Por algo todos los grandes observadores son habilísimos dibujantes.

---

[319] Citado por el notable profesor Pou y Orfila en un excelente folleto donde trata del estudio de la anatomía: *Observaciones sobre la enseñanza de la medicina*. Montevideo, 1906. [Not. Ed. Pág. 404]

Cuando, a pesar de haber aplicado la técnica apropiada, la presentación del objeto no salga enteramente a nuestro gusto, hay que reproducirla cuantas veces sea preciso para obtener del método el máximo rendimiento. Será de gran provecho, al efecto, tener a la vista, para confrontarla con las nuestras, alguna preparación excelente ejecutada por el autor del método o por alguno de sus discípulos esotéricos. Tendremos presente que el hecho nuevo lo descubre no el que lo ve primeramente, sino quien, merced a una técnica habilísima, supo mostrarlo con entera evidencia, logrando llevar la convicción al ánimo de todos. Como dejamos dicho más atrás, en las ciencias biológicas, casi todos los grandes sabios han debido sus conquistas al dominio absoluto de uno o varios métodos de demostración o de experimentación[320].

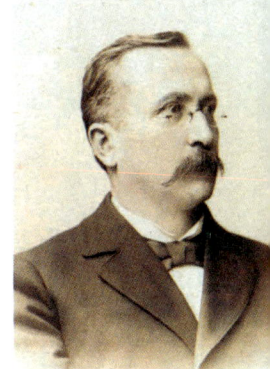

Wilhelm Roux (1850 1924)

B) Experimentación[321]

En muchas ciencias (la fisiología, la patología, la física, la química, etc.) la experimentación sobrepuja en importancia a la observación misma. Imposible descubrir en *física* o *fisiología* sin imaginar un experimento original, sin someter el fenómeno estudiado a condiciones más o menos nuevas. La morfología misma (*histología*, *anatomía*, *embriología*, etc.), para cuyo estudio parece bastar la mera observación, adquiere de día en día carácter más experimental. Y a tal cambio de rumbo débense valiosas conquistas, a las cuales jamás se hubiera llegado por el trillado camino del análisis anatómico de las formas estáticas. Entre mil ejemplos que pudiéramos citar, recordemos: la producción de partenogénesis artificial en la estrella de mar (animal sexuado), mediante la sustitución de la fecundación natural (acción del zoospermo) por el influjo del agua de mar cargada de cloruro de magnesio; los interesantes experimentos de merogonia (destrucción de las primeras esferas de segmentación del óvulo fecundado), ejecutados en batracios por Roux, Hertwig, Wilson[322], etc., demostrativos de que cada célula primitiva posee capacidad de generar un embrión entero, de donde resultaron definitivamente arruinadas las hipótesis embriogénicas de la pre-

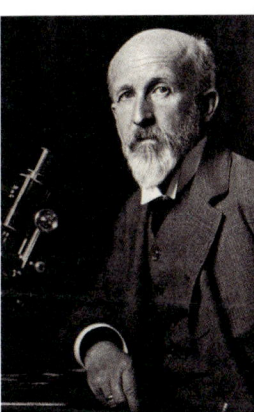

Oscar Hertwig (1849-1922)

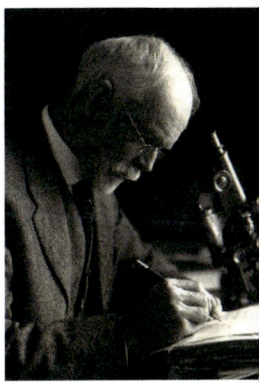

Edmund Beecher Wilson (1856-1939)

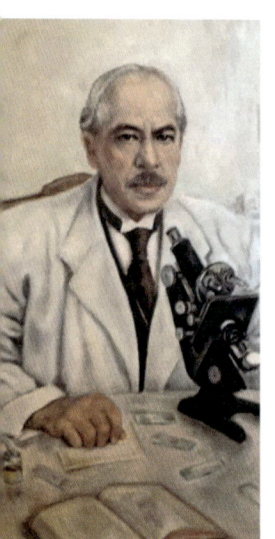

Gheorghe Marinescu
(1863-1938)

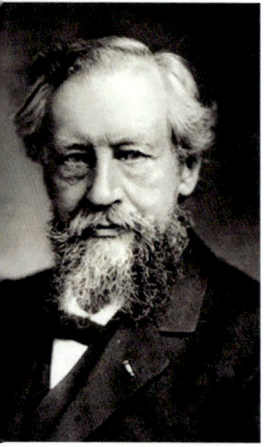

Hugo de Vries (1848-1935)

existencia y del mosaico; los trabajos de Nageotte, Marinescu[323], etc., acerca de la trasplantación de los nervios y ganglios, probando que la morfología de la célula nerviosa representa simple función del ambiente químico; los maravillosos resultados obtenidos por Harrison, Carrel y su escuela (Instituto Rockefeller) sobre el cultivo artificial, en serie e *in vitro*, de las células de los tejidos normales y patológicos; los interesantes experimentos de Hugo de Vries[324] y de muchos modernos naturalistas acerca de la mutación de las especies y del mecanismo de la herencia, etc[325].

Tan admirables éxitos deben alentarnos a completar en lo posible el estudio meramente estático de las formas por la intervención del método experimental[326]. De esta suerte provocamos alteraciones violentas en las condiciones biológicas normales de células y organismos. Simplifícase de este modo el proceso lógico de la determinación causal y del mecanismo físico-químico del fenómeno estudiado. Sin duda que en la observación misma se dan ya, en ocasiones, mudanzas de las condiciones fenomenales; pero semejantes mutaciones, debidas a causas naturales, son raras y episódicas, al paso que, mediante la experimentación, abrévianse los plazos y nos hacemos dueños tanto del determinismo natural como de las causas de variación.

C) Hipótesis directriz

Observados los hechos, es preciso fijar su significación, así como las relaciones que encadenan la nueva verdad al conjunto de los postulados de la ciencia. En presencia de un fenómeno insólito, el primer movimiento del ánimo es imaginar una hipótesis que dé razón de él y que lo subordine a alguna de las leyes conocidas. La experiencia fallará después definitivamente sobre la verosimilitud de la concepción.

Meditando sobre el carácter de las buenas hipótesis, se cae en la cuenta de que, en su mayor parte, representan generalizaciones felices o inducciones arriesgadas, en cuya virtud el hecho recién descubierto se considera provisoriamente como caso particular de un principio general o como un efecto desconocido de una causa conocida. Por ejemplo: el transformismo, tan fecundo en las ciencias biológicas, representa exclusivamente una generalización a todos los seres de la ley de la herencia, solo positivamente demostrada en la historia de cada especie[327]. Cuando Lavoisier creó la teoría del calor animal, redujo el fenómeno respiratorio de los animales, desconocido antes en su esencia, a la ley general de la producción del calor por la oxidación del carbono, etc.

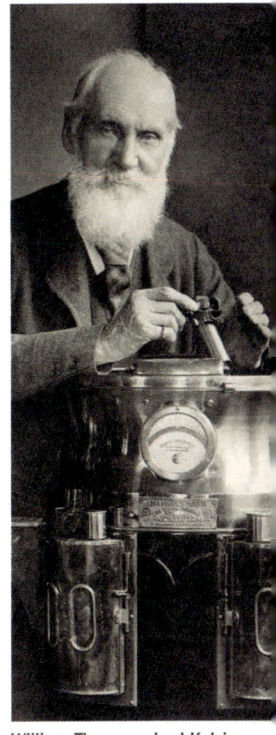

William Thomson, lord Kelvin (1824-1907)

Para la creación de la hipótesis tendremos en cuenta las reglas siguientes[328]: 1.ª Que la hipótesis sea obligatoria, es decir, que sin ella no quede arbitrio para explicar los fenómenos. 2.ª Que sea, además, contrastable o comprobable[329], o por lo menos que pueda concebirse, para un plazo más o menos remoto, su *comprobabilidad*, pues las hipótesis que se sustraen por completo a la piedra de toque de la observación o de la experimentación dejan en realidad los problemas sin esclarecer y no pueden representar otra cosa que síntesis artificiales coordinadoras[330], pero no explicativas, de los hechos, cuando no meras explicaciones verbales[331]. 3.ª Que sea fácilmente imaginable, es decir, traducible en lenguaje físico-químico, y, si es posible, como quería lord Kelvin[332], en puro mecanismo (las hipótesis oscuras o demasiado abstractas corren riesgo de constituir vacías explicaciones verbales)[333]. 4.ª Que, huyendo de propiedades ocultas y de esencias metafísicas, propenda a resolver las cuestiones de calidad en problemas de cantidad. 5.ª Y que sugiera, a ser posible, también investigaciones y controversias que, si no zanjan la cuestión, nos aproximen al menos al[334] buen camino, promoviendo nuevas y más felices concepciones (*hipótesis de trabajo* de Weismann). Aun siendo errónea, una hipótesis puede servir eficazmente al progreso con tal que esté basada en nuevas observaciones y marque una dirección original al pensamiento científico. Y, en todo caso, la explicación rechazada por falsa siempre tendrá una ventaja: la de restringir, por exclusión, el campo de lo imaginable, eliminando soluciones inaceptables y causas de error. Con razón dice Le Bon

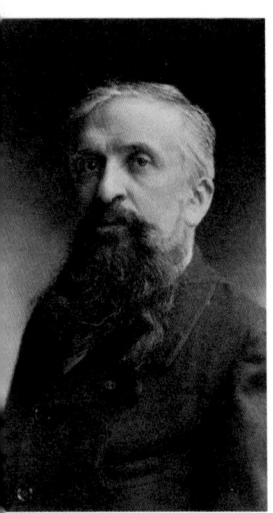

Gustave Le Bon (1841-1931)

«que quien rehúsa escoger la hipótesis por guía debe resignarse a tomar el azar por maestro»[335].

Muchos sabios ilustres, y singularmente el gran físico Tyndall, han insistido elocuentemente sobre la importancia de las hipótesis en la ciencia, y acerca del importante papel desempeñado por la imaginación en la creación de buenas y fecundas teorías. De acuerdo, por nuestra parte, creemos que, si la hipótesis es un arma de que se abusa demasiado, es también un instrumento lógico, sin el cual ni la observación misma, con ser de suyo tan pasiva, puede realizarse. Buena o mala, una conjetura, un intento de explicación cualquiera será siempre nuestro guía, pues nadie busca sin plan.

Aun los llamados hallazgos casuales se deben comúnmente a alguna idea directriz que la experiencia no sancionó, pero que tuvo virtud, no obstante, para llevarnos a un terreno poco o nada explorado. Si se me perdonara lo vulgar del símil, diría que en estas materias sucede lo que con las personas conocidas, que aparecen en la calle entre la multitud de transeúntes en el preciso instante en que pensamos en ellas, por la razón bien sencilla de que, cuando en ellas no pensamos, pasan cerca de nosotros sin percatarnos de su presencia. Impulsados por la hipótesis, acaso ocurrirá sorprender en los hechos diversa cosa que lo buscado; pero mejor es esto que no encontrar nada, que es justamente lo que le sucede al mero e impasible contemplador de los fenómenos naturales. Como dice Peisse, «el ojo no ve en las cosas más que lo que mira en ellas, y no mira sino lo que está en idea en el espíritu»[336].

Inútil será recordar que todos los grandes investigadores han sido fecundos creadores de hipótesis. Con profundo sentido se ha dicho que ellas son el primer balbuceo de la razón en medio de las tinieblas de lo desconocido; la sonda tendida en el misterioso abismo; el puente, en fin, aéreo y audaz que junta la playa familiar con el inexplorado continente[337].

De las hipótesis se ha abusado mucho. Es fuerza, sin embargo, reconocer que sin ellas nuestro caudal de hechos positivos resultaría harto mezquino, acrecentándose muy lentamente. La hipótesis y el dato objetivo están ligados por estrecha relación etiológica. Aparte su valor conceptual o explicativo, entraña la teoría valor instrumental. «El científico no debe olvidar —afirma Huxley— que la hipótesis debe considerarse como un medio, jamás como un fin». Observar sin pensar es tan peligroso como pensar sin observar. Ella es nuestra mejor herramienta intelectual: herramienta, como todas, susceptible de mellarse y de enmohecerse, necesitada de continuas reparaciones y sustituciones, pero sin la cual fuera casi imposible labrar honda brecha en el duro bloque de lo real[338].

Difícil es dictar reglas para imaginar hipótesis. Quien no posea cierta intuición del encadenamiento causal, instinto adivinatorio para columbrar la idea en el hecho y la ley en el fenómeno, pocas veces dará, cualquiera que sea su talento de observador, con una explicación razonable. Cabe, empero, señalar, por lo que toca a las hipótesis biológicas, algunos conceptos o normas generales, cuyo recuerdo podrá ser provechoso a la hora de imaginar hipótesis explicativas.

He aquí algunas de ellas[339]:

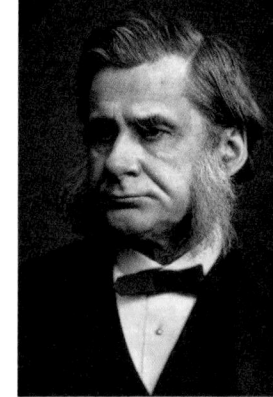

Thomas Henry Huxley
(1825-1895)

1. *La naturaleza emplea los mismos medios para iguales fines*

En virtud de este principio, que tiene pocas excepciones, nos será en muchos casos dado reducir una disposición desconocida en otra conocida. Por ejemplo: cuando la mitosis o cariocinesis fue descubierta en las gruesas células de las larvas de tritón y salamandra, pudo racionalmente esperarse hallar parecidos fenómenos en la división celular del hombre y vertebrados superiores, así en estado normal como en condiciones patológicas; y, en efecto, la experiencia confirmó la previsión. Citemos otro ejemplo: esclarecida en los vertebrados, gracias a las investigaciones de Kühne, Krause, Ranvier[340], etc., la terminación libre, mediante arborizaciones varicosas, de las fibras nerviosas motrices y sensitivas, podía preverse, en virtud de la citada ley, que el hecho se repetiría en los centros nerviosos no solo de los vertebrados, sino de los invertebrados. Y esta sospecha racional vino a ser luego plenamente confirmada por nosotros, por Kölliker, Lenhossék, van Gehuchten[341], etc.,

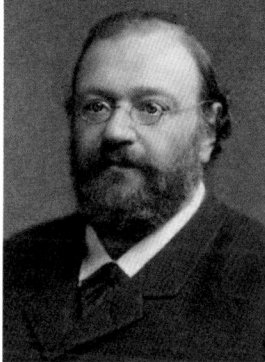

Wilhelm Kühne (1837-1900)

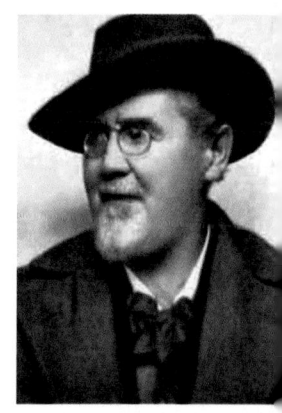

Wilhelm Krause (1833-1910)

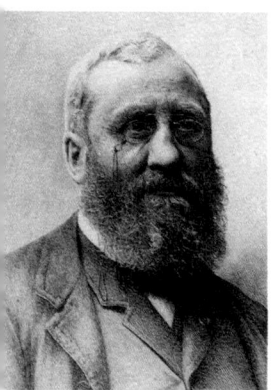

Louis Antoine Ranvier
(1835-1922)

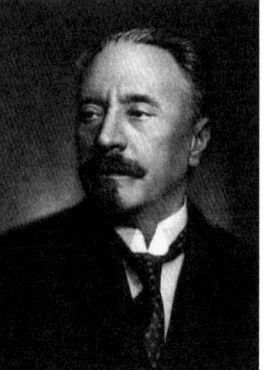

Mihály Lenhossék
(1863-1937)

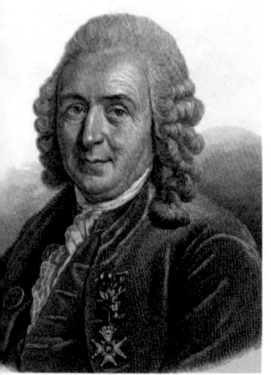

Carl Linneo (1707 1778)

para los vertebrados, y por Retzius, Lenhossék[342] y otros, para los invertebrados. Inútil multiplicar los ejemplos.

2. *Estudios del hecho en sus formas sencillas*

Puesto que la ontogenia y la filogenia representan dos series casi paralelas de formas que van de lo sencillo a lo complicado, nada mejor podemos hacer, para esclarecer la estructura de un órgano complejo y casi inabordable en los vertebrados superiores, que estudiar este en sus formas simples, ora del desarrollo individual, ora de las especies. Método excelente es, para determinar la significación de una cosa, averiguar cómo llega a ser lo que es; porque al señalar el lugar que ocupa en la cadena evolutiva, esclareceremos, sin pensarlo, su valor anatómico y fisiológico.

3. *Toda disposición natural, por caprichosa que parezca, obedece a un fin utilitario*

Abstracción hecha de los órganos atróficos, este principio teleológico es aplicable a todas las particularidades de estructura de animales y plantas. Al enunciar esta ley, no pretendemos, como supusieron Linneo, Cuvier y Agassiz[343], que cada órgano represente una encarnación directa del principio creador: pretendemos tan solo consignar que, sea cualquiera la causa, todo órgano conservado por la naturaleza, es decir, fijado durante miles de años por la herencia, representa casi siempre disposición útil al individuo o a la especie, ya que las organizaciones superfluas o desfavorables provocadas por variación, y otras condiciones, acaban por ser eliminadas. En armonía con este principio, atribuiremos una función importante a cuantos órganos o tejidos se mantienen tenazmente en la serie animal, y una actividad menos urgente, por lo menos para la vida del individuo, a aquellos otros exiguamente representados en la escala zoológica. De este postulado usa y abusa continuamente el fisiólogo al tratar de interpretar el dinamismo de órganos como los de circulación, digestión y locomoción; dinamismo en el cual tanta luz arroja nuestro conocimiento de la física y de la química, o, como decía Letamendi, «el estado actual de nuestros conocimientos industriales»[344].

Hay excepciones, sin duda, del citado principio utilitario; mas estas son pocas y fácilmente explicables por el hecho de la adaptación reciente, y por tanto incompleta, a condiciones nuevas (órganos atróficos por desuso, etc.). Sobre estas incongruencias biológicas, más comunes todavía en el hombre que en los animales, consecuencias del principio de Lamarck[345] del uso o desuso de los órganos, discurre ingeniosamente Metchnikoff[346], en sus *Estudios sobre la naturaleza humana*[347].

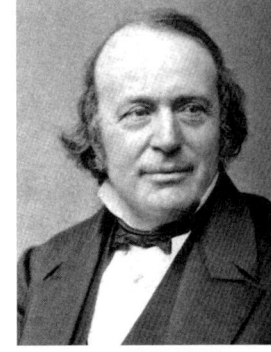
Louis Agassiz (1807-1873)

La hipótesis aplícase siempre, según es sabido, a explicar los hechos adquiridos. Sin entrar en el arduo problema filosófico de la *explicación científica* (esto implicaría desarrollos impropios de este librito), haremos notar que el entendimiento, al considerar los fenómenos naturales, puede adoptar una de estas dos actitudes, ambas satisfactorias para nuestra necesidad de certeza[348]:

    1.ª El hecho nuevo es referido a una ley conocida (explicación *legalista* de Meyerson)[349].

    2.ª El hecho nuevo, además de su *legalidad*, es decir, de su vinculación a una ley general, resuélvese también ante la razón en puro *mecanismo*, y entra dócilmente en las ecuaciones de la dinámica. Esta segunda manera de explicación representa para Maxwell[350] y para la mayoría de los físico-filósofos modernos un grado superior de compresión científica, y requiere el empleo de teorías generales jerárquicamente superiores a las leyes empíricas[351].

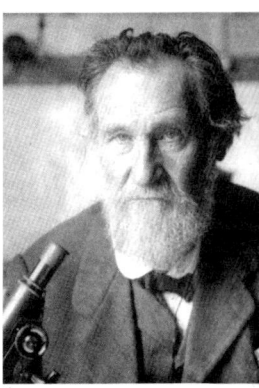
Élie Metchnikoff (1845-1916)

Fuerza es confesar que nuestro entendimiento exige imperiosamente teorías concebibles, representables en términos mecánicos. Lo que se resiste a la representación material corre mucho riesgo de ser un mero juego de la imaginación sin realidad objetiva. La razón psicológica de tal necesidad se nos escapa aún[352]. Acaso dependa de que, como diría Bergson, modelados nuestros conceptos sobre lo *discontinuo* de la sensación, la imaginación solo sabe forjar, como representación última de las cosas, algo semejante al dato sensorial mismo, es decir, variaciones en el movimiento de partes discontinuas, perturbaciones en la configuración y dinamismo de sistemas materiales[353].

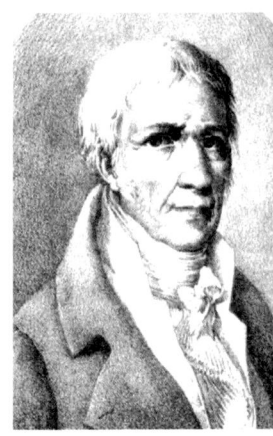
Jean-Baptiste Pierre Antoine de Monet, caballero de Lamarck (1774-1829)

En física, en química, en astronomía, las explicaciones hipotéticas por *reducción mecánica* son comunísimas, y el investigador debe inspirarse en ellas para dar forma plástica a sus ideas y llevar adelante sus especulaciones; en anatomía, biología, patología, etc., habremos de contentarnos casi siempre con *hipótesis legalistas*, las cuales, si no dejan plenamente saciado nuestro afán de comprensión, son suficientes para satisfacer estos dos grandes anhelos de la razón: actuar y prever[354].

D) Comprobación[355]

Imaginada la hipótesis, menester es someterla a la sanción de la experiencia, para lo cual escogeremos experimentos u observaciones precisas, completas y concluyentes. Imaginar buenos experimentos[356] es uno de los atributos característicos del ingenio superior, el cual halla manera de resolver de una vez cuestiones que los sabios mediocres solo logran esclarecer a fuerza de largos y fatigosos experimentos.

Si la hipótesis no se conforma con los hechos, hay que rechazarla sin piedad e imaginar otra explicación exenta de reproche. Impongámonos severa autocrítica, basada en la desconfianza de nosotros mismos. Durante el proceso de comprobación, pondremos la misma diligencia en buscar los hechos contrarios a nuestra hipótesis que los que pueden favorecerla. Evitemos encariñamientos excesivos con las propias ideas, que deben hallar en nosotros no un abogado, sino un fiscal. El tumor, aunque propio, debe ser extirpado. Harto mejor es rectificar nosotros que sufrir la corrección de los demás. Por nuestra parte, no sentimos la menor mortificación al abandonar nuestras ideas, porque creemos que caer y levantarse solo revela pujanza; mientras que caer y esperar una mano compasiva que nos levante acusa debilidad.

Confesaremos, sin embargo, los propios dislates siempre que alguien nos los demuestre, con lo cual obraremos como buenos; probando que solo nos anima el amor a la verdad, granjearemos superior consideración y estima para nuestras opiniones.

El amor propio y la soberbia nos arrebatan el placer soberano de sentirnos escultores de nosotros mismos; la fruición incomparable de habernos corregido y superado, refinando y perfeccionando nuestra máquina cerebral, legado de la herencia. Si alguna vez es disculpable el engreimiento es cuando la voluntad nos automodela o *recrea*, actuando, por decirlo así, en función de demiurgo soberano[357].

Si nuestro orgullo opone algunos reparos, tengamos en cuenta que, mal que nos pese, todos nuestros artificios serán impotentes para retardar el triunfo de la verdad, que se consumará por lo común en vida nuestra y será tanto más lamentable cuanto más enérgica haya sido la protesta del amor propio. No faltará, sin duda, algún espíritu displicente, y acaso malintencionado, que nos eche en cara nuestra inconsecuencia, despechado sin duda porque nuestra espontánea rectificación le privó de fácil victoria obtenida a costa nuestra; mas a estos les contestaremos que el deber del hombre de ciencia no es petrificarse en el error, sino adaptarse continuamente al nuevo medio científico; que el vigor cerebral está en moverse, no en *anquilosarse*, y que en la vida intelectual del hombre, como en la de las especies zoológicas, lo malo no es la mudanza, sino la regresión y el atavismo. Variación supone vigor, plasticidad, juventud; fijeza es sinónimo de reposo, de pereza cerebral, de petrificación de pensamiento[358], en fin, de inercia fatal, nuncio seguro de decrepitud y de muerte[359].

---

[359] El culto a la consecuencia, que en política pasa por virtud, en ciencia resulta casi siempre señal inequívoca de orgullo o de cortedad de luces. La variabilidad es uno de los rasgos que mejor traducen la honradez del investigador. En nuestro concepto, quien no sepa abandonar una opinión falsa se declara a sí mismo necio, viejo o ignorante; porque, en efecto, solo los tontos, los decrépitos y los que no leen se obstinan en el error. Los consecuentes a ultranza parecen declarar con su olímpico desdén a toda novedad científica: «Valgo y sé tanto, que todo cuanto la ciencia descubra no me hará corregir en un ápice mis opiniones». El cerebro es un árbol cuyo ramaje se desarrolla y complica con el estudio y la meditación; pretender, pues, que en materias opinables no cambie es querer que el árbol futuro no pase de arbusto o no críe jamás ramas torcidas. La ciencia nos enseña que el hombre, en el transcurso de su vida, se renueva material y mentalmente muchas veces; que en la vida individual hay diversos avatares que llegan casi a interrumpir la continuidad de la conciencia y el sentimiento de la propia personalidad. Las nuevas lecturas y la mudanza del medio moral e intelectual cambian y mejoran continuamente el ambiente interior y depuran y refinan nuestros juicios. Transcurridos los cincuenta años, ¿quién se atreverá a defender sinceramente todas las concepciones de su personalidad de los veinte, es decir, del pensar de la juventud inexperta y generosa? [Not. Ed. Pág. 419]

Con sinceridad simpática ha dicho un científico: «Varío porque estudio»[360]. Todavía sería más noble y modesto declarar: «Cambio porque estudian los demás y tengo a gala renovarme».

Cuando el trabajo de confirmación arroje poca luz, imaginemos nuevos experimentos[361] y procuremos colocarnos en las mejores condiciones para valuar el alcance de la hipótesis. En anatomía o fisiología, por ejemplo, ocurre frecuentemente la imposibilidad de esclarecer la estructura o la función de un órgano complejo, lo cual depende de que atacamos el problema por su lado más difícil, pretendiendo resolverlo en el hombre o en los vertebrados superiores. Mas si acudimos a los embriones o a los animales inferiores, la naturaleza se nos muestra más ingenua y menos esquiva, ofreciéndonos el plan casi esquemático de la estructura y dinamismo buscados, con lo que a menudo nuestra hipótesis recibirá inesperada y definitiva confirmación.

En resumen, la marcha seguida por el investigador en la conquista de una verdad científica suele ser: 1.º Observación de los hechos demostrados, a favor de métodos terminantes, claros y de gran precisión. 2.º Experimentación para crear condiciones nuevas en la manifestación de los fenómenos. 3.º Crítica y eliminación de las hipótesis erróneas y elaboración de una interpretación racional de los hechos, en cuya virtud estos queden subordinados a una ley general y, si es posible, a una representación o esquema fisicoquímicos. 4.º Comprobación de la hipótesis mediante nuevas observaciones o repetidos experimentos. 5.º De no concordar con la realidad, sustitución de la hipótesis por otra, que será a su vez sometida a riguroso análisis objetivo. 6.º Aplicaciones y ramificaciones de la hipótesis, ya convertida en verdad firme, a otras esferas del saber[362].

Capítulo VII
Redacción del trabajo científico

A) Justificación de la comunicación científica

Mister Billings, sabio bibliotecario de Washington[363], agobiado por la tarea de clasificar miles de folletos, en donde, con diverso estilo, dábanse a conocer casi los mismos hechos o se exponían verdades ya de antiguo sabidas, aconsejaba a los publicistas científicos la sumisión a las siguientes reglas: 1.ª Tener algo nuevo que decir. 2.ª Decirlo. 3.ª Callarse en cuanto queda dicho, y 4.ª Dar a la publicación título y orden adecuados.

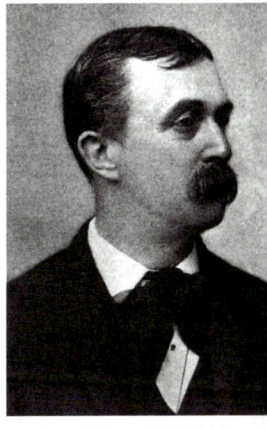

John Shaw Billings (1838-1913)

He aquí un recuerdo que no creemos inútil en España, país clásico de la hipérbole y de la dilución aparatosa. En efecto: lo primero que se necesita para tratar de asuntos científicos, cuando no nos impulsa la misión de la enseñanza, es tener alguna observación nueva o idea útil que comunicar a los demás. Nada más ridículo que la pretensión de escribir sin poder aportar a la cuestión ningún positivo esclarecimiento, sin otro estímulo que lucir imaginación calenturienta o hacer gala de erudición pedantesca con datos tomados de segunda o tercera mano.

Al tomar la pluma para redactar el artículo científico, consideremos que podrá leernos algún sabio ilustre, cuyas ocupaciones no le consientan perder el tiempo en releer cosas sabidas o meras disertaciones retóricas. De este pecado capital adolecen, por desgracia, muchas de nuestras oraciones académicas. Numerosas tesis de doctorandos y no pocos artículos de nuestras revistas profesionales parecen hechos no con ánimo de aportar luz a un asunto, sino de lucir la facundia y salir de cualquier modo[364], y cuanto más tarde mejor (porque, eso sí, lo que no va en doctrina va en *latitud*), del arduo compromiso de escribir sin haberse tomado el trabajo de pensar. Nótese cuánto abundan los discursos encabezados con estos títulos, que parecen inventados por la pereza misma[365]: *Idea general de…, Introducción al estudio de…, Consideraciones generales acerca de…, Juicio crítico de las teorías de…, Importancia de la ciencia tal o cual…*, títulos que dan al escritor la incomparable ventaja de esquivar la consulta bibliográfica, despachándose a su gusto en la materia, sin obligarse a tratar a fondo y seriamente cosa alguna. Con lo cual no pretendemos rebajar el mérito de algunos trabajos perfectamente concebidos y redactados que, de tarde en tarde, ven la luz con los consabidos o parecidos enunciados.

Asegurémonos, pues, merced a una investigación bibliográfica cuidadosa, de la originalidad del hecho o idea que deseamos exponer, y guardémonos además de dar a luz prematuramente el fruto de la observación. Cuando nuestro pensamiento fluctúa todavía entre conclusiones diversas y no tenemos plena conciencia de haber dado en el blanco, ello es señal de haber abandonado harto temprano el laboratorio. Conducta prudente será volver a él y esperar a que, bajo el influjo de nuevas observaciones, acaben de cristalizar nuestras ideas.

B) Bibliografía

Antes de exponer nuestra personal contribución al tema de estudio, es costumbre trazar la historia de la cuestión, ya para señalar el punto de partida, ya para rendir tributo de justicia a los sabios insignes que nos precedieron, abriéndonos el camino de la investigación. Siempre que en este punto, por amor a la concisión o por pereza[366], propenda el novel investigador a regatear fechas y citas, considere que los demás podrán pagarle en la misma moneda, callando intencionadamente sus trabajos. Conducta es esta tan poco generosa como descortés, dado que la mayor parte de los sabios no suelen obtener de sus penosos estudios más recompensa que la estima y aplauso de los doctos, que constituyen —lo hemos dicho ya— minoría insignificante[367].

El respeto a la propiedad de las ideas solo se practica bien cuando uno llega a ser propietario de pensamientos que corren de libro en libro, unas veces con nombre de autor, otras sin él, y algunas con paternidad equivocada. Al ser víctima de molestas pretericiones y de injustos silencios, se cae en la cuenta de que cada idea es una *criatura científica*, cuyo autor, que la[368] dio el ser a costa de grandes fatigas, exhala, al ver desconocida su paternidad, los mismos ayes doloridos que exhalaría una madre a quien arrebataran el fruto de sus entrañas[369].

Dispuestos a hacer justicia, hagámosla hasta en la forma; y así no dejemos de ordenar, por rigurosa cronología, las listas de nombres o de *cartuchos de citas* que, por brevedad, es preciso a veces consignar al dar cuenta de un descubrimiento, pues si tales series de apellidos se han de ordenar con lógica, es menester comenzarlas por el iniciador y acabarlas por los confirmadores y perfeccionadores. Un estudio minucioso y de primera mano de la bibliografía nos ahorrará injusticias y, por ende, las inevitables reclamaciones de prioridad.

C) Justicia y cortesía en los juicios[370]

Al consignar los antecedentes históricos, nos vemos obligados con frecuencia a formular juicios acerca del alcance de la obra ajena. Excusado es advertir que, en tales apreciaciones, debemos conducirnos no solo con imparcialidad, sino haciendo gala de exquisita cortesía y de formas agradables y casi aduladoras. Indulgentes con las equivocaciones del novicio, seremos respetuosos y modestos ante los lapsus de los grandes prestigios científicos. Temamos siempre que nuestras observaciones representen ligerezas de la impaciencia o espejismos del entusiasmo juvenil. Antes, pues, de resolvernos a repudiar un hecho o una interpretación comúnmente admitidos, reflexionemos maduramente. Y tengamos muy en cuenta, al formular nuestros reparos, que, si entre los sabios se dan caracteres nobles y bondadosos, abundan todavía más los temperamentos quisquillosos, las altiveces cesáreas y las vanidades exquisitamente susceptibles. La frase horaciana *«genus irritabile vatum»*[371] aplícase a los sabios mejor aún que a los poetas. Ya lo nota el perspicaz Gracián: «Los sabios fueron siempre mal sufridos; quien añade ciencia añade impaciencia»[372].

Con estas precauciones, evitaremos en lo posible desdenes sistemáticos hacia nuestra obra y querellas y polémicas envenenadas, en las cuales perderíamos tranquilidad y tiempo, sin ganar pizca de prestigio ni autoridad. Porque en la apreciación de nuestros méritos solo se tendrán en cuenta los hechos nuevos aportados, y no la destreza y garbo polémicos.

Cuando, injustamente atacados, nos veamos compelidos a defendernos, hagámoslo hidalgamente, esgrimiendo la espada, pero con la punta embotada y adornada, según la imagen vulgar, con ramillete de flores[373].

Da pena reconocer que, en la mayoría de los casos, los impugnadores no defienden una doctrina, sino su propia infalibilidad. Muy acertadamente nota Eucken que, so color de refutar principios, «cada cual se defiende a sí mismo y a su propia naturaleza… Es el instinto de conservación espiritual que reacciona»[374].

Cuando por nuestro mal tengamos que contender con contradictores de este jaez (resulta, a veces, inevitable, porque toda verdad exaspera a los mantenedores del error), fuera inocente confiar en persuadirles. No es a ellos, sino al público, a quien debemos mirar. Aportemos pruebas terminantes; robustezcamos en lo posible la tesis con nuevos datos objetivos, y pasemos en silencio ataques personales e insidias polémicas. Porque en tales torneos importa, antes que defendernos, defender la verdad[375].

Por olvidar estas sabidas reglas de prudencia y discreción, ¡cuántas desazones y sinsabores! Réplicas acres y violentas y silencios rencorosos reconocen casi siempre por causa nuestra falta de urbanidad y comedimiento al exponer y valorar el trabajo de los demás.

Citemos algunos datos concretos para adoctrinar al principiante. De ordinario, las críticas afectan, ya a errores de hecho o de observación, ya a errores de interpretación.

a.   Error de observación o de reconocimiento de un hecho

En general, los sabios discuten sobre interpretaciones, no sobre hechos, por suponer que el investigador, por modesto que sea, es incapaz de lanzarse a la tarea analítica sin preparación suficiente. Por esto precisamente, tales lapsus repútanse graves, denotando en quien los comete singular candor intelectual o inexperiencia metodológica. Sin embargo, guardémonos bien de ensañarnos al hacer constar el dislate; seamos piadosos y tengamos presente que, en momentos de distracción o descuido, hasta los sabios más sagaces pueden cometerlo. Lejos de censurarlo crudamente, disculpémoslo con benevolencia, haciendo notar que se trata de observaciones muy difíciles, donde las equivocaciones resultan frecuentes y casi inevitables. No imputemos el error a la ignorancia, antes bien, a la imperfección de la técnica aprovechada o a los prejuicios de la escuela donde se inspiró el trabajo censurado.

Cuando, a despecho de la mejor voluntad, tales excusas parezcan inadmisibles, atribúyase la pifia al empleo de material insuficiente o poco apropiado, añadiendo que, si el autor hubiera hecho uso de iguales objetos de estudio que nosotros, habría llegado sin duda a las mismas conclusiones, ya que le sobran para ello talento y pericia harto acreditados en anteriores publicaciones. En fin, tratemos de consolarle, insistiendo con morosidad, ora sobre las minucias más o menos originales contenidas en su trabajo, ora en las excelencias de las descripciones, bien, en fin, en la elegancia y precisión de los dibujos. En suma, nuestras expresiones se dirigirán principalmente a endulzar las amarguras del veredicto, llevando al ánimo de nuestro adversario la persuasión de que sus afanes no han sido enteramente inútiles a los progresos de la ciencia.

b. Error teórico

Supongamos que, interpretando abusivamente los hechos, el autor formuló una hipótesis arbitraria y sin base alguna en la observación. La píldora crítica será dorada con frases de este tenor: «Ciertamente, la explicación propuesta peca de aventurada, pero, en cambio, es notablemente ingeniosa, sugiere consideraciones muy elevadas y acredita en su autor espíritu filosófico de altos vuelos. ¡Lástima grande que al forjar su concepción no haya tenido en cuenta tales o cuales hechos que la contradicen formalmente! En todo caso, la hipótesis es seductora y merece discusión y examen respetuosos[376]».

En fin, tan trivial y grosera puede ser la interpretación teórica que hasta la disculpa parezca adulación. Entonces lo mejor será pasarla en silencio, mentando escuetamente, como en el caso anterior, las observaciones exactas (si las hay) y el mérito literario, filosófico o pedagógico del trabajo.

D) Exposición de los métodos

Importa asimismo puntualizar, bien al principio, bien al final de la monografía, el método o métodos de investigación seguidos por el autor, sin imitar a esos sabios que, a título de mejorarla ulteriormente, se reservan temporalmente el monopolio de la técnica empleada, restaurando la casi perdida costumbre de los químicos y matemáticos de las pasadas centurias, los cuales, inspirados en la pueril vanidad de asombrar a las gentes con el poder de su penetración, se reservaban los detalles de los procedimientos que les habían conducido a la verdad. Afortunadamente, el esoterismo va desapareciendo del campo de la ciencia y el mero lector de una revista puede conocer hoy las minucias y *tours de main*[377] de ciertos métodos casi tan bien como los íntimos del descubridor.

E) Conclusiones

Expuesta en forma clara, concisa y metódica la observación u observaciones fruto de nuestras pesquisas, cerraremos el trabajo condensando en un corto número de proposiciones los datos positivos aportados a la ciencia y que han motivado nuestra intervención en el asunto.

Conducta que no todos siguen, pero que nos parece por todo extremo loable, es llamar la atención del lector sobre los problemas todavía pendientes de solución, a fin de que otros observadores apliquen sus esfuerzos y completen nuestra obra. Al señalar a los sucesores la dirección de las nuevas pesquisas y los puntos que nuestra diligencia no ha logrado esclarecer, damos, al par que fácil y generoso asidero a los jóvenes observadores ansiosos de reputación, ocasión de pronta y plena confirmación de nuestros descubrimientos.

F) Necesidad de los grabados

Si nuestros estudios atañen a la morfología, ora macro, ora microscópica, será de rigor ilustrar las descripciones con figuras copiadas todo lo más exactamente posible del natural. Por precisa y minuciosa que sea la descripción de los objetos observados, siempre resultará inferior en claridad a un buen grabado. Cuanto más que la representación gráfica de lo observado garantiza la exactitud de la observación misma, y constituye un precedente de inapreciable valor para quien pretenda confirmar nuestras aseveraciones. Con justo motivo se otorga hoy casi igual mérito al que dibuja por primera vez y fielmente un objeto que al que lo da a conocer solamente mediante descripción más o menos incompleta.

Si los objetos representados son demasiado complicados, a los dibujos exactos que copian formas o estructuras añadiremos esquemas o semiesquemas aclaratorios. En fin, en algunos casos podrá prestarnos importantes servicios la fotografía común y la microfotografía[378], suprema garantía de la objetividad de nuestras descripciones[379].

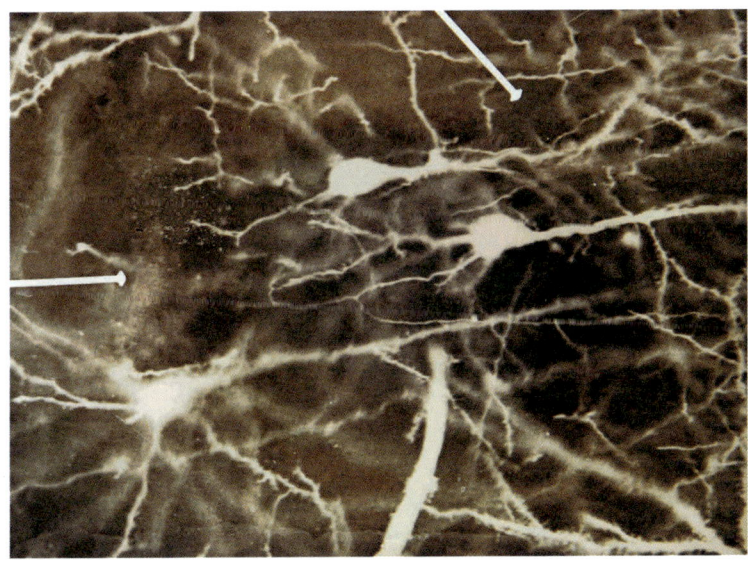

Placa microfotográfica en la que se pueden observar unas células piramidales tras la aplicación del método de Golgi. Legado Cajal

G) El estilo

Finalmente, el estilo de nuestro trabajo será genuinamente didáctico: sobrio, sencillo, sin afectación y sin acusar otras preocupaciones que el orden y la claridad. El énfasis, la declamación y la hipérbole no deben figurar jamás en los escritos meramente científicos, si no queremos perder la confianza de los sabios, que acabarán por tomarnos por soñadores o poetas[380], incapaces de estudiar y razonar fríamente una cuestión. El escritor científico aspirará constantemente a reflejar la realidad objetiva con la perfecta serenidad e ingenuidad de un espejo, dibujando con la palabra[381], como el pintor con el pincel, y abandonando, en fin, la pretensión de estilista exquisito y el fatuo alarde de profundidad filosófica[382]. No olvidemos la conocida máxima de Boileau: «Lo que se concibe bien se enuncia claramente»[383].

La pompa y gala del lenguaje estarán en su lugar en el libro de popularización, en las oraciones inaugurales, hasta en el prólogo o introducción a una obra científica docente; pero hay que confesar que la mucha retórica produce, tratándose de una monografía científica, efecto extraño y un tanto ridículo.

Sin contar que los afeites retóricos prestan a menudo a las ideas contornos indecisos, y que las comparaciones innecesarias hacen difusa la descripción, dispersando inútilmente la atención del lector, que no necesita ciertamente, para que las ideas penetren en su caletre, de la evocación continua de imágenes vulgares. En este concepto, los escritores, como las lentes, podrían distinguirse en *cromáticos* y *acromáticos*[384]: estos últimos, perfectamente corregidos de la manía dispersiva, saben condensar con toda precisión las ideas que por la lectura o la observación recolectan; mientras que los primeros, faltos del freno de la corrección, gustan de ensanchar con irisaciones retóricas, con franjas de brillantes matices, los contornos de las ideas, lo que no se logra sino a expensas del vigor y de la precisión de las mismas[385].

En literatura, como en la oratoria, los entendimientos cromáticos o dispersivos pueden ser de gran utilidad, pues el vulgo, juez inapelable de la obra artística, necesita del *embudo de la retórica* para poder tragar algunas verdades; pero en la exposición y discusión de los temas de ciencia pura, el público es un senado escogido y culto[386], y ofenderíamos de seguro su ilustración y buen gusto tomando las cuestiones demasiado *ab ovo* y perdiéndonos en amplificaciones declamatorias y detalles ociosos. Esta máxima de Gracián, alabada por Schopenhauer, «lo bueno, si breve, dos veces bueno», debe ser nuestra norma[387]. Suyo es también este consejo: «Hase de hablar como en testamento; que a menos palabras menos pleitos»[388].

Una severa disciplina de la atención, la costumbre de dar a la acción y al pensamiento mayor importancia que a la palabra, así como la creencia de que, después de inventada una imagen o una frase feliz, el problema científico que estudiamos no ha dado un solo paso hacia la solución, constituyen excelente profilaxis contra lo que Fray Candil[389] llamaba gráficamente *flatulencia retórica*, que nosotros consideramos como manifestación del meridionalismo superficial y causa muy poderosa de nuestro atraso científico[390].

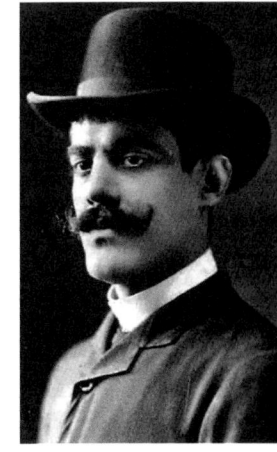

Emilio Bobadilla, Fray Candil (1862-1921)

H) Publicación del trabajo científico[391]

Cuando el investigador goce de crédito mundial, podrá publicar sus contribuciones científicas en cualquiera revista nacional o extranjera de la especialidad. Los sabios a quienes el asunto interese no se detendrán en el obstáculo de la lengua, antes bien, procurarán estudiarla para conocer el pensamiento del autor o buscarán editores que lo traduzcan y publiquen. Sin embargo, aun al sabio más reputado le es necesario, para ganar tiempo y conquistar adeptos en el exterior, comunicar sus descubrimientos a los *Beiträge* o *Centralblatt*[392] más divulgados de Alemania. En cuanto al principiante, sin crédito todavía en el mundo sabio, obrará muy cuerdamente pidiendo, desde luego, hospitalidad en las grandes revistas extranjeras y redactando o haciendo traducir su trabajo en francés, inglés o alemán. De esta suerte, el nuevo hecho será rápidamente conocido de los especialistas, y si posee positivo valor, tendrá el autor la grata sorpresa de verlo confirmado y aprobado por las grandes autoridades internacionales. Quienes, inspirándose en un patriotismo estrecho y ruin, se obstinan en escribir exclusivamente en revistas españolas, poco o nada leídas en los países sabios, se condenan a ser ignorados hasta dentro de su propia nación; porque, como habrá de faltarles siempre el *exequatur* de los grandes prestigios europeos, ningún compatriota suyo, y menos los de su gremio, osará tomarlos en serio o estimarlos en su verdadero valer.

Siendo, pues, decisivo para el porvenir del incipiente investigador el juicio de las autoridades científicas extranjeras, reflexionará maduramente antes de someterles el primer trabajo; asegúrese bien, mediante prolijas exploraciones bibliográficas, y aun mejor por la consulta de algún especialista célebre, de la realidad y originalidad del hecho comunicado. Y no olvide que el derecho a equivocarse se tolera solamente a los consagrados.

Capítulo VIII
El investigador como maestro[393]

Llegada la época constructiva y dominadas las dificultades del trabajo científico, imaginamos a nuestro novel investigador en posesión de la madurez y robustez necesarias para su multiplicación espiritual. La noble carrera fue seguida hasta el fin; el ideal ansiado logrose por entero. Convertido en autoridad internacional, el maestro es citado con encomio en las revistas extranjeras; la originalidad e importancia de sus creaciones asegúranle página honorífica en el libro de oro de la ciencia.

En tan decorosa situación, puede adoptar el sabio una de estas dos actitudes: proseguir concentrado y solitario sus empresas de laboratorio, condenándose a la esterilidad docente, o hacer a los demás copartícipes de sus métodos de estudio, promoviendo vocaciones y erigiéndose en prestigioso jefe de escuela.

Entre ambos caminos la elección no es dudosa. Ciertamente, el trabajo solitario brinda al egoísmo satisfacciones y tranquilidades tentadoras; se obedece a la ley del mínimo esfuerzo, dirigiendo exclusivamente la atención a la investigación personal; se vive en un discreto ambiente de aprobación y estima donde faltan, sin duda (y ello es gran ventaja), los entusiasmos y veneraciones excesivas, pero donde tampoco mortifican émulos y rivales. Mas al adoptar tan cómoda postura, el instinto paternal del hombre de ciencia siéntese profundamente inquieto. «¿Qué será de mi obra —se pregunta— cuando llegada la senectud falten energías para defenderla? ¿Quiénes reivindicarán la prioridad de mis hallazgos si, por ventura, adversarios o sucesores poco escrupulosos se los apropian o incurren, al juzgarnos, en olvidos e injusticias?».

Aun miradas las cosas desde el punto de vista egoísta —de un egoísmo sano y clarividente—, importa al sabio proceder a su multiplicación espiritual. La tarea es sin duda penosa. La actividad del maestro bifúrcase en las corrientes paralelas del laboratorio y de la enseñanza. Crecerán así sus desvelos, pero aumentarán también sus venturas. Sobre dar pábulo a elevadas tendencias, alcanzará el deleite de la paternidad ideal y sentirá el noble orgullo de haber cumplido honradamente con su doble misión de maestro y de patriota. Ya no declinará su vida triste y solitaria, antes bien, se verá en su ocaso rodeada de un séquito de discípulos entusiastas, capaces de comprender la obra del maestro y de hacerla, en lo posible, luminosa y perenne.

La posteridad ha sido siempre generosa con los fundadores de escuela. Hasta los errores del iniciador son perdonados o piadosamente explicados, si este supo formar espíritus capaces de comprenderlos y corregirlos. Quien renuncia a la siembra de ideas se declara egoísta o misántropo. Todos pensarán que trabajó para su orgullo en vez de laborar para la humanidad. Y si sus talentos destacan demasiado, aparecerá como algo patológico, cual formación extraña a su raza, a la cual por eso mismo apenas enaltece: especie de bólido intelectual caído del cielo, que brilló un momento, mas fue incapaz de comunicar a nadie su efímero fulgor.

Dejar prole espiritual, además de dar alto valor a la vida del sabio, constituye utilidad social y labor civilizadora indiscutible[394], de las cuales están señaladamente necesitados los países como España, de producción científica miserable y discontinua[395].

¡Infeliz del genio esporádicamente surgido en estos pueblos y extinguido sin descendencia! La ruda competencia entablada entre cientos de laboratorios y escuelas extranjeros; el arrollador alud de folletos y libros que se disputan encarnizadamente el favor de la actualidad; la tendencia iconoclasta de la juventud universitaria, ansiosa de *llegar* y de afirmar e imponer la propia personalidad; la casi total ignorancia entre los sabios de las lenguas habladas en las naciones atrasadas, y, sobre todo, el chovinismo feroz reinante en Alemania, Francia e Inglaterra en triste complicidad con la desidia nacional tendrán para el orgulloso solitario de la consabida *torre de marfil* las más tristes consecuencias. Muchos de sus descubrimientos serán inevitablemente atribuidos a confirmadores extranjeros, poco escrupulosos en sus citas, por discípulos de estos menos escrupulosos aún; y todos los hechos que, por semejar baladíes a la hora de ser publicados, no merecieron el honor de la traducción —pero que andando el tiempo suelen remontar en valor— quedarán enterrados en el polvo de las bibliotecas indígenas. Que, si para la literatura y la historia, artes de recreo y atracción, sobran eruditos y comentadores, para la austera disciplina científica el reivindicador debe ser a la par sabio y erudito, y los sabios no abundan en los países de cultura insuficiente...

Importa, pues, que dichas naciones zagueras de la civilización obtengan de sus promotores científicos el máximo rendimiento docente, compensando en lo posible la escasez a aquellos con el progresivo aumento de su capacidad prolífica.

Mas ¿cómo formar continuadores y, mejor todavía, genios iniciadores, capaces de superar al maestro y de señalar rumbos nuevos a la investigación?

Llegados a este punto, surge una cuestión importante: ¿cómo se crea la vocación irresistible hacia la ciencia?[396]

Aunque se haya dicho con razón, por Fouillée, Ribot[397], Bernheim[398], Lévy[399] y otros muchos, que toda idea aceptada por el cerebro tiende a convertirse en acto, es lo cierto que en la mayoría de las personas la idea o conocimiento científico carece de eficacia

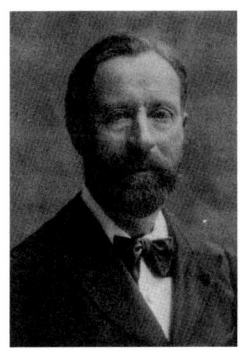
Alfred Fouillée
(1838-1912)

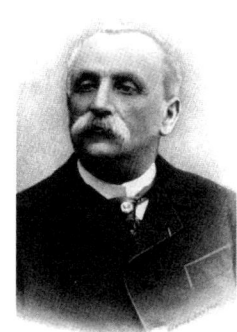
Hippolyte Bernheim
(1840-1919)

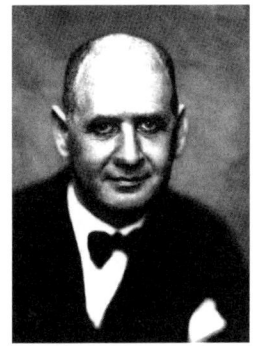
Paul Émile Lévy
(1869-1931)

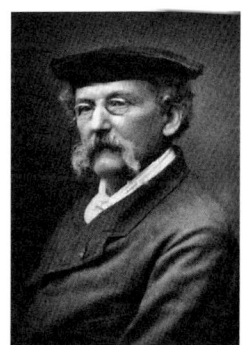
Théodule-Armand Ribot
(1839-1916)

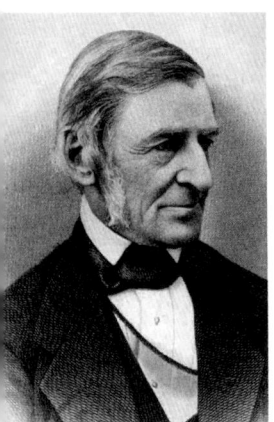

Ralph Waldo Emerson
(1803-1882)

para transformarse en el *acto* de confirmar la verdad aprendida o en el de ensanchar sus horizontes, merced al esfuerzo personal.

A nuestro juicio, la voluntad obra en el joven a impulsos de la representación anticipada del placer ético íntimamente asociado a todo triunfo intelectual. Ante la estimación de los doctos, crece el sentimiento de la propia estima. Y, al revés, si se nos desdeña, acabamos por desdeñarnos[400]. De aquí la necesidad, desgraciadamente harto olvidada, de que el profesor sugiera al alumno de continuo, no tanto con la palabra como con el ejemplo, la idea del goce soberano, de la satisfacción suprema que produce el arrancar secretos a lo desconocido y del vincular el propio nombre a una idea original y útil[401].

Puesto que, según es bien sabido, la juventud procede en su culto a los hombres ilustres por imitación, fuera obra altamente educadora de la voluntad que cada profesor trazara con verdadero cariño y con deliberado propósito de sugestión la biografía anecdótica y sucinta de los sabios que más se distinguieron en el desarrollo de su ciencia especial, haciendo, en fin, algo de lo que, desde otro punto de vista, quisieron realizar Auguste Comte con su culto a los grandes hombres; modernamente Carlyle con su libro sobre los héroes; Emerson[402] con sus entusiastas apologías de los *hombres representativos* o *superhombres*, a quienes se deben todos los progresos y ventajas de la civilización[403], y, últimamente, Ostwald con su hermoso libro *Los grandes hombres*[404].

¿Qué signos denuncian el talento creador y la vocación inquebrantable por la indagación científica?

Problema grave, capitalísimo, sobre el cual han discurrido altos pensadores e insignes pedagogos, sin llegar a normas definitivas. La dificultad sube de punto considerando que no basta encontrar entendimientos perspicaces y aptos para las pesquisas de laboratorio, sino conquistarlos definitivamente para el culto de la verdad original.

Los futuros sabios, blanco de nuestros desvelos educadores, ¿se encuentran por ventura entre los discípulos más serios y aplicados, acaparadores de premios y triunfadores en oposiciones?

Algunas veces, sí, pero no siempre. Si la regla fuera infalible, fácil resultara la tarea del profesor: bastaríale dirigirse a los premios extraordinarios de la licenciatura y a los números primeros de las oposiciones a cátedras. Mas la realidad se complace a menudo en burlar previsiones y malograr esperanzas. Porque, de igual manera que los varones más fervorosamente virtuosos y creyentes suelen ser formidablemente egoístas, se da también, con desconsoladora frecuencia, el caso de que los más brillantes jóvenes son mentalidades exquisitamente prácticas, es decir, financieros refinadísimos en embrión. Estudian y se esfuerzan, más que por amor a la ciencia, por hallarse persuadidos de que el saber constituye excelente negocio y de que la buena fama cobrada en la escuela cotízase muy alto en el mercado profesional y en las esferas académicas.

Si el lector sonríe ante esta observación, haga memoria y repare en qué vinieron a parar sus más sobresalientes condiscípulos, los *monstruos* de la memoria y de la aplicación, aquellos en quienes el profesor ponía todos sus mimos y preferencias; y reconocerá con pena que, si en su mayor parte alcanzaron holgada posición social (y en esto no erraron sus cálculos), poquísimos o ninguno ascendieron a las cumbres del saber o se distinguieron por una acción política, social o industrial abnegada y fecunda. Cuanto más que entre los alumnos más aprovechados figuran bastantes temperamentos del tipo gregario, dóciles y disciplinados, incapaces de iniciativa y que, habiendo aceptado el estudio por ciega obediencia a padres y maestros, acaban a menudo la carrera sumidos en el enervamiento y la fatiga. ¿Quién no ha oído exclamar, al concluir los estudios, a estos forzados del libro de texto, la conocida frase: «Adiós, Horacio, a quien tanto aborrecí»?

Harto más merecedores de predilección para el maestro avisado serán aquellos discípulos un tanto indómitos, desdeñosos de los primeros lugares, insensibles al estímulo de la vanidad, que, dotados de rica e inquieta fantasía, gastan el sobrante de su actividad en la literatura, el dibujo, la filosofía y todos los deportes del espíritu y del cuerpo. Para quien los sigue de lejos, parece como que se dispersan y se disipan, cuando, en realidad, se encauzan y fortalecen. Corazones generosos, poetas a ratos, románticos siempre, estos jóvenes distraídos poseen dos cualidades esenciales de que el maestro puede sacar gran partido: desdén por el lucro y las altas posiciones académicas, y espíritu caballeresco enamorado de altos ideales. Al revés de los otros, al abandonar las aulas es cuando realmente comienzan a estudiar. Y no es raro verlos, fatigados ya de laborar sin provecho y faltos de orientación definida, presentarse en los laboratorios en súplica de consejos técnicos y de un tema de estudio. Y algunos de ellos logran encauzarse y triunfar[405].

Con todo eso, los rasgos precedentes no constituyen siempre síndrome cierto del futuro hombre de ciencia. Entre quienes sobresalen aquellos, abundan veleidades y defecciones. Las citadas cualidades representan fuerzas en potencia, que no siempre llegan a ser actuales[406]. Seducido por las apariencias, el maestro corre el riesgo de educar diletantes del laboratorio o talentos brillantes, pero incapaces de honda y perseverante labor.

Resulta, pues, difícil el diagnóstico de la vocación científica. Preciso es apelar a signos más exactamente diferenciadores para discernir la moneda falsa del oro de ley.

En su admirable libro sobre los *grandes hombres*, Ostwald, que se ha planteado este mismo problema, declara, después de hacer algunas reservas, que los discípulos particularmente bien dotados reconócense en que no parecen satisfechos jamás de lo que la enseñanza ordinaria les ofrece[407]: «La enseñanza ordinaria se dirige en profundidad y superficie al término medio, y cuando un alumno posee un gran talento, verá en seguida que la ciencia recibida es cuantitativa y, sobre todo, cualitativamente insuficiente, y exigirá más»[408]. Y añade: «La más importante cualidad del sabio es la originalidad, es decir, la capacidad de imaginar alguna cosa más allá de lo que se le enseña; la exactitud en el trabajo, la crítica de sí mismo, conciencia, conocimientos, destreza son también necesarios; pero todo puede adquirirse más tarde, mediante conveniente educación»[409].

Estas observaciones de Ostwald son atinadas y frecuentemente exactas. Sin embargo, para sacar fruto de ellas, importa que el maestro se ponga en contacto cordial con sus discípulos, que en sus pláticas de laboratorio les trate como a camaradas ocupados en obra común, sugiriéndoles la franqueza y la espontaneidad en la expresión. De este modo hallará el maestro facilidades para estudiar el carácter y medir el tono y fortaleza de las pasiones de sus educandos. Así y todo, la regla de Ostwald falla en ocasiones. El mozo listo, insatisfecho de las descripciones de los textos y de las teorías científicas, puede ser un carácter altivo y un agudo entendimiento, pero incapaz de perseverancia y disciplina. Más a menudo aún, el futuro investigador adolece de excesiva timidez; sus respetos hacia el maestro y una modestia natural y simpática refrenan el deseo de pedir esclarecimientos a sus dudas teóricas o aprobación hacia ensayos de nuevas soluciones. En tales casos, el investigador en cierne puede no ser reparado por el profesor o no estimularle este lo bastante, tomando acaso su reserva por limitación.

Algo más segura, aunque sin pretensiones de infalibilidad, parécenos la regla siguiente, donde se combinan, para el diagnóstico psicológico, algunos signos subjetivos con otros objetivos.

Subjetivamente, el joven apto para la investigación revélase desde luego por estos rasgos: patriotismo ardiente, pero consciente y discursivo —lejos de los candorosos optimismos de ciertos patriotas o, mejor dicho, *patrioteros*[410], que, con pronunciar cuatro o cinco nombres prestigiosos indígenas[411], creen haber demostrado la colaboración decisiva de su país en la obra de la cultura universal, nuestro joven siente profundo descontento por la pobreza y mezquindad de dicha contribución—; ante los juicios severos, pero en el fondo justos, con que la crítica extranjera flagela la esterilidad de nuestros sabios y filósofos, no responde con trenos patrióticos o jactanciosas promesas, sino afilando sus armas y haciendo resolución de emplear sus bríos en el combate universal contra la naturaleza; nuestro sabio en potencia distíngue también por el culto severo a la verdad y por un escepticismo sano y de buena ley; es ambicioso, pero con ambición noble y confesable: ansía destacar de la vulgaridad ambiente y vincular su nombre a una gran empresa.

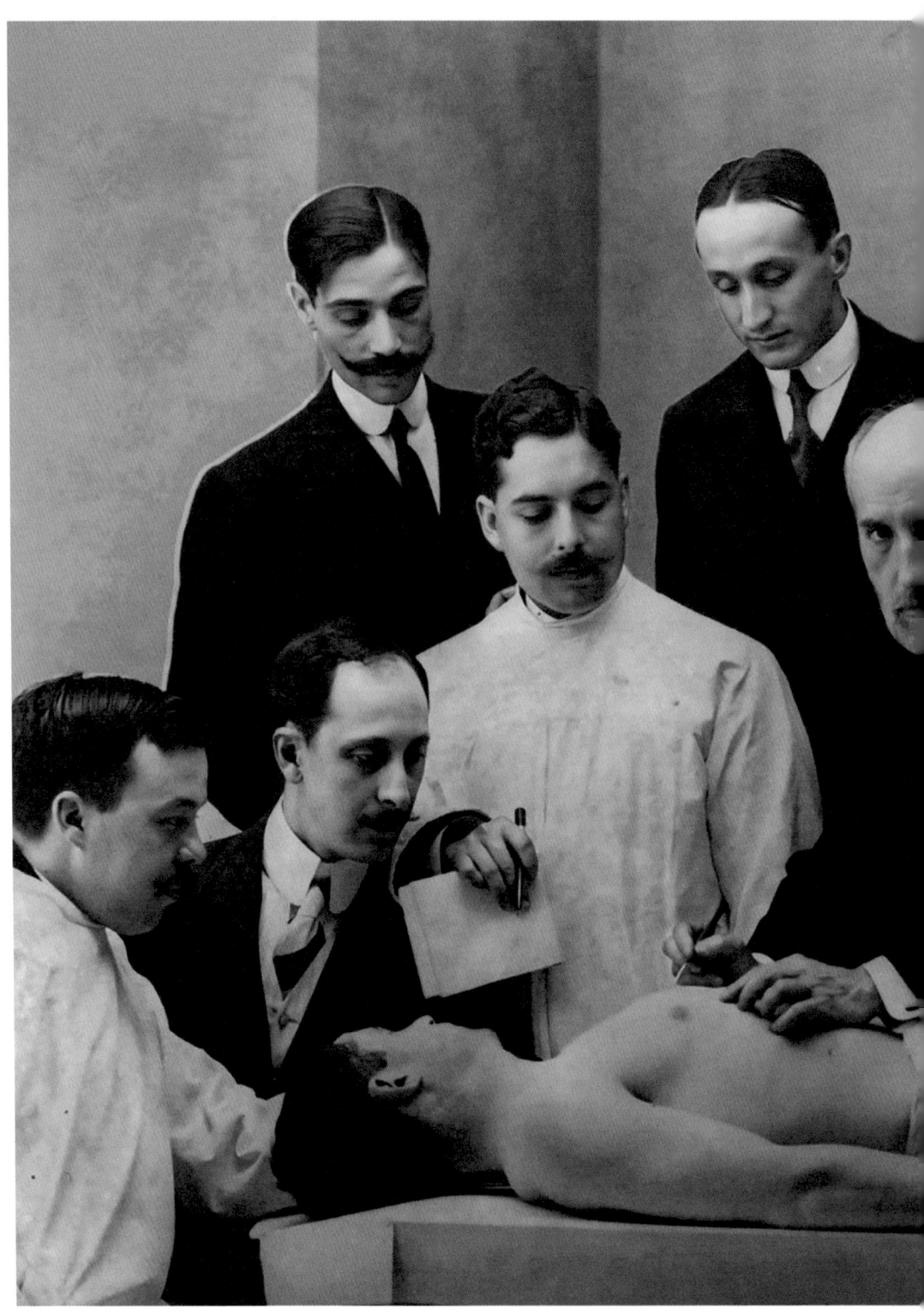

Clase de disección de Ramón y Cajal, 1915. Fotografía de Alfonso Sánchez García. Aparecen sentados: Juan Rodríguez Díaz, Aldolfo Sapena Escolano, Enrique Álvarez Sainz de Aja, Santiago Ramón y Cajal, Francisco Tello Muñoz, Ricardo Becerro de Bengoa. De pie: Ángel Torres Alonso, Luis del Castillo y Nicolás Achúcarro Lund

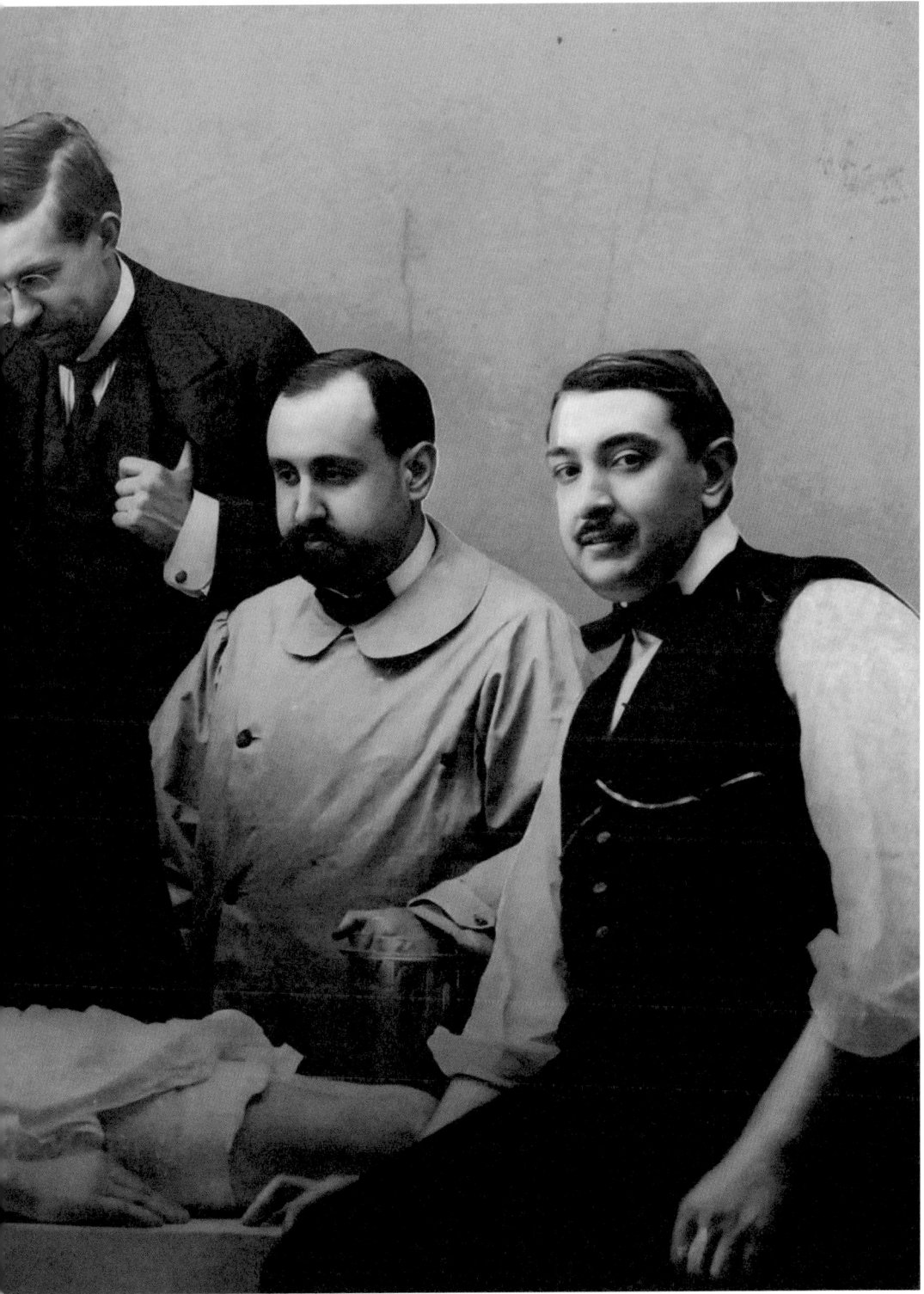

Objetivamente, el candidato a sabio corrobora a los ojos de todos las promesas precedentes. Sin el culto de la acción, sin la prueba de que el novel investigador es capaz de trabajar con fruto, correríamos el albur de cultivar un florido regenerador más, tan hábil en señalar el rumbo como incapaz de cruzar el golfo. Pero, si el joven gusta sobremanera de las manipulaciones del laboratorio y posee laboriosidad infatigable; si, sobre todo (y esta es la señal objetiva a que principalmente aludíamos), averiguamos que, a costa de penosos sacrificios, con economías robadas a sus recreos y deportes, se ha creado un pequeño laboratorio donde se afana en adquirir maestría técnica y confirmar personalmente los descubrimientos de las eminencias del saber… entonces el profesor debe intervenir resueltamente, ayudándole y protegiéndole; porque la verdadera vocación *consiste siempre en esa actividad especial a que el joven, menospreciando distracciones de la edad, sacrifica tiempo y peculio.*

Claro está que la afición, aun la más sincera y entusiasta, se equivoca algunas veces. La vocación no es la aptitud, ni la aptitud conduce necesariamente al éxito. Este tiene génesis compleja, dado que entran en él, aparte vocación y aptitud, otras condiciones complementarias, a saber: la sagacidad para rastrear los filones ricos, el don de asimilación de las nuevas ideas, penetrante y seguro sentido crítico, buena orientación bibliográfica y metodológica y hasta un cierto espíritu filosófico. Pero casi todas estas cualidades complementarias pueden adquirirse después. Algo hay que dejar a la convivencia con el maestro y al poder transformador de la imitación[412].

En suma, el futuro sabio suele ser patriota ardiente, ansioso de honrarse y honrar a su país, enamorado de la originalidad, indiferente al lucro y a los placeres burgueses, inclinado a la acción más que a la palabra, lector incansable y capaz, en fin, de toda suerte de abnegaciones y renuncias para realizar el noble ensueño de bautizar con el propio nombre alguna nueva estrella del firmamento del saber.

A) Optimismo crítico[413]

Dejamos expuesto más atrás que el maestro digno de tal debe sugerir de continuo a sus discípulos la idea de que la ciencia está en perpetuo *devenir*, que progresa y crece incesantemente, sin llegar jamás a plena madurez, y que todos podemos aportar, si nos lo proponemos de veras, un grano de arena al imponente monumento del progreso.

Semejante actitud implica, naturalmente, el *optimismo* nacional, es decir, fe robusta en las aptitudes y destinos de la raza.

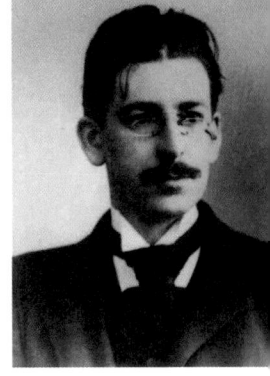

José Enrique Rodó
(1871-1917)

Claro es que semejante optimismo no debe ser ciego, sino avisado y previsor. Lejos del pedante y satisfecho engreimiento característico de muchos funestos políticos y de no pocas orondas sumidades de la cátedra, el buen maestro debe tener plena conciencia de la nacional incultura y de nuestra pobreza científica. Tendrá siempre presente que España está desde hace siglos en deuda con la civilización y que, de persistir en tan vergonzoso abandono, Europa perderá la paciencia y acabará por expropiarnos. Critique, pero trabaje. Censure y fustigue, si es preciso, a los perezosos, pero sin mirar atrás y con la mano en la mancera[414].

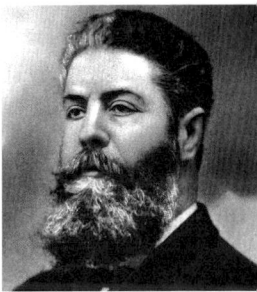

Joaquín Costa (1846 1911)

De este patriótico optimismo, llamado por Rodó[415] *optimismo paradójico*, y al que cuadraría mejor la designación de *optimismo crítico*, participaron, entre otros, el gran Costa[416], cuyos apóstrofes restallaban como látigos en la espalda de los rezagados o en la frente de los antipatriotas, y, en más modernos tiempos, el exquisito escritor y pensador Ortega y Gasset[417], quien propone, como condición esencial de la ascensión cultural y ética de España, la plena conciencia de nuestra miseria espiritual y de nuestra corrupción política y administrativa.

B) Cómo guiar al novel investigador

Escogida la familia intelectual, es preciso educarla y entrenarla para la ruda labor. Pueril y temerario fuera concurrir a torneos científicos, con carácter de rigurosas luchas internacionales, sin prepararse tenaz y adecuadamente.

Al maestro incumbe la misión de abreviar esta preparación, orientando al discípulo, mostrándole los tajos abiertos a la investigación, guiándole en la pesquisa bibliográfica y sugiriéndole, en fin, la adquisición de cuantos conocimientos y habilidades accesorias (dibujo, microfotografía, idiomas, arte de describir con exactitud y propiedad, etc.) puedan serle de provecho. Importa inculcarle la resolución de completar en este punto su educación lo antes posible, para evitar colaboraciones humillantes que, además, no pueden ser permanentes.

Fortalecidas de este modo las fuerzas del catecúmeno, procurará el profesor ponerlas a prueba, proponiéndole un tema accesible, que no exija grandes ni continuados esfuerzos, y que, a ser posible, represente algo así como brote o derivación de la obra fundamental del maestro.

Propende, según es sabido, la juventud a acometer los grandes problemas y estrenarse con una catedral. Fuerza es moderar semejante ambición, que podría conducir a fracasos desalentadores, haciendo ver al principiante la conveniencia de comenzar por las pequeñas cuestiones: se corre poco riesgo de errar en ellas, y cuando se yerra jamás se sigue el escozor del ridículo. Más adelante, acrecida la aptitud técnica y la capacidad especulativa, llegará el caso de llevar a cabo la grande obra ensoñada.

Cuando el novel investigador pueda marchar por sí mismo, procúrese imbuirle el gusto por la originalidad. Déjese, pues, surgir en él la idea nueva con plena espontaneidad, aunque esta idea no concuerde con las teorías de la escuela. La más pura gloria del maestro consiste no en formar discípulos que le sigan, sino en forjar sabios que le superen. El ideal supremo fuera crear espíritus absolutamente nuevos, órganos únicos, a ser posible, en la máquina del progreso. Fabricar órganos dóciles e intercambiables denota que el maestro se ha preocupado más de sí mismo que de su país y de la ciencia.

Excusado es advertir que en sus libros y monografías debe el jefe de escuela hacer sincera justicia al discípulo, citando escrupulosamente sus trabajos y aun insistiendo en ellos con delectación alentadora. Por amor a su prole intelectual, más bien que por modestia, callará la propia colaboración. Acrecerá de esta suerte el crédito del sabio novel, cuya obra granjeará rápidamente en el extranjero confianza y simpatía.

Con ocasión del primer trabajo del principiante, suelen muchos sabios emparejar el propio nombre con el del discípulo, señalando con ello su tanto de colaboración: conducta equitativa, aunque poco generosa. A menos que dicho trabajo inicial sea fruto personal casi exclusivo del maestro, preferiríamos librar al discípulo del concepto, un tanto humillante, de la ajena inspiración. Con ello, el joven investigador saboreará el exquisito manjar de la espontaneidad. Raro fuera que, una vez probado, no se aficionase a él y se esforzara por merecerlo.

Inútil parece también recomendar a los maestros que no se aprovechen demasiado de la dócil actividad de sus educandos, so color de prepararlos y dirigirlos. Este abuso, revelador de antipático egoísmo, florece en algunas escuelas extranjeras, donde, como en ciertas profesiones, el catecúmeno paga la enseñanza con la explotación del aprendizaje. ¡Cuántas obras monumentales denotan, más que la fecundidad del autor, la discreción y modestia de juveniles colaboradores, satisfechos con la lejana esperanza de ser algún día apoyados y promovidos por su mentor intelectual a empleos decorosos!

Las fatigas de la edad, y más que nada el afán de acaparar dignidades y prebendas, incompatibles con una vida apacible y de labor honda y perseverante, fuerzan a veces a los sabios a caer en tan vituperables explotaciones. Después de haber llegado con honra, hay que caer con honor. Bástele a cada cual su propio mérito. Harto pagado queda el maestro con la satisfacción de haber despertado actividades latentes y formado mentalidades creadoras. Si la debilidad de los sentidos o las flaquezas de la voluntad privan al anciano de los bríos necesarios para la obra de investigación, abandone resueltamente el magisterio militante. No se enseña bien sino lo que se hace, y quien no investiga no enseña a investigar. Primor de discretos es lo que Gracián designa «tener un buen dejo»[418]. Aunque nos duela, a cierta edad hay que abandonar la enseñanza antes que la enseñanza nos abandone.

Con todo eso, todavía tiene el veterano profesor alta misión que cumplir. Cuando sus manos débiles no pueden sostener el pico del minero, ocúpese en refinar el mineral arrancado por otros[419]. Y escriba en la quietud de su jubilación la historia o la filosofía de la ciencia. Que nadie puede exponerla mejor que quien ha vivido sus incidentes y sentido de cerca las arduas dificultades especulativas.

---

[419] Piadosa con los viejos, la naturaleza ha otorgado al cerebro el excelso privilegio de resistir más que ningún órgano al implacable proceso de la degeneración. [Not. Ed. Pág. 442]

BREVE ESTUDIO ACERCA DE LAS CAUSAS DE NUESTRO ATRASO CIENTÍFICO Y DE LAS OBLIGACIONES DEL ESTADO EN ORDEN AL FOMENTO Y ENSEÑANZA DE LA INVESTIGACIÓN[420]

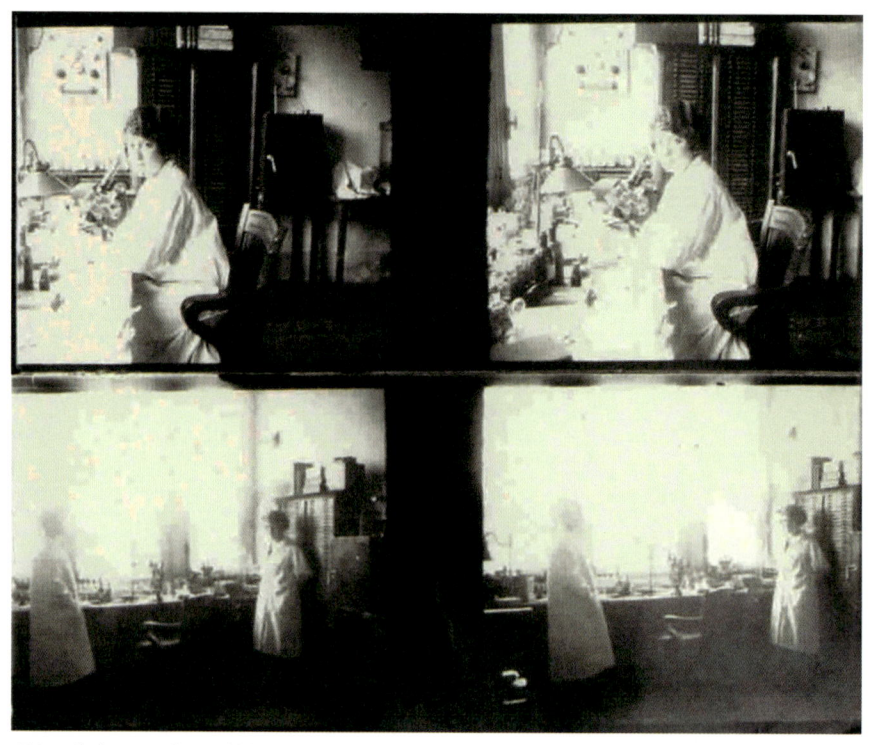

«Fotografía de una mujer en el laboratorio», Legado Cajal. Serie de instantáneas en las que aparecen dos mujeres. Una de ellas es Carmen Serra, que trabajó como técnica en el Laboratorio de Investigaciones Biológicas

Primera parte

Deberes del Estado en relación con la producción científica. Nuestro atraso científico y sus causas pretendidas. Explicaciones físicas, históricas y morales de la infecundidad científica española. Los remedios

La prosperidad duradera de las naciones es obra de la ciencia y de sus múltiples aplicaciones al fomento de la vida y de los intereses materiales. De esta indiscutible verdad síguese la obligación inexcusable del Estado de estimular y promover la cultura, desarrollando una *política científica*, encaminada a generalizar la instrucción y a beneficiar en provecho común todos los talentos útiles y fecundos brotados en el seno de la raza[421].

La política científica implica el empleo simultáneo de estos cuatro modos de acción:

1.º Elevar el nivel intelectual de la masa para formar ambiente moral susceptible de comprender, estimular y galardonar al sabio.

2.º Proporcionar a las clases sociales más humildes ocasión de recibir en liceos, institutos o centros de enseñanza popular instrucción científica general suficiente a fin de que el joven reconozca su vocación y sean aprovechadas, en bien de la nación, todas las elevadas aptitudes intelectuales.

3.º Transformar la Universidad, hasta hoy casi exclusivamente consagrada a la colación de títulos y a la enseñanza profesional, en un centro de impulsión intelectual, al modo de Alemania, donde la Universidad representa el órgano principal de la producción filosófica, científica e industrial[422].

---

[422] Hoy nos preocupamos de la autonomía universitaria. Está bien. Mas si cada profesor no mejora su aptitud técnica y su disciplina mental; si los centros docentes carecen del heroísmo necesario para resistir las opresoras garras del caciquismo y favoritismo extra e intrauniversitario; si cada maestro considera a sus hijos intelectuales como insuperables arquetipos del talento y de la idoneidad, la flamante autonomía rendirá, poco más o menos, los mismos frutos que el régimen actual. ¿De qué serviría emancipar a los profesores de la tutela del Estado, si estos no tratan antes de emanciparse de sí mismos, es decir, de sobreponerse a

4.º En fin, formar y cultivar, mediante el pensionado en el extranjero o por otros métodos de selección y contagio cultural, un plantel de profesores eméritos, capacitados para descubrir nuevas verdades y para transmitir a la juventud el gusto y la pasión por la investigación original.

Carecemos de espacio para estudiar minuciosamente todos estos aspectos de la política cultural. Consideramos, por otra parte, innecesario entrar en pormenores, ya que son temas repetidamente tratados y discutidos desde hace muchos años por la prensa política y las obras pedagógicas. Sobre ellos hay, por fortuna, un conjunto de soluciones que, con ligeras variantes, han sido generalmente aceptadas. Por ahora, concretarémonos a exponer algunas consideraciones tocantes al último punto, esto es, a los métodos más apropiados y rápidos para refinar en lo posible al personal docente actual y formar al futuro profesorado universitario, instrumento esencial, aunque no exclusivo, de nuestro resurgimiento intelectual.

Mas para justificar lo que sigue y fundamentar sólidamente nuestras conclusiones, importa resolver una cuestión previa sobre la cual, desde hace cincuenta años, y sobre todo a partir del desastre colonial, se han ejercitado con varia fortuna casi todos nuestros grandes escritores[423].

Resurgir, renacer, regenerarse[424] son procesos dinámicos que implican estado anterior de agotamiento, decadencia o regresión. Importa, pues, desde luego dilucidar este importante punto: ¿es exacto que, en orden a la filosofía y a la ciencia, hemos decaído verdaderamente? Como productores de civilización en su más amplio sentido, ¿es lícito afirmar que hemos degenerado con relación a nuestros antepasados de los siglos XVI y XVII?

España es un país intelectualmente atrasado, no decadente[425]. Estudiando imparcialmente la historia de la producción científica y filosófica

---

sus miserias éticas y culturales? El problema central de nuestra Universidad no es la independencia, sino la transformación radical y definitiva de la aptitud y del ideario de la comunidad docente. Y hay pocos hombres capaces de ser cirujanos de sí mismos. El bisturí salvador debe ser manejado por otros. [Not. Ed. Pág. 442]

española durante la Edad Media, durante el siglo XVI (considerado con alguna exageración, a nuestro juicio, como la cima de nuestra intelectualidad) y, en fin, durante las últimas centurias; comparando, con absoluta sinceridad, intensiva y extensivamente, la ciencia española forjada en cada uno de esos períodos (descontando las alzas y bajas causadas por fortuitos accidentes, quiero decir, el avance cultural producido por el descubrimiento de América, que abrió de repente a nuestros sabios espléndido campo de investigación, y la postración mental provocada por las guerras desastrosas y errores políticos de la época de Felipe IV); si cotejamos, en fin, en cada una de las citadas épocas, las conquistas intelectuales positivas hechas por españoles con las debidas a sabios extranjeros, nos veremos obligados a reconocer que ni la raza ni la ciencia española han decaído ni se han estacionado por completo. Sobre poco más o menos, su rendimiento científico se mantuvo siempre al mismo nivel.

La imparcialidad obliga, empero, a confesar que, apreciado globalmente, *dicho rendimiento ha sido pobre y discontinuo, mostrando, con relación al resto de Europa, un atraso y, sobre todo, una mezquindad teórica deplorable*[426]. Dominó en nuestros cosmógrafos, físicos, metalurgistas, matemáticos y médicos la tendencia hacia lo útil inmediato, al practicismo estrecho. Se ignoró que solo las ideas son realmente fecundas. Y buscando recetas y fórmulas de acción,

---

[426] El relato de los extranjeros que visitaron España en la época de su grandeza, o en el comienzo de su declinación, y los testimonios de nuestros escritores de los siglos XVI y XVII demuestran que nuestra preponderancia en Europa fue meramente militar y no cultural. Ciencia, industria, agricultura, comercio, todas las manifestaciones del espíritu y del trabajo eran en la época de los Reyes Católicos y de Carlos V sumamente inferiores a las del resto de Europa. Citando un caso entre mil, Simón Abril, en sus *Apuntamientos a Felipe II*, se lamentaba ya de que careciéramos de matemáticos, «con afrenta de la nación y gran perjuicio de la república, pues España debe ir a buscar los ingenios a extrañas naciones, con daño grave del bien público». Avergüenza saber que casi todos nuestros generales y almirantes de las guerras de Italia y Flandes fueron extranjeros. Cristóbal de Villalón, que escribió también en el Siglo de Oro de nuestra historia, se lamenta, amén de los defectos del carácter nacional, de la mediocridad de nuestros gramáticos y humanistas, muy inferiores a los extranjeros. Véase su *Viaje de Turquía*. [Not. Ed. Pág. 443]

atrofiáronse las alas del espíritu, incapacitándonos para las grandes invenciones. Además, en cada período nuestros hombres de ciencia fueron escasos, y los genios, como las cumbres más elevadas, surgen solamente en las cordilleras. Para producir un Galileo o un Newton es preciso una legión de investigadores estimables.

A semejanza de Rusia o del Japón, hasta hace poco tiempo, o de los germanos y francos antes del Renacimiento, España ha permanecido en estado semibárbaro, atenida a la religión y a la política y casi del todo ajena a la preocupación de ensanchar los horizontes del espíritu. Pero la semibarbarie no es la decadencia, como el estado embrionario no es la decrepitud[427]. Fuera indisculpable ligereza desesperar de una raza casi virgen, riquísima en subtipos y variedades (gran ventaja en sentir de los antropólogos), creadora en todo tiempo de individualidades geniales y vigorosas, detenida en casi todas sus capas sociales en la fase infantil, y, por tanto, muy lejos todavía de la plenitud de su expansión espiritual. ¿Habrá que recordar a los pesimistas que la mayoría de los españoles son analfabetos? ¿Declararemos ciego al privado de luz? Probemos antes si es capaz de ver y de pensar, proporcionándole la antorcha de la cultura.

Mientras nuestra raza ha dormido secularmente el sueño de la ignorancia y cultivado la religión y el arte (preferentes y casi únicas actividades de los pueblos primitivos), las naciones del centro y norte de Europa se nos han adelantado prodigiosamente. No vamos hacia atrás, sino muy detrás. Úrgenos, pues, alcanzarlas corriendo vertiginosamente para colaborar, en la medida de nuestra escasa población y del exiguo sobrante de nuestras energías morales y económicas, en la obra de la conquista de la naturaleza.

En suma, España *no es un pueblo degenerado, sino ineducado*[428]. Una minoría gloriosa de intelectuales existió siempre y, aunque con escasez y esporádicamente, la ciencia fue en todo tiempo cultivada[429]. Nuestros males no son constitucionales, sino circunstanciales, adventicios. El problema agitado por algunos de si la raza íbera es capaz de elevarse a las esferas de la invención filosófica y científica es cuestión tan ociosa como molesta. Solo fuera lícito el desaliento cuando, desaparecido el analfabetismo, generalizada la instrucción y el bienestar, como en Inglaterra o Alemania, y ensayadas las fuerzas de nuestros mejores talentos en los tajos fecundos de la investigación, fracasáramos repetidamente. Pero esta prueba no se ha hecho y merece la pena ensayarse.

Despréndese de todo lo apuntado que el problema del atraso español debe plantearse exclusivamente en estos términos:

¿Por qué, encerrando España una población igual a la suma de los habitantes de Suiza, Suecia y Holanda, han surgido en ella menos verdades filosóficas, morales y, sobre todo, científicas que en cualquiera de estas naciones?

Hemos anticipado ya nuestra opinión sobre el problema. Sin embargo, en prueba de imparcialidad, vamos a consignar aquí el sentir de algunos de nuestros estadistas y escritores más insignes. A nadie se oculta que señalar las causas de nuestra insuficiencia vale tanto como mostrar sus remedios.

Casi todas las siguientes teorías enfocan especialmente nuestra postración política y social. Pero todas ellas pueden extenderse al terreno de la actividad científica, ya que el poderío militar y político y la prosperidad intelectual e industrial suelen ser cosas solidarias, como ramas brotadas del mismo tronco cultural.

A)   TEORÍAS FÍSICAS[430]

Por curiosas, no obstante su *paradojismo*, vamos a mencionar brevemente la *hipótesis térmica* y la *hipótesis oligohídrica*[131].

1.   Hipótesis térmica

Según los adeptos de esta concepción, tenemos la desgracia de morar en clima semiafricano. Durante el verano, un sol calcinador suspende la vida vegetal y aplana nuestro espíritu; durante la estación invernal un sol tibio, acariciador, nos infunde la alegría de vivir. ¿Cómo permanecer en el laboratorio o en la biblioteca, desoyendo el insinuante llamamiento de una naturaleza próvida y riente, henchida de colores, frutos y perfumes y tempranamente desperezada del letargo invernal?

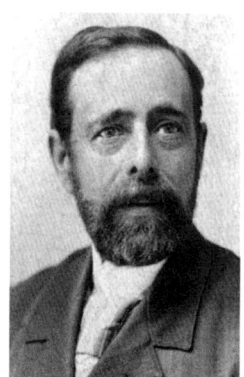

Lucas Mallada (1841-1921)

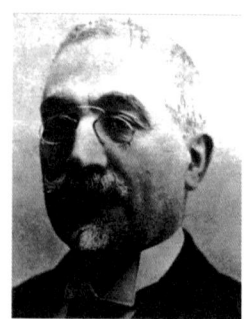

Ricardo Macias Picavea
(1847-1899)

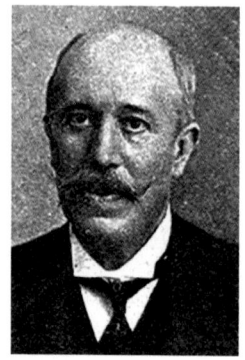

Tomás Giménez Valdivieso
(1859-1933)

Muy al contrario en los países del Norte. Allí el hombre vive rodeado de ambiente duro e inclemente. Todo predispone a la concentración y al recogimiento. El frío aproxima los espíritus y crea vida social intensísima. Por recurso, las personas medianamente ociosas y cultas, huyendo de la lluvia y de la nieve, reclúyense en el gabinete o en el laboratorio, y se entregan, para no sucumbir al tedio, al rompecabezas de la ciencia, a las charadas de la metafísica o a los ensueños de la literatura.

El candoroso inventor de esta teoría olvidó explicarnos por qué las antiguas civilizaciones surgieron en la India, Egipto, Caldea[432] y Grecia, países más calurosos que España, y cómo, mientras dichas civilizaciones florecían, la lluvia y la nieve dejaron de surtir efectos filosóficos y científicos en britanos, germanos, escitas y galos, sumergidos a la sazón en las tinieblas de la barbarie, y, en fin, por qué razón, a pesar de los ardores de Febo[433], España tuvo en la Edad Media, con sus judíos, árabes y cristianos, período de espléndido florecimiento intelectual, y en el siglo XVI expansión política formidable. Ni es dado olvidar que, según los escritores antiguos, la Turdetania, región la más cálida de España, fue lo más civilizado de la península ibérica antes de la conquista romana[434].

2. Teoría oligohídrica

Enlazada con la anterior, de que es obligado complemento, fue defendida por el insigne naturalista Mallada[435], de quien tomamos no pocos datos. Costa, Picavea, Giménez Valdivieso[436], Maeztu[437] y otros muchos escritores han visto en ella la causa principal de nuestro atraso.

Ya Columela[438] notó que en España llueve poco con relación a los demás países de Europa. Como es sabido, la fertilidad de un país y, por tanto, su población y riqueza dependen de la abundancia y regularidad de sus precipitaciones acuosas, singularmente durante la primavera y la canícula. Inglaterra, Bélgica, Francia, Italia, Alemania aprovechan casi totalmente sus tierras para la agricultura o la ganadería, porque en ellas caen anualmente, por término medio, de seiscientos a mil cuatrocientos milímetros de agua pluvial[439]. Por consecuencia de tan feliz régimen meteorológico, la industria agrícola fue en tales países siempre floreciente: los cereales, las hortalizas, las legumbres, la vid, el praderío y toda suerte de árboles desarróllanse lozanamente; hasta las tierras y montes abruptos aparecen cubiertos de un tapiz verde aun en agosto y septiembre, criando espontáneamente pastos sustanciosos. Son los *países de yerba*, envidiosamente contemplados por nuestros enjutos habitantes de la meseta central. El riego, necesario entre nosotros, es en los citados pueblos casi desconocido: el sol y la lluvia garantizan la regularidad y abundancia de las cosechas.

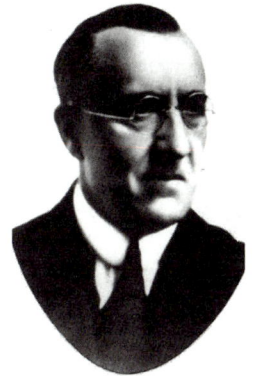

Ramiro de Maeztu
(1874-1936)

Tan envidiables ventajas naturales explican bien la densidad de población del centro y norte de Europa, la economía y consiguiente acumulación de la riqueza, el poderío militar y político y, en fin, el desarrollo de las ciencias y de las artes útiles. Porque el progreso científico, como la industria, es función combinada del bienestar social y de cierta densidad de población. La ciencia cultívase por lo común en países cuyos habitantes no descienden de sesenta o setenta por kilómetro cuadrado. En España no pasan de treinta y siete en la misma superficie. La aproximación espacial crea el acercamiento espiritual. Por donde la estrecha convivencia, junto con la abundancia de mantenimientos, producen el ocio ilustrado, la curiosidad científica y la inquietud espiritual. Cualquiera aptitud útil o simplemente agradable halla, en tan favorable ambiente, estímulo y aplauso.

Bien diferentemente pasan las cosas en nuestro desgraciado país. Abierta la Península a los asoladores vientos africanos, con latitud geográfica que la condena a calor tórrido y evaporación excesiva, necesitaría un coeficiente pluvial superior al de Francia, cuando en realidad es muy inferior. Estímasele, por término medio, en trescientos o trescientos cincuenta milímetros[440]. Exceptúase el litoral cantábrico, es decir, Galicia, Asturias, Santander, las Provincias Vascas, una parte de Navarra y de Cataluña, regiones

---

[440] En la cuenca del Ebro (Aragón especialmente), la columna del pluviómetro rara vez alcanza trescientos milímetros, y en Murcia y Almería es raro el año en que se eleva a doscientos cincuenta. En cambio, en todo el litoral cantábrico pasa de mil quinientos; a veces sube a dos mil.

en que el régimen meteorológico es francamente europeo. Provincias hay, como Almería, Murcia, Alicante, Valencia, tan desoladamente secas, que en ciertos años no llueve ni aun en invierno (el *contrapolo*[441] de la lluvia); sin la irrigación artificial de la tierra serían verdaderos desiertos. En la meseta central, comprensiva de la mayor parte de España, cabe afirmar que no existen sino dos estaciones: la de la sequía, que dura desde junio a octubre, y la de las lluvias, que va de octubre a mayo.

Merced a la exigüidad y desigual reparto del agua, la mayor parte del territorio nacional hállase sin roturar y las mejores tierras labrantías rinden cosechas mediocres y aleatorias. Nada mejor revela la pobreza de la meseta central (salvo la Tierra de Campos[442], la región de Burgos y Vitoria y algunas otras zonas[443]) que este dato desconsolador: mientras el trigo rinde en Bélgica, Inglaterra y Francia, casi constantemente, de diecisiete a veinticinco hectolitros por hectárea, en España no da, por término medio, sino de cinco a seis, y eso los años prósperos, bastante raros, por desgracia. Indicio y manifestación de esta perpetua lucha entre el cerebro y el estómago es nuestra literatura picaresca, según ha hecho notar elocuentemente don Rafael Salillas[444].

Ahora bien: la pobreza engendra la ignorancia. La cultura aun elemental implica cierto desahogo económico[445]. ¿Cómo podrá asistir el niño a la escuela, si en la mayoría de nuestras aldeas constituyen los hijos para el miserable labrador factor de producción indispensable? Por lo que hace a la ciencia, representa lujo que solo pueden costearse las naciones ricas.

La teoría oligohídrica es cierta, por desgracia, y ella explica cumplidamente la escasez de población y la pobreza casi general del agricultor de nuestra Península. Por donde resulta natural que sus partidarios proclamen, cual supremo remedio, la *política hidráulica*. Pero dicha hipótesis deja en la sombra la verdadera cuestión, que, según dejamos apuntado, es esta: ¿por qué naciones más pobres y menos pobladas absolutamente que España son más cultas y producen más ciencia que nosotros? Además, si todo consiste en el

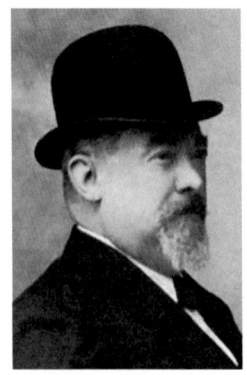

Rafael Salillas (1845-1923)

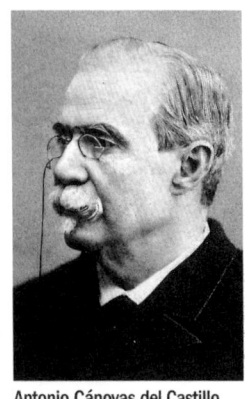

Antonio Cánovas del Castillo
(1828-1897)

buen régimen pluvial y en la riqueza y densidad de población, no se comprende cómo las provincias del litoral cantábrico, en donde llueve mil quinientos y más milímetros y cuentan cien habitantes, sobre poco más o menos, por kilómetro cuadrado, no han aventajado en producción científica y en invenciones industriales (no aludimos a la riqueza minera e industrial, pura lotería aprovechada por extranjeros las más veces[446]) al resto de la Península. Tampoco queda suficientemente esclarecido cómo Irlanda, pobladísima, y el sur de China, región cuya densidad de población es sorprendente (quinientos habitantes por kilómetro cuadrado), han colaborado menos en las empresas de la civilización moderna que las relativamente pobres y escasamente habitadas (absoluta y relativamente) Suecia y Noruega y la colosal Rusia con sus diecinueve habitantes por kilómetro cuadrado. No debe, pues, consistir todo en la abundancia de mantenimientos y número relativo de habitantes, aunque no sea lícito negar importante influjo a estos factores en el adelanto de las ciencias y en la prosperidad de las naciones[447].

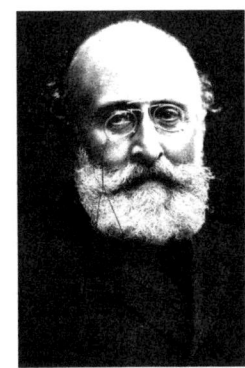

Francisco Silvela (1845-1905)

b) Teorías político-morales

1. Teoría económico-política

Corolario de la precedente (porque la escasa fertilidad del suelo trae consigo la flaqueza política y militar), esta concepción fue sostenida por casi todos nuestros estadistas y pensadores, desde Cánovas y Silvela hasta Pi y Margall y Costa[448], para no citar sino muertos ilustres. Por lo demás, como Azorín[449] recuerda oportunamente, escritores muy pretéritos, como Saavedra Fajardo, Gracián, Cadalso, Mor de Fuentes[450], Fígaro[451] y otros, pusieron ya el dedo en la llaga, señalando la pobreza de nuestros recursos y la frecuencia de guerras inútiles como principales factores de nuestro atraso[452].

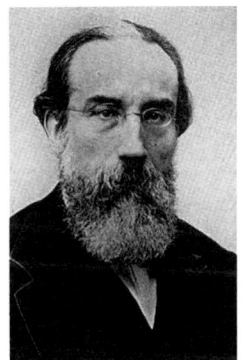

Francisco Pi y Margall
(1824-1901)

Oigamos primero al insigne Cánovas, que, en su libro *«El solitario» y su tiempo*[453], estampa estas palabras, desbordantes de patriótica sinceridad:

«No cabe positiva y duradera grandeza militar y nacional donde hay pobreza e impotencia económica. Toda la historia de España

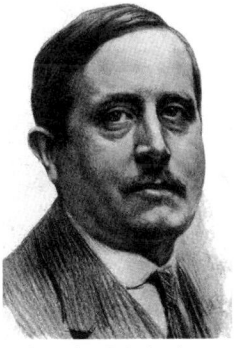

José Martínez Ruiz, Azorín
(1873-1967)

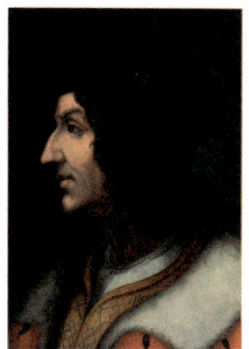

Gonzalo Fernández de Córdoba
(1453-1515)

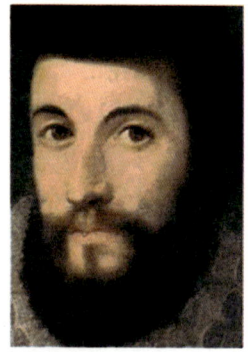

Ruy Gómez de Silva
(1516-1573)

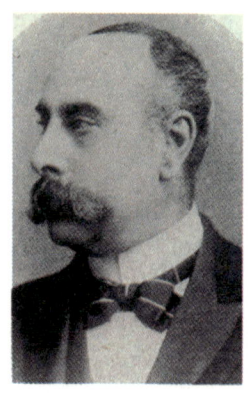

Martin Hume (1843-1910)

está en este hecho, al parecer insignificante[...]: los soldados que el Gran Capitán[454] llevó de Málaga para conquistar Nápoles iban ya descalzos y hambrientos. Así se corren aventuras a las veces gloriosísimas, mas no se fundan permanentes imperios. En vano se busca en la Inquisición, en la amortización, en la exageración del principio monárquico, en los defectos de los reyes, en la incapacidad de sus privados [...], etc., la causa única de nuestras desgracias: hay allí muchos vanidosos sofismas de secta o escuela, y numerosas preocupaciones de la ignorancia [...][455]», etc.

La historia de España fue siempre, según hace notar Cánovas, un proceso de perpetua, de angustiosa penuria económica: «Al subir al trono Felipe II estaban las cosas de modo que su favorito Ruy Gómez de Silva[456] hubo de decir a cierto enviado de nación amiga "que se hallaba el reino *sensa prattica, sensa soldati, sensa dennari*"»[457]. De esta gran postración, no obstante la cual se acometieron nuevas y desastrosas campañas, hace Cánovas responsable al atraso antiguo de la agricultura, producido por las guerras de ocho siglos; a la falta de brazos que se comenzaba a sentir por la expulsión de los judíos (agravada más adelante por la expulsión de los moriscos); a los destierros forzosos de muchos; a las persecuciones del Santo Oficio; a la amortización civil y eclesiástica; al sinnúmero de soldados que exigieron las dilatadas y sangrientas campañas del siglo XVI, y, sobre todo, a la despoblación, causada por el descubrimiento de América.

Cánovas señala, además, como factor de la debilidad nacional, el *provincialismo* o *regionalismo,* y podríamos añadir el *caciquismo,* reliquia feudal tan funesta como la miseria económica[458]. Esta falta de solidaridad social, notada también por Hume y otros historiadores modernos (*kabilismo* del insigne[459] Unamuno[460]), quebrantó la unidad y energía del poder central, obligado a respetar los fueros y franquicias de las regiones más ricas y pobladas, y a gravar casi exclusivamente con levas y exacciones a las esquilmadas Castillas, Extremadura y Andalucía. Ante los ahogos de una pobreza creciente, el Estado español empeñó todas sus rentas, alteró repetidas veces el valor de la moneda, se incautó de los bienes de los particulares y se entregó, en fin, para llevar adelante sus empresas guerreras, a toda suerte de atropellos y desafueros.

La población, que, según cálculos de un economista alemán (Haebler)[461] que ha consagrado un libro a esclarecer las condiciones económicas del pueblo español durante nuestro auge político, pasaba de seis millones en la época de los Reyes Católicos, descendió, en tiempos de Carlos II, a menos de cuatro[462].

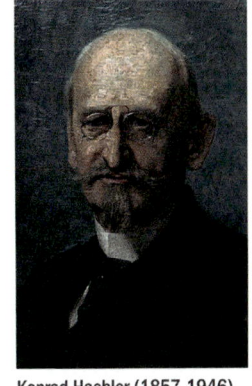

Konrad Haebler (1857-1946)

Y apuntando remedios, nos dice Cánovas: «Trabajad, inventad, economizad sin tregua; no contraigáis más deudas; no pretendáis tanto adquirir como conservar; no fieis sino en vosotros mismos, dejando de tener fe en la fortuna […]; que vuestro patriotismo sea, en fin, callado, melancólico, paciente, aunque intencionado, constante, implacable»[463].

De este mal de la despoblación y pobreza quejábanse ya nuestros escritores del siglo XVI y XVII. Recordemos que Fernández de Navarrete, que escribía en el primer tercio del siglo XVII, hablaba ya en su *Conservación de monarquías* de que «la despoblación de Castilla, que tanto baldonan los extranjeros, debíase a las guerras incesantes, a los tributos intolerables, a la colonización de América y, sobre todo, a la expulsión de los tres millones de moriscos y dos millones de judíos»[464]. Laméntase Navarrete, con razón, de que las razas laboriosas e industriosas hubieran sido expatriadas y no los gitanos, pueblo maleante, entregado sistemáticamente al robo y la depredación.

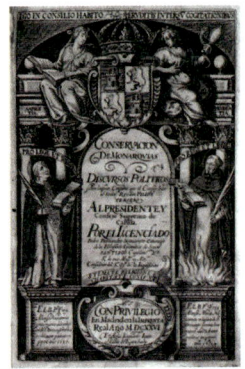

Portada calcográfica de la *Conservación de monarquías* de Pedro Fernández de Navarrete, 1626, Madrid, Imprenta Real

Con no menos vigor y alto espíritu crítico formula el insigne Joaquín Costa juicios parecidos: «Ha engañado —dice— a nuestros

---

[462] La cifra de cuarenta millones supuesta por algunos, y sobre todo por Macías Picavea, representa pura fantasía. Si hoy, no obstante el florecimiento industrial de algunas regiones, el ensanche creciente de las ciudades, el progreso notable de la agricultura y de la minería, etc., nuestro territorio no produce mantenimientos ni aun para los veinte millones de habitantes que lo pueblan, ¿por qué arte milagroso pudo antaño mantener cuarenta millones (no los tiene todavía la riquísima Francia) con un suelo en gran parte sin roturar y con ciudades —salvo alguna excepción— reducidísimas, según atestiguan todavía las murallas subsistentes de las más populosas? [Not. Ed. Pág. 452]

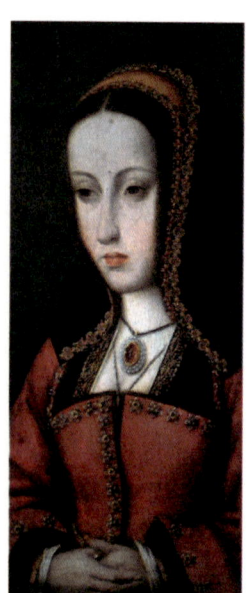
Juana I de Castilla
(1479-1555)

políticos el mapa, no viendo de la Península sino su extensión, no cuidándose de apreciar su grado de productibilidad, la población que podía mantener, los recursos con que podía acudir al tesoro público. Dos accidentes históricos, el desembarco de Colón en la Península con su lotería del Nuevo Mundo y el matrimonio de doña Juana[465], con sus expectativas en la Europa central, desplegaron a la vista de España perspectivas de grandeza y tentaciones de imperio universal, para resistir a las cuales no había en la raza suficiente caudal de prudencia política, y complicaron e hicieron irremediable aquella desorientación que nos ha valido cuatro siglos de decadencia [...]. El arte de gobernar declinó en las manos de nuestros estadistas en una rama de la literatura»[466]. Suyo también es este hermoso y exacto pensamiento: «Como la Venus de Milo, España es una bella estatua, pero sin brazos»[467].

En cuanto a remedios, propone la *política hidráulica*, es decir, derivar hacia la agricultura, hacia la construcción de canales y pantanos, los caudales locamente derrochados en guerras suicidas y en vanidades de hidalgo venido a menos. Coincidiendo con Cánovas, sugiere también a nuestros ministros el pensamiento de «gobernar con tristeza, como Fernando VI, velando y consolando la desventura de los gobernados»[468]. Aconseja además: «Abaratar la patria, de modo que la condición de español deje de ser un mal negocio; y doble llave al sepulcro del Cid para que no vuelva a cabalgar [...]. Hay que rehacer al español en la escuela. Menos universidades y más sabios [...]. No se encierra todo en levantar el nivel de cultura general; es preciso, además, producir grandes individualidades científicas que tomen activa participación en el movimiento intelectual del mundo y en la formación de la ciencia contemporánea [...]. Crear colegios españoles, a estilo del de Bolonia, en los principales centros científicos de Europa, para otras tantas colonias de estudiantes y profesores, a fin de crear en breve tiempo una generación de jóvenes imbuidos en el pensamiento y las prácticas de las naciones próceres para la investigación científica, para la administración pública, la industria, la enseñanza y el periodismo»[469]. En suma, *despensa y escuela*: tales son los remedios de nuestros males.

La teoría de Cánovas y de Costa es hoy doctrina inconcusa. Naciones desangradas y empobrecidas por guerras inútiles, emigraciones continuas y exacciones agotadoras no suelen sentir ansias de cultura superior. Harto hacen con vegetar oscuramente y conservar incólume la semilla de la raza. Pero… ¿por qué naciones no menos asoladas por guerras desastrosas y enflaquecidas por emigraciones continuas se restauraron rápidamente? ¿Cómo no pereció Italia saqueada, vejada, desgarrada y afrentada por casi todos los ejércitos y aventureros de Europa? ¿Qué secreto resorte mantuvo la vitalidad de Francia, no obstante vivir en perpetua hostilidad con las naciones fronterizas? ¿Qué extraña virtud hizo que Alemania, cuna y campo de batalla del cisma, y cuya población, consumida por la guerra de Treinta Años[470], descendió, según cálculos autorizados, a menos de cuatro millones, no agotara nunca su vena productora de ilustres pensadores y de primorosos artífices, renaciendo luego con irresistible pujanza? Falta, pues, algo en esta teoría para esclarecer por completo el problema de nuestro atraso[471].

2. Hipótesis del fanatismo religioso

Según esta concepción, generalmente acogida en el extranjero[472], las causas principales de nuestra decadencia política y de nuestro atraso científico fueron la exageración del principio religioso y singularmente la Inquisición, que podó y descuajó durante siglos

---

[472] Antes de Buckle fueron muchos los extranjeros que atribuyeron nuestra decadencia a la exaltación del principio religioso y al desprecio de las artes útiles. Recuérdese, entre otras, la observación de Montesquieu: «Mirad una de sus bibliotecas [las de España]: las novelas, por un lado, y la escolástica, por otro, ¿no es verdad que todo ello parece obra de algún secreto enemigo de la razón humana?». Gráfica es también esta frase de Voltaire: «La Inquisición y superstición perpetuaron aquí [en España] los errores escolásticos; las matemáticas fueron tan poco cultivadas de los españoles que en sus guerras emplearon siempre ingenieros italianos». Juicio análogo dejamos estampado ya de nuestro Simón Abril, escritor de la época de Felipe II. [Not. Ed. Pág. 453]

lo más eminente y exquisito del genio nacional. Fue una selección al revés, como dice Ostwald[473]. El Santo Oficio, limpiando la nación de judaizantes, moriscos y luteranos, y reduciendo al silencio o a la expatriación a todos los pensadores heterodoxos, privó a España del concurso de las mentalidades más originales y más renovadoras. Porque precisamente entre esos hombres poco fervorosos del dogma y rebeldes al despotismo de escuela suelen contarse los grandes iniciadores de la filosofía y de la ciencia[474]. En el cedazo quedaron, pues, los rutinarios, los dóciles, los intolerantes y los meollos rudos y seniles.

Aun sin llegar a las violencias de la intolerancia, la exageración del principio religioso entraña un germen de postración económica y de apatía cultural.

Profundamente penetrados del misticismo y de la existencia de otra vida mejor, los pueblos miran la ciencia como algo frívolo, profano, de dignidad inferior a la teología, a la literatura y a la política. En muchos escritores del Siglo de Oro, singularmente en Gracián, Quevedo y Saavedra Fajardo, apuntan estos sentimientos. En lo cual, fuerza es confesarlo, son severamente lógicos. Puesto que la vida terrestre no es sino preparación para el cielo, natural es cultivar exclusivamente la teología, la mística y la moral, es decir, las sagradas disciplinas que nos apartan de frivolidades mundanas y señalan el camino de perfección espiritual. ¿A qué afanarse por las artes útiles, el comercio, la industria? Fuera de la moral, el derecho y un poco de literatura[475] necesaria para hablar con decoro de las cosas santas, solo parece plausible y deseable el esfuerzo para conservar la pureza del dogma y la imposición, mediante la guerra, de la unidad religiosa a todas las naciones.

Y España peleó locamente contra Inglaterra, Flandes, Francia, Italia, África, las razas de América, etc. Empresa enorme, sobrehumana, que hubiera exigido en el gobierno genios, en vez de vulgares privados; en el ejército las huestes de Jerjes dirigidas por Aníbales[476], y en la hacienda pública los tesoros de la Francia o de la Inglaterra actuales. Solo Dios puede hacer lo imposible, y así todo se fio en

Dios. A la Santa Cruzada contra el protestantismo fueron sacrificados vasallos y tesoros, cerebros y corazones[477].

Arrastrados por esta fiebre de ciego proselitismo, desterramos de la Península a los judíos y a los moriscos, en cuyas manos florecieron el comercio y la agricultura. Quedó la poca tierra cultivable yerma y esquilmada. Sobre ella crecieron y se extendieron, como legión de voraces parásitos, los frailes y los nobles, paralizando con la amortización material las fuentes de la riqueza patria y aniquilando con la amortización espiritual las iniciativas científicas y audacias especulativas de la raza… Tal es, en sus líneas generales, la teoría económico-política.

Nacida en el extranjero con Buckle, Ticknor, Draper, Macaulay, Hume, Gustave Le Bon[478], etc., sostenida entre nosotros por intelectuales de prestigio (Sanz del Río, Revilla, Pi y Margall, José del Perojo[479], etc.), esta hipótesis forma casi parte del ideario de nuestra democracia[480]. Sobre las otras concepciones posee la ventaja inapreciable de referir nuestro atraso a una condición adventicia[481], en cierto modo exterior y extraña al carácter mental de la raza. Como toda explicación simplista, se ofrece cómoda y, por tanto, sugestiva[482]. Seduce a primera vista porque nos promete, según nota Maeztu, para un plazo breve, fácil y llano remedio[483]. Barrida la intolerancia, emancipado el espíritu

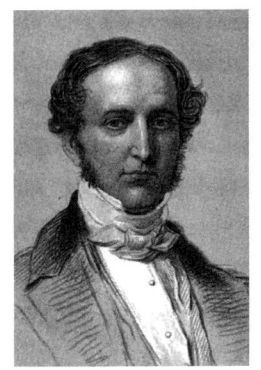

George Ticknor (1791-1871)

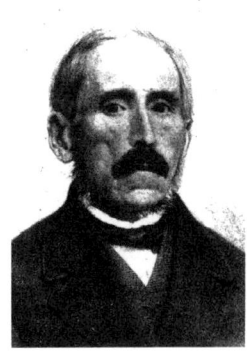

Julián Sanz del Río
(1814-1869)

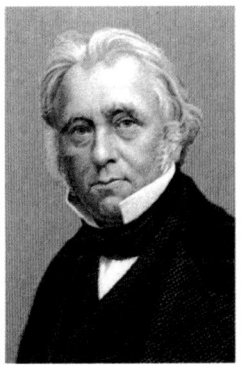

Thomas Macaulay
(1800-1859)

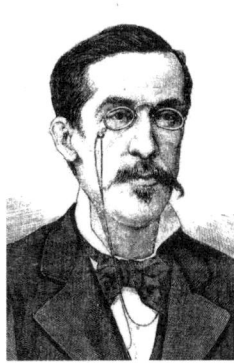

Manuel de la Revilla
(1846-1881)

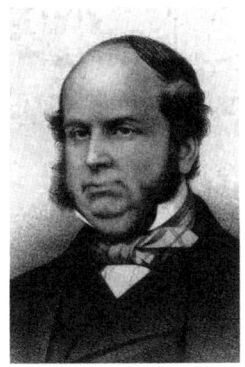

Henry Thomas Buckle
(1821-1862)

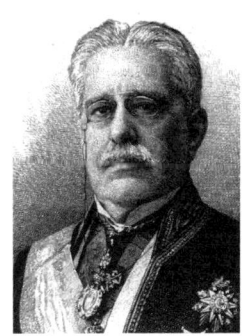

Juan Valera
(1824-1905)

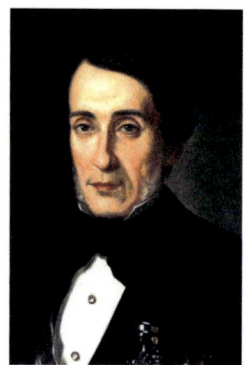

Gumersindo Laverde
(1835-1890)

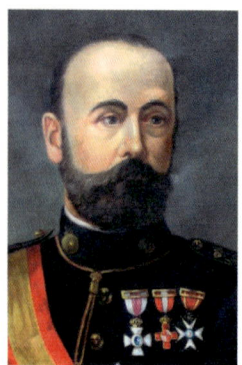

Luis Vidart (1833-1897)

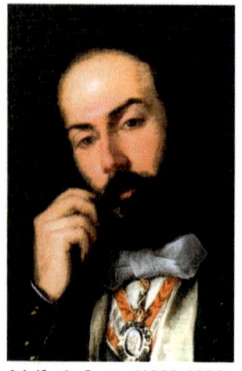

Adolfo de Castro (1823-1898)

crítico, la ciencia deberá surgir por sí misma como espontánea floración de la cultura y de la prosperidad material.

No negaremos nosotros que la exageración del sentimiento religioso, que ya Cánovas, Valera[484] y otros consideraron como uno de tantos motivos de nuestra decadencia, y, sobre todo, las crueldades del Santo Oficio hayan contribuido bastante a marchitar la flor de nuestra originalidad científica y filosófica. Dejamos apuntado ya que el sabio, por religioso que sea, gana mucho en un ambiente de libre expansión espiritual. Creemos más: que en la actualidad (hay gloriosas excepciones) los hombres más ocupados en los problemas del mundo suelen ser los menos preocupados de las beatitudes celestiales.

Pero aun reconociendo y proclamando todo esto, pensamos sinceramente que la hipótesis del fanatismo religioso es, en el terreno histórico, notoriamente exagerada y, en el terreno práctico, *peligrosísima* para las esperanzas puestas en el resurgimiento de España y en los altos destinos de la raza, esperanzas que todos, y señaladamente los maestros, debemos infundir reiteradamente en la juventud.

Que se ha extremado el papel anticultural de la Inquisición probáronlo (cayendo también en opuestas exageraciones) Laverde, Vidart, Adolfo de Castro[485], muchos de nuestros tradicionalistas y, singularmente, el fogoso patriota y prodigioso erudito Menéndez Pelayo[486]. En respuesta a los denigradores del Santo Oficio, alegaron que precisamente el auge de la producción científica y filosófica

---

[486] Recuérdese la célebre polémica sostenida entre Sanz del Río, Revilla, Perojo, etc., por un lado, y los tradicionalistas, reforzados con el valioso apoyo de Menéndez Pelayo, por otro. Los krausistas sostenían «que el espíritu español se había desarrollado solo parcialmente, desdeñando la razón y el entendimiento, y que, no habiendo existido ciencia ni filosofía españolas, la historia de estas disciplinas podía hacerse sin citar otros nombres que los de los marinos heroicos que descubrieron las Américas y dieron la vuelta al mundo». Al contrario, los tradicionalistas afirmaban que durante el Siglo de Oro habíamos creado ciencia y filosofía altísimas y originales, y que ello se debió, en gran parte, al fervor religioso y al despotismo paternal de los reyes. En cuanto a mi humilde opinión, formada después de pesar serenamente los argumentos de entrambas escuelas, coincide casi completamente con el juicio de un escritor francés imparcial de nuestros días. Dusolier, que siguió con interés los incidentes de la famosa controversia, afirma: «Contrariamente a los asertos, demasiado modestos o demasiado

española corresponde a los siglos XVI y XVII, época de la prepotencia del terrible tribunal. Y citaban abrumadoras listas de filósofos moralistas y científicos, que brillaron con luz propia en nuestra edad de oro. Afirmaban, además, que en los calabozos del Santo Oficio no perecieron hombres de ciencia ni pensadores eximios, sino judaizantes, luteranos, musulmanes y, sobre todo, brujos y endemoniados, según ocurría a la sazón, aunque bajo otras instituciones, en todos los países de Europa. Recordaban, en fin, que Servet fue inmolado fuera de España por el feroz Calvino[487], y que la tolerante Italia quemó a Giordano Bruno[488] y encarceló a Galileo.

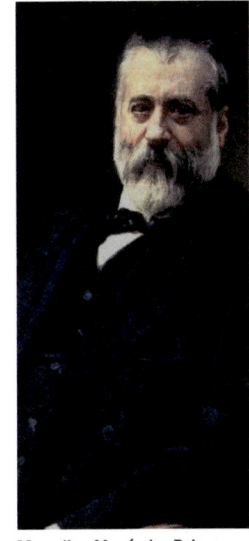
Marcelino Menéndez Pelayo (1856-1912)

En Francia —dice Valera—, sin contar los horrores de las guerras civiles, solo en la espantosa noche de San Bartolomé[489] hubo más víctimas del fanatismo religioso que las que hizo el Santo Oficio desde su fundación hasta su caída [...]. Ni iguala en número —continúa—, por confesión de Schack[490], a solo las infelices brujas quemadas vivas en Alemania nada más que en el siglo XVII[491].

Y es menester reconocer que los hechos citados por los precedentes autores poseen alguna fuerza. Maeztu, uno de nuestros jóvenes escritores más vigorosos y mejor orientados, nota oportunamente que mal pudo la Inquisición sacrificar a filósofos y sabios, cuando España no los tuvo nunca (de primer orden, se entiende)[492]. Otras son, pues, las esenciales causas de nuestro atraso, y no la intolerancia religiosa, que adquirió también, entre los cismáticos de Inglaterra, Suiza y Alemania, formas y sentimientos singularmente agresivos e inhumanos.

Pero, conforme dejamos apuntado, lo más grave de la teoría religiosa no consiste en su tendencia sectaria, ya advertida por Cánovas, sino

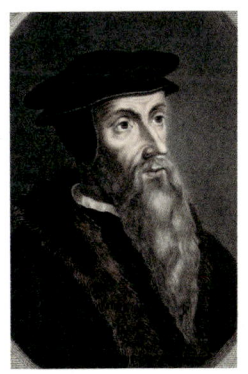
Juan Calvino (1509-1564)

---

desdeñosos de la escuela krausista, creemos *que ha existido, en efecto, una ciencia y una filosofía españolas; pero pensamos también que todo el talento de Menéndez Pelayo no basta para probar que esta filosofía y esta ciencia hayan sido muy importantes».* Dusolier: *Aperçu historique sur la Médecine en Espagne,* etc. París, 1906. Con relación a las matemáticas, el mayor de nuestros geómetras, el señor Rey Pastor, hace notar, en bien documentado discurso, que nuestros geómetras del Siglo de Oro y siguientes trabajaron a menudo sin conocer suficientemente las grandes conquistas matemáticas del Renacimiento, singularmente, las debidas a los sabios italianos, franceses e ingleses. [Not. Ed. Pág. 458]

en que, fiados en ella, corremos el riesgo de echarnos definitivamente en el surco, dejando de aplicar al mal los verdaderos remedios.

En efecto: hace más de un siglo que, salvo algún chispazo aislado, la Inquisición apagó sus hogueras. Hemos hecho cinco o seis revoluciones, decretado la desamortización e instaurado un régimen de tolerancia religiosa. Reconoce nuestra Constitución la libertad de conciencia, de palabra, de asociación y de imprenta. Profesores eminentes han importado a nuestras aulas filosofías más o menos heterodoxas, tales como el krausismo, el positivismo y el evolucionismo materialista[493], desarrollándolas libremente, sin molestias ni cortapisas. Aunque no forman todavía mayoría, abundan entre nosotros los políticos, periodistas, magistrados y catedráticos librepensadores. Contra lo que suponen los extranjeros, cierta tolerancia práctica reina entre nuestra sociedad ilustrada. Se citarán, acaso, excepciones más o menos antiguas; pero, en la actualidad, quien positivamente vale llega en España a los primeros puestos, cualquiera que sea su credo filosófico, a condición de que no lo proclame harto ruidosa y estridentemente, lastimando los sentimientos de la mayoría[494].

Sin embargo… con muy ligeros avances sobre nuestro anterior estado, continuamos a la zaga de las pequeñas nacionalidades del norte de Europa. Pueblos hermanos como Portugal y las repúblicas sudamericanas, donde la despreocupación dogmática es acaso mayor que entre nosotros, viven, sobre poco más o menos, en el mismo plano cultural.

Si esta situación continúa y se acentúa, la posición de los adeptos de la teoría del fanatismo religioso resultará singularmente comprometida. Y si discurren serenamente, llegarán pronto a la desconsoladora conclusión de la incapacidad de los pueblos peninsulares para las altas empresas de la civilización. No se trataría ya de la bancarrota de un *principio*, sino de la bancarrota de una *raza*. Y esto, aunque fuera verdad, que no lo es, ningún peninsular puede honradamente declararlo, sin haber agotado antes, para demostrar lo contrario, todas las energías de su voluntad[495].

3. Hipótesis del orgullo y arrogancia españoles

Muchos extranjeros, varios españoles y no pocos hispanoamericanos (Bunge, entre otros[496]) achacan en parte nuestro atraso a este defecto del carácter nacional, en cuya virtud se consideraron siempre entre nosotros como cosas viles el trabajo mecánico, la industria y el comercio. Muy elocuentemente habla acerca de ello el insigne Valera[497].

«La tiranía —dice Valera— de los reyes de la Casa de Austria, su mal gobierno y las crueldades del Santo Oficio no fueron causa de nuestra decadencia; fueron meros síntomas de una enfermedad espantosa que devoraba el cuerpo social entero […]. Fue una fiebre de orgullo, un delirio de soberbia que la prosperidad hizo brotar en los ánimos al triunfar después de ocho siglos en la lucha contra los infieles. Nos llenamos de fanatismo a la judaica. De aquí nuestro divorcio y aislamiento del resto de Europa […]. Nos creímos el nuevo pueblo de Dios; confundimos la religión con el egoísmo patriótico; nos propusimos el dominio universal, sirviéndonos la cruz de enseña o de lábaro para alcanzar el imperio. El gran movimiento de que han nacido la ciencia y la civilización moderna, y al cual dio España el primer impulso, pasó sin que lo notásemos, merced al desdén ignorante y al engreimiento fanático»[498].

También Cadalso (citado por Azorín), antes que Valera, notó ya esta lacra moral de la gente hispana: «No estudiamos —decía—.

---

[498] Cristóbal de Villalón, a quien debe considerarse como el precursor de nuestros modernos regeneradores, decía ya un poco crudamente en el siglo XVI (*Viaje de Turquía*), aludiendo al orgullo e insolencia hispanos: «Entre todas las naciones del mundo somos los españoles los malquistos de todos, y con grandísima razón, por la soberbia, que en dos días que servimos queremos ser los amos, y si nos convidan una vez a comer, alzámonos con la posada». Villalón tuvo también una visión muy certera de la esterilidad de nuestro suelo y de nuestra penuria militar cuando, comparando España con Italia, preguntaba: «¿Pareceos que podría mantener tantos ejércitos como Italia? Si seis meses anduviesen cincuenta mil hombres dentro, la asolarían, que no quedase hanega de pan ni cántaro de vino, etc.».Y si esto se escribía por un español patriota en tiempos de Felipe II, ¿cómo extrañarnos de que durante reinados posteriores hayan repetido lo mismo numerosos extranjeros? [Not. Ed. Pág. 461]

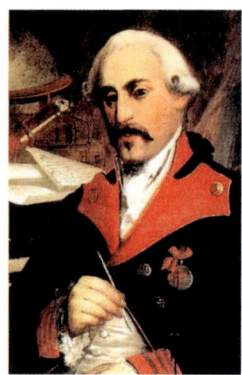

José de Cadalso (1741-1782)

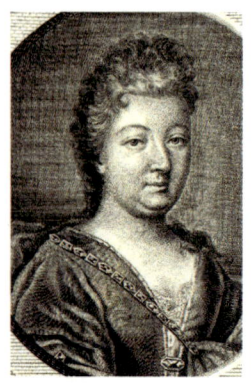

Marie-Catherine Le Jumel de Barneville, baronesa d'Aulnoy (1651-1705)

Nuestro defecto fundamental es el orgullo […]. Las ciencias van decayendo de día en día […]. Los verdaderos estudiosos son tenidos por sabios superficiales en el concepto de los que saben poner setenta y siete silogismos sobre si los cielos son fluidos o sólidos»[499]. «Trabajemos —dice— en las ciencias positivas para que no nos llamen bárbaros los extranjeros […]»[500].

Las páginas de la historia de España ofrecen numerosos testimonios de este irritante sentimiento aristocrático, que nos llevó a repudiar, como innobles y propios solo de judíos y gente servil, la agricultura, el comercio, la industria y las artes mecánicas. La nobleza y la clase media, preocupadas con la limpieza de sangre, solo podían subsistir vegetando parásitamente sobre una masa de pecheros, comerciantes e industriales. No obstante lo cual, cometiose la monstruosa aberración de decretar, según dijimos antes, primeramente, la expulsión de los judíos monopolizadores del comercio y, después, la de los moriscos, en cuyas manos estaban la agricultura y la industria. Nubes de extranjeros voraces, incapaces de nacionalizarse porque nos odiaban cordialmente, vinieron a reemplazar a moriscos y judíos, absorbiendo el oro de América, fomentado la industria de sus sendos países, con daño de la nuestra, y convirtiéndose en usureros y esquilmadores del Estado. Entristecen las descripciones que extranjeros como Campanella, *madame* d'Aulnoy y otros[501] hacen de la incuria de nuestros hidalgos y del casi total abandono del agro castellano, a causa del desprecio suicida del trabajo manual. Así como el comercio y la banca cayeron en poder de genoveses, flamencos y franceses, el cultivo mismo de la tierra (es decir, lo poco de ella cultivado) vino a manos de braceros extranjeros, con los cuales emigraban anualmente muchos millones, en importe de salarios.

La teoría del orgullo explica algo mejor que la hipótesis económico-política la escasez de nuestra producción científica e industrial. La ciencia exige instrumentos, y estos solo puede proporcionarlos una industria floreciente. Y en aquel tiempo era difícil importarlos de fuera. Deja, sin embargo, esta concepción en la sombra algunos puntos, entre ellos la pobreza filosófica, astronómica y matemática de la nación y el gusto casi exclusivo hacia el saber que nuestro ilustre Carracido[502] llama *ornamental* (literatura, humanidades y filosofía escolástica, etc.), con el consiguiente desprecio de las ciencias de la naturaleza. Creímos que era bastante dominar, sin reparar que solo imperan duraderamente la ciencia, la industria y el comercio.

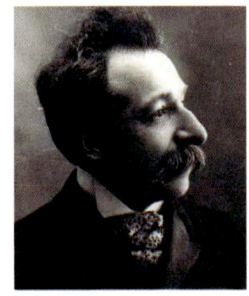

José Rodriguez Carracido
(1856-1928)

4. Teoría de la segregación intelectual

En todas las hipótesis expuestas, singularmente en las de Cánovas, Costa y Valera, late un fondo de verdad, pero ellas no lo dicen todo. A nuestro atraso contribuyeron indudablemente las guerras inútiles, la Inquisición, el hinchado aristocratismo, la emigración a América, el desdén por el trabajo mecánico y la irreparable esterilidad de una tierra eternamente sedienta. Pero estas calamidades (que muchos países han sufrido), con ser grandes habrían moderado nuestra producción en orden al conocimiento de la naturaleza, mas no la habrían reducido a un mínimo casi despreciable de no intervenir otro factor, felizmente modificable, a que apenas aluden nuestros escritores. La causa culminante de nuestro retardo cultural no es otra que el *enquistamiento espiritual* de la Península. A la manera de un tumor, el talento hispano desarrollose, viciosa y monolateralmente, nutriéndose exclusivamente de la pobre savia nacional. La frase «Santiago, cierra España», citada por Bunge[503] (que le da un sentido erróneo, sin duda por imperfecto conocimiento del castellano), no fue solo el grito de combate de nuestros guerreros, sino la divisa de nuestros sabios[504]. Cerramos las fronteras para que no se infiltrase el espíritu de Europa, y Europa se vengó alzando sobre los Pirineos una barrera moral mucho más alta: la muralla del desprecio. Desde fines del siglo XVII, nuestros sabios, nuestros filósofos, nuestros literatos dejaron casi enteramente de ser

---

[504] Sabido es que el verbo «cerrar», tan expresivo de nuestro grito de guerra, significa 'embestir, acometer'. Pero el pensamiento de Bunge, de que España vivió casi aislada de las naciones cultas, es, desgraciadamente, verdadero, y por eso lo citamos. [Not. Ed. pág. 463]

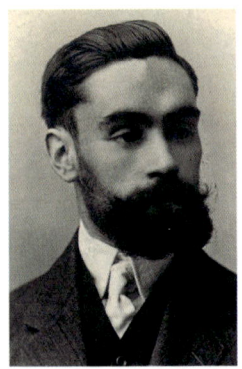

Federico de Onís (1885-1966)

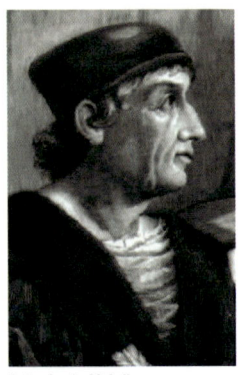

Antonio de Nebrija
(1444-1522)

leídos y citados. Entre los científicos, solo se salvó del olvido Azara, el gran naturalista que brilló en el siglo XVIII[505].

Como consecuencia de esta segregación intelectual, no prendió apenas en España la semilla del Renacimiento, según nota oportunamente Federico de Onís[506]. Los inyectores de la savia nueva, tales como Nebrija[507], el Brocense[508], Pedro Ciruelo[509] y otros, fueron perseguidos. Y no digamos nada de Servet y del doctor Francisco Sánchez, el precursor del cartesianismo y del agnosticismo moderno, porque ambos tuvieron que expatriarse para escribir[510]. El terror a lo nuevo, a lo extranjero, obsesionaba a nuestros claustros profesorales, más inquisidores que la Inquisición misma, que recelaban no solo de las ciencias naturales, sino hasta de las inofensivas filología, gramática e historia. Y semejante estado de espíritu perduró muchos años, según revelan los escritos de Villarroel[511] y los más modernos de Feijoo, Campomanes y Jovellanos[512].

Hubo, ciertamente, algunas excepciones de dicha incomunicación. Durante una parte del siglo XVI, con ocasión de nuestras guerras de Italia, las auras del Renacimiento vivificaron un tanto el petrificado espíritu español, despertándole parcialmente de sus éxtasis religiosos y de sus ensueños imperialistas. Otra ventana hacia Europa abriose también durante el siglo XVIII; por ella recibieron algunos intelectuales bien dotados el influjo bienhechor de la crítica y de la renovación científica que agitaban la Europa.

En corroboración de esta doctrina, nótese que casi todos nuestros grandes escritores y sabios surgieron en esas épocas de relativo intercambio cultural, y fueron, naturalmente, infatigables viajeros. No pocos, desde el final de la Edad Media, perfeccionaron sus estudios en el extranjero y regentaron cátedras en Roma, Bolonia, París, Montpellier, Tolosa, etc. Recordemos a Arnau de Vilanova[513], Ramón Llull[514], Servet, Luis Vives[515], Saavedra Fajardo, el padre Acosta[516], el médico Hernández[517], Garcilaso[518], Quevedo[519], etc. El mismo Cervantes, no obstante su original genialidad, debió mucho a la refinada cultura de Italia[520]. Pero, en general, salvando gloriosas excepciones, nuestro orgullo aristocrático, secundado

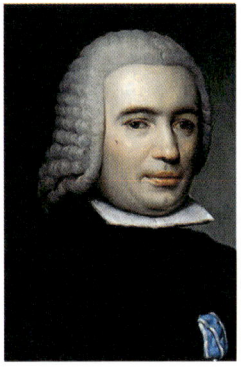

Pedro Rodríguez Campomanes
(1723-1802)

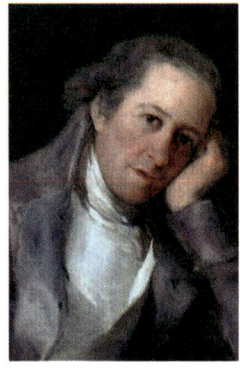

Gaspar Melchor de Jovellanos
(1744-1811)

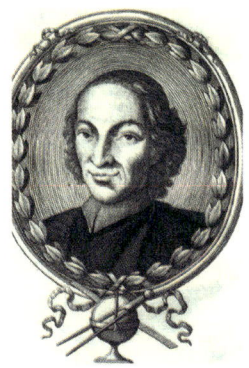

Diego de Torres de Villarroel
(1694-1770)

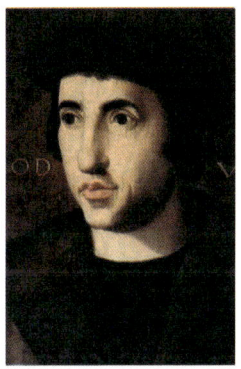

Juan Luis Vives (1492-1540)

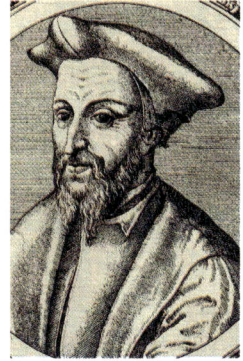

Francisco Hernández de Toledo
(1515-1587)

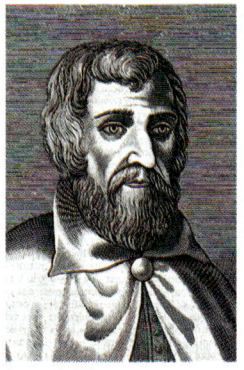

Arnau de Vilanova
(ca. 1240-1311)

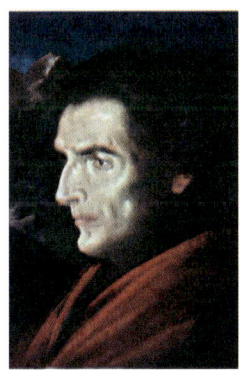

José de Acosta
(ca. 1540-1600)

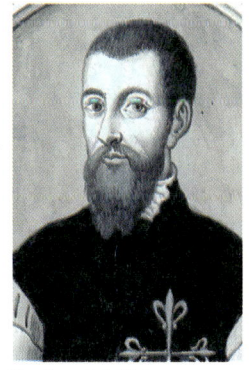

Garcilaso de la Vega
(ca. 1501-1536)

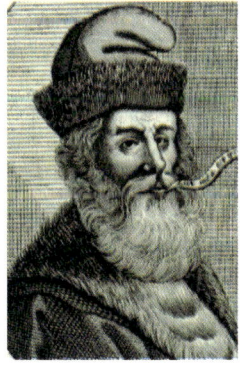

Ramón Llull
(1232-1315/1316)

por la desdichada posición geográfica de la Península (confín de Europa y camino solamente de África), nos condujo a una reclusión mental deplorable. A semejanza de esos animales habitadores de la Australia, que, segregados en remotas edades del continente, adquirieron formas insólitas y estrafalarias, así el entendimiento español, no vivificado por la conjugación intelectual ni corregido por la crítica europea, apartose de las normas de la cultura mundial y se expandió en la viciosa y casi exclusiva vegetación de las sutilezas escolásticas, de los transportes de la mística y de los juegos del conceptismo y culteranismo.

Y, sin embargo, no faltó nunca algún español, flor de la raza, que apuntara, aunque predicando en el desierto, los inconvenientes del aislamiento nacional[521]. En su famoso libro de *Las Empresas*, Saavedra Fajardo[522] decía: «La renovación da perpetuidad a las cosas caducas por naturaleza [...]. Ninguna juventud sale acertada en la misma patria. Los parientes y amigos la hacen licenciosa y atrevida. No así en las tierras extrañas, donde la necesidad obliga a la consideración en componer las acciones y en granjear voluntades [...]. Fuera de la patria se pierde aquella rudeza y encogimiento natural: aquella altivez necia e inhumana que ordinariamente nace y dura en los que no han practicado con diversas naciones [...]. Los españoles, que con más comodidad pudieran practicar el mundo, por lo que en todas partes se extiende su monarquía, son los que más retirados están en sus patrias, si no es cuando las armas les sacan de ellas [...]» (*Empresa* LXVI)[523].

Que durante nuestra supremacía militar viajábamos poco, y no llevamos a Flandes e Italia comerciantes, sabios y colonos que

---

[523] Por lo demás, Saavedra participaba, como no podía menos, de los sentimientos y prejuicios de su época. Ni se ha de olvidar que en sus *Empresas* defiende el interés egoísta del príncipe, no siempre coincidente con el de la nación. Hay, pues, que perdonarle sentencias como estas: «La ruina de un Estado es la libertad de conciencia [...]. Muy quietos y felices viven los esquízaros que no se ejercitan mucho en las ciencias [...]. Sobran universidades [...]. Con la atención de las ciencias se enflaquecen las fuerzas y envilecen los ánimos [...]. Con el estudio se crían melancólicos los ingenios; aman la soledad y el celibato», etc. [Not. Ed. Pág. 470]

acompañaran a nuestros soldados y crearan vínculos materiales y espirituales con la metrópoli, persuádelo el hecho harto elocuente de que en la actualidad no queda en dichos países el menor rastro de la raza, la lengua y las costumbres españolas. Verdad es que en tales empresas se trataba casi siempre de defender el patrimonio, bien o mal adquirido, de los reyes, no los intereses positivos de nuestro pueblo, según hace notar muy sagazmente Cristóbal de Reyna[524].

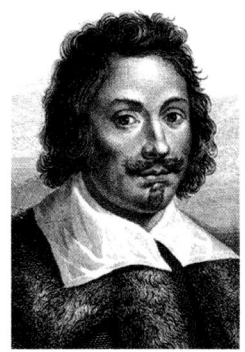

Evangelista Torricelli
(1608-1647)

Hemos vivido, pues, durante siglos, recluidos en nuestra concha, dando vueltas a la noria del aristotelismo y del escolasticismo, y desinteresados y desdeñosos (con excepción de pocos paréntesis) del poderoso movimiento crítico y revisionista que impulsó en Europa a las ciencias y las artes[525]. Fuera, empero, injusticia olvidar que algunos de nuestros sabios y filósofos conocieron y profesaron las novísimas verdades matemáticas, astronómicas, y físicas y biológicas, conquistadas por Copérnico, Galileo, Torricelli[526], Newton, Descartes, Vesalio, Harvey, Lavoisier; pero poquísimos de ellos tuvieron el arranque necesario para trasladarse a los grandes centros culturales y adquirir el contagio tonificante de la genialidad creadora.

A causa de esta incompleta conjugación con Europa, nuestros maestros profesaron una *ciencia muerta*, esencialmente formal, la ciencia de los libros, donde todo parece definitivo (cuando nuestro saber hállase en perpetuo *devenir*), e ignoraron la *ciencia viva*, dinámica, en flujo y reflujo perennes, que solo se aprende conviviendo con los grandes investigadores, respirando esa atmósfera tónica de sano escepticismo, de sugestión directa, de imitación y de impulsión, sin las cuales las mejores aptitudes se petrifican en la rutinaria labor del repetidor o del comentarista.

---

[524] Estos intereses fueron casi del todo abandonados, salvo alguna excepción, al advenir la dinastía austriaca. Y estoy muy cerca de pensar que la independencia española acabó prácticamente con los Reyes Católicos y el cardenal Cisneros. Después, con excepción de algunos períodos de cordura patriótica, fuimos a remolque de las ambiciones dinásticas y de las codicias de monarcas que recibían a menudo el santo y seña de las cortes extranjeras. [Not. Ed. Pág. 470]

c) El remedio de nuestro atraso. Método histórico de elevación científica y cultural

La ciencia, como todas las actividades específicas del entendimiento, es simple consecuencia de la imitación y del ejemplo. Trátase siempre de un contagio, a veces a distancia, por la semilla latente en los libros, mucho más a menudo de cerca, por gérmenes arribados por el oído, escapados, como en surtidor luminoso, de las cabezas geniales. Del mismo modo que el hijo aprende el oficio del padre, *mirando y ensayándose*, así el sabio en perspectiva aprende a investigar mirando al investigador y trabajando bajo su vigilancia. Como dice acertadamente Castillejo, uno de los apóstoles más fervientes y desinteresados de nuestro renacimiento intelectual, «los florecimientos culturales son producto del contacto de civilizaciones diferentes. Hay una especie de fecundación que, sin ahondar ahora más, puede bien referirse al carácter de producto social que la cultura tiene, lo mismo referida a las colectividades de individuos que a las de los pueblos»[527].

Tan palmaria verdad es que la ciencia brota de la fecundación intelectual inmediata que no se citará un solo país en donde el ansia de saber haya surgido con absoluta espontaneidad. Por rica y plástica que parezca la mentalidad de un sabio, jamás será poderosa a crear *in toto* una disciplina científica. Su misión se reduce a desenvolver un germen recibido, a consolidar y acrecentar el patrimonio heredado.

¿Habrá que recordar ejemplos históricos de tan trivial y vulgar aserto? Nadie ignora que los filósofos y sabios de la Grecia fueron infatigables viajeros. Cada una de aquellas inteligencias vírgenes y ansiosas de sabiduría solía dividir su vida en dos fases: durante la primera asistía a los focos culturales de Egipto, Asiria, Persia, la India y la Gran Grecia; durante la segunda recogíase en sí misma, sistematizaba lo aprendido y fundaba nueva escuela. El viejo Egipto adoctrinó a Grecia, como, andando el tiempo, Grecia adoctrinó a Italia y a las naciones mahometanas; y, en fin, estas y sobre todo la cultísima Italia del Renacimiento (esa Italia, siempre pagana, a pesar del cristianismo, y fervorosamente enamorada de la sabiduría antigua) difundieron la ciencia clásica por el resto de Europa.

Y para recordar ejemplos más cercanos, hoy mismo, ¿no vemos al Japón, pueblo de raza amarilla, pasar bruscamente desde las tinieblas de la Edad Media a los esplendores de la cultura y de la civilización occidentales? Obra estupenda, que parece milagro y representa simplemente un caso particular de sistemática, pero intensiva y extensiva inoculación de la ciencia europea. No fue, ciertamente, según se complacen en afirmar algunos de nuestros políticos, la revolución japonesa del 68, con sus reivindicaciones liberales y la consiguiente emancipación económica del agricultor, la causa eficiente de tan asombroso renacimiento. No, los artífices de la grandiosa ascensión fueron, en primer término, el alto sentido político del Emperador y sus ministros y, a guisa de instrumentos, esos miles de jóvenes pacientes, silenciosos, concentrados, que, por mandato del Gobierno, vinieron a Europa a escudriñar, llenos de fervor patriótico, en laboratorios, seminarios, talleres, fábricas y arsenales, los secretos de la sabiduría y de la fuerza occidentales[528].

Menos resonantes y notorios, pero igualmente significativos ejemplos, nos ofrecen algunos pueblos de pura cepa europea, en donde por diversos motivos decayeron las ciencias o no adelantaron con el brío necesario. Recordemos a Italia, cuyas universidades, un tanto enervadas durante la primera mitad de la pasada centuria, supieron remozar la caduca savia, importando profesores alemanes y, sobre todo, educando sistemáticamente en el extranjero la flor de su juventud intelectual y docente. Igual salvadora conducta han seguido los Estados Unidos (en donde por diversas causas el espíritu científico aparecía ahogado por el bajo mercantilismo), inundando de jóvenes doctores los laboratorios y seminarios ingleses, franceses y alemanes.

Patentes están los frutos de esta inoculación reiterada y metódica del germen del progreso científico. Italia ha decuplicado su rendimiento intelectual y, en ciertas esferas del saber, figura ya a la cabeza del movimiento cultural europeo. En cuanto a los Estados Unidos, el espíritu de indagación hállase en rápido *cres-*

cendo; la pléyade de inventores ingeniosos, aunque empíricos, ha sido allí reforzada por lucida cohorte de sabios creadores, cuyos descubrimientos promueven el aprovechamiento, cada vez mayor, de las riquezas del suelo[529] y del subsuelo, y han sido causa del asombroso florecimiento de las empresas industriales. Poderosos institutos, como el célebre de Rockefeller, legado de millonarios patriotas, se han creado para cultivar la ciencia pura[530]. Por este mismo sendero marchan con éxito brillante, o con esperanzas justificadas, Rumanía, Egipto, Chile, la República Argentina, etc.

Y nótese que la elevación cultural de los citados pueblos ha surgido no por lenta evolución, conforme pide la teoría, sino súbita y teatralmente; verdadera revolución desde arriba, para la cual la *Gaceta*[531], tan desacreditada entre nosotros, obró cual talismán mirífico.

La panacea que en Italia, en los Estados Unidos, en el Japón[532], en Hungría, en Rumanía, en la misma Rusia, es decir, en países de razas y genio tan diversos, ha tenido éxitos resonantes ¿fracasará precisamente en España, crisol donde se fundieron casi todas las razas europeas?

Desde ahora declaramos que el remedio que obró milagros en todos los países dará también resultados excelentes en España[533]. Si hay fracaso, nuestra será la culpa, por no haber sabido servirnos de la heroica panacea. El fiasco y, tras él, la decadencia definitiva y mortal vendrán solamente si la aplicamos sin fe ni perseverancia; si por espíritu de tacañería la administramos a dosis homeopáticas, o de manera intermitente; si no sabemos reclutar y preparar mental-

---

[532] Si la teoría de la superioridad de las razas hiperbóreas de Europa, creada por el ingenuo francés Gobineau y coreada por sajones y alemanes para su glorificación, hubiera detenido a los japoneses, a estas fechas careceríamos de la prueba más decisiva acerca de la eficacia del contagio y de la imitación como generadores de la grandeza de un pueblo. La ciencia, el arte, la industria y la milicia habrían perdido colaboradores soberanos. Y nosotros los médicos no podríamos aplaudir, entre otras vidas gloriosas, la de un Kitasato, descubridor del microbio de la peste bubónica y fundador, con el alemán Behring y el francés Roux, de los principios de la seroterapia. [Not. Ed. Pág. 472]

mente a nuestra juventud para recibir, allende el Pirineo, la suprema iniciación; si, a la vez que establecemos íntima comunicación espiritual con el extranjero, no acertamos a mantener en los iniciados el fuego sagrado de la investigación, organizando, para retenerlos y estimularlos, laboratorios y seminarios, talleres y demás centros de laboreo intelectual y profesional; si, en fin, por respeto a rancios prejuicios o a funestos formalismos, no procedemos a incorporar rápidamente a la enseñanza el nuevo plantel docente, renovando y fecundando con él la vieja Universidad, órgano principal, según dejamos dicho, de civilización y de progreso.

Porque, lo hemos proclamado mil veces y lo repetiremos otras mil, España no saldrá de su abatimiento mental mientras no reemplace las *viejas cabezas de sus profesores* (universidades, institutos, escuelas especiales), *orientadas hacia el pasado, por otras nuevas orientadas al porvenir*. No reside, pues, el daño en los que aprenden ni en el Estado que, en la medida de lo posible, sufraga los gastos, sino en los que enseñan. De unos salen los otros. Ideal del discípulo será siempre parecerse a su maestro. ¿Cómo superarse si no halla cerca de sí otro término más alto de comparación? Y pues es fuerza romper la cadena de hierro de nuestro atraso, rómpase por el *anillo docente*, único sobre el cual puede obrar directa y eficazmente el Estado. Europeizando rápidamente al catedrático, europeizaremos al discípulo y a la nación entera.

Como dice luminosamente Castillejo, «no queda otro recurso que formar gente nueva y unirla a los elementos aprovechables de la antigua»[534]. Pero esa gente nueva no lo será de veras, se parecerá irremediablemente a nosotros, adolecerá de nuestras rutinas y defectos, como no respire por mucho tiempo el ambiente de la Universidad extranjera.

Tal es el plan salvador. No ha habido que inventar la panacea. Es remedio probado, norma seguida por cuantos pueblos tuvieron clara conciencia de su postración y quisieron regenerarse de veras. Descendamos ahora a formular algunas reglas tocantes a la manera de aplicar la terapéutica[535].

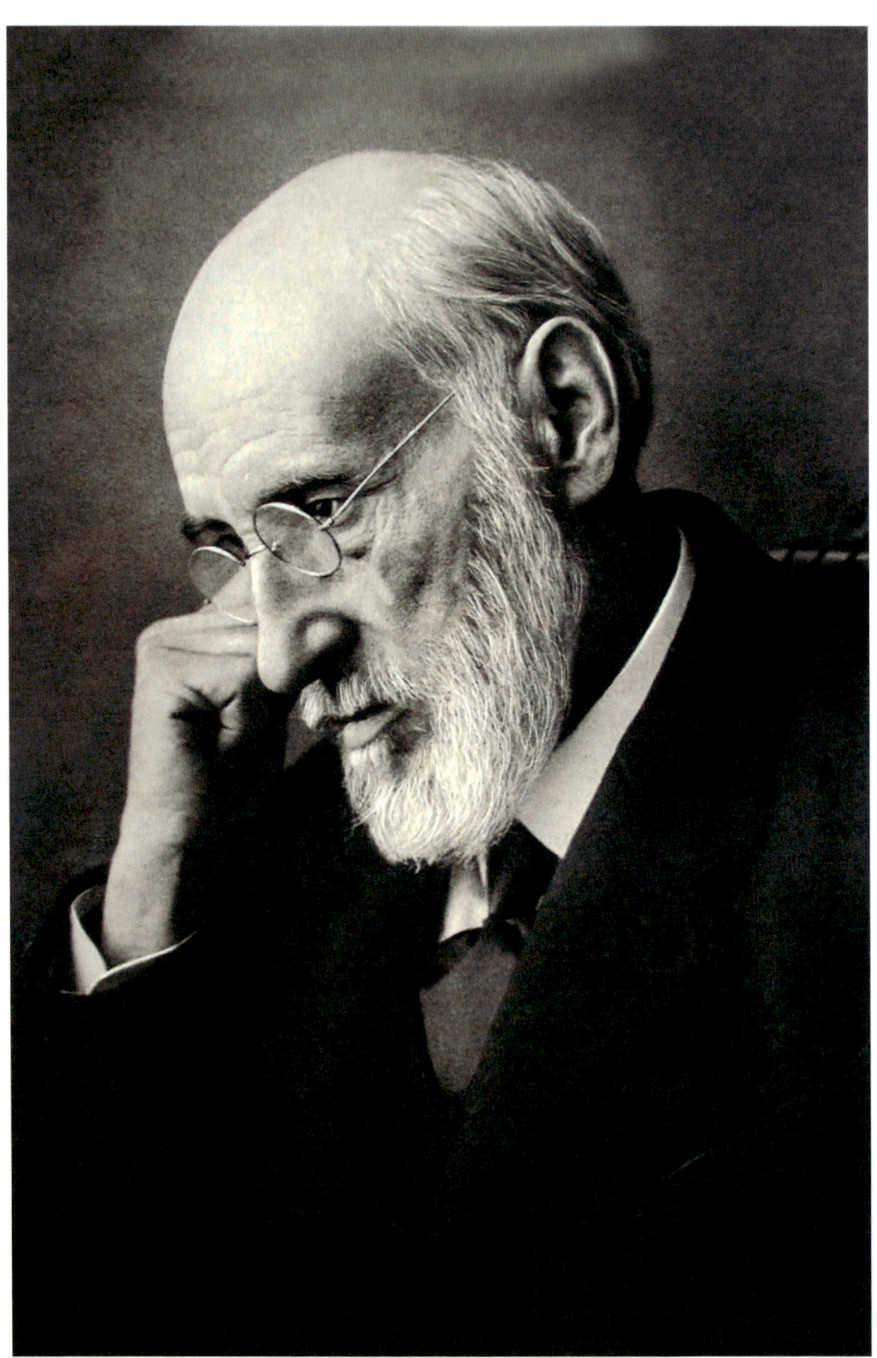

Santiago Ramón y Cajal, 1920. Fotografía de Campúa

Segunda parte

Órganos sociales encargados de nuestra reconstrucción. Pensionado en el extranjero. Importación de profesores. Creación de colegios españoles en las principales ciudades universitarias de Europa[536]

Las ideas precedentes, vulgarísimas en el extranjero, tampoco son, por fortuna, novedad en España[537]. Más o menos explícitamente, han sido proclamadas por nuestros mejores escritores, y singularmente por las eminencias de la cátedra; han creado un estado de conciencia nacional y se han traducido, al fin, en leyes y órganos adecuados de acción. Notorio es que, desde hace algunos años, se han fundado entre nosotros instituciones que, como la *Junta de Ampliación de Estudios y Pensiones* y el *Patronato de Ingenieros y de Obreros*, tienen por principal misión escoger la flor de nuestra juventud intelectual y obrera, para educarla y sostenerla en los grandes focos de producción científica e industrial de Europa y América[538].

La Junta de Pensiones y de Ampliación de Estudios se propone, según resume su activo secretario, el señor Castillejo: «1.º El envío de pensionados al extranjero, la comunicación con ellos y la organización de diversas formas de tutela y auxilio para facilitarles su labor. 2.º Un servicio de información extranjera en las cuestiones de educación, para divulgar el conocimiento de los centros docentes y las condiciones de la vida en los principales países. 3.º Un patronato de estudiantes que secunde la iniciativa privada, auxiliando el envío de jóvenes al extranjero por cuenta de las familias. 4.º La creación de centros de investigación científica, organizados dentro y fuera de España, como medio de que los pensionados en el extranjero puedan continuar su preparación, y los que aspiren a salir comenzarla reunidos, con los elementos que el país ofrezca, en un trabajo práctico y personal. Hay hasta ahora constituidas tres agrupaciones: el *Centro de Estudios Históricos*, el *Instituto Nacional de Ciencias Físico-naturales* y la *Escuela Española de Roma para Arqueología e Historia*. 5.º El fomento de las instituciones

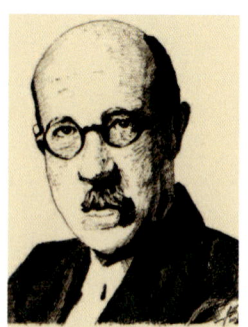

José Castillejo Duarte
(1877-1945)

de carácter educativo, para mejorar en todos los órdenes la vida de nuestros escolares. Se ha abierto ya en Madrid la primera *Residencia de Estudiantes* donde estos hallan favorables condiciones higiénicas, morales e intelectuales, dentro de un régimen de sana libertad»[539].

La lealtad, la imparcialidad confesional y el sincero patriotismo con que la Junta de Pensiones y de Investigaciones Científicas ha aplicado los referidos principios de elevación cultural han sido reconocidos por la mayoría de los conspicuos de la política, sin distinción de matices. Aprobaciones valiosas ha merecido también de nuestros más brillantes escritores, entre los cuales fuera imperdonable olvidar al cultísimo y ecuánime crítico Gómez de Baquero, cuyas elocuentes conferencias de Portugal versaron precisamente sobre las funciones de la Junta y los resultados alentadores obtenidos[540]. Conscientes de que se deben a una obra esencialmente nacional, los miembros de la susodicha corporación, a la hora de proponer pensiones u otorgar becas de trabajo, no disciernen otros colores que los gloriosos de la española bandera, que son también los mismos de la aurora espiritual por todos anhelada[541].

Colaboradores humildes de dicha institución, no debemos justipreciar su labor. Fuera, además, harto prematuro. Séanos lícito, sin embargo, olvidarnos por un momento de nuestro insignificante concurso y apreciar objetivamente los resultados[542]. Repetimos que es todavía temprano para hacer el arqueo de los valores logrados. La semilla dará fruto solamente dentro de algunos años. La justicia obliga, empero, a confesar que, no obstante la timidez e irresolución con que el Estado y en su nombre la citada Junta han procedido, hanse recogido cosechas estimables. Por de pronto, en la nueva generación, el tipo mental del maestro declamador y meramente

---

[539] Han seguido después, con inesperado apoyo de la opinión pública, la *Residencia de Estudiantas*, dirigida por la incomparable educadora María de Maeztu, la *Residencia de Párvulos* y, en fin, el *Instituto-Escuela*, que aspira a ser una escuela-liceo de tipo europeo, donde se junten las excelencias de una instrucción selecta encomendada a profesores eméritos con los beneficios de una sana y confortadora educación del cuerpo y del espíritu. [Not. Ed. Pág. 473]

comentarista disminuye visiblemente, y de día en día aumenta el número de revistas científicas nacionales, de laboratorios y seminarios de investigación y de entusiastas profesores entregados a pesquisas originales[543]. Puntualicemos un poco.

Por lo que toca a la biología, contamos ya con un plantel de laboriosos cuyas investigaciones son conocidas y apreciadas en el extranjero, donde algunos de ellos han explicado cursos y dirigido laboratorios. Diversas revistas alemanas, inglesas y nacionales, y singularmente los *Trabajos del Laboratorio de Investigaciones Biológicas* y el *Boletín de la Sociedad Española de Biología*, registran sus interesantes comunicaciones. Solo en la revista citada de mi laboratorio (*Trabajos del Laboratorio de Investigaciones*, etc., años 1912 a 1923), han sido publicadas por alumnos o profesores pensionados más de cincuenta[544] monografías originales, algunas con descubrimientos de primera fuerza.

Los naturalistas, laboriosos como siempre, aunque lentos todavía en adoptar ciertos métodos de estudio (histológico, embriológico, etológico y psicológico), han acrecido cualitativa y cuantitativamente su rendimiento. Aparte las comunicaciones insertas en el *Boletín de la Academia de Ciencias*, de cada día son más interesantes las que ven la luz en los acreditados *Anales de la Sociedad Española de Historia Natural*. La creación de la *Comisión de Investigaciones Paleontológicas y Prehistóricas* ha dado también óptimos frutos. Sus doctos y activos profesores, adoctrinados por ilustres especialistas franceses y alemanes, nos han redimido del bochorno de que nuestra Península constituyera, en lo tocante al arte e industria prehistóricos, exclusivo campo de explotación de sabios extranjeros.

Grandes esperanzas nos hacen concebir también los físicos, químicos, matemáticos e ingenieros llegados recientemente de Alemania, Holanda, Bélgica y Francia. Algunos de ellos se han ilustrado ya con importantes investigaciones en parte publicadas por la Junta de Pensiones y en su mayoría insertas en la joven *Revista de Física y Química*. Hasta los matemáticos, tan flemáticos y apocados antes, han fundado, por fin, un seminario y una revista, donde hallan estímulo y publicidad sus estudios, de cada día más originales y profundos.

Brillante y copiosa es también la pléyade de juristas, historiadores, filólogos y psicólogos, etc., que han importado de Alemania el secreto de la investigación positiva y exacta. Obrador y cauce para sus actividades *in crescendo*, es el *Centro de Estudios Históricos* y los libros numerosos que la Junta de Ampliaciones de Estudios da a la luz periódicamente[545]. Con satisfacción se advierte que la nueva floración de sociólogos, humanistas, críticos literarios, historiadores y lingüistas ha abandonado el cómodo proceder del *impresionismo, tendencionismo* y *declamacionismo*[546], para sentar serena e impersonalmente doctrina propia sobre datos de primera mano, documentos y cifras. El cuadro en conjunto es consolador y abre al patriotismo español perspectivas luminosas.

No nos ofusque, empero, tan alentador resultado. Convengamos en que el fruto logrado es deficiente aún, y harto inferior a nuestra potencialidad productiva. Avanzamos a paso de tortuga, cuando necesitaríamos velocidades planetarias. Consuélanos solamente el considerar que los bienes logrados, aunque mezquinos, corresponden aproximadamente a la importancia de los esfuerzos.

Causas notorias, oportunamente pregonadas por espíritus clarividentes, explican la modestia del éxito logrado.

Sobre las principales de ellas séanos permitido exponer brevemente algunas reflexiones:

1.ª Escasez de las pensiones

El método del pensionado en el extranjero, bueno como norma educadora, solo puede rendir frutos suficientes cuando se le aplica en grande escala, sin timideces ni recelos, y en la persuasión de que la mayor parte de la semilla habrá irremisiblemente de perderse. Satisfechos podríamos quedar si, de los noventa o cien pensionados actuales, lográranse ocho o diez obreros útiles a la elevación cultural del país[547].

---

[547] La guerra ha disminuido notablemente esta cifra, con daño grave para la celeridad de nuestro progreso científico e industrial. [Not. Ed. Pág. 475]

Pero el número de ochenta a noventa pensionados entre profesores, doctores, ingenieros, médicos, naturalistas, abogados, historiadores, filólogos, artistas, pedagogos, etc., cifra que representa un máximo con relación a otras anualidades, constituye cantidad irrisoria y casi despreciable si se tiene en cuenta nuestro atraso y la largueza y decisión con que proceden en este punto otras naciones. No nos hagamos ilusiones. Nuestro país necesita ser reformado radicalmente de alto a bajo, hostigando y estimulando al amodorrado cuerpo social hasta la entraña misma. Para tan intensa fermentación son necesarios cientos y acaso miles de pensionados, legiones de jóvenes decididos a arrancar a Europa el secreto de su grandeza y a infundir un nuevo espíritu en todas nuestras relajadas instituciones docentes y administrativas[548].

2.ª Escasez del tiempo de pensión

En Italia, y en casi todas las naciones de producción científica accidentalmente aminorada, las pensiones en el extranjero duran tres años, en vez de uno o medio, salvo prórroga, según es costumbre entre nosotros.

Nuestro tiempo de pensión es harto insuficiente. Exceptuados los profesores cultos y habituados a la investigación, que visitan los laboratorios extranjeros con la mira de dominar un nuevo método de

---

[548] No por unas docenas, como solemos nosotros, por centenas se cuentan los japoneses pensionados en Berlín, Viena, Londres y París. Aún hoy, en que el Imperio del sol naciente ha recogido ya frutos gloriosos de su educación europea, existen en Berlín más de cuatrocientos pensionados japoneses. ¿Cuántos de ellos se contarán en Inglaterra, Francia y los Estados Unidos? Trátase de un formidable ejército de intelectuales que asaltan los laboratorios, devoran los libros de ciencia y laboran heroicamente por la hegemonía intelectual y política de su país.

El éxito japonés ha contagiado a la China, que prepara su renacimiento intelectual sosteniendo en el Japón diez mil estudiantes becarios, seiscientos en los Estados Unidos y unos trescientos en Europa, con delegaciones permanentes en estos países para vigilarlos y cuidarlos.

(Esto se escribía en 1913. Claro es que la horrenda guerra europea habrá acarreado en estos países iguales deplorables consecuencias que en España).

estudio o de profundizar, al lado de sabio ilustre, algún tema especialísimo, la duración del pensionado debe prolongarse tres años o, por lo menos, dos. A nadie se le ocultarán los motivos justificativos de tal plazo, y menos a los encargados del magisterio docente, conscientes como somos de la deficiente preparación técnica y del casi ningún conocimiento de idiomas de la inmensa mayoría de nuestros doctores y licenciados. Durante el primer año, el pensionado invierte casi todo su tiempo en perfeccionarse en la lengua y en familiarizarse con los métodos de trabajo; solo más adelante puede emprender labor útil y penetrar en la intimidad espiritual del maestro.

3.ª Escasa edad e insuficiente preparación técnica del candidato

He aquí dos importantes causas de esterilidad del pensionado, consecuencia fatal de un estado de cosas que ni la *Gaceta* ni la Junta de Pensiones serán poderosas a corregir por ahora. El candidato a pensión está mal preparado, porque la inmensa mayoría de nuestros maestros lo están también, y suele carecer de la madurez mental indispensable, por culpa de leyes que, de acuerdo con los íntimos anhelos del padre de familia, obligan a las fábricas del liceo y de la universidad a lanzar apresuradamente al mercado social sus inconsistentes hechuras.

Salvo precocidades excepcionales, la vocación constituye estado de alma tardío, resultado del tanteo divergente de las fuerzas mentales y de la prueba objetiva de las propias aptitudes. Por regla general, esta clara conciencia de la vocación surge desde los veinticinco a los veintiocho años, aunque sobre este punto nada seguro quepa establecer. De todos modos, se corre grave riesgo de perder tiempo y dinero, enviando al extranjero mozos de veinte a veinticuatro años, ignorantes de sí mismos y sin gustos ni vocación bien definidos.

En su atolondramiento, muchos de ellos toman por aptitud científica el ansia aventurera de viajar o el deseo de adquirir, por cuenta del Estado, cierta cultura general de buen tono; y cuando por obligación del cargo visitan laboratorios y asisten a cursos, van animados más bien de curiosidad novelera y de conocer la fisonomía moral y anecdótica del maestro que del afán de emparse profundamente en el espíritu de la escuela.

Cuando se pregunta a los extranjeros conocedores de la organización docente española acerca de las causas de nuestra flojedad productiva, la contestación es tan unánime como justa:

«La Universidad extranjera —dicen— recibe de la enseñanza secundaria hombres hechos, con una base científica y literaria muy sólida; mientras que la Universidad española se nutre de mozalbetes irreflexivos, sin formación mental suficiente y casi totalmente desprovistos de conocimientos sólidos en matemáticas, física, química, historia natural, lenguas vivas y filosofía»[549]. Este grave mal ha sido también deplorado por muchos de nuestros maestros, singularmente por André, en cuyos libros (señaladamente en el titulado *La mentalidad alemana*) se hace crítica luminosa y justa de nuestra defectuosa organización universitaria[550].

Defecto es este imputable, más que a las leyes, a nuestros impacientes padres de familia, que solo se preocupan de que su hijo obtenga un título profesional con el menor gasto posible de tiempo y de dinero: «Lo que no sepa —dicen ellos—, ya lo aprenderá después…». Y, en efecto, no lo aprenden casi nunca.

No está en las atribuciones de la Junta de Ampliación de Estudios pensionar, como decía cierto ingenioso político, a los *cabezas de familia* para que aprendieran fuera de España el arte de ser padres cabales; pero fuera deseable que a la hora de proponer candidatos tuviera muy en cuenta dicho factor de esterilidad, rechazando (salvo excepciones justificadas) a todos los intonsos doctores y licenciados menores de veinticinco años, sin vocación consolidada ni preparación técnica elemental suficiente.

---

[549] En Alemania los jóvenes suelen entrar en la universidad a los diez y ocho o veinte años, para abandonarla a los veintisiete o veintiocho; porque aunque la ley señala un mínimo de cinco años de estudios académicos y otro de voluntariado en otras universidades (en junto seis años), la formalidad y reflexión del estudiante tudesco, admirablemente secundadas por la previsión del padre de familia, le llevan a prolongar la carrera, ampliando el conocimiento de las disciplinas más importantes o de aquellas para las cuales siente viva predilección.

4ª. Colegios españoles en Londres, París y Berlín

Aunque no somos entusiastas de este procedimiento aconsejado por Costa, no vemos inconveniente en que se le ensaye, creando en Cambridge, Leipzig o Múnich algún colegio español, donde numerosos becarios cursen, según los métodos modernos, tanto la enseñanza secundaria o de liceo como la universitaria o superior. Entre otras ventajas, este método de precoz trasplantación tendría la valiosísima de modelar la voluntad y el carácter en la época en que el ambiente social, los deportes, etc., obran con mayor eficacia educativa, y la no menos importante de ofrecer desde el principio a las juveniles inteligencias un pasto intelectual suculento y sano, en lugar de la memorista y superficial instrucción servida, salvo excepciones, en nuestros institutos y colegios de segunda enseñanza. Solamente nos detendría el temor de que este método, aplicado de modo global y sin selección a cerebros en agraz, impusiera al exhausto Tesoro español dispendios muy desproporcionados con los resultados.

Instituciones complementarias del pensionado

No basta escoger, más o menos automáticamente, la élite de la intelectualidad, transportándola de golpe a los centros científicos del extranjero. Es preciso crearle antes un ambiente de transición, es decir, adoctrinarla moral y técnicamente para que la acomodación al nuevo medio cultural se efectúe sin riesgos; y es, además, indispensable proporcionar a los mejor adaptados a dicho ambiente, de vuelta de su pensión, los recursos necesarios para proseguir la obra emprendida y evitar que el tipo mental, tan laboriosamente creado, acabe por desdiferenciarse en la molicie, retornando, como ciertas plantas artificialmente cultivadas, a la especie indígena vulgar.

Ociosas fueran tales iniciativas si nuestras instituciones docentes estuvieran siempre en situación de ejercitar técnicamente al candidato y si, al regreso de este, la Universidad, las Escuelas especiales o la Administración pública le brindaran puesto adecuado a sus talentos. No sucede así, por desgracia. Los establecimientos oficiales son organismos herméticos, tiranizados por el escalafón y el reglamento, y amarrados a un presupuesto rígido, donde todo está previsto menos las sorpresas de la vida, quiero decir, la brusca aparición de cabezas geniales y la necesidad de prestarles, rápida y oportunamente, apoyo moral y pecuniario.

A subsanar esta deficiencia responden el *Instituto Nacional de Ciencias*, con sus diversos laboratorios y seminarios; el *Centro de Estudios Históricos*, organizado por la Junta de Pensiones, y, en fin, algunos pocos laboratorios universitarios.

Importa notar que los consabidos centros son organismos provisionales, supletorios de la Universidad y de las diversas escuelas profesionales. Ellos desaparecerán cuando las corporaciones docentes adquieran la elasticidad y sensibilidad suficientes para acoger en su seno a todo talento desvalido utilizable. Se equivocan, pues, algunos profesores universitarios, recelosos de que estas hijuelas de la Junta de Pensiones sean institutos rivales de la Universidad. ¿Cómo serán rivales de la enseñanza oficial laboratorios dirigidos por catedráticos numerarios y organizados precisamente para servir de plantel al futuro profesorado?

Quienes tan poco generosamente juzgan las iniciativas de los demás ¿se han detenido a considerar el grave peligro de perder irremisiblemente, por abandono e inacción, actitudes y vocaciones preciosas, ínterin las filas cerradas de los escalafones docentes se entreabren para recibir al novel compañero? ¿Y si no hay vacante en muchos años? ¿Consentiremos impasibles que el novel investigador, aguijado por el apremiante *primum vivere…*, pida a la enseñanza privada o a cualquier profesión lucrativa el pedazo de pan que le rehúsa el cultivo de la ciencia pura, perdiendo así el Estado el fruto de sus sacrificios?

La experiencia de estos últimos años ha enseñado que toda precaución es poca para evitar el retroceso mental del novel investigador y su readaptación a la vulgaridad ambiente. Todo conspira en contra: la falta de tutela social, el despego de los compañeros no pensionados, el desdén cuando no la antipatía de algunos viejos maestros y, sobre todo, la sugestión constante, subyugadora del fausto profesional y hasta de la desaprensión o de la osadía encumbradas. Así pierde anualmente la causa de nuestra cultura muchos defensores

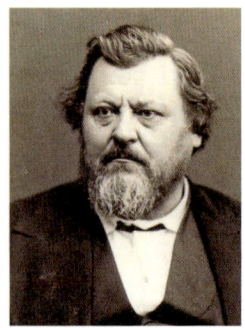

Carl Vogt (1817-1895)

valiosos, caídos sin redención en el montón anónimo de los buscadores de oro. Y esto hay que evitarlo a todo trance, o al menos reducirlo a un mínimo soportable. No sobre todos, porque ello sería imposible, pero sí sobre los mejores expensionados, debe la Junta de Pensiones, y singularmente los profesores bajo cuya dirección trabajan, ejercer continua y vigorosa acción tutelar, abogando en su pro en las esferas administrativas, animándoles a proseguir, a pesar de todo, sus trabajos y corrigiendo, en fin, paternalmente los defectos de inmodestia y presunción, no raros por desdicha entre los jóvenes educados allende el Pirineo, y causa principal —preciso es reconocerlo— de la animosidad con que los miran algunos positivos y viejos prestigios del cuerpo universitario.

Importación de personal docente

Dejamos apuntado diversas veces que el problema de nuestra ascensión intelectual solo se resuelve transformando y remontando progresivamente desde el maestro de primeras letras hasta el catedrático de universidad, es decir, formando hombres nuevos, incorporados cordialmente a la obra internacional de la cultura, y cubriendo con ellos cuantas vacantes de sangre vayan ocurriendo en las instituciones docentes y administrativas.

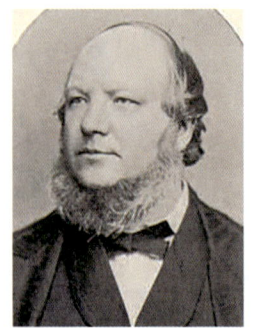

Jacob Moleschott (1822-1893)

Una duda importante podría, sin embargo, detenernos al intentar la solución práctica de este problema. En lugar de vigorizar nuestra juventud oreándola en el ambiente universitario inglés, francés o alemán, ¿no fuera preferible importar de las naciones próceres sabios ilustres para transfundir de una vez sangre nueva y copiosa en el enteco cuerpo nacional?

Considerado *a priori*, tan radical recurso de tonificación espiritual, que cabría llamar *método de injertación cultural*, parece el más rápido, eficaz y económico. A este heroico remedio confió Italia, hace cincuenta y cinco años, la renovación de su decadente Universidad. Maestros alemanes tan prestigiosos como Carl Vogt[551] (naturalista), Moleschott (anatómico), Schiff (fisiólogo), Kleinenberg (anatomía comparada), Schrön[552] (anatomo-patólogo), Kiesow[553]

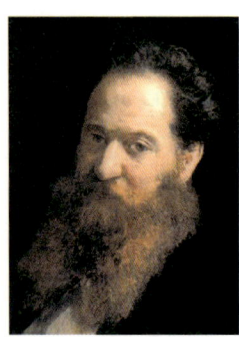

Moritz Schiff (1823-1896)

(psicólogo experimental) y otros varios regentaron cátedras en la citada nación. De ellas surgió brillante pléyade de discípulos entusiastas que continuaron gloriosamente la obra de los maestros exóticos. Citemos algunos nombres prestigiosos, ciñéndonos solamente al dominio biológico: el anatómico Kleinenberg formó a Grassi[554], descubridor del ciclo extrahumano del germen palúdico; el fisiólogo Schiff adoctrinó en Turín a los ilustres Mosso, Luciani y Fano[555]; por su parte, Moleschott procreó lucida prole intelectual, representada, entre otros, por los anatómicos Todaro y Chiarugi[556].

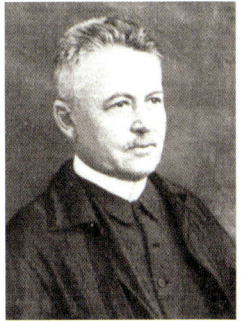

Nicolaus Kleinenberg
(1842-1897)

Con éxito excelente, aunque menos brillante, se ha empleado también este método en Rusia y en los Estados Unidos y, con efectos inciertos o poco alentadores, en Chile y la Argentina. Recordemos, en fin, que la injertación intelectual tuvo entre nosotros iniciador augusto y entusiasta en Carlos III, quien, lleno de paternal amor a sus vasallos, intentó sin éxito aclimatar en España, con el químico Proust[557] y otros sabios de fama mundial, el gusto por la investigación.

La inmigración temporal o la incorporación definitiva de investigadores forasteros constituye método de inoculación directa y supraintensiva, capaz de sacudir, en circunstancias favorables, el amodorramiento intelectual de un país. Mas apresurémonos a declarar que este proceder solo puede rendir seguros beneficios en aquellas naciones donde el ambiente moral está suficientemente preparado, y a condición de que las diferencias étnicas, lingüísticas y de hábito mental entre el país transfusor y el trasfundido sean poco acentuadas. Por este motivo, el método de la injertación espiritual, tan eficaz en Holanda, Suiza, Rusia, Italia y los Estados Unidos, rindió en España, y rinde actualmente en los Estados hispanoamericanos, frutos poco abundantes[558].

Friedrich Kiesow (1858-1940)

Por nuestra parte, nos confesamos fervientes partidarios de la importación de hombres de ciencia (método que puede combi-

[558] Las noticias que hemos podido procurarnos de Chile y de la Argentina revelan que, exceptuados unos pocos profesores alemanes, atenidos a su misión de crear e inocular la ciencia, los demás, es decir, la inmensa mayoría, fueron arrollados por la fiebre del negocio, a que pocos emigrantes resisten. [Not. Ed. Pág. 478]

narse ventajosamente con el pensionado); pero a condición de que personas conocedoras del cuerpo universitario inglés, francés o alemán, hábilmente secundadas por nuestra diplomacia, nos deparen sabios de primera magnitud y dotados de robusta vocación docente.

En Alemania, sobre todo, existe actualmente una sobreproducción de investigadores. Muchos de ellos, forzados de la necesidad, emigran a Holanda, Rusia, Hungría, Estados Unidos, Inglaterra, imposibilitados, como están, de subsistir decorosamente en la Universidad nativa, donde la concurrencia vital es abrumadora. Fácil sería, pues, encontrar, a costa de moderados dispendios, algunos *docentes privados* o *profesores extraordinarios* cuyos méritos, pregonados por la fama de sus descubrimientos y la admiración de sus discípulos, no hubieran obtenido todavía recompensa oficial suficiente[559].

Ni nos detendría la consideración de que dichos maestros nos abandonaran a los pocos años, deseosos de reanudar su carrera universitaria en la nación de origen; porque en uno o dos lustros de estancia entre nosotros habrían, sin duda, formado discípulos, tanto más aventajados cuanto que el profesor, aspirando a merecer en su país el codiciado título de *profesor ordinario*, no sentiría la tentación de dormirse sobre sus laureles. La importación de docentes extranjeros es, sobre todo, urgente en aquellas disciplinas huérfanas en España (con pocas excepciones) de altos investigadores, tales como la física, la química, la astronomía, la geología, etc. Y aunque el ambiente cultural hispano deja todavía mucho que desear, creemos sinceramente que el de hoy es muy superior al de la época de Carlos III[560] (sabido es que nuestra Universidad cuenta ya con algunos sabios profesores extranjeros estables).

---

[559] Después de la guerra mundial es casi seguro que aumentará en proporciones considerables el éxodo de los sabios, a causa de agobios económicos insoportables en Alemania, y desconocidos o muy atenuados en las naciones neutrales. [Not. Ed. Pág. 479]

[560] El método actual de invitar a ciertas lumbreras extranjeras para dar algunas conferencias en nuestros centros docentes lo consideramos poco provechoso. Es preciso que el sabio invitado profese por lo menos un curso y que, asistido del material necesario, enseñe a sus discípulos la técnica de la investigación. [Not. Ed. Pág. 480]

Pero aplicado este método en grande escala y de manera exclusiva, podría acarrear algunos inconvenientes, notados ya en sus sendos países por los escritores americanos. He aquí algunos, que señalamos de pasada, después de reconocer que abundan las excepciones:

1.º El investigador alemán o anglosajón arribado a países latinos encuéntrase descentrado: sus hábitos y tendencias chocan demasiado contra las de sus huéspedes, y a la primera ocasión retorna a su país, sin haber fundado escuela[561]. Bajo este aspecto, quizás fueran más deseables maestros franceses e italianos[562].

2.º Por razones fácilmente adivinables, el sabio expatriado no suele ser investigador de primer orden, sino mozo despejado y de esperanzas (*privat docent* o doctor sin puesto oficial), pero incompletamente formado. Sin duda que en la designación debería intervenir, como es natural, la iniciativa de un maestro de autoridad indiscutible; mas el oficio de profeta tiene quiebras, aun admitiendo que en la elección hecha por aquel para nada influyera la simpatía personal.

3.º Indiferente al problema de la elevación cultural del país de adopción, el forastero ilustre suele descuidar la formación de discípulos indígenas y propender a publicar sus investigaciones en las revistas de su patria de origen.

4.º La dificultad de comprender la lengua del nuevo país resta eficacia a las enseñanzas del maestro extranjero.

A causa de los citados inconvenientes y de otros menos graves de carácter administrativo, estimamos que la obra de nuestra renovación debe encomendarse principal, aunque no exclusivamente, al método del pensionado. Abrigamos la firme convicción de que

---

[561] Los brillantes resultados obtenidos por Italia mediante el método de la importación de sabios extranjeros se debieron sin duda a la excelencia de los mismos, pero esta excelencia obedeció a condiciones difícilmente renovables. Aparte el culto del alemán hacia la patria del arte, la comodidad y brevedad del viaje, el conocimiento casi general entre los tudescos ilustrados de la lengua italiana, etc., en el éxito influyó sobremanera la revolución alemana del pasado siglo con la reacción subsiguiente, la cual obligó a expatriarse a muchos hombres de mérito tachados por sus ideas liberales. Actualmente Italia, consciente de su robustez intelectual, utiliza exclusivamente el método del pensionado. [Not. Ed. Pág. 480]

si se le aplica con fe y perseverancia; si, huyendo de tacañerías, son enviados anualmente a los grandes focos de producción intelectual e industrial del extranjero cuatrocientos o quinientos jóvenes aprovechados, escogiendo de preferencia profesores y auxiliares, y lo más granado y culto de los funcionarios técnicos del Estado (militares, ingenieros, científicos y pedagogos, sin olvidar algunos eclesiásticos, acaso los más necesitados de europeización)[563]; si los organismos seleccionadores del candidato a pensión, desoyendo la sirena del favoritismo y procediendo austeramente, proponen exclusivamente hombres adornados de sólida preparación técnica y con una historia de trabajos serios, más o menos importantes, y en todo caso reveladores de vocación firme y decidida hacia la investigación científica, tenemos por indiscutible que, dentro de algunos lustros, todas las clases directoras y docentes de nuestro país se habrán transformado profundamente.

Y la espléndida floración de verdades científicas, de invenciones útiles, de aplicaciones fecundas a la agricultura, a la industria y a la gestión política y administrativa del Estado afirmará enérgicamente nuestra personalidad espiritual ante el mundo y preparará una España del porvenir que nos consuele de cuatro siglos de estancamiento y haga olvidar a Europa la España del pasado[564].

---

[563] Hoy añadiría también a los *políticos de altura*. Una ley que excluyera irrevocablemente de los Consejos de la Corona a todo político que no hubiera permanecido por lo menos tres años en las escuelas extranjeras (singularmente en las de Alemania, Inglaterra y Francia) sería decisiva para el éxito de nuestra renovación cultural, agrícola e industrial. Si esto se hubiera hecho antes del 98, habríase evitado la pérdida de las colonias; porque, aparte otros factores de que no debo ocuparme aquí, casi ninguno de nuestros ministros y generales de entonces tenía la menor idea del arrollador poderío marítimo, militar e industrial de los Estados Unidos. Nadie está capacitado para salvaguardar eficazmente los intereses de su patria, si previamente no conoce a fondo las fuerzas políticas y los recursos morales y materiales de las ajenas naciones. [Not. Ed. Pág. 480]

POST SCRIPTUM[565]

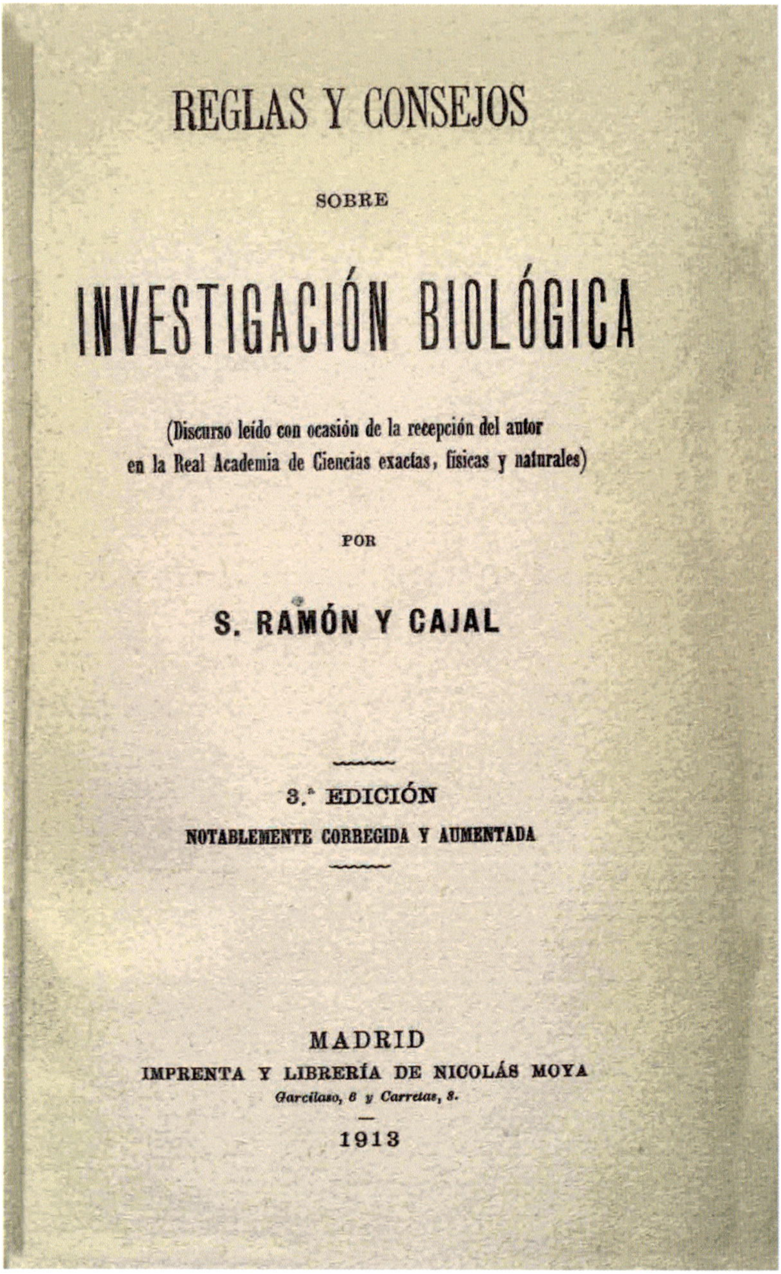

REGLAS Y CONSEJOS

SOBRE

INVESTIGACIÓN BIOLÓGICA

(Discurso leído con ocasión de la recepción del autor
en la Real Academia de Ciencias exactas, físicas y naturales)

POR

S. RAMÓN Y CAJAL

3.ª EDICIÓN

NOTABLEMENTE CORREGIDA Y AUMENTADA

MADRID
IMPRENTA Y LIBRERÍA DE NICOLÁS MOYA
Garcilaso, 6 y Carretas, 8.

1913

Portada de la tercera edición de *Reglas y consejos* (1913). Uno de los grandes cambios, que se mantuvo en todas las ediciones que, posteriormente, fueron aprobadas por Cajal en vida, fue la eliminación del *post scriptum* de 1899

Bien ajenos estábamos al publicar las páginas precedentes, donde nos lamentamos de nuestro desdén por la ciencia, que habíamos de recoger muy pronto el fruto de nuestra incultura. Una nación rica y poderosa, gracias a su ciencia y laboriosidad, nos ha rendido casi sin combatir. En tan desigual batalla, librada entre el sentimiento y la realidad, entre un pueblo dormido sobre las rutinas del pasado y otro enérgico, despierto y conocedor de todos los recursos del presente, el resultado estaba previsto. Pero es preciso confesar que nuestra ignorancia, aún más que nuestra pobreza, ha causado el desastre, en el cual no hemos logrado ni el triste consuelo de vender caras nuestras vidas. Una vez más la ciencia, creadora de riqueza y de fuerza, se ha vengado de los que la desconocen y menosprecian[566].

Por ignorar, ignorábamos hasta la fuerza incontrastable del adversario: la ciencia de sus ingenieros y de sus químicos (inventores de bombas incendiarias que barrían la cubierta de nuestros buques e imposibilitaban toda defensa), la superioridad de sus barcos y corazas, la excelencia y tino de sus artilleros, la energía y pericia de sus generales.

Y lo más sensible es que el desastre pudo haber sido evitado si en el pueblo y en los estadistas españoles hubiera existido verdadero sentido político, esa cualidad suprema de los pueblos prácticos que ya echaba de menos en nuestra raza el gran Alexander von Humboldt[567]. Porque, en estos tiempos de frío positivismo, solo España hace política de sentimiento.

A la ruina nos han llevado, más que las ideas que nos faltan, los sentimientos e ilusiones que nos sobran. El sentimiento caballeresco del honor, excelente para los individuos, daña gravemente a los pueblos cuando no está contrapesado con el criterio de la

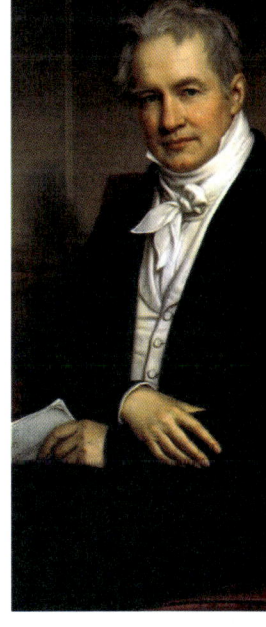

Alexander von Humboldt
(1769-1859)

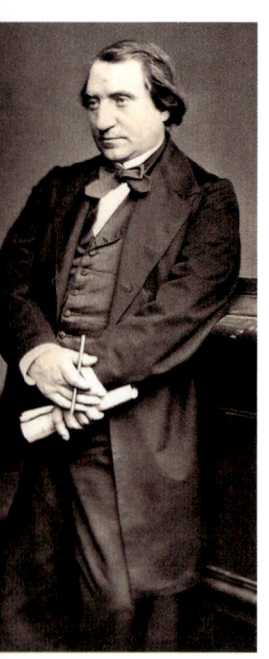

Ernest Renan (1823-1892)

utilidad colectiva. Dígase lo que se quiera por los que sueñan con un pasado que no volverá jamás: la política se hace con conveniencias, no con afectos. Lo debido es lo útil a la nación. El progreso de las colectividades, como el progreso de la serie zoológica, está regido por el severo principio de la utilidad de la raza, a la cual las naciones dotadas de instinto político seguro deben sacrificar leyendas queridas, impacientes anhelos de dominio y de gloria y simpatías y antipatías internacionales. Y ante el peligro de un conflicto internacional, los pueblos deben fundar sus esperanzas no en los heroísmos de la raza ni en los posibles favores de la providencia o de la fortuna, sino en el severo cálculo, en el conocimiento ingenuo, sin espejismos patrióticos ni fanfarronerías ridículas, de la verdadera fuerza propia y del positivo poder del adversario.

Pero no es hora ya de filosofar sobre las causas de nuestra caída, sino de levantarnos lo más rápidamente posible. Miremos hacia adelante, alcemos nuestros corazones a la esperanza y consagrémonos a desenvolver nuestras energías, alentados por la fe robusta en la virtud redentora del trabajo y en el porvenir reservado a nuestra raza. Más hondo que nosotros cayeron otros pueblos y hoy resplandecen en el cénit del poder y de la fortuna. Troquemos los desfallecimientos enervadores en viril alegría, en ansia de robustez, de juventud y de renovación[568]. Huyamos del pesimismo como de virus mortal: quien espera morir acaba por morir; y, al contrario, quien aspira a la vida crea la vida. Seamos, pues, optimistas, porque solo la alegría y serenidad se sienten fuertes y trabajan y esperan.

Pero el soñado porvenir no vendrá por sí mismo ni lo traerá la protección del extranjero o la ciega lotería del azar: la futura renovación será el galardón de nuestro trabajo, de nuestra ciencia, de nuestro conocimiento de la realidad y de nuestro amor a la patria y a la raza[569].

El dolor mismo nos será útil, porque el dolor es el gran educador de almas y creador de energías[570]. Para los que aman la patria, las desdichas representan un lazo moral más. Como dice elocuentemente Renan, «la patria está formada por los que han sufrido juntos, porque el dolor común une más que la alegría»[571].

Solo de corazones ingratos y de espíritus innobles es abandonar la patria en días de luto y amargura. Al contrario, las almas bien nacidas deben medir el amor a los suyos por la grandeza de sus desgracias. Y la patria es tanto el terruño como la historia, tanto los presentes como los venideros, lo mismo nuestras glorias que nuestros dolores[572]. El buen patriota debe llenar su corazón con un sentimiento de sublime paternidad a todos sus conciudadanos, de una inmensa y efusiva caridad que alcance hasta a los venideros.

Nada de desalientos, nada de tomar en serio vaticinios nefastos. Mostremos a esas naciones que nos declaran muertos, sin duda porque esperan la hora del reparto de nuestros jirones, que no solo vivimos, sino que estamos resueltos a afirmar vigorosamente nuestro derecho a la vida. El dolor mismo da fe de existencia, que no está muerto quien se indigna, quien lamenta su desdicha, quien siente hervir en su corazón la sangre con tumultos de indignación por lo pasado. Los verdaderos muertos son los que callan, los que aceptan filosóficamente sus desgracias, los que carecen ya hasta de fuerza para sentirlas. Estas almas caducas, a muchas de las cuales toca grave responsabilidad en nuestros desastres, son los verdaderos cadáveres que cada cual debe enterrar en su memoria y borrar de su corazón.

Lo hemos dicho mil veces y hemos de repetirlo hasta la pesadez. El poderío político de España será el fruto de la riqueza y del aumento de su población; resultados para los cuales no hay otro camino que crear, cueste lo que cueste, ciencia, industria y arte originales. Una vez creados, la corriente de exportación se establecerá rápidamente y con ella vendrá la abundancia, la consideración, el respeto y hasta el cariño del extranjero. ¡Que este objetivo sea ardientemente deseado y claramente sentido por nuestros políticos, científicos, agricultores, capitalistas, industriales, ingenieros y hasta por los obreros más humildes, y nuestra redención será una realidad, y el sol de la gloria acariciará todavía nuestra mustia bandera, no tan escarnecida por los extraños como por nosotros!

¡Oh, si yo pudiera transmitir a nuestros políticos, a nuestros capitalistas, a nuestros sabios e ingenieros, a nuestros obreros y estudiantes, una parte del entusiasmo que me anima! Si yo tuviera la seguridad de ser oído, con qué gusto les diría:

Políticos que nos habéis traído a esta triste desventura, dad treguas, por Dios, ante las angustias de la patria, a vuestro egoísmo estrecho de partido o de pandilla. Preocupaos seriamente de la pureza y de la moralidad en la Administración pública, del culto al honor y al heroísmo en el Ejército, de la protección seria y eficaz a la instrucción popular y universitaria[573], de mantener, en fin, en todos los organismos del Estado el sentimiento del deber y la más estrecha responsabilidad. Pensad que, según dijo Carlyle, «todavía el valor es un valor»[574], que todavía el heroísmo es un gran negocio, que todavía la virtud y la disciplina constituyen la fuerza y el prestigio de los pueblos modestos. Renunciad a todo mesianismo ridículo, a toda loca ambición de conquista y proceded sin pérdida de tiempo a la obra de nuestra redención con toda la antigua energía y terquedad de la raza, y en medio de ese recogimiento, de ese silencio solemne con que la naturaleza opera sus fecundas y grandiosas renovaciones.

A los profesores de todas clases —físicos, químicos, ingenieros, naturalistas, médicos, filósofos, sociólogos, etc.— les diría:

Trabajad hoy más que nunca por la creación de ciencia original y castizamente española. No bastará para nivelarnos con los países cultos progresar según el ritmo perezoso de siempre. Tan rezagados estamos que será preciso concentrar en breves años la energía productora de dos siglos. Si para la magna y redentora empresa os falta valor, rodeaos de estímulos poderosos, de esos excitantes morales que caldean el cerebro e hipertrofian el corazón: insultos que provoquen al trabajo iracundo, recuerdos que aviven continuamente el amor a la patria, o, en otros términos, junto a la retorta, la balanza o el microscopio, poned la bandera nacional que os recuerde constantemente vuestra condición de guerreros (que función de guerra, y hermosísima y patriótica, es arrancar secretos a la naturaleza con la mira de defender y honrar a la patria), y tened a la vista, escritas en gruesos caracteres para que toda distracción sea imposible, esas amargas frases de desprecio, esas palabras de depresiva conmisera-

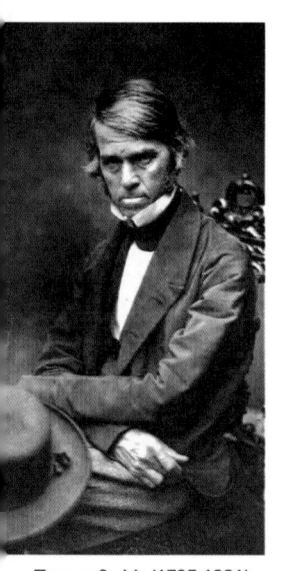

Thomas Carlyle (1795-1881)

ción y esas punzantes ironías con que escritores extranjeros nos han echado mil veces en cara nuestra falta de originalidad y nuestra pretendida incapacidad para la labor científica.

Los que tengáis vocación pedagógica preocupaos seriamente en transformar las cabezas de nuestros hijos, deformadas por la servidumbre mental de cuatro siglos, en cabezas modernas acomodadas a la realidad; en hombres que sepan mejor las cosas que los libros, antes dispuestos a la acción que a la palabra, capaces, en fin, de abordar briosamente la conquista de la naturaleza. Inculcadles, sobre todo, los métodos de estudio, el arte de pensar por cuenta propia, las ideas prácticas, los principios fecundos y luminosos a cuya aplicación se deben las invenciones industriales y descubrimientos científicos. Cread, en fin, no eruditos y quietistas, *dilettanti* del saber, bien hallados con el mero conocimiento de la verdad, sino voluntades enérgicas, espíritus reformadores susceptibles de llevar la idea a la realidad y de reaccionar vigorosamente contra todas las fatalidades y deficiencias del suelo, de la raza y de la organización social y política.

Y los que sintáis más altos anhelos, los que os halléis suficientemente armados para concurrir y luchar en el campo internacional de la indagación científica, literaria o artística, redoblad vuestra actividad y vuestro celo. La patria pagará generosamente vuestros esfuerzos, porque España, que jamás escatimó dádivas y aplausos a sabios pretendidos y a inventores frustrados, solo por la intención sana y patriótica que demostraron, ¡qué no sería capaz de hacer por los promotores de positivos progresos!

Considerad que cada idea nueva, no contrapesada por otra nacida entre nosotros, es un eslabón más de nuestra servidumbre mental, es una contribución que debemos pagar en oro, y que será cobrada perpetuamente en Berlín, París o Londres. Porque toda servidumbre intelectual tiene por salario el oro del rico o la fatiga del pobre, es decir, sangre y vida consumidas sin reparación, y endeblez y degeneración irremediables de la raza.

Los que tengáis vocación por la ingeniería y las ciencias físicas no olvidéis que cada máquina que dejáis de inventar e importada de países extraños tiene un equivalente de pobreza que se difunde por toda la nación, cerrando el paso a la vida de españoles que no han nacido, pero que tampoco nacerán; mientras que, al contrario, toda invención fecunda nacida entre nosotros representa un fermento de vida española y un manantial de honra y de riqueza colectivas.

También vosotros, obreros y pequeños industriales, podéis contribuir poderosamente a la magna empresa de nuestro engrandecimiento. Trabajad bien, pero instruíos antes, para que vuestra obra alcance la mayor perfección y originalidad posible. Si en vuestro pecho late un corazón patriota, ¿no os avergonzáis al oír cómo los extranjeros os motejan de inhábiles, de toscos y aun de holgazanes? ¿Cómo os suponen desprovistos de ingenio e inventiva? ¿Cómo, en fin, recuerdan, para deprimiros, que hasta los más humildes instrumentos con que trabajáis llevan el marchamo de Londres o de París?[575] ¿Seréis, acaso, incapaces de sacudir vuestra pereza y vuestra rutina?

¡Oh, cuánto ganaría la riqueza nacional si nuestros fabricantes, pequeños industriales y obreros se persuadieran bien de que el beneficio positivo y duradero brota exclusivamente de la originalidad, de la perfección o de la baratura extrema de la obra, y de que toda industria exclusivamente atenida al mercado interior, gracias a tarifas arancelarias extraordinariamente protectoras, sirve solamente a medias los intereses de la patria y corre continuamente el riesgo de arruinarse ante la primera innovación surgida en el extranjero!

Repitamos una vez más a nuestros fabricantes e industriales que no pierdan nunca de vista el ideal, que consiste en abandonar por depresiva toda tutoría y en concurrir y vencer en el mercado internacional, y que los tejidos, máquinas, drogas, objetos de arte, instrumentos de trabajo, fruslerías de la moda, etc., importadas sin suficiente compensación en la balanza de exportación, son oro que se nos quita, vida que se nos escapa, fuerza con que el extranjero forjará quizás las cadenas de la esclavitud del mañana.

Todos deseamos gozar de las ventajas de la civilización, de la que se ha dicho con razón que hermosea y dilata la vida, suprime el tiempo y el espacio, y lleva hasta el hogar del pobre deleites y

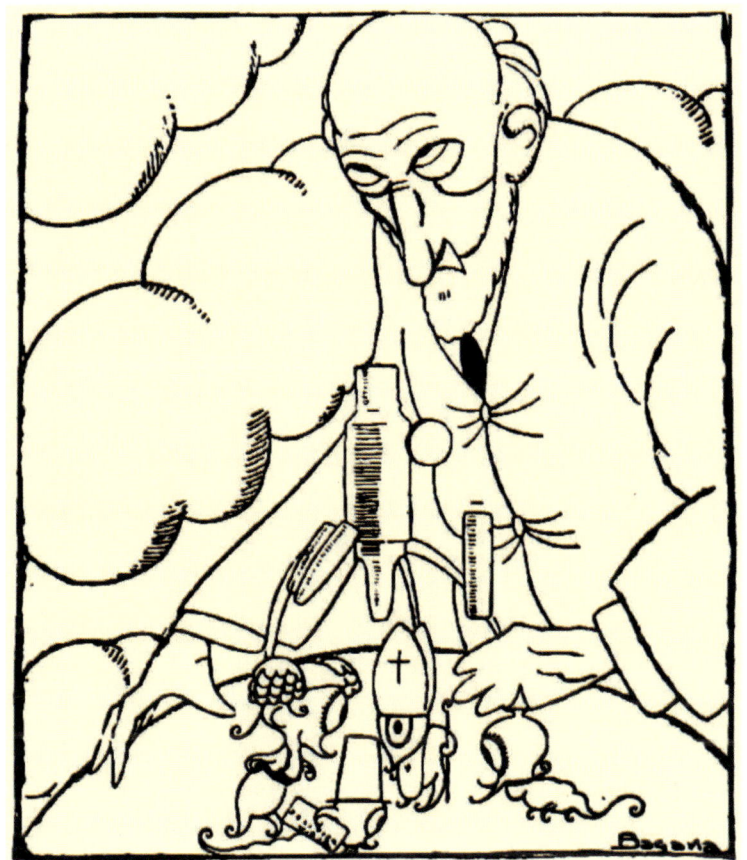

«Una reflexión de Ramón y Cajal», caricatura de Luis Bagaría (1882-1940) que llegó a aparecer en rotativas como *La Nación* (Argentina, 29/06/1924) o *Repertorio Americano* (Costa Rica, 13/10/1924). El dibujo original incluía el siguiente chiste: «Ramón y Cajal. – Ya he dicho muchas veces que el problema de España es un problema de cultura. Pero ¿quién es el valiente que pueda aislar estos microbios que son los culpables?»

satisfacciones antes exclusivamente reservados al opulento. Pero, desde el punto de vista nacional, la civilización puede ser una gran desgracia: motivo de poder y de engrandecimiento para los pueblos que colaboran en ella, resulta ruinosa, hasta la bancarrota, para las naciones atenidas a los prejuicios y rutinas del pasado, para aquellas de quienes ha podido decirse con gráfica frase *que producen a la antigua y gastan a la moderna.*

También vosotros, los aristócratas opulentos, los capitalistas y propietarios, cuantos, por uno u otro camino, lícito o ilícito, habéis logrado emanciparos de la honrosa servidumbre del trabajo, tenéis una gran misión que cumplir. ¡Qué cosas más grandes podríais, sin grandes sacrificios, realizar si, abandonando un poco la codicia de goces materiales, la afición antipatriótica al *sport* extranjero, el culto enervador a *su majestad la mujer* y la insana y pueril vanidad del palco, del caballo, de la apuesta, del torerismo, etc., pensarais algo en las desgracias de la patria y en sus tristes destinos! La riqueza es poder, es fuerza, pero no debe ser fuerza derrochada en el placer, energía consumida en humo de vanidad. A mayor suma de influencia y de fortuna debe corresponder mayor responsabilidad y más activa colaboración en la obra civilizadora de la patria. En lo antiguo la riqueza desempeñó un honroso papel: armar soldados, levantar castillos y luchar briosamente en pro del rey y de la religión. Hoy, variadas las costumbres, sin infieles que combatir, sin intolerancias que mantener, el patriotismo de los poderosos tiene todavía un ancho campo en que ejercitarse: fomentar la industria nacional, mejorar la agricultura, crear institutos docentes, subvencionar investigaciones, proteger las ciencias y las artes; poner, en fin, ya que no la espada, el oro y la inteligencia al servicio de la cultura y bienestar de la nación[576]. Solo así alcanzarán los ricos representación simpática en el ánimo de una sociedad donde vientos de socialismo atizan constantemente el odio entre el capital y el trabajo. Solo de este modo olvidaremos todos esta triste verdad: «Que la riqueza representa el sobretrabajo del proletario y que el placer del capitalista es la transfiguración del dolor y de las lágrimas del pobre».

Y tú, clero ilustrado, que en más de una ocasión has dado pruebas de patriotismo, acuérdate de la religión y del culto, pero no olvides al hombre y a la naturaleza. Considera que en estos tiempos de la fría razón de Estado nadie hace política de sentimiento, y que en las contiendas internacionales no vence ya la fe, sino la ciencia y la riqueza. Interésate, pues, por la prosperidad material de la patria, pues, en definitiva, de esta prosperidad depende que el catolicismo tenga en España, en vez del flaco y triste Quijote, molido a palos por los yangüeses protestantes o librepensadores[577], un paladín esforzado y vigoroso, dispuesto a reverdecer los laureles de Lepanto y de Pavía[578].

Abandona para siempre aquellas terribles intolerancias que hicieron el nombre de España odioso en el mundo, y toma ejemplo y enseñanza de la infinita caridad de Dios, que favorece con sus dones a todos los trabajadores de la Tierra, sin mirar si estos le dirigen sus preces desde el templo protestante, desde la basílica católica o desde esa gran iglesia de la naturaleza que tiene por bóveda el azul del cielo, por lámpara el sol, la tierra por ara y el conocimiento y alabanza de la obra de Dios por ofrenda.

¡Ah, qué empresas más grandes podrías llevar a cabo con el enorme ascendiente que posees sobre los poderosos de la Tierra si, además de preocuparte de la pureza de las costumbres y de la paz de las almas, te apasionaras algo de la ciencia y del bienestar material de los pueblos! ¡Cuán grande, simpática y civilizadora sería la misión de la Iglesia si los talentos selectos que vegetan en sus claustros, dando treguas al tenaz empeño de convertir la ciencia en servidora de la religión o de demostrar la posible armonía de entrambas, se propusieran seriamente fabricar ciencia, filosofía y arte originales, rindiendo de esta suerte culto por igual a la palabra y a la obra de Dios!

No intentes, por Dios, clero español, renovar guerras sangrientas y fratricidas, y considera que, aunque triunfases, aunque por un milagro de la Providencia no suscitaran tus victorias la intervención extranjera, consumarían la ruina de la patria. Con el triunfo lograrías acaso poblar de españoles el cielo, pero de fijo, y con gran contentamiento de los herejes, quedarían muy pocos españoles en la Tierra. No olvides, en fin, que los extranjeros —protestantes, librepensadores y aun católicos— han dicho mil veces que tus intransigencias son la verdadera causa de nuestra pobreza, decadencia política e incapacidad para la producción científica[579]; que, merced a la Inquisición y al clericalismo, aquel sol que no se ponía nunca en nuestros dominios no fue jamás el sol de la ciencia y de la verdad, sino la hoguera del fanatismo y de la intolerancia religiosa[580]. Ante semejantes imputaciones, solo hay una respuesta victoriosa: entrar sinceramente en la corriente de la moderna vida y preparar el porvenir, alistándose resueltamente en la causa de la civilización, que, en definitiva, es también la causa de Dios y de la humanidad[581].

Y tú, juventud estudiosa, esperanza de nuestra renovación, que te consagras al trabajo en estos luctuosos días de nuestra decadencia, no te desalientes. Contempla en nuestra caída la obra de la ignorancia o de la media ciencia, el fruto de una educación académica y social funestísimas, que ha consistido siempre en volver la espalda a la realidad, sumergiendo el espíritu nacional, a la manera del morfinómano, en un mundo imaginario lleno de fingidos deleites y de peligrosas ilusiones. So color de excitar la adhesión a la patria, o acaso por vanidad mal entendida, hemos ocultado siempre a la juventud, en el orden histórico, los defectos de nuestra raza y la virtud y el valor del extranjero; en el orden geográfico y físico, la pobreza de nuestro suelo —inmensa meseta central estéril, salpicada de algunos oasis y bordeada de una faja de tierra fértil— y la inclemencia de un cielo casi africano; en la esfera social y política, la indisciplina, el particularismo y el atavismo del caudillaje, es decir, el culto fetichista al sable, que resurge de continuo como planta parásita en el terreno, al parecer firme, de nuestro régimen constitucional y democrático; en lo científico, filosófico, industrial y literario, nuestra falta de originalidad y nuestro vicio de la hipérbole, que nos lleva a honrar como a genios a meros traductores o arregladores de ideas viejas o exóticas[582].

El cuadro trazado es algo sombrío; pero no lo presento a tu examen por el mero capricho de entristecerte, sino porque juzgo que es deber inexcusable tuyo conocer toda la extensión y profundidad del mal, al objeto de procurar el remedio, proporcionando la cuantía del esfuerzo a la magnitud del obstáculo.

Hay placeres materiales y deleites intelectuales: las naciones decadentes cultivan los primeros; los segundos han labrado la grandeza y gloria de las más adelantadas y fuertes. Busca, pues, tú, juventud estudiosa, el placer no en los groseros deleites de la carne, sino en la soberana fruición del deber cumplido, en la sublime satisfacción de haber ensanchado el horizonte del saber, de haber honrado y enaltecido la raza y de haber mejorado en algo la existencia de tus compatriotas.

¡Que cada libro extranjero en que no veas citados nombres de españoles sea un aguijón que penetre en tu alma y excite tu ansia de saber y de originalidad!

Sé como Temístocles, a quien no dejaba dormir la gloria de Milcíades[583]. Considera todo descubrimiento importante traído de fuera como una recriminación a tu negligencia y a tu poquedad de ánimo.

Es preciso que adivines, a través de la descripción del hecho nuevo, estas palabras molestas que te dirige su autor: «Yo he creado esto porque he sabido pensar y trabajar más y mejor que tú; en adelante tu oficio será ensalzarme y envidiarme, porque con mi descubrimiento te he arrebatado para siempre una honra que anhelabas y he limitado el campo de tus posibles triunfos».

Lejos, empero, de conducirte al desaliento, estas consideraciones deben aumentar tu ardor y tu ansia de combate. Todo descubrimiento es el germen de un árbol cuyos frutos recolectan los émulos del autor y la posteridad estudiosa. Procura, pues, aplicarte al conocimiento de la nueva conquista: no cejes hasta ampliarla y superarla. De este modo, cuando el éxito te sonría, podrás contestar al extranjero: «Tú has creado una verdad, pero yo he sabido hallar otras verdades que se ocultaron a tu penetración. Yo he logrado transformar el hecho nuevo y estéril en hecho útil y fecundo».

Marcha, pues, sin detenerte a la conquista de la honra de la patria. Los hombres de hoy solo podemos mostrarte el camino. Tú debes recoger el fruto de esta enseñanza y preparar una España del porvenir que nos vengue de la España del presente.

La patria angustiada confía en ti. ¡Qué sería de ella si tú no respondieses a su tierna solicitud, si te mostrases indiferente a sus anhelos y esperanzas!

Contestarás, acaso, que tus hombros son demasiado débiles para la inmensa pesadumbre de la carga, que la labor será ruda, porfiada, febril. También la tarea es ardua para el extranjero, y el extranjero la acomete con brío, y triunfa y domina. Tú no tendrás menos ardimiento que él. Déjame el consuelo de suponerte capaz del honroso heroísmo del trabajo, de pensar que, en espera del mañana reparador, tú sabrás palidecer ante el libro, la retorta y el microscopio, que no darás paz a la mano ni tregua al pensamiento hasta que la ciencia se enriquezca con nuevas verdades y la bandera patria se ilustre con nuevos blasones.

Notas del editor

Julio Salvador Salvador

Preámbulo y prólogos

[1] Aunque le da un toque personal y analítico, Cajal es muy consciente de los usos y costumbres propios de este tipo de ceremonias, que se mantienen hoy en día sin alteración: «A lo largo de más de siglo y medio, pues, tanto el ritual de estos actos como la estructura interna de los discursos apenas han experimentado modificaciones» (Álvarez de Miranda, 2011: 19).

[2] Cajal se impuso a otros dos candidatos (López-Ocón Cabrera, 2023: 273), pero el histólogo tan solo alude al ingeniero y naturalista Pedro Ávila (1842-1924), quien lograría entrar en la Real Academia de Ciencias Exactas, Físicas y Naturales (RAC) en 1902. El conocimiento cajaliano de las convenciones propias de un discurso de ingreso se pone de manifiesto con el uso de ciertos tópicos: en este caso, hace uso de la *excusatio propter infirmitatem*, la «disculpa por incapacidad». Cajal asume la retórica del género, de ahí que se acoja a la costumbre de referir las razones que explican su ingreso, que naturalmente son los «generosos impulsos de la benevolencia», en absoluto sus «escasos» méritos. No deja de ser chocante, sobre todo para nosotros, conocedores de su impacto en la ciencia universal, que el premio nobel afirme que desconoce el porqué de su elección, o, incluso, que aporte información de uno de los candidatos derrotados.

[3] Cajal habla de «espontaneidad»: se refiere al encuentro entre el astrónomo y secretario de la RAC, Miguel Merino, y Rudolph Virchow (1821-1902), padre de la teoría celular, que propició su elección, ya que el interés del científico alemán por su figura llevó a que Merino indagase sobre él (López-Ocón Cabrera, 2023: 273). La anécdota aparece en *Recuerdos de mi vida. Historia de mi labor científica*: Cajal habla de una «elección espontánea» (1923b:191). Por otra parte, esta *captatio benevolentiae* no es tan inocente como pudiera parecer: una vez obtenida la bene-volencia del auditorio, Cajal subvierte las normas de los discursos de ingreso al mencionar sin cortapisa alguna los entresijos del proceso de elección académica, que suele comportar una parafernalia de la que el académico electo agradece haberse librado. Puede apreciarse cierta ironía ya que, si bien su nominación fue espontánea, su elección no fue inmediata: «Y sin embargo se necesitaron tres votaciones para que Cajal, mediante una mayoría simple, fuera elegido académico —el 1 de diciembre de 1895—, tras obtener 14 de los 23 votos emitidos, y vencer así a sus dos desconocidos contrincantes: el ingeniero de Montes Pedro Ávila, y el de Minas Pedro Palacios» (López-Ocón Cabrera, 2023: 273).

[4] Para continuar con la subversión de los códigos típicos del género, Cajal introduce su punto de vista de una forma original, ya que, aunque acepte la autoridad de la costumbre, pasa de la subjetividad al subjetivismo: describe el ingreso a través de su experiencia personal, al exponer sus opiniones sobre la propia mecánica de la elección académica y las acciones de los que serán sus compañeros. Pero, sobre todo, contrapone a lo anterior la naturaleza de «anti-candidatura» de su candidatura, y manifiesta la conciencia que tiene de su labor científica, que es la que explica su aislamiento y el supuesto escaso interés por el proceso que llevó a su nombramiento. Este elemento es muy significativo, ya que revela una preocupación por su imagen pública: Cajal abomina la idea de que le consideren un antisocial.

[5] Si ya las alusiones anteriores ponían de manifiesto el uso de la falsa humildad, Cajal pasa a exponer, con no poca intención, cómo todas las características anteriormente referidas hubieran imposibilitado su pertenencia a otras corporaciones. Sin embargo, la elección de alguien que solo

posee una buena cosa, sus trabajos micrográficos, trascendería corporativismos y estaría motivada por el propio hacer, lo que engrandecería a la RAC, institución ajena a presiones y afanes espurios. Cajal, pese a lo que había manifestado al principio, es muy consciente de su propia valía como científico y hace uso de cierta ironía.

[6] Francisco de Luxán Miguel-Romero (1799-1867), hombre polifacético. Como indica Cajal destacó como militar y geólogo, pero también fue un político progresista liberal que formó parte de los Gobiernos de Espartero y O'Donnell, desempeñando cargos tales como el de portavoz y ministro de Fomento. Fue uno de los fundadores de la RAC, además de miembro de la Sociedad Geológica de Francia. La comisión del mapa geológico de España fue presidida por él. Impulsó una política industrial paralela al desarrollo científico, de ahí que diera importancia a las agencias públicas de investigación. Por todo esto, su figura como político destacó especialmente por su formación técnica y científica. Al respecto, véase Cabezas Olmo (2002: 179) y Luxán Meléndez (2017).

[7] En cuanto al elogio al antecesor, Cajal cumple con los pasos imprescindibles, sintetizados en una semblanza de la vida y obra del académico fallecido al que sustituye. No obstante, su discurso entra en los casos especiales que menciona Álvarez de Miranda: «Puede ocurrir que el eslabonamiento se haya roto, es decir, que el anterior titular de la silla falleciera sin haber tomado posesión» (2011: 21). Esto es lo que ocurrió con la medalla número 17 de la RAC: el antecesor de Cajal, Manuel María José de Galdo (1825-1895), no llegó a tomar posesión, por lo que no pudo cumplir con la tradición de recordar al último académico numerario de la medalla. «En esos casos, lo más razonable —y es lo que la costumbre ha ido imponiendo— es hacer dos elogios, el del académico que no pasó de la condición de electo y el del último ocupante efectivo» (Álvarez de Miranda, 2011: 21). Sin embargo, en este punto, Cajal, si bien menciona a Luxán, se centra en la figura de Galdo, un «hombre de acción» hecho a sí mismo, lo que no resulta nada casual.

[8] Néstor, rey de Pilos, que en el pasado protagonizó grandes hazañas bélicas, aparece en la *Ilíada* y en la *Odisea*. Participa con los aqueos en la guerra de Troya. Es considerado el gran exponente de la experiencia, de la prudencia y de la sabiduría, y destaca por la locuacidad de sus discursos en el ágora: «Es fundamentalmente el prototipo del anciano noble, consejero del ejército, cuya intervención resulta decisiva» (Lasso de la Vega, 1963: 303).

[9] Mariano de la Paz Graells (1809-1898) catedrático de Anatomía y Fisiología Comparada en la Universidad Central y director del Jardín Botánico. Miembro fundador de la RAC. A nivel científico fue relevante su trabajo como naturalista, en especial, sus viajes científicos con la finalidad de estudiar la fauna y la flora peninsular. Si bien en el campo de la botánica describió nuevos taxones, destacó especialmente en el campo de la entomología. Sobre su figura, puede consultarse Bueno y Sánchez Mata (1988), Sánchez Ron (2020: 441-442), Ayarzagüena Sanz (2023).

[10] Cajal introduce el tópico que le faltaba, común en ciertos exordios de las formas ensayísticas (Gil-Albarellos Pérez-Pedrero, 1998: 91). Tras la poca preparación, ahora reconoce la «forma descuidada» de su texto, que surge de un boceto dispuesto de manera atropellada.

[11] En definitiva, Cajal, pese a ciertas licencias, no se sale apenas de las convenciones de lo que Javier Marías denominó «peliagudo género "discurso de ingreso en la Academia"» (2008: 12): comenzó con el exordio, pasó al elogio al antecesor y, finalmente, procede a presentar el tema elegido. A partir de 1899 este preámbulo no volvió a figurar en ninguna otra edición en vida del histólogo aragonés.

[12] El prólogo de la segunda edición fue sometido a un gran proceso de reescritura con el que Cajal

fue más allá de cambiar ciertas expresiones, preocupado por cuidar el estilo de su texto y por encontrar la palabra precisa. Así, en la tercera edición de 1913 el autor decide suprimir casi la mitad del prólogo. Al examinar las partes suprimidas puede apreciarse que obedece a los mismos propósitos a los que someterá a no pocas partes de *Reglas y consejos*: limpiar el texto de algunos episodios autobiográficos; de comentarios reivindicativos de su labor científica, los cuales podrían parecer redundantes, fatigosos y un tanto egocéntricos; de opiniones y alusiones a determinados comportamientos propios del mundo universitario; de cierto deje cientificista y de algunos comentarios despectivos con las disciplinas literarias; de comentarios totalmente contrarios al concepto de «genio», noción que Cajal acabará asimilando en su teoría de los entendimientos rápidos y lentos tras leer a Wilhelm Ostwald (1853-1932). Dada la gran confusión que ha existido con este prólogo, señalamos algunas de las muchísimas variantes textuales respecto a la redacción original.

[13] Enrique Lluria y Despau (1863-1925), nacido en Cuba, médico especializado en urología que se formó entre la Universidad de La Habana y la de Barcelona. Conocía bien a Cajal, con el que coincidió en 1889 en Barcelona y a partir de 1893 en Madrid. Colaboró con él en la puesta en marcha de la revista de corte regeneracionista *Vida nueva* (1898), en la que coincidieron perfiles ideológicos diferentes como los de Pi y Margall, Costa, Unamuno, Pérez Galdós, Felipe Trigo, Rubén Darío o Blasco Ibáñez (Granjel, 1973: 148; Puig-Samper Mulero, 2002: 398). La amistad de Cajal con Lluria fue señalada por parte de la crítica anglosajona como una de las pruebas que demostraban el socialismo del premio nobel (O'Connor, 1985: 109). Esto se debe a que a Lluria, que era una figura importante en la divulgación del evolucionismo en España, se le identificó o bien con un socialismo marcado por un «marxismo de fuertes connotaciones positivistas» o bien con el anarquismo de Kropotkin (Abellán, 1989: 101; Puig-Samper Mulero, 2002: 397; López-Ocón Cabrera, 2023: 277). En diferentes artículos, Lluria defendió que el marxismo complementa al darwinismo (Puig-Samper Mulero, 2002: 399). Su obra más conocida fue *Evolución súper-orgánica* (1905), que, precisamente, contó con un prólogo de Cajal.

[14] Cajal, en origen, ponía el foco en la buena valoración de ciertos atributos que campaban en la Universidad española de su época: «[...] sin etiqueta oficial prestigiosa, y desprovisto, además de talento oratorio y polemístico (única dote mental que entonces se cotizaba muy alto en nuestro mercado universitario)» (Ramón y Cajal, 1899: 7).

[15] Se refiere a su primer trabajo, que data de 1880: «Investigaciones experimentales sobre la inflamación en el mesenterio, la córnea y el cartílago», Zaragoza, Imprenta de *El Diario Católico*. En este estudio ya figuraban algunos grabados litográficos. Defiende López Piñero que cobra importancia histórica porque Cajal tuvo un primer contacto con las técnicas de tinción propias de la neurohistología (1995: 84). Al respecto, véase el primer capítulo de *Recuerdos de mi vida. Historia de mi labor científica* (Ramón y Cajal, 1923b: 169-170).

[16] La misma anécdota es narrada en *Recuerdos de mi vida. Historia de mi labor científica*, aunque no aludía a ningún profesor en concreto: «Por cierto que, con ocasión de estos tímidos ensayos de investigador, llegó a mis oídos una frase desalentadora de algunos profesores: ¡Quién es Cajal para juzgar a los sabios extranjeros!... ¡Tan en la entraña de nuestra raza había arraigado la convicción de nuestra triste y radical incapacidad para el cultivo de la ciencia!» (Ramón y Cajal, 1923b: 170).

[17] «Publicista», palabra que se utiliza en un sentido más parecido al que tiene en idiomas como el inglés, con el valor de 'representante' o, incluso, 'relaciones públicas'.

[18] Cajal pasa a focalizar la crítica al entorno y ambiente universitario. Anteriormente escribía: «[...] desgraciadamente profesada todavía por muchos de nuestros intelectuales, ignoro si sinceramente o a título de expediente cómodo para justificar la propia pereza» (Ramón y Cajal, 1899: 7).

[19] Una idea novedosa de este segundo prólogo es la denuncia de la rutina y de la servidumbre mental al extranjero que, hasta no mucho antes, reinaban en el mundillo científico español. Cajal parece indicar que «la mejor solución para sacar a la ciencia española de su abatimiento era hacer ciencia» (López-Ocón Cabrera, 2003: 340). Cabe destacar que elimina en su reescritura el siguiente párrafo: «Con cuya peregrina teoría, si sale mal parada España, se injuria gravemente a la providencia, a quien se pinta como resuelta a escoger sus confidentes, ennobleciéndolos con la llama del genio, entre los herejes, libre-pensadores o católicos más o menos tibios de oraciones» (Ramón y Cajal, 1899: 7).

[20] Fragmento suprimido: «Actualmente no choca tanto entre nosotros el noble anhelo de la originalidad científica, ni se califican tan a menudo de chiflados a los que, movidos por el patriótico afán de sacar a su país de la doble servidumbre intelectual al pasado y al extranjero, consagran sus ocios a las tareas redentoras del laboratorio» (Ramón y Cajal, 1899: 8).

[21] Más allá de que, a nivel literario, le pudiera dar bastante juego el rol de niño travieso y nefasto estudiante en la forja del rebelde Santiagué —así le llamaban en el Pirineo oscense—, del que surgió el «antipícaro» Cajal, hay que reconocer la sinceridad del autor en estos comentarios. Según comenta Martínez Murillo, al acudir al Archivo de la Biblioteca de la Universidad Central de Zaragoza, pudo comprobar que en segundo y tercero de bachiller Cajal no sacó notas muy brillantes y hasta suspendió la asignatura de matemáticas (2004: 71).

[22] Sentencia fundamental que resume el dogma cajaliano: los descubrimientos son fruto de la propia perfectibilidad del cerebro. La organización y cantidad de redes neuronales, así como su poder de plasticidad, posibilitaron pensar en la mente como una realidad capaz de conformarse a través de su propia actividad, de su interacción con el medio circundante. Desde el punto de vista de Hernández Rubio, esto emparentaría a Cajal con la epigénesis propuesta por Kant, según la cual la mente no solo tendría un sistema de reglas propias, sino que estas serían «[...] formas que emergen de la actividad de ciertas facultades en su interacción con el medio» (2008: 17). No solo el hombre sería escultor de su propio cerebro, tal y como Cajal señala, sino que también podría aducirse que el cerebro es el escultor de sí mismo.

[23] Cajal se refiere al hecho de que el científico francés Joseph Louis Gay-Lussac y el británico Humphry Davy también se interesaron por el yodo y realizaron investigaciones con él, sobre todo, para dilucidar si el cloro era un elemento. El descubrimiento del yodo data de 1811, efectuado por Bernard Courtois (1777-1838). Al aplicar ácido fuerte en las cenizas de las algas marinas, Courtois apreció que salía un vapor violeta, y, tras enfriar los cristales resultantes, obtuvo una sustancia nueva, a la que dio el nombre de yodo —del griego, *iodes*, 'violeta'—. Davy, gracias a André-Marie Ampère, tuvo noticia del hallazgo en 1813, y defendió que era un nuevo elemento que presentaba analogías con el cloro. Gay-Lussac, escéptico, realizó una concienzuda investigación sobre el yodo en 1814, describiendo sus propiedades. Ambos científicos reconocieron la paternidad de Courtois, un desconocido «fabricante de París», en palabras del propio Davy. Sobre Courtois y el yodo puede consultarse Bonilla (1922: 198-201), Asimov (1983), de los Ríos (2011: 146 y 164).

[24] Reescritura y supresión de otra interrogación: «De todos modos, ¿qué nos cuesta probar si nosotros somos capaces de crear ciencia original? ¿Por qué no tomar billete en esa lotería en la cual, si los premiados alcanzan honra y gloria, también los no

premiados granjean alguna reputación?» (Ramón y Cajal, 1899: 9).

[25] Jaume Balmes (1810-1848), clérigo especializado en filosofía y teología. Exponente del pensamiento cristiano filosófico del siglo xix. Balmes destaca por su alejamiento de la escolástica. Sus obras más difundidas y conocidas fueron *El protestantismo comparado con el catolicismo* (1842-1844) y *El criterio* (1845). La cita es extraída de forma inexacta de este último libro, cuya misión principal era enseñar al lector un método para pensar bien, encontrar la verdad y ejercitar la actividad intelectual. El pensamiento es semejante al de las tesis cajalianas de *Reglas y consejos*: «Podrá suceder que el fuego del genio permanezca toda la vida entre cenizas por no haber habido una mano que las sacudiera. ¿No vemos a cada paso que una ligereza extraordinaria, una singular flexibilidad de ciertos miembros, una gran fuerza muscular y otras calidades corporales, están ocultas hasta que un ensayo casual viene a revelárselas al que las posee? Si Hércules no manejara más que un bastoncito, nunca creyera ser capaz de blandir la pesada clava» (Balmes, 1846: 178-179). Estas imprecisiones se repiten con numerosas citas incorporadas a *Reglas y consejos*. Respecto a Balmes, véase Méndez Bejarano (1901), Forment (1997, 2023).

[26] A partir de este punto, en las siguientes ediciones se suprimieron una serie de párrafos, que, no obstante, sí han figurado en otras reediciones posteriores a la muerte de Cajal como las de Espasa Calpe o Editorial CSIC. Los reproducimos a continuación:

> Acuden a mi mente muchos ejemplos que testifican cómo una medianía, asistida por una cultura asidua e inflamada en la noble pasión del patriotismo, puede llegar a hacer verdaderos descubrimientos; pero, como no hay cosa más molesta a los hombres o a las naciones que el dictado de pobreza de espíritu, ni juicio más antipático a los ojos del hombre de

mérito que atribuir solamente sus éxitos a la terca continuidad en el trabajo, séame permitido, a fin de evitarme resquemores y recriminaciones enojosas, ofrecerme yo mismo como caso. Sin pecar de petulante o presuntuoso, creo que puedo considerarme autor de algunos descubrimientos anatómicos que, por confirmados y sabidos, se citan como adquisiciones definitivas de la ciencia; y no cuento en mi activo con las teorías e hipótesis lanzadas a la polémica por mi imaginación inquieta e impaciente, pues las teorías suelen representar síntesis prematuras de fenómenos incompletamente conocidos, y están, por tanto, sujetas al vaivén de los sistemas, corriendo el riesgo de desaparecer ante los nuevos progresos. (En ciencia el hecho queda, pero la teoría se renueva).

Ahora bien: estos hechos nuevos constituyen exclusivamente el fruto del trabajo fecundado por la energía de una voluntad resuelta a crear algo original.

¿Es que poseo aptitudes especiales para la labor científica? Niégolo en redondo; y si la insignificancia misma de la labor lograda no lo acreditara demasiado, lo probaría también la historia de mi juventud declarada por boca de mis maestros y mis condiscípulos, la mayor parte de los cuales vive todavía. Ellos dirán cómo fui yo, durante el bachillerato, uno de los alumnos más indóciles, turbulentos y desaplicados, y cómo al llegar a la universidad y cursar (y no ciertamente por espontánea voluntad) la carrera de Medicina en Zaragoza, no brillé ni poco ni mucho en las aulas, donde, exceptuando algunas asignaturas en las cuales estímulos paternos, harto insinuantes y enérgicos para ser desatendidos, me obligaron a fijar la atención, figuré constantemente entre los medianos, o a lo más, entre los regulares. Ellos podrán decir también que, desde el punto de vista de la inteligencia, de la memoria, de la imaginación o de la palabra, en nuestra clase de cuarenta alumnos escasos se contaban lo menos diez o doce que me aventajaban.

Alejábanme, además, de todo estudio serio y de todo empeño de lucimiento académico, de una parte, el *sarampión poético*, especie de enfermedad de crecimiento que en mí se prolongó bastante más de lo corriente, y de otra, un romanticismo enervador y falso, contraído a consecuencia de esas lecturas que inflaman la fantasía y excitan la sensibilidad, y fomentado además con el amor enfermizo a la soledad y a la muda contemplación de las bellezas del arte y de la naturaleza.

Solo dos cualidades había en mí quizá algo más desarrolladas que en mis condiscípulos, cualidades que acaso hubieran atraído la atención de los profesores, si mi nada envidiable reputación de alumno perezoso y descuidado, no me hubiera condenado de antemano a la indiferencia de todos. Eran estas: una petulante independencia de juicio que me arrastró alguna vez hasta la discusión de las opiniones científicas de un querido sabio y dignísimo maestro, con escándalo bien justificado de mis condiscípulos; y un sentimiento profundo de nuestra decadencia científica que llegaba a la exaltación cuando, al leer el profuso *Tratado de Fisiología* de Beclard, atestado de citas, y preñado de experimentos contradictorios, o las concienzudas y eruditas *Anatomías* de Sappey y Cruveilhier, echaba de menos los nombres de sabios españoles. Semejante preterición causábame profundo dolor, pareciéndome que los manes de la patria habían de pedirnos estrecha cuenta de nuestra dejadez e incultura, y que cada descubrimiento debido al extranjero era algo así como un ultraje a nuestra bandera vergonzosamente tolerado. Y más de una vez, durante mis paseos solitarios bajo las sombrías y misteriosas alamedas que rodean la ciudad heroica, agitado el cerebro por el estruendo de las tumultuosas aguas del Ebro, en esos eternos soliloquios que constituyen la conversación favorita del soñador, que gusta recatar su alma y sus queridas

esperanzas de la heladora sonrisa de los *hombres prácticos* y de las *cabezas equilibradas*, sin medir lo arduo de la empresa ni reparar en la escasez de mis facultades, exclamaba: «No, España debe tener anatómicos, y si las fuerzas y la voluntad no me faltan, yo procuraré ser uno de ellos».

Ahora bien, si yo, careciendo de talento y vocación por la ciencia, al solo impulso del patriotismo y de la fuerza de voluntad, he conseguido algo en el terreno de la investigación ¡qué no lograrían *esos primeros de mi clase* y esos *muchísimos primeros de otras clases*, si, pensando un poco más en la patria y algo menos en la familia y en las comodidades de la vida, se propusieran aplicar seriamente sus grandes facultades a la creación de ciencia original y castizamente española! El secreto para llegar es muy sencillo; se reduce a dos palabras: trabajo y perseverancia.

Mi empeño en poner en su punto las aserciones de los *providencialistas* y *genialistas* en lo concerniente al origen de los descubrimientos, me han alejado un tanto de mi propósito; volviendo nuevamente a él, es decir, a la justificación de mi trabajo, añadiré a lo antes expuesto, que, correspondiendo al interés mostrado por el señor Lluria, he ampliado varios capítulos, y he añadido alguno nuevo, inspirándome, por desgracia, en motivos de triste actualidad (Ramón y Cajal, 1899: 11-13).

[27] Confesamos que, pese a nuestros esfuerzos, no se ha podido hallar en qué dos revistas americanas se reimprimió el texto.

[28] Al igual que el caso anterior, tampoco se ha podido consignar cuál fue la corporación.

[29] Cajal también reescribe parte del prólogo a la tercera edición. Será en la quinta (Ramón y Cajal, 1920b: XIII) cuando suprima el siguiente fragmento presente en la tercera y la cuarta: «[...] mejorar doctrinalmente el texto y depurarlo de no pocos lu-

nares. El *post scriptum* sobre todo, añadido al final [agregado al final de la 2ª edición], a ruego del doctor Lluria, habría que escribirlo de nuevo; despegado enteramente del discurso, resonaría ahora con extrañas estridencias. Fue un grito de dolor, y sabido es que el corazón angustiado no acompasa sus latidos. Artículo de circunstancias, no sería oportuno ni discreto reproducirlo ahora» (Ramón y Cajal, 1913: xiv; [1916: xiv]).

[30] La afirmación de que se conserva el texto de 1897 no se ajusta del todo a la realidad. López Piñero apuntó que Cajal no se atrevió a escribir otro libro de diferente cariz a pesar de la insuficiencia del texto base (1995: 146). Sin embargo, parece claro que don Santiago, a la luz de los capítulos, notas y no pocos fragmentos sueltos añadidos, sí emprendió una reelaboración que modificó, en parte, la «personalidad espiritual» del mismo.

[31] Aunque Cajal se resistió durante muchos años a traducir la obra, finalmente aprobó una primera traducción al húngaro en 1927, de la que se encargó Henrik Salamon, profesor de Odontología de la Facultad de Medicina de Budapest, quien por su cuenta y riesgo escribió al premio nobel y le expuso que ya había traducido el libro: lo que solicitaba a Cajal era su autorización para publicarlo (Fernández Santarén, 2014: 589-593). El histólogo húngaro Mihály Lenhossék (1863-1937), colega y amigo de don Santiago, escribió un prólogo. Este fue el pistoletazo de salida para las siguientes traducciones: el neurólogo Dezsö Miskolczy (1894-1978), becario del Instituto Rockefeller en el laboratorio de Cajal durante el curso 1924/1925, obtuvo en 1928 el permiso para la traducción alemana, que fue publicada en 1933 (Fernández Santarén, 2014: 462-466). *Reglas y consejos* se tradujo al portugués en 1942, al inglés en 1951, al japonés en 1958 y al rumano en 1967 (López Piñero, Rodríguez Quiroga y Terrada Ferrandis, 2000: 229-230; López-Ocón Cabrera, 2023: xxvii).

Introducción

[32] Cajal modifica radicalmente las primeras páginas (Ramón y Cajal, 1916: 1-5) respecto a la tercera edición (Ramón y Cajal, 1913: 17-20): ha cambiado de opinión en cuanto a los preceptos que han de manejar los jóvenes investigadores. También introduce una presunción sobre el tipo de lector que leerá el texto, que tendrá conocimientos acerca del método científico.

[33] La oportunidad de volver sobre lo escrito y retomar el asunto ya pasado el tiempo es demasiado tentadora para el autor, sobre todo, si considera que se han de incluir importantes correcciones en temas relacionados con la epistemología científica, al haberse producido en su visión un cambio de perspectiva que afecta a las propias bases de su pensamiento. Comentamos esto porque, al hablar de las fuentes de conocimiento, respecto a la tercera edición se añaden, junto a las ya consabidas de la observación y de la experiencia, el razonamiento deductivo e inductivo. No es solo que Cajal los considere ahora como fuentes del conocimiento, sino que cambia drásticamente el concepto que tenía del razonamiento deductivo: «De antemano quiero preveniros que no voy a ofender vuestra ilustración [...] señalando los groseros errores imputables a la aplicación, en las ciencias naturales, del razonamiento deductivo y del *a priori* dogmático» (Ramón y Cajal, 1913: 17). La postura de Cajal se acaba acercando a las de sus admirados Gumersindo de Azcárate y Claude Bernard, quienes aceptaron tanto la deducción como la inducción como dos formas

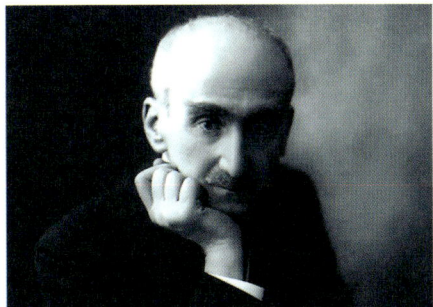

Henri Bergson (1859-1941)

de razonamiento científico (Laín Entralgo, 1956: 39; Roger Ciurana, 1985: 47-48).

[34] El interés cajaliano por Henri Bergson (1859-1941), al que salva, en parte, de la quema filosófica, podría explicarse por el distanciamiento de Cajal del positivismo radical y de la teoría mecanicista de la vida. La adición de este filósofo muestra hasta qué punto el pensamiento de Bergson, cercano a un «positivismo espiritualista» y a una filosofía de la acción, había influido en la intelectualidad europea, y, en concreto, en el estamento científico, abierto a una concepción del mundo que partía de postulados contrarios al positivismo. Bergson apostó por aplicar un método intuitivo con el que se ahondaba en la realidad, inaprehensible en su totalidad, pero conocible a través de la «capacidad de la medida»: en este punto aparecería la ciencia, capaz de expresar mediante esquemas e imágenes determinados conceptos que no se pueden conocer en su plenitud. Las ciencias que más información pueden aportar sobre la realidad serían la psicología y la biología, y esta información es la que daría lugar a una metafísica, basada en la suma de nuevas intuiciones. No obstante, con este comentario Cajal critica el cognitivismo, es decir, la noción de que el «yo» antecede al «mundo», de que el «mundo» existe cuando el sujeto lo piensa. Bergson cree que el «yo» y el «mundo» se generan simultáneamente. A pesar de ello, un Cajal distanciado del cientificismo se ve interesado por este pensador. Sobre Bergson, puede consultarse, entre otros, Ferrater Mora (1965a: 199-201), Bréhier (1988: 561-568).

[35] El tono altanero que utiliza al referirse a los filósofos pitagóricos y platónicos se explica en virtud de la oposición cajaliana a los métodos lógicos, a la metafísica, tendencia que va *in crescendo* desde el discurso de ingreso de 1897. Ahora bien, respecto a ediciones anteriores, incluye en la nómina a Johann Gottlieb Fichte (1762-1814), Karl Christian Friedrich Krause (1781-1832) y Georg Wilhelm Friedrich Hegel (1770-1831), filósofos marcadamente idealistas que influyeron poderosamente en el pensamiento de los institucionistas y regeneracionistas (Simó Ruescas, 2004: 200), con los que Cajal pudo querer marcar

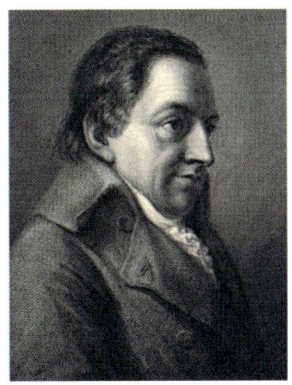

Johann Gottlieb Fichte (1762-1814)

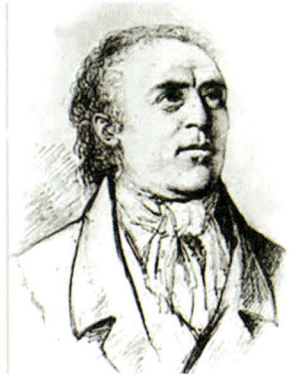

Friedrich Krause (1781-1832)

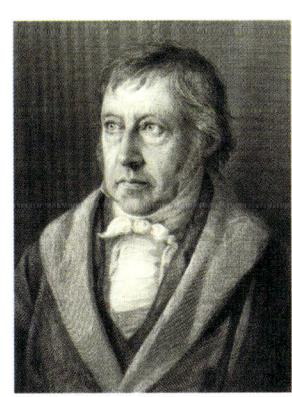

Georg W.F. Hegel (1770-1831)

ciertas distancias. Cabría indicar que el grupo institu-cionista estuvo muy marcado por Krause (de 1854 a 1875) y, más tarde, se vio influido no solo por el positivismo, sino por Hegel y el neokantismo (Villacorta Baños, 1979: 131-132; Diaz García, 1989: 48).

[36] Si en la edición de 1913 Cajal admitía que el «entendimiento humano», aun sin la fase de observación, podría describir los fenómenos «y establecer instintivamente sus causas eficientes o condiciones constantes» (Ramón y Cajal, 1913: 17-18), en la versión final del texto presenta una actitud mucho más escéptica. Ni la percepción, esclava de los sentidos, ni el intelecto, desnudo por el filtro metafísico, son testigos infalibles y fiables debido a la cortina de la subjetividad. La única forma, por parte del intelecto, de ser rentable para la ciencia, es dedicarse por entero a examinar los hechos.

[37] Claude Bernard (1813-1878) escribió *Introducción al estudio de la medicina experimental* (1865), obra capital para fijar los conceptos básicos de la fisiología y «para convertir en saber científico el saber médico» (Laín Entralgo, 2006: 446). Bernard fue el desarrollador en biología y fisiología del «experimento analítico» y, además, ahondó en cuestiones epistemológicas (López Piñero, 1995: 176). En su juventud, al igual que Cajal, tuvo devaneos artísticos. Desde 1858

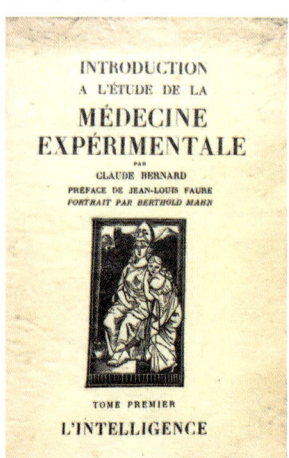

Claude Bernard, *Introduction à l´étude de la médecine expérimental*, París, Collège de France, 1859

ejerció como profesor en la Sorbona y en el *Collège de France*. Abogó por la combinación de los métodos deductivo e inductivo. Muchas de las instituciones surgidas a raíz del decreto de la libertad de enseñanza (1868) asumieron la medicina de laboratorio propugnada por Bernard: así lo hizo la escuela libre de Medicina de Zaragoza, donde se formó Cajal (Sánchez Ron, 2020: 504). Sobre Claude Bernard, véase Laín Entralgo (1956, 2006) y Ferrater Mora (1965a: 205-206).

[38] Cajal, al hablar de «previsión y acción», se alinea con los postulados del padre del positivismo, Auguste Comte (1798-1857), sobre el sentido del hacer científico y el conocimiento: «En résumé, science, d'où prévoyance; prévoyance, d'où action [...]» (Comte, 1830: 63).

[39] Conviene detenerse en el sintagma «determinismo fenomenal». Claude Bernard indica que, sin nuevas condiciones, las variaciones en un fenómeno natural, tanto en la biología como en la física, no son posibles. Las transformaciones vendrían determinadas por relaciones matemáticas. Los fenómenos se componen de los siguientes elementos: el cuerpo en el que se produce el fenómeno y los cuerpos que actúan sobre el cuerpo anterior que propician que el fenómeno pueda darse. Este último elemento sería el «medio». El fenómeno, por tanto, es efecto de las condiciones. Las condiciones que son constatables se denominan «causa». Finalmente, la relación entre el fenómeno y la causa es la «ley», que debería concretarse en lenguaje lógico-matemático. Para constatar la existencia de la ley, es necesario el análisis experimental. Hay que tener en cuenta que «los efectos variarán con las condiciones que los produzcan, pero las leyes no» (Roger Ciurana, 1985: 42). De ahí la utilidad de descomponer el fenómeno complejo en otros simples, como expresó Descartes.

[40] Nota de Cajal. Se incluye una cita facticia de Bernard, creada a partir del siguiente fragmento de *Introducción a la medicina experimental*: «Nous sa-

vons comment on peut faire de l'eau; mais pourquoi la combinaison d'un volume d'oxygène et de deux volumes d'hydrogène forme-t-elle de l'eau? Nous n'en savons rien. En médecine, il serait également absurde de s'occuper de la question du pourquoi, et cependant les médecins la posent souvent. C'est probablement pour se moquer de cette tendance, qui résulte de l'absence du sentiment de la limite de nos connaissances que Molière a mis dans la bouche de son candidat docteur à qui l'on demandait pourquoi l'opium fait dormir, la réponse suivante: *Quia est in eo virtus dormitiva, cujus est natura sensus assoupire.* Cette réponse paraît plaisante ou absurde; elle est cependant la seule qu'on pourrait faire» (Bernard, 1984: 124). Además, Cajal suprime la siguiente afirmación que, en las primeras ediciones, figuraba en la nota al pie: «Nos parece mucho más cuerdo afirmar que el por qué [sic] de las cosas no es más que un cómo, que, por carencia actual de métodos de investigación, no cabe reducir a las leyes y fórmulas de la mecánica general» (1897: 13; 1899: 16; 1913:19).

41   Primera utilización del símil de la semilla, al que Cajal recurrirá en algunos fragmentos significativos. En este caso, se sirve de él para representar la pretensión que supone el uso de fórmulas generalizadoras.

42   Los párrafos anteriores muestran cómo el pensamiento cajaliano es análogo al de Claude Bernard, puesto que renuncia a buscar la razón de las cosas para centrarse en el cómo. Sin embargo, la necesidad de hallar grandes respuestas que den cuenta de todos los sucesos puede afectar al modo de hacer ciencia. Esta se ve travestida en metafísica y, por ello, acaba recurriendo a la jerigonza verbal. Este es uno de los peligros de los que advierte Cajal.

43   Señala Laín Entralgo cómo esta función se asemeja a la «idea *a priori*» de Claude Bernard (1952: 279), aunque Cajal toma la terminología de August Weismann. Cabe destacar que tanto la «hipótesis de trabajo» como la «idea *a priori*» tienen

una función conceptual y funcional, o «intelectiva y operativa» (Laín Entralgo, 1952: 279). Las dos surgen del contacto con la realidad, de la experiencia, y dan asidero teorético al investigador. La misión básica es establecer una causalidad y comprobar su validez a través de la experimentación.

44   Emil du Bois-Reymond (1818-1896) tuvo un gran papel en el desarrollo de la fisiología como disciplina científica dentro de la medicina (Sánchez Ron, 2020: 594), y descubrió, gracias a sus trabajos sobre la electrofisiología (Laín Entralgo, 2006: 457), el potencial de acción nervioso. En el último tercio del siglo XIX se convirtió en una figura del pensamiento científico de amplio éxito editorial: las reediciones de sus discursos (1873 y 1882), pronunciados ante la Academia de Ciencias de Berlín, dan fe de ello. ¿Qué suscitó el interés hacia él? Su pegadiza formulación de los que denominó siete enigmas del mundo: «1. La esencia de la materia y de la energía; 2. El origen del movimiento; 3. El origen de la vida; 4. La finalidad de la Naturaleza; 5. El origen de la sensibilidad; 6. El origen del pensamiento y del lenguaje; 7. El problema del libre albedrío» (Ferrater Mora, 1965a: 484).

45   Se presenta uno de los grandes problemas de las ciencias naturales: la capacidad que tiene el método experimental para poder llegar «a cierta intelección de la naturaleza» (Laín Entralgo, 1956: 31), a un punto en el que la suma de descubrimientos sea capaz de arrojar luz sobre la esencia de los fenómenos. Esto supone una rebaja en las siempre optimistas expectativas cajalianas, lo que neutraliza lo escrito en anteriores ediciones: «No creemos demostrada, en buena filosofía, la absoluta imposibilidad de que el hombre se eleve algún día a la concepción del *por qué* [sic] de los fenómenos [...] Quién sabe si, a fuerza de siglos, cuando el hombre, superiormente adaptado al medio en que vegeta, haya perfeccionado sus registros óptico y acústico, y el cerebro permita combinaciones ideales más complejas, podrá la Ciencia

desentrañar las leyes más generales de la materia, dentro de las cuales, y como caso particular de las mismas, se encerrará quizás el extraordinario fenómeno de la vida y del pensamiento» (Ramón y Cajal, 1913: 20). Cajal suprime el «quién sabe si» que limita la posibilidad de acceder al conocimiento pleno.

[46] Cajal acaba restando importancia al aserto de du Bois-Reymond y se aleja de su «agnosticismo científico», que fue asumido, en su momento, por Huxley, Haeckel o Spencer (Roger Ciurana, 1985: 74). Cajal se aleja de tal pensamiento porque, pese a que concede que ciertas cuestiones pueden estar por encima del entendimiento del hombre, su actitud no es la de la resignación. Hace de la necesidad virtud y se sirve del ideal de llegar al porqué para manifestar su fe «en la perfectibilidad progresiva del cerebro humano» (Roger Ciurana, 1985: 54). Dicha fe es la misma que le hará poner al servicio del ideario regeneracionista su teoría de la perfectibilidad y plasticidad cerebral (Ayala Martínez, 1998: 44). Al ir más allá en la afirmación de du Bois-Reymond, Cajal prepara su tesis sobre la voluntad: la ignorancia de la esencia de las últimas cosas no limita el poder de acción humana. De esta forma, establece un agnosticismo biológico optimista, pero este solo será posible, como se verá en las próximas páginas, con la experiencia, con la existencia de una lógica viva generada por la plasticidad del cerebro.

Además, estamos en un caso que muestra la contradicción cajaliana. En *Recuerdos de mi vida. Historia de mi labor científica*, segunda parte de su autobiografía también publicada en 1923, reivindica la necesidad de pensar en el porqué y apunta al para qué como motor del hacer científico: «Y no vale afirmar, con Goethe y muchos pensadores modernos, que la indagación de las causas finales carece de sentido; que nuestra tarea consiste en resolver el *cómo* y no el *porqué*. Nuestro espíritu, que durante millares y acaso millones de años, solo ha interroga-

do a la naturaleza con fines utilitarios y egoístas, no puede cambiar de repente su modo de considerar el mundo. Ni debemos olvidar que en las ciencias biológicas, para llegar al *cómo*, esto es, al proceso físico-químico modelador de las disposiciones orgánicas, es preciso pasar por el preliminar *para qué* de la curiosidad inexperta e insaciada. Todo esto es notoriamente contradictorio, pero es fatalmente humano. Nunca fueron buenos amigos la razón y el sentimiento. Quienes sienten tales anhelos especulativos, conocen de sobra cuán efímera suele ser, en biología, la obra de los grandes sistematizadores finalistas. Y no obstante...» (Ramón y Cajal, 1923b: 287).

[47] Francis Bacon (1561-1626), pensador y erudito del Renacimiento, canciller de Inglaterra que tuvo un papel destacado en la política parlamentaria de Jacobo I (Debus, 2016: 156). Para algunos críticos literarios es uno de los padres del ensayo moderno junto con Montaigne. Autor del *Novum organum* (1620), obra en la que indaga en la lógica de los procedimientos científicos para obtener conocimiento. Bacon se preguntó por «la finalidad práctica de la ciencia» (Debus, 2016: 26) y ha sido considerado el gran adalid del método inductivo. Con el desarrollo decimonónico de las ciencias, las críticas a las historias naturales basadas en la metodología baconiana

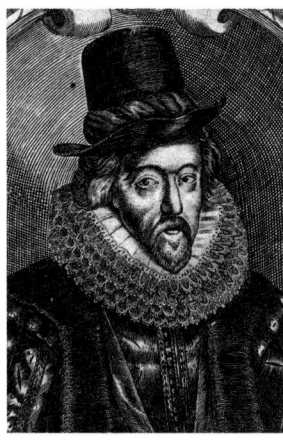

Francis Bacon (1561-1626)

aumentaron. Se llegaron a considerar un «marasmo», aquejadas de una parcialidad inaceptable en los detalles (Kuhn, 1981: 41-42). Anaya-Reig y Romo señalan que en la crítica de Cajal subyace el rechazo a un mecanicismo inherente al baconismo (2017: 4).

[48] Resulta llamativo tal aserto, sobre todo, en relación con René Descartes (1596-1650). Cajal anticipa cuál será su consideración hacia las teorías cuya invalidez se ha constatado: aunque Descartes dedicó parte de sus esfuerzos a una disciplina como la física, sus teorías acerca del movimiento de los planetas y de la materia sutil que llenaba el universo se rechazaron cuando se demostró el mejor funcionamiento de los postulados newtonianos (Sánchez Ron, 2020: 192-193). Cajal, de hecho, ni nombra la famosa hipótesis de la glándula pineal como hogar material del alma. No obstante, los trabajos cartesianos fueron útiles a sus coetáneos al constituirse como un «compromiso metafísico» (Kuhn, 1981: 77). Así pues, Cajal, aunque respete a Descartes como pensador, tal vez no lo considerara un gran descubridor, a pesar de que, además de autor del *Discurso del método*, el científico y pensador francés sea considerado el padre de la geometría analítica y pionero de la meteorología (Sánchez Ron, 2020: 326 y 386).

[49] Crítica que aparece en la obra póstuma *Examen de la philosophie* de Bacon (1836: 81). Paradójicamente, como indica Ramírez del Pozo Martín, Joseph de Maistre (1753-1821) fue un pensador anti-ilustrado (2021: 273). La cita parece extraída de *Introducción al estudio de la medicina experimental* de Claude Bernard: «[...] omme dit J. de Maistre, que ceux qui ont fait le plus de découvertes dans la science sont ceux qui ont le moins connu Bacon» (1984: 310).

[50] Cajal limita el alcance de sus críticas a los filósofos creadores de método, pero carentes de verdadera inventiva científica, a través de la inclusión, a partir de 1913, de la figura de Justus von Liebig (1803-1873), científico alemán, uno de los precursores de la química orgánica (Laín Entralgo, 2006: 405), que se distinguió por sus trabajos «en el empleo de productos químicos en medicina, y, sobre todo, en sus aplicaciones agrícolas» (Sánchez Ron, 2020: 429). Liebig es uno de los exponentes del paso de la *Naturalphilosophie* a la *Naturwissenschaft*, es decir, de la ciencia especulativa a la experimental (García Barreno y Fernández Santarén, 2004: 13; Laín Entralgo, 2006: 444). El uso de «diletante» sintetiza a la perfección toda la polémica surgida en torno a 1863 en una sesión pública de la Academia de Ciencias de Múnich, cuando Liebig arremetió contra el supuesto influjo de Bacon en el hacer científico de los modernos investigadores: «He characterized the Lord Chancellor as a liar and plagiarist, ridiculed his scientific efforts, refejected his method of induction, and denied his positive influence on later scientists» (Sonntag, 1974: 373).

Si para Liebig el texto de Bacon no dejaba de ser fútil, puesto que era fruto de la nula originalidad e, incluso, de la ridiculez científica caracterizada en el método deductivo —método que hasta la cuarta edición de 1916 es rechazado por Cajal—, en *Reglas y consejos* se señala cómo el *Novum organum* fue celebrado por los ajenos a la ciencia. Cajal parece criticar a aquella tradición del pensamiento que formaba parte de uno de los compartimentos estancos señalados por Charles Percy Snow en su célebre ensayo *Las dos culturas* (1959): el de las humanidades. Dentro de la tradición literaria española podría mencionarse al padre Feijoo, quien, tiempo antes, también siguió el empirismo baconiano. Véase este comentario del *Teatro Crítico* perteneciente al discurso XV, «Mapa intelectual, y cotejo de Naciones», del segundo volumen: «Sin temeridad se puede decir que cuanto de un siglo a esta parte se adelantó en la Física, todo se debe al Canciller Bacon. Este rompió las estrechas márgenes en que hasta su tiempo estuvo aprisionada la Filosofía» (Feijoo, 1769: 372).

⁵¹ Cajal resume las reglas que Descartes enuncia en la segunda parte del *Discurso del método*. Falta por enunciar la cuarta: «[...] hacer en todo, recuentos tan integrales y unas revisiones tan generales, que llegase a estar seguro de no omitir nada» (Descartes, 1959: 47).

⁵² Párrafo añadido a partir de la segunda edición de 1899.

⁵³ Cajal podría referirse a dos fenómenos que, aunque íntimamente conectados, son distintos: de una parte, a las acciones que lleva a cabo el sistema nervioso sobre el órgano laríngeo; de la otra, a la distribución de los nervios en un órgano, en este caso, la laringe (*DPTM*, 2025).

⁵⁴ **Nota de Cajal.** Cajal establece ciertas concomitancias con el pensamiento de Arthur Schopenhauer (1788-1860), figura esencial de la corriente voluntarista durante el siglo XIX, que se opuso al hegelianismo predominante y al romanticismo, pero también al racionalismo ilustrado. En cuanto a la paráfrasis de Rudolf Eucken (1846-1926), la toma de *Las principales corrientes del pensamiento contemporáneo* (1912: 74), cuya primera edición data de 1908 y cuya traducción francesa salió en 1911.

⁵⁵ La inclusión a partir de 1899 de la cita de Schopenhauer permite que entendamos mejor la mención a la «lógica viva». Las conexiones entre Cajal y el filósofo teutón son palpables: la búsqueda de esa «lógica viva» radica en una visión del actuar humano lleno de energía y acción, un actuar dependiente de la voluntad del sujeto. Cajal la contrapone a la «lógica escrita» porque pone el foco en la vida como valor máximo (Roger Ciurana, 1984: 71). La «lógica viva» se identificaría con unas reglas obtenidas gracias a la experiencia vital, no a una maquinación artificiosa del intelecto: de ahí que Cajal insista en que la lógica desarrollada por los métodos filosóficos de indagación no da pie al descubrimiento.

⁵⁶ Cita indirecta de *El burgués gentilhombre* (1670) de Molière: su protagonista, Monsieur Jourdain, le pide a su profesor de retórica que le ayude a escribir una nota galante. Cuando indica que no quiere que sea ni en prosa ni en verso, su profesor le señala que solo existe una de esas dos opciones. El chiste culmina cuando Jourdain dice que llevaba más de cuarenta años hablando en prosa sin saberlo, lo que explica que Cajal aluda a la inconsciencia del personaje de Molière. El uso de la chanza del dramaturgo francés es un quiasmo conceptual: en este caso, Cajal se toma a broma la excesiva conciencia que de sí mismos tienen los creadores de métodos lógicos.

⁵⁷ André-Marie Ampère (1775-1836), físico francés, uno de los padres de la teoría electromagnética clásica. Se le denominó «el Newton de la electricidad» (Laín Entralgo, 2006: 401; Artola y Sánchez Ron, 2012: 500). El resto de científicos de la nómina aparecerán a lo largo del texto.

⁵⁸ Herbert Spencer (1820-1903), figura crucial del pensamiento decimonónico. Ingeniero de formación, hacia 1860 da forma a su proyecto filosófico, dogmático, individualista y antiestatalista (Bréhier, 1988: 486), que tomará como punto de partida una idea clave del evolucionismo darwinista: «la de la supervivencia del más apto, que rige la evolución de las especies» (1988: 488). Para Spencer es importante el concepto de «progresión evolutiva», a partir del cual se pasa de estructuras simples (homogéneas) a otro tipo de organizaciones más concretas (he-

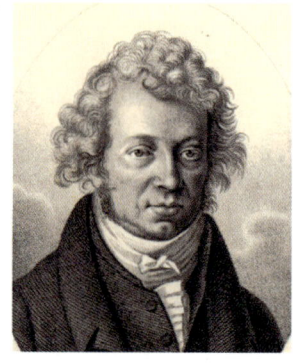

André-Marie Ampère (1775-1836)

terogéneas), una progresión que define los hechos materiales y abstractos. Así, por ejemplo, el «bien» escaparía de convencionalismos morales y se referiría a la capacidad de ajustarse a las condiciones ambientales. El hombre aspiraría a llegar a una fase de «moral absoluta» en la que ya no tendría sentido la distinción entre «bien» o «mal», pues se ajustaría perfectamente a las leyes de la naturaleza. En este tipo de ideas se puede apreciar un carácter mecanicista (1988:215). La filosofía de Spencer se inserta en una corriente analítica y crítica que buscó alejarse de metafísicas anteriores y con la que comenzó a tener mayor predominancia una preocupación por temas económicos y sociales.

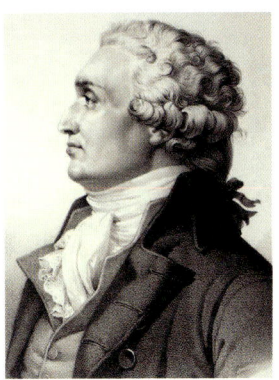

Marqués de Condorcet (1743-1794)

[59] Se introducen pequeños cambios enfocados al mismo tema, la desconfianza hacia los métodos lógicos: si en la tercera edición se indica «que no hay recetas para hacer descubrimientos» (Ramón y Cajal, 1913: 24) y que no se puede convertir en científicos «a gentes desprovistas de esa lógica natural de que antes hablamos» (1913: 24), pocos años después se defiende que no se puede ayudar a quien no posea un «arte discursivo natural» (Ramón y Cajal, 1916: 9), afirmación que lleva a plantearse dos cosas: la primera, que Cajal está admitiendo que la representación de la ciencia mediante la palabra escrita es la que determina la fortuna o no de un hallazgo. Quien no lo sepa transmitir quedará oculto. La segunda, que existe una clase de personas, capaces de crear las reglas, que son los «genios», vocablo que irá ganando en presencia a lo largo de todo el texto, con el que, en algunas ocasiones, se sustituye un sintagma de marcado tono elitista —«entendimientos superiores» (Ramón y Cajal. 1913: 24)—; seguramente Cajal prefiera hablar de «genio», término que encontró en las obras de los autores a los que ha citado y citará (Condorcet, Schopenhauer, Eucken, Ostwald, etc.).

[60] Marie Jean Antoine Nicolas Caritat, marqués de Condorcet (1743-1794), desempeñó un papel

importante durante la Revolución Francesa, siendo elegido diputado. Sin embargo, se opuso al proyecto constitucional y se enemistó con Robespierre. Murió encarcelado. Matemático, miembro de la Academia de Ciencias (1769) y de la Academia Francesa (1782); colaboró en el proyecto de la enciclopedia y profesó gran admiración por Voltaire y d'Alembert (Copleston, 2017: 234). Se interesó mucho por cuestiones relacionadas con la formación de los ciudadanos: distinguió entre «educación» e «instrucción» y prefería este último término (Díez, 2001: 276). Respecto a la cita, una afirmación parecida de Condorcet se encuentra en la memoria *Naturaleza y objeto de la instrucción pública*: «Así, mientras que una parte de la instrucción pondría a los hombres ordinarios en condiciones de aprovechar los trabajos del genio, y de emplearlos, sea para sus necesidades, sea para su felicidad, otra parte de esa misma instrucción tendría por objetivo poner en obra los talentos preparados por la naturaleza, allanarles obstáculos, ayudarlos en su marcha» (Condorcet, 2008: 42).

[61] Jules Payot (1859-1940), pedagogo, fue profesor de enseñanza media, y, posteriormente, impartió clases en universidades como la de Chambery, de la que fue rector (Laspalas, 2009: 134). Destacó por su anticlericalismo y siguió las ideas de Spencer. Payot acabó criticando con virulencia el siste-

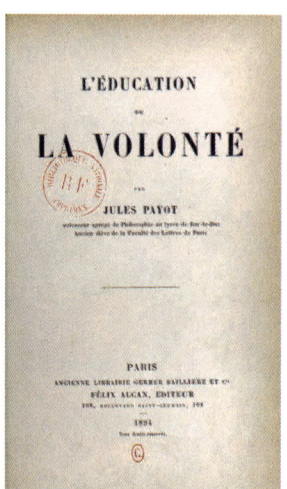

Jules Payot, *L'éducation de la volonté*, París, Félix Alcan ed., 1894

best-sellers de la literatura de autoayuda» (Laspalas, 2009: 134).

[62] En este punto puede apreciarse la idea nuclear sobre la voluntad de Cajal. La voluntad, en principio, sería un fenómeno de doble dimensión, psicológico y ético, basado en la tendencia y en la actitud. Para Schopenhauer la voluntad adquiriría un tercer sentido, metafísico, mediante el cual sería la raíz de todos los fenómenos (Ferrater Mora, 1965b: 627). Además, la voluntad se sustenta en el irracionalismo: es una fuerza que no se puede controlar (Lorenzo Lizalde, 1991: 22). Cajal, en cambio, conferirá a su voluntad un carácter optimista que prepara el terreno a la «lógica viva»: la educación y la experiencia originan un pensamiento vivo capaz de materializar las pasiones humanas en creaciones artísticas o científicas.

[63] Respecto a las incongruencias entre la distribución del contenido y lo que Cajal comenta en este párrafo, véase la nota a la edición.

ma de educación francés debido a su anticientificidad (Bardina, 1918: 193). Su libro *La educación de la voluntad*, al que se está refiriendo Cajal, fue un éxito editorial y se tradujo al español en 1922. Ha sido considerado como «uno de los primeros

Capítulo I

[64] Al parecer, ante las conquistas de Filipo II de Macedonia, capaz de dominar los Estados de la Antigua Grecia, su hijo Alejandro profirió tal lamento. Sin embargo, tras el asesinato de su padre, en el 336 a.C., Alejandro Magno comandó a la Liga de Corinto contra Persia. Este fue el comienzo de una carrera militar que le convirtió en señor de Macedonia, Grecia, Egipto y Persia, y que le llevó hasta la India.

[65] En la mitología romana, Minerva, diosa de las artes, la guerra y la sabiduría, patrona de los médicos, sale de la cabeza de Júpiter —dios de los fenómenos celestes y naturales, de la lluvia, de la luz y el rayo— como una guerrera dispuesta a luchar contra los gigantes (Palao Pons, 2006: 173). Junto

con su padre y Juno constituye la triada suprema de dioses romanos (Martin, 2005: 264; Palao Pons, 2006: 173).

[66] A partir de la cuarta edición (Ramón y Cajal, 1916: 15) se introducen un par de nuevas matizaciones a algunos de los ejemplos que ya estaban presentes en el texto desde sus orígenes. Así, cuando habla del asombro que le suponen la estructura del ojo y del oído de los vertebrados, y de las pistas que aporta la filogenia al explicar la conformación de estos, Cajal añade, en primer lugar, como elementos a tener en cuenta, las «correlaciones orgánicas».

[67] **Nota de Cajal.** Nota añadida en la cuarta edición (1916: 15).

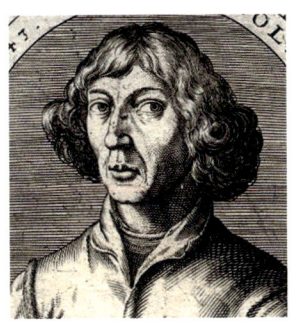

Nicolás
Copérnico
(1473-1543)

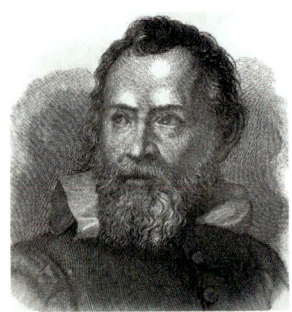

Galileo Galilei
(1564-1642)

[68] Cajal se refiere a cómo Galileo Galilei (1564-1642) rompió con el paradigma aristotélico al investigar sobre la gravedad y profundizar en «la descripción matemática del movimiento» (Debus, 2016: 26), lo que le llevó a formular la ley del movimiento uniformemente acelerado. El famoso experimento que, según cuenta la tradición, tuvo lugar en la torre inclinada de Pisa, en el que dejó caer dos esferas de masa distinta, puso en jaque la gravitación aristotélica, ya que disociaba el tiempo de caída de la masa de los cuerpos. Con Galileo el movimiento ya no era una propiedad, sino una magnitud (Artola y Sánchez Ron, 2012: 222). Galileo puso de manifiesto la endeblez del sistema geocéntrico frente al sistema heliocéntrico, lo cual desembocó en el proceso inquisitorial por herejía, cargo del que fue declarado culpable.

[69] Nicolás Copérnico (1473-1543), astrónomo polaco-prusiano. Se formó en Cracovia, Bolonia y Padua. En Italia pasó ocho años y allí aumentó sus conocimientos astronómicos, pese a doctorarse en derecho canónico e incluso dedicarse a la medicina (Artola y Sánchez Ron, 2012: 163; Debus, 2016: 124). Su obra clave, *De revolutionibus orbium coelestium* —publicada en 1543, aunque su proceso de escritura abarcó más de tres décadas—, echó por tierra el sistema geocéntrico, de estirpe aristotélica y afianzado en el siglo II por Ptolomeo con el *Almagesto*: «[...] defendía con buenos argumentos que era el Sol y no la Tierra el que se encontraba en el centro (o cerca) del universo» (Artola y Sánchez Ron, 2012: 162). Copérnico resultó fundamental para los posteriores descubrimientos de Galileo y de Kepler.

[70] Antoine-Laurent de Lavoisier (1743-1794), gran revolucionario de la química: gracias a él esta disciplina dejó atrás los devaneos con la alquimia y comenzó a estructurar sus conocimientos, además de

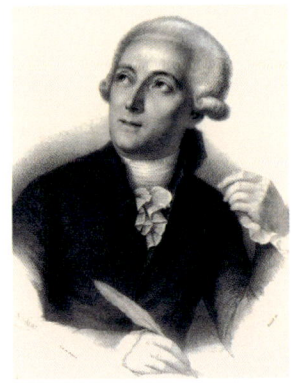

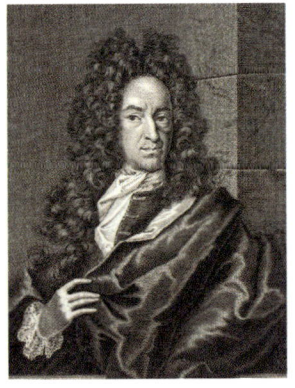

Antoine-Laurent
de Lavoisier
(1743-1794)

Georg Ernst Stahl
(1659-1734)

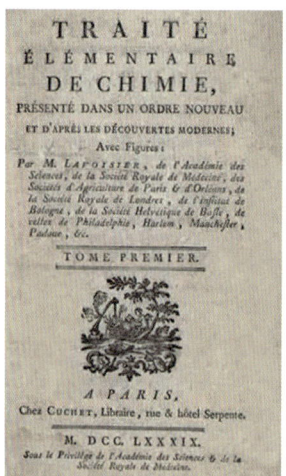

Antoine-Laurent de Lavoisier, *Traité élémentaire de chimie*, editado en París en 1789 por Cuchet

[71] Rudolf Virchow (1821-1902) se formó en Berlín y fue uno de los discípulos de la potente escuela de Johannes Müller (1801-1858). Se especializó en la fisiología patológica: «entre sus descubrimientos se encuentran los de la leucemia, la mielina, gracias a la realización de estudios experimentales fundamentales sobre la trombosis, flebitis o triquinosis» (Artola y Sánchez Ron, 2012: 670). Es conocido por ser el padre de la teoría celular, aunque sus fundamentos se establecieron a partir de los hallazgos de Matthias Jacob Schleiden (1804-1881) y Theodor Schwann (1810-1882). Schleiden llegó en 1838 a la conclusión de que las plantas estaban formadas por células. Un año después, Schwann trasladó dicha concepción al organismo animal y se formula «la tesis de una coincidencia fundamental en la estructura y en el crecimiento de los animales y los vegetales» (Laín Entralgo, 2006: 427). A Schleiden y Schwann se les deben los dos primeros principios de la teoría celular —los seres vivos están formados por células y estas son la unidad básica de organización de la vida—, pero defendieron que el origen de la célula residía en una «[...] sustancia matriz o blastema indiferenciado, en el que un proceso de cristalización [...] da lugar, primero al núcleo, luego a la célula» (Albarracín, 1982: 247). Precisamente, esta noción del blastema la compartía Charles Philippe Robin (1821-1885), primer titular de la cátedra de

empezar a contar con una metodología rigurosa, experimental y con carga teórica (Artola y Sánchez Ron, 2012: 374). Cajal destaca cómo destruyó la teoría del flogisto, remodelada por Georg Ernst Stahl (1659-1734), médico y químico alemán. Dicha teoría postulaba la existencia de una sustancia, el flogisto, que era la que proporcionaba a los cuerpos la capacidad de arder. Las indagaciones de Lavoisier, incluidas en el *Tratado elemental de química* (1789) —sobre el papel del aire en la combustión, el oxígeno, la ley de la conservación de la masa, el modelo calórico, el concepto de elemento químico, la nomenclatura química— destruyeron el modelo anterior.

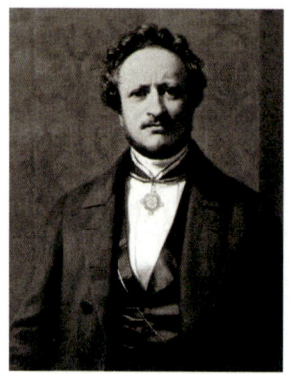

Johannes Müller (1801-1858)

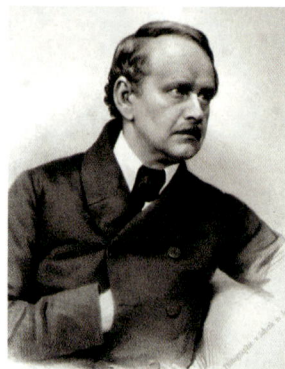

Matthias Jacob Schleiden (1804-1881)

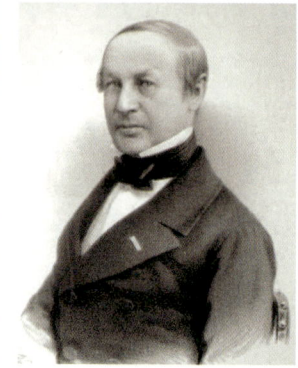

Theodor Schwann (1810-1882)

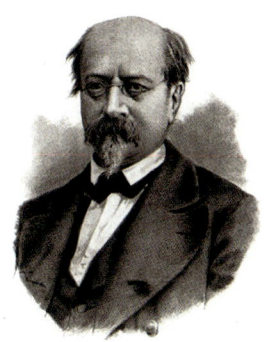

Charles Philippe Robin (1821-1885)

Histología en París, que dio especial importancia al desarrollo del microscopio y que acabó colaborando con Virchow en los estudios sobre patología. Cuando Cajal indica que Virchow refuta la generación espontánea, se refiere a la formulación de la tercera ley: *omnis cellula e cellula*, toda célula viene de otra. La importancia del hallazgo de Virchow reside en introducir, además de la unidad anatómica y la unidad fisiológica, la herencia genética.

[72] Camillo Golgi (1843-1926), biólogo y patólogo italiano, y Joseph von Gerlach (1820-1896), anatomista alemán, defendían la continuidad morfológica del tejido nervioso: este era una red continua.

Ambos fueron pioneros en el desarrollo de las tinciones histológicas. Precisamente, gracias a la *reazione nera*, que posibilitaba el examen por cortes del tejido nervioso, Golgi señaló, separándose de la interpretación de Gerlach, que las dendritas no estaban conectadas a los axones de otras neuronas. Sin embargo, se equivocó al pensar que las dendritas no tenían papel alguno en la conducción nerviosa (al respecto, véase López Piñero, 1995; Sánchez Ron, 2020: 519-520). Cajal se desligó de la teoría reticularista, la predominante en la por entonces joven disciplina de la histología, reutilizando los métodos conocidos hasta ese momento y modificándolos —es el caso del método cromo-argéntico (Pimentel, 2020: 246; López-Ocón Cabrera, 2023: xxx), la *reazione nera* de Golgi, con quien compartió el Premio Nobel en 1906—, y propuso la teoría de la neurona en la que las células nerviosas no estaban conectadas de forma continua. Cajal proporciona por primera vez pruebas sobre la autonomía de la célula nerviosa en el artículo «Estructura de los centros nerviosos de las aves», que se publicó en mayo de 1888 en la *Revista Trimestral de Histología Normal y Patológica*. Con la descripción fisiológica

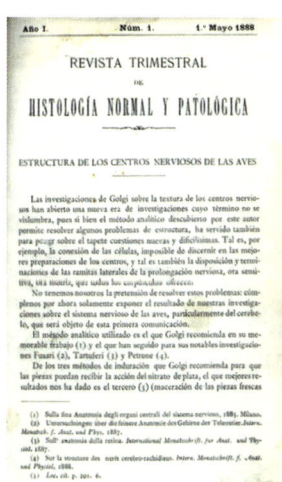

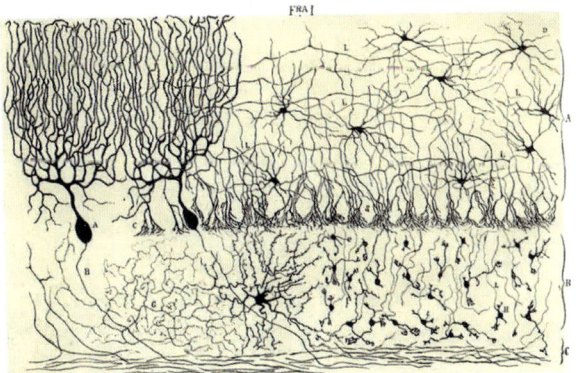

Izquierda: artículo de Cajal, «Estructura de los centros nerviosos de las aves», *Revista Trimestral de Histología Normal y Patológica*, 1888
Abajo: primera ilustración del cerebelo publicada por Cajal con el método de Golgi

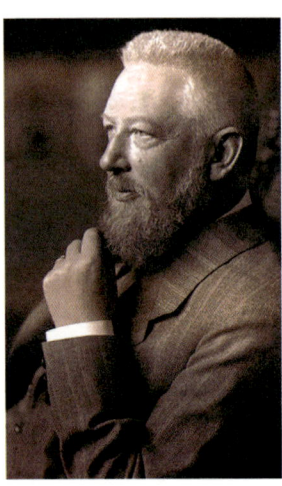

Wilhelm Ostwald
(1853-1932)

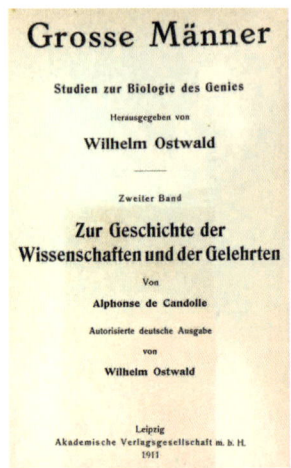

Grosse Männer

Studien zur Biologie des Genies

Herausgegeben von

Wilhelm Ostwald

Zweiter Band

Zur Geschichte der Wissenschaften und der Gelehrten

Von

Alphonse de Candolle

Autorisierte deutsche Ausgabe
von

Wilhelm Ostwald

Leipzig
Akademische Verlagsgesellschaft m. b. H.
1911

Edición alemana de 1911 de *Grosse Männer*, libro de Ostwald que interesó a Cajal

y morfológica de la neurona, unidad básica del sistema nervioso, Cajal configura su teoría, y, más adelante, formula otras nuevas como la de la polarización dinámica —con la que explica la transmisión del impulso nervioso en una única dirección— o la teoría neurotrópica —con la que detalla, en 1893, cómo crecen y cómo se orientan las prolongaciones nerviosas—. Sobre la teoría neuronal, los primeros trabajos de Cajal y la difusión de estos pueden consultarse, entre otros trabajos, Fernández Santarén y Sánchez Ron (2010) y de Felipe (2014).

[73] **Nota de Cajal.** Todas las menciones a Ostwald se incluyen a partir de la tercera edición de 1913. Cajal comienza a dejar evidentes concomitancias entre sus tendencias epistemológicas y las de parte de la escuela científica alemana. El «reciente libro» al que se refiere se titula *Grosse Männer* —en español, *Grandes hombres. Estudio para la biología de un genio*—, obra de Wilhelm Ostwald, descubridor de la catálisis, y «cofundador de la fisicoquímica junto con Svante Arrhenius y Jacobus Hendricus Van't Hoff» (Beyer, 2005: 182; Laín Entralgo, 2006: 406 y 563). Curiosamente, Ostwald publica el libro el mismo año (1909) en que la academia sueca le concede el Premio Nobel de Química, estando ya jubilado y dedicado en cuerpo

y alma a la filosofía (Ferrater Mora, 1965b: 350). Es interesante apreciar cómo en el ejemplar de *Reglas y consejos sobre investigación biológica* que presenta la signatura FC-545 de la Real Academia de Extremadura (RAEx) aparece una primera versión autógrafa de esta misma nota. Además, Cajal suma nuevos nombres a su particular parnaso científico, los de Davy, Hertz o Mayer, que también figuran en el libro de Ostwald.

[74] Jean-Jacques Rousseau (1712-1778), nacido en Ginebra, autor de obras como las *Confesiones* (1770); de uno de los libros que inauguran el género autobiográfico moderno, *El contrato social* (1762),

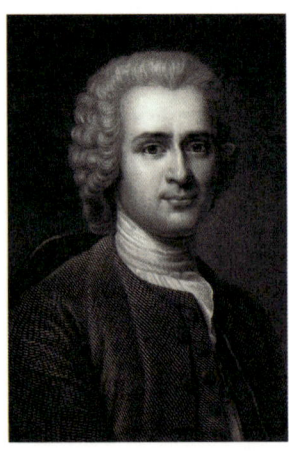

Jean-Jacques Rousseau (1712-1778)

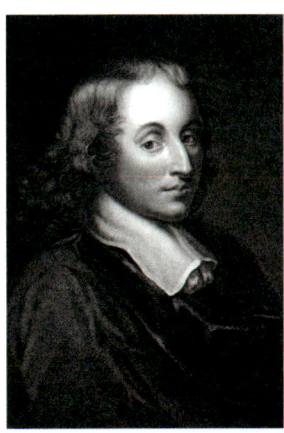

Blaise Pascal
(1623-1662)

tratado de filosofía política sobre la relación entre el Estado y sus ciudadanos, y de *Julia, o la nueva Eloísa* (1761), novela epistolar. Especialmente preocupado por asuntos relacionados con la pedagogía y la educación, al igual que Rousseau, Cajal está parafraseando el siguiente fragmento de la novela *Emilio, o de la educación* (1762): «Cuando los filósofos se hallasen en estado de descubrir la verdad, ¿quién de entre ellos se tomaría interés por ella? Cada uno sabe bien que su sistema no está mejor fundado que los demás, pero lo mantiene porque es suyo. No existe uno solo que, procediendo a conocer lo verdadero y lo falso, no prefiera la falsedad que ha encontrado a la verdad descubierta por otro» (Rousseau, 1985: 309).

[75] Originalmente, Cajal se refería a los impulsos de la conciencia (Ramón y Cajal, 1913: 33), no a los del deber y el patriotismo. Este cambio en cuanto a los elementos que han de llevar al éxito al joven investigador obedece a una defensa patriótica del papel social con el que el investigador debe desempeñar su labor científica, ya esbozado así en el *post scriptum* de la segunda edición. Pocos intelectuales han desarrollado tanto esta relación, la de la ciencia y el patriotismo (Martínez Gutiérrez, 2006: 2).

[76] Blaise Pascal (1623-1662), filósofo, científico y teólogo católico, nacido en Clermont (Francia). Se dedicó a las matemáticas, a la física y a la historia natural, y dio importantes aportaciones relacionadas con el cálculo de probabilidades y la dinámica de fluidos, además de inventar la primera calculadora en 1642. Autor de *Pensamientos*, en que, desde una visión apologética y antecesora del existencialismo, formuló su famosa apuesta racional sobre la existencia de Dios. Véase Ferrater Mora (1965a: 373-375).

[77] Corrección de «Bayle»: este gazapo apareció a partir de la cuarta edición (1916). Cajal se refiere al físico, químico y teólogo irlandés Robert Boyle (1627-1691). Boyle demostró lo que Galileo anticipó en su experimento en la torre de Pisa, que los cuerpos, en el vacío, caen a la misma velocidad (Artola y Sánchez

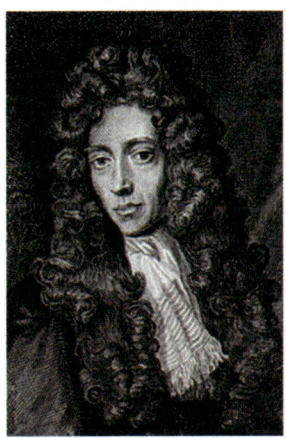

Robert Boyle
(1627-1691)

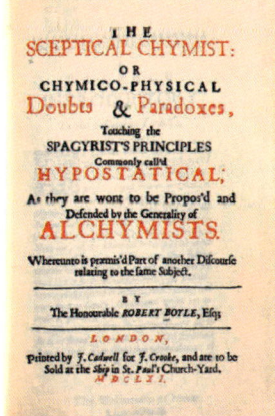

Portada de *The Sceptical Chymist*, obra en forma de diálogo publicada en 1661

Ron, 2012: 226). Formuló la ley química que lleva su nombre, según la cual «el volumen y la presión de un gas son inversamente proporcionales» (2012: 368). En su libro *El químico escéptico* (1661) defiende que hay que comprobar las viejas teorías y elimina el prefijo *al-* de la voz *alchemist*, para así explicitar la diferencia entre un alquimista y un químico (de los Ríos, 2011: 78).

[78] Francisco Sánchez (1550-1623), llamado el Escéptico, filósofo de orígenes dudosos —se ha llegado a afirmar que era gallego, aunque Ferrater Mora dice que nació en Braga (1965b: 608)—, recibió su formación en el arte de Hipócrates durante una estancia de cuatro años en Roma y ejerció en Tolouse. Este filósofo, al que se ha emparentado con la familia de los escépticos e influenciado por Pirrón, intentó establecer un método de indagación, al igual que Descartes. Criticó el pensamiento aristotélico y la escolástica y buscaba examinar directamente los fenómenos de la realidad, si bien admitió que solo era posible hacerlo parcialmente, puesto que no cabe llegar hasta la esencia de las cosas (Ferrater Mora, 1965b: 608). La adición de Sánchez, a partir de 1923, en esta excepcional nómina, es un ejemplo más de la línea ya iniciada en la tercera edición con la inclusión de los capítulos dedicados al estado del atraso de la ciencia española y a sus órganos revitalizadores (Tzitsikas, 1965: 16). Cajal tiene una visión heredada de los sectores positivistas del krausismo (Castilla del Pino, 1983: 69), con la que asume nociones como la de «renacimiento cultural» que tienen por objeto fomentar el amor por la investigación científica (Río Hortega *apud* Sánchez Álvarez-Insúa, 1998: 158). Con cada nueva edición, Cajal introduce más ejemplos de sabios dados por España al conjunto del saber científico y filosófico universal. La inclusión de estos ejemplos puede entenderse como una paulatina influencia de las tesis de Menéndez Pelayo, ya señalada en su momento por Laín Entralgo, con las que se descartaba la existencia de un páramo, aunque se asumía la existencia de un proceso histórico discontinuo en el desarrollo científico y filosófico español (1988: 86).

[79] Nota de Cajal. Nota al pie añadida en la tercera edición (Ramón y Cajal, 1913: 34) que actualiza el contenido del texto, hace constar algunos descubrimientos y con la que Cajal vuelve a emplear el símil de la semilla y el terreno fértil para poner de relieve que una inesperada eventualidad dará resultados siempre que haya material con el que trabajar; para Cajal «[...] azar, método e intuición se funden en el investigador a la hora del descubrimiento» (Roger Ciurana, 1985: 111). No obstante, en las siguientes ediciones (Ramón y Cajal, 1916: 22) quita una cualidad de ese campo productivo: este antes podía ser «inculto» (Ramón y Cajal, 1913: 34). La supresión de este rasgo negativo viene motivada por el cariz reconstituyente del texto, que, con gran optimismo, en posteriores capítulos va a mostrar algunos de los resultados obtenidos por la Junta de Ampliación de Estudios. Es la constatación de la victoria sobre los elementos con los que Cajal tuvo que lidiar en su juventud: la «formación intelectual enormemente precaria» y «unas fuentes mismas que no disponían para la creatividad científica» (Castilla del Pino, 1983: 67). Este tipo de modificaciones parecen mostrar cómo Cajal piensa que España, pese al ingente trabajo que queda por hacer, avanzaba en la buena dirección.

[80] Don Santiago deja de señalar la existencia del proceso de renovación científica basada en una imagen temporal —«las ruinas del pasado» (Ramón y Cajal, 1913: 35)— y enuncia que las grandes teorías pueden fenecer. Las teorías son mudables, pero lo que permanece es el «hecho». Tengamos en cuenta que Cajal vive en un periodo de transformaciones continuas, de ahí que, en todas las ediciones de *Reglas y consejos*, apunte que existen disciplinas, como la biología, que siguen desarrollándose. Buen conocedor de la ciencia alemana, aficionado a la física, Cajal ha debido conocer de primera mano la proliferación de teorías en competencia desde el *annus mirabilis* de

Einstein (1905), lo que, en términos *kuhnianos*, es «síntoma de crisis» (Kuhn, 1981: 124). Este hecho cambió la concepción de la ciencia en todas las disciplinas. La imagen de las ruinas se reconfigura como una metáfora epistemológica con la que se revela la llegada de lo que más tarde Kuhn llamó crisis y revolución científica. Cajal es consciente de esa «lucha dialéctica» entre el pasado y el futuro porque él mismo la ha vivido, al romper, mediante sus representaciones gráficas (Rego Robles, 2021: 31), con el modelo, válido desde Galeno, de red continua y sin vacíos del sistema nervioso (Lorenzo Lizalde, 1991: 45).

[81] Wilhelm Conrad Röntgen (1845-1923), ingeniero y físico alemán. Ganó el primer Premio Nobel de Física en 1901 gracias al descubrimiento de los rayos X. Cajal se centra en su figura páginas más tarde.

[82] Pierre Curie (1859-1906) y Marie Skłodowska-Curie (1867-1934), pareja de científicos famosos por descubrir el radio y el polonio. Cajal explica algunos de los éxitos de la pareja, y, en especial, de Marie, a lo largo de *Reglas y consejos*. Con 23 años, *madame* Curie marchó de Varsovia a París, donde se licenció en Ciencias (1893) y en Matemáticas (1894) por la Sorbona, y donde conoció a Pierre, ya por entonces un físico prestigioso que trabajaba en la Escuela Municipal de Física y Química (Artola y Sánchez Ron, 2012: 549). En 1898 introdujeron el término «radioactividad» al presentar su artículo «Sobre una nueva sustancia radiactiva, contenida en la pechblenda» (de los Ríos, 2012: 282; Artola y Sánchez Ron, 2012: 549). En 1903, junto con Henri Becquerel, la pareja obtendrá el Premio Nobel de Física por sus hallazgos sobre la radiación. Tras la muerte por atropello de Pierre en 1906, la Universidad de París ofreció a Marie el puesto de su marido (de los Ríos, 2012: 286). Desde 1911, Marie Skłodowska-Curie es la única persona que ha logrado dos Premios Nobel en dos disciplinas científicas distintas, al serle concedido el Premio de Química por el descubrimiento del radio y del polonio.

[83] Cajal expone cómo quedan muchas más cosas por descubrir en los campos aparentemente hoyados en su totalidad. De ahí que incluya en la tercera edición (Ramón y Cajal, 1913: 36) el ejemplo del radio de Marie y Pierre Curie. También llama la atención la insistencia en los rayos X de Röntgen, descubrimiento que será mencionado hasta cuatro veces en la versión definitiva del texto: hay que tener en cuenta que los rayos X permitieron un salto cualitativo en la medicina, favoreciendo el diagnóstico (García Barreno y Fernández Santarén, 2004: 34).

[84] Étienne Geoffroy Saint-Hilaire (1772-1844), naturalista francés. Junto con Georges Cuvier (1769-1832) es una de las figuras clave de la morfología comparada del siglo XIX. Saint-Hilaire consideraba que los animales «no serían sino variaciones de una misma forma fundamental» (Laín Entralgo, 2006: 408). La cita procede del libro segundo de *Histoire naturelle générale des règnes organiques* (1854-1862): «Ce que nous possédons est considérable; ce qui nous reste à acquérir, bien plus considérable encore; et si loin qu'aient pu aller nos prédécesseurs, il est toujours vrai de dire: L'infini est devant nous» (Saint-Hilaire, 1854: 354).

[85] Jean-Baptiste Carnoy (1836-1899), naturalista y sacerdote católico, es considerado el impulsor de la biología celular en Bélgica, gracias a la creación de una escuela en la Universidad Católica de Lovaina y a otras iniciativas como la fundación de la revista *La cellule* (Hahn, 1899: 695-700). Sus trabajos sobre citología fueron bien recibidos, lo que contribuyó a afianzar dicha especialidad. Fue un gran defensor de la teoría reticular del protoplasma (López Piñero, 1995: 111). Curiosamente, gracias a un intercambio epistolar, sabemos que uno de los primeros discípulos de Cajal, el padre Antonio Vicent, marchó a Lovaina en 1884 para trabajar con Carnoy (López Piñero, 1995: 113). Respecto a la cita, esta procede de *La biologie cellulaire: étude comparée de la cellule dans les deux règnes* (1884): «La science se fait, elle n'est point faite» (Carnoy, 1884:

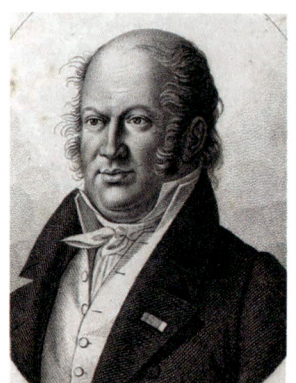

Étienne Geoffroy Saint-Hilaire
(1772-1844)

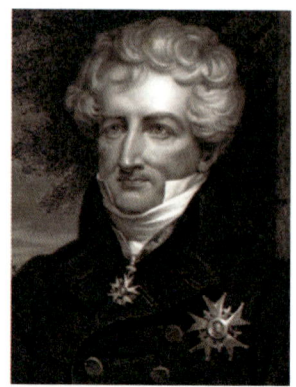

Georges Cuvier
(1769-1832)

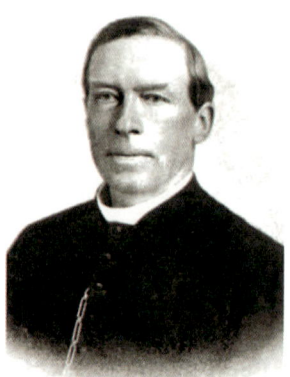

Jean-Baptiste Carnoy
(1836-1899)

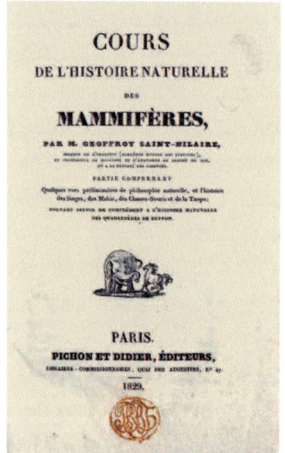

Edición de 1829 de *Cours de l'histoire naturelle des mammifères*, obra de Saint-Hilaire

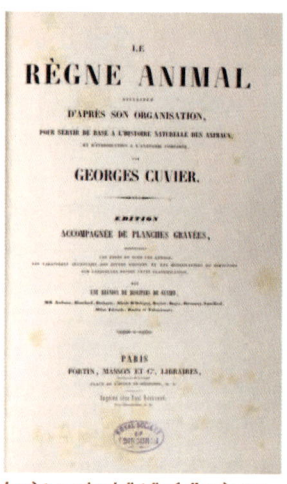

Le règne animal distribué d'après son organisation, de Georges Cuvier. Edición parisina de 1817

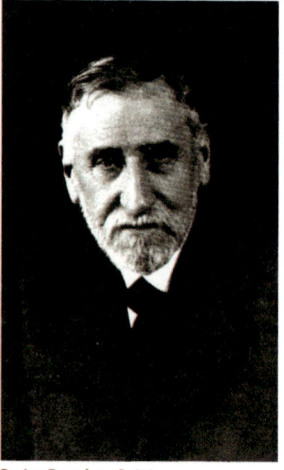

Pedro Ramón y Cajal
(1854-1950)

164). Cabe destacar que en dicho fragmento Carnoy también saca a colación la misma cita de Saint-Hilaire, por lo que no resulta descabellado pensar que Cajal se sirvió de la disposición textual de Carnoy. La sentencia del sacerdote belga le gustó mucho, ya que la tomó como lema cuando se presentó, junto con su hermano Pedro, al premio Martínez Molina de la Real Academia de Medicina de 1900 y 1901, concurso que acabaron ganando con una memoria sobre los centros cerebrales, olfativos, ópticos y auditivos.

[86] Robert Koch (1843-1910), como señala Cajal, es el descubridor del bacilo de la tuberculosis y de la bacteria del cólera. Además, también desentrañó el origen del carbunco y el agente causante de esta enfermedad. Koch llevó a cabo muchas innovaciones técnicas como la mejora e introducción de métodos de tinción, el uso de la microfotografía o el desarrollo de medios de cultivo (Laín Entralgo, 2006: 485). Sus estudios microbiológicos, junto con los de Pasteur, renovaron la patología humana en cuanto a la búsqueda

del germen que desencadena ciertas enfermedades, lo que generó un gran optimismo en la comunidad científica en cuanto a la erradicación de las enfermedades infecciosas (2006: 483). Como nota curiosa, cabe destacar que Cajal parece satirizar su figura en el cuento *A secreto agravio, secreta venganza* (Quesada Ramos, 2008: 63; Salvador Salvador, 2023: 523-524).

[87] Esta mención a Miguel Servet (1511-1553) ya aparecía en el discurso primigenio (1897: 26). Médico y teólogo al que se le atribuye el descubrimiento de la circulación pulmonar, aunque tal vez pudiera acceder a alguna traducción de Ibn al-Nafis, sabio árabe del siglo XII (Artola y Sánchez Ron, 2012: 207; Miqueo, 2023). Esta alusión al recorrido que hace la sangre del corazón a los pulmones apareció, según indica Cajal, en *Christianismi Restitutio* (1553): «El espíritu vital se genera en los pulmones de una mezcla de aire inspirado y de sangre sutil elaborada que el ventrículo derecho del corazón transmite al izquierdo. Sin embargo, esta comunicación no se hace a través de la pared media del corazón, como se cree corrientemente, sino que por medio de un magno artificio la sangre sutil es impulsada hacia delante desde el ventrículo derecho por un largo cir-

cuito a través de los pulmones. Por ellos es elaborada, se convierte en roja y clara y es conducida desde la arteria pulmonar hasta la vena pulmonar» (Servet, 1980:169-170). La publicación de este libro fue el causante del famoso proceso por herejía al que le sometió Calvino y que acabó con Servet quemado en la hoguera en las calles de Ginebra.

[88] Cajal se refiere al siguiente pasaje de las *Cuestiones naturales* de Séneca: «Hace un momento dije que se fabrican espejos que agrandan todos los cuerpos que reproducen. Añadiré ahora que, a través del agua, todo adquiere un tamaño mucho mayor para los espectadores. Los caracteres gráficos, aunque sean diminutos y confusos, se ven mayores y más claros a través de una esfera llena de agua» (2000: 33-34). Recuérdese que Cajal era un gran lector de literatura y filosofía grecolatina. Denotativo es lo que comenta sobre Séneca en el capítulo dedicado a las lecturas del anciano en *El mundo visto a los ochenta años*: «En mi calidad de caduco no me agradan ya las sabias y fúnebres prédicas del cordobés Séneca, antaño leídas con morosa delectación» (Ramón y Cajal, 1934: 241).

[89] Dependiendo del momento Cajal puso mayor énfasis en la creación de uno y otro tipo de ciencia,

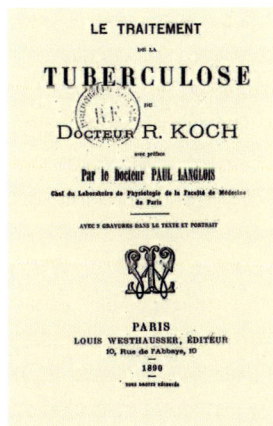

Le traitement de la tuberculose (1890), de Robert Koch

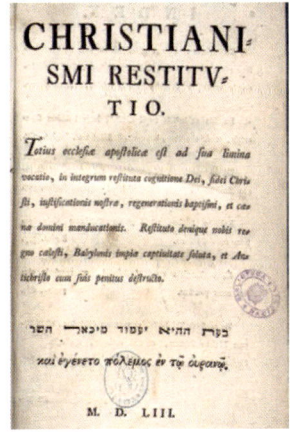

Miguel Servet, *Christianismi Restitutio*, Viena, B. Arnoullet y G. Guéroult, 1553

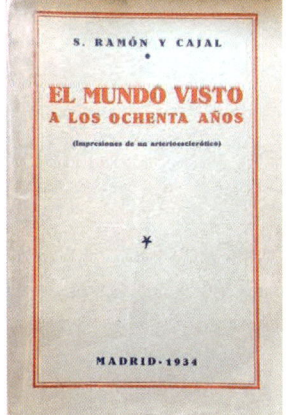

El mundo visto a los ochenta años es la última obra literaria de Cajal

pero siempre supeditada a un beneficio mayor, la creación de «ciencia original», tal y como manifestó en un artículo publicado en *El liberal*, «La media ciencia causa de ruina» (Sánchez Ron, 2006: 21-22). El memorándum que Cajal preparó para la reforma de las facultades de medicina iba en esa línea: el fomento de un ciencia práctica y aplicada. El caso señalado por Sánchez Ron es especialmente significativo, porque, tal y como denunciaban Cajal y Echegaray, existía una mayor inclinación por la obtención de resultados prácticos e inmediatos. Y, a pesar de ello, el Estado no se preocupaba por el fomento de la investigación, al no considerarlo un problema político, ni tampoco la sociedad, que hacía gala de gran indiferencia (Roger Ciurana, 1985: 96). La natural consecuencia de esta línea política de décadas fue que la ciencia en España se avivó en grupúsculos que no recibieron apoyo, pero que lucharon por conectarse con la ciencia cultivada en Europa, tal y como ocurrió durante el periodo ilustrado: «[...] si se tiene en cuenta el colapso general de la vida española, basta para comprender que el científico español se convirtió en un inadaptado social y que la ciencia pasó a ser algo que vivía fuera de la colectividad nacional o a pesar de ella» (López Piñero, 1982: 678). Esta situación logró cambiar parcialmente a partir de la generación de científicos que nació en torno a 1850 (1982: 684).

⁹⁰ Nota de Cajal. Incluida en la cuarta edición (Ramón y Cajal, 1916: 29-30) para insistir en la importancia de la unión entre ciencia teórica y ciencia práctica. Estamos ante un caso de transtextualidad (Genette, 1989: 17). Cajal se sirve de la analogía que Echegaray establece: el amanecer lleno de luminosidad y de belleza que, al pasar el día, se convierte en lluvia, riega el campo y da sostén a la humanidad. La belleza del sol (ciencia teórica) se convierte en combustible para el cuerpo (ciencia práctica). La descripción, lírica, aunque beligerante y crítica, como por otra parte fue la postura de Echegaray en la po-

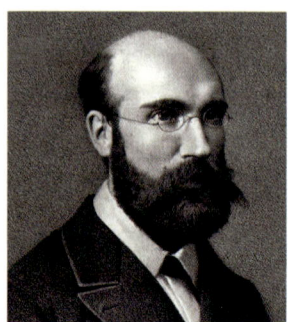

José Echegaray
(1832-1916)

lémica de la ciencia española (Laín Entralgo, 1988: 83), conecta la pasión por el descubrimiento a una visión idealista (Roger Ciurana, 1985: 103) opuesta al practicismo. Con el símil del matemático dramaturgo, Cajal asienta la idea de que «la ciencia pura o teórica en el fondo es la más práctica de todas» (1985: 100), porque será a partir de ella, y no de ninguna otra forma, a partir de la cual podrá crearse lo práctico: la industria, en términos económicos, la reconstrucción de España, en términos políticos.

⁹¹ Ernst Karl Abbe (1840-1905), físico alemán que ejerció como profesor en Jena. Inventó el condensador de Abbe, que aumentaba la iluminación de los microscopios. Además, distinguió entre ampliación y resolución. Ejemplo paradigmático de la unión entre la ciencia y la industria, ya que acabó dirigiendo la empresa Zeiss, donde dotó a Robert Koch de instrumental avanzado (Artola y Sánchez Ron, 2012: 665 y 722).

⁹² Nota de Cajal. Otro ejemplo más de la admiración cajaliana por el modelo alemán se aprecia en esta adición (1913 :42), en la que da cuenta de cómo allí se aunaron la mentalidad fabril y la científica.

⁹³ Pierre Paul Émile Roux (1853-1933), médico y discípulo de Louis Pasteur, sucesor de Émile Duclaux como director del Instituto Pasteur en 1904. Junto con Alexandre Yersin (1863-1943), al estudiar las toxinas microbianas, sentó las bases para el desarrollo de la inmunoterapia a través de sueros antitóxicos: el hecho más sobresaliente fue el descubrimiento de

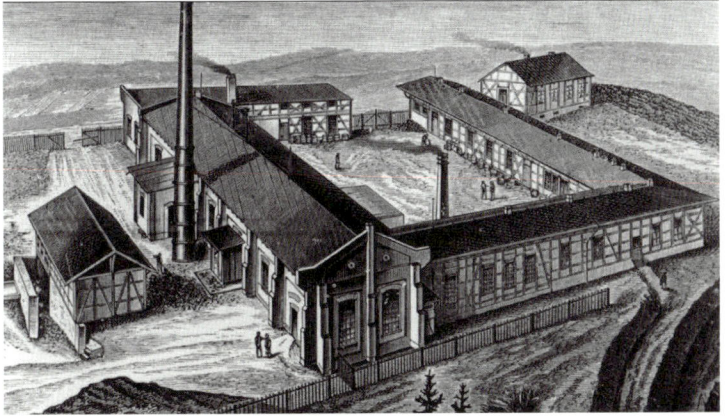

El físico Ernst Abbe junto al químico del vidrio Otto Schott y el mecánico de precisión Carl Zeiss, fundaron el «Glastechnisches Laboratorium Schott & Genossen», para el desarrollo y la producción de nuevos tipos de vidrio especial

la toxina diftérica en 1889 (Laín Entralgo, 2006: 487), lo que posibilitó que en 1890 Emil Adolf von Behring (1854-1917), bacteriólogo y antiguo ayudante de Robert Koch, y el científico japonés Shibasaburo Kitasato (1853-1931), curasen la difteria con «[...] la inyección del suero de un caballo inmunizado contra [...] esta infección» (2006: 521). De esta manera se iniciaba la sueroterapia: un año después se aplicó por primera vez en humanos, en concreto, «[...] a un niño enfermo de difteria, una enfermedad que producía 50.000 muertes

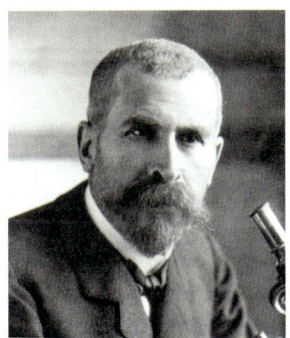

Pierre Paul Émile Roux (1853-1933)

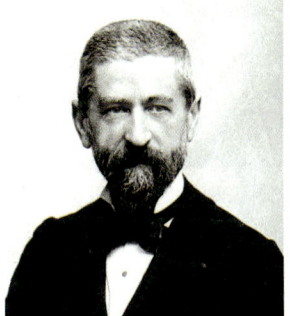

Émile Duclaux (1840-1904)

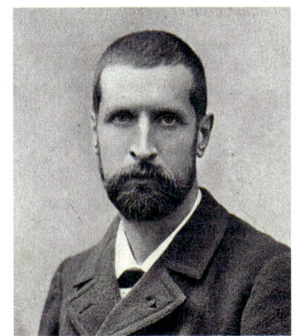

Alexandre Yersln (1863-1943)

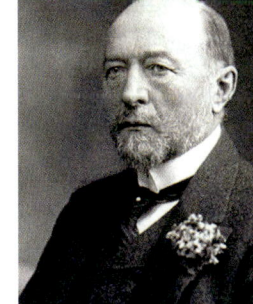

Izquierda:
Emil Adolf von Behring (1854-1917)

Derecha:
Shibasaburo Kitasato (1853-1931)

al año en Alemania» (Artola y Sánchez Ron, 2012: 711). Behring ganó el primer Premio Nobel de Fisiología o Medicina en 1901, pero Roux tuvo un papel muy importante en el conocimiento de la etiología de la enfermedad, así como en el desarrollo —y la fabricación— de los tratamientos antidiftéricos (Guerra Estapé, 1933).

[94] Luigi Galvani (1737-1798), médico italiano, profesor de Anatomía en Bolonia, estudió el efecto de la electricidad en el movimiento muscular de los animales a través de un circuito metálico, y postuló, en 1791, que estos tenían una electricidad interna, producida por el cerebro, que se transmitía a través de un fluido (Beléndez, 2008; Artola y Sánchez Ron, 2012: 493); Alessandro Volta (1745-1827), químico y físico italiano, al examinar los experimentos de Galvani, consideró que la electricidad se generaba por el contacto de dos metales, hierro y cobre; hacia 1800 construyó un generador y produjo una corriente continua con dos discos, uno de cobre y otro de zinc; Michael Faraday (1791-1867), físico inglés, hombre de gran capacidad experimental, descubrió la conexión entre electricidad y magnetismo, acuñó el concepto de «campo electromagnético», inventó la primera dinamo —lo que contribuyó de manera decisiva al desarrollo industrial de la humanidad— y formuló las leyes de la electrolisis (Beléndez, 2008; Artola y Sánchez Ron, 2012: 500-502); finalmente, el alemán Heinrich Hertz (1857-1894), físico discípulo de Helmholtz, produjo en 1887 por primera vez las ondas electromagnéticas predichas por Maxwell —en concreto, ondas de radio— y demostró que estas se transmitían a través del espacio. El descubrimiento de Hertz dio lugar al desarrollo de la comunicación sin hilos (Artola y Sánchez Ron, 2012:517-518).

[95] Giovanni Battista della Porta (1535-1615), filósofo y alquimista italiano, considerado el inventor de la cámara oscura, la cual arroja «[...] una escena móvil hacia una superficie que se aprovechaba para la delineación de sus contornos [...]» (Rego Robles,

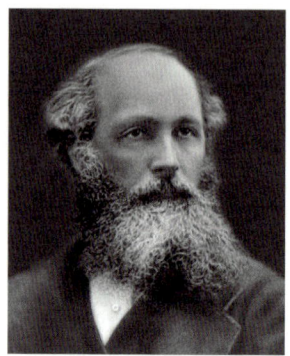

James Clerk Maxwell (1831-1879)

2021: 210). No obstante, Cajal en *Recuerdos de mi vida. Mi infancia y juventud* indica: «Aludo a la cámara obscura, mal llamada de Porta, toda vez que su verdadero descubridor fue Leonardo da Vinci» (Ramón y Cajal, 1923b: 34).

[96] Thomas Wedgwood (1771-1805), científico inglés, hijo del inventor del pirómetro, Josiah Wedgwood, desde temprano mostró interés por la investigación científica. Formó parte del Lunatic Club, donde conoció a Humphrey Davy, con el que llevó a cabo diferentes experimentos. Este, en 1802, publicó los resultados a los que se refiere Cajal, sin embargo, «Wedgwood no supo fijar las imágenes producidas por la luz ni tuvo tiempo de profundizar en sus investigaciones [...]» (Sougez, 1981: 29).

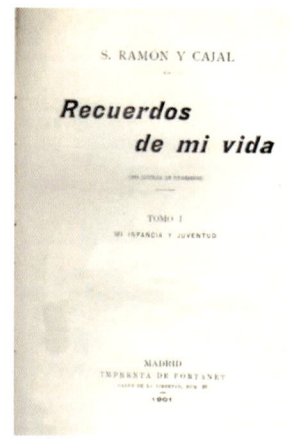

Primera parte de la autobiografía cajaliana, *Mi infancia y juventud*

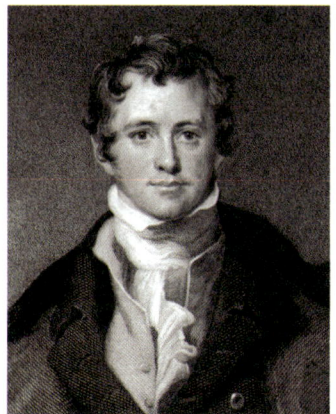
Humphrey Davy (1778-1829)

[97] John Herschel (1792-1871), astrónomo y matemático inglés, en 1839 logró «una imagen sobre una emulsión al carbonato de plata» (Sougez, 1981:95). Fue Herschel quien acuñó la palabra «fotografía», así como «negativo», «positivo» e «instantánea» (1981:95).

[98] Louis Daguerre (1787-1851), artista, inventor y fotógrafo francés, ha sido estimado como el padre de la fotografía, si bien el litógrafo Joseph Nicéphore Niépce (1765-1833) logró fijar las imágenes obtenidas de la cámara oscura, obteniendo la fotografía más antigua conservada en 1826. Niépce reveló sus procedimientos a Daguerre y formó una sociedad con él en 1829: este se dedicaba a la pintura y a la decoración teatral, y había obtenido gran éxito con el diorama: «Se trataba de un amplio decorado de varios planos recortados y que, con luces apropiadas, daba una impresión de

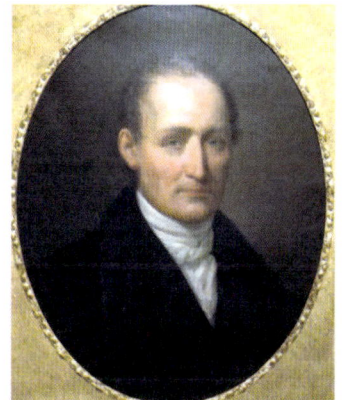
Joseph Nicéphore Niépce (1765-1833)

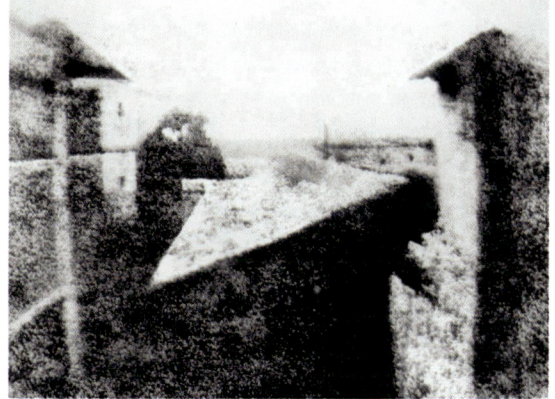
Point de vue du Gras, la fotografía más antigua que se conserva, 1826

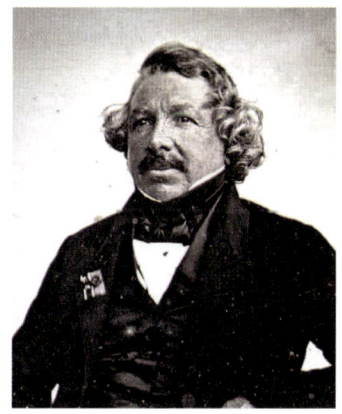
Louis Daguerre (1787-1851)

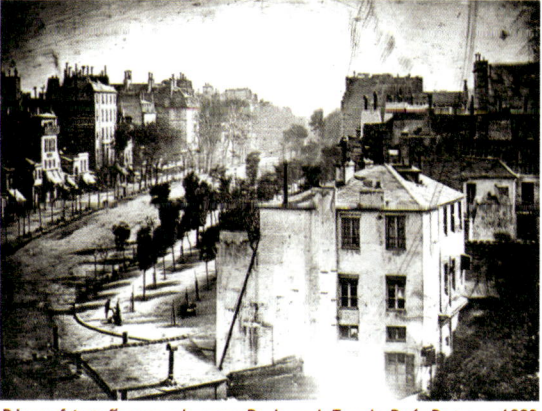
Primera fotografía con un humano. Boulevar du Temple, París, Daguerre, 1839

perspectiva» (Sougez, 1981: 41). En 1831, Daguerre comenzó a experimentar con el yoduro y la plata: en 1839 dará a conocer el daguerrotipo que «[...] capturaba una secuencia temporal de los fenómenos desenfocados a lo largo del tiempo de captura» (Rego Robles, 2021: 210).

[99] Apartado añadido en la segunda edición de 1899 (Ramón y Cajal, 1899: 37-41). La labor de los, *a priori*, caracteres poco científicos permite alcanzar un saber común que necesita de pequeñas aportaciones para conformar un todo que haya trascendido lo abstracto y que entre en los dominios de la realidad. El autor patentiza, al centrarse en los entendimientos mañosos, el absurdo de la admiración excesiva a los grandes maestros: no existen causas para exterminar las iniciativas originales (Tzitsikas, 1965: 18).

[100] Término no registrado en el diccionario y ajeno a la norma lingüística, aunque conformado de acuerdo con las posibilidades del sistema del español. Tal palabra querría decir 'cualidad de admirable', aunque Cajal evidentemente quiere decir «admiración».

[101] Cajal pasa de valorar la «resistencia» (Ramón y Cajal, 1913: 46) a reivindicar la «constancia», la cual encaja mejor con la evolución del propio texto al reforzar el papel de la voluntad: si los entendimientos dotados perseveran durante un largo periodo en un tema obtendrán el resultado buscado.

[102] En las ediciones anteriores, habla del éxito logrado sin los «consejos del maestro» (Ramón y Cajal, 1913: 47), pero la mención a la «vigilancia» refuerza la idea, presente en el capítulo dedicado al investigador como maestro, de los peligros de la parasitación sufrida por los aprendices en algunas escuelas.

[103] Hasta la cuarta edición, publicada en 1916, Cajal se refería a «gimnasia cerebral» (Ramón y Cajal, 1913: 48), no a los «milagros de la voluntad» (Ramón y Cajal, 1916: 38). Con tal sintagma parecía expresar cómo el acto de pensar «[...] es semejante a la actividad física: siempre exige estar en movimiento» (Izuzquiza, 2006: 117). El cambio de concepto pone el foco en el cultivo de la voluntad misma, de la capacidad de acción individual, única responsable de que el aprendiz presente una actitud activa. Con estas apostillas no solo se presenta la convicción del poder del esfuerzo individual, ya presente en la noción de «gimnasia cerebral», sino que Cajal prepara el terreno para exponer en los últimos capítulos cómo la mejora colectiva surge de la acción personal que es la que, en última instancia, define los programas de reforma (González Quirós, 2008: 227).

[104] Nota de Cajal. Cajal, a partir de la tercera edición (1913: 48), recuerda el comentario hecho por José Echegaray (1832-1916), matemático y dramaturgo, premio nobel de literatura, cuando presentó ante el Congreso de los Diputados, durante la sesión número veintinueve de 20 de noviembre de 1905, los Presupuestos Generales del Estado. Echegaray había aceptado la cartera de Hacienda: «[...] y es que yo creo que el sentido común es el que debe dominar en todas partes, lo mismo en las relaciones de la vida, aunque de él no se haga gran derroche, que en las altas esferas de la ciencia. La ciencia, después de todo, no emplea más recurso que el sentido común a alta presión» (1905: 695). La frase, por otra parte, exhala un aroma semejante al de las greguerías de Gómez de la Serna.

[105] El paso de la «gimnasia cerebral» a los «milagros de la voluntad» no se queda únicamente en la etiqueta con la que aglutina todas estas exhortaciones: mientras que en la tercera edición el cerebro del joven presenta «una elasticidad de adaptación considerable» (Ramón y Cajal, 1913: 49), en la versión final de *Reglas y consejos* «posee plasticidad exquisita» (Ramón y Cajal, 1923a: 37). La búsqueda de la precisión impele a Cajal a utilizar un sustantivo que muestre la realidad del sistema nervioso: la «elastici-

dad» invita a pensar en un sistema que, tras la acción de un cuerpo determinado, recobra su forma original. Es decir, la elasticidad es lo suficientemente permeable a la adaptación, pero se mantiene dentro de unos patrones fijos. Sin embargo, el cerebro es capaz de cambiar de forma indefinida y sin vuelta atrás, por lo que «plasticidad» es un sustantivo que designa mejor la realidad cerebral. Cajal selecciona el valor específico que conviene a lo que quiere decir dentro del campo semántico a que pertenece.

[106] Nota de Cajal. Cajal coincide con Ostwald en su clasificación de los entendimientos: si en la segunda edición de 1899 el español indicaba que se puede distinguir entre los «lentos» y los «rápidos», en 1909 el alemán propone su propia división: «Den Mittelpunkt meiner Erörterungen bildete der später darzulegende Unterschied zwischen den Forschern des klassischen und denen des romantischen Typus» (Ostwald, 1919: 7). Ostwald se consideraba una persona con un entendimiento de corte romántico, es decir, rápido, en lo que se diferencia de Cajal, más tendente a exhibir una falsa humildad oportuna para su plan pedagógico: no es de extrañar que tanto en *Reglas y consejos* como en *Recuerdos* don Santiago insista en que él no destacaba por tener unas cualidades sobresalientes. Este tipo de representación del científico se ha convertido, más allá de que realmente fuera así o no, en un tópico (auto)biográfico. Sobre las semejanzas entre Cajal y Ostwald, consúltese Drews (2015).

[107] La inclusión de datos biográficos de científicos apoya la argumentación cajaliana: este tipo de enumeraciones están dirigidas a «los individuos de aptitudes más humildes» para que sean conocedores de la verdad de «la tesis de la maleabilidad del cerebro», tesis, por otra parte, ya explicitada en el prólogo a la segunda edición (Tzitsikas, 1965: 20).

[108] Cajal gustaba de los estoicos. En *El mundo visto a los ochenta años* señala, a partir de las reflexiones de Epicteto —y también de Descartes—, la

misma idea aquí reflejada, la necesidad de aceptar las cosas tal y como suceden para así construir una buena vida a partir de lo que realmente tenemos (Ramón y Cajal, 1934: 209). Cajal recomienda la lectura de Epicteto en la vejez (1934: 240). En cuanto a la cita, parece una nueva paráfrasis. Epicteto, en su *Manual*, recomienda: «Ten presente que estás en el mundo, como en un teatro, para representar en él el papel que el dueño te señale. Que sea corto o sea largo, poco importa. Si aquel quiere que hagas el de pobre, procura representar bien este personaje. Haz lo mismo, sea el que fuere el que te encargue, ya de un cojo, ya de un príncipe, o de un simple particular; porque a ti toca desempeñar bien el papel que te se da y a otro el escogerlo» (1802: 84-85). La misma idea aparece en las *Disertaciones por Arriano*: «¿Está en tu mano tomar el supuesto que quieras? Te ha sido dado ese cuerpo, esos padres, esos hermanos, esa patria, ese lugar en ella; y ahora vienes y me dices: "Cámbiame el supuesto". ¿No tienes recursos para servirte de lo que se te ha dado? Lo tuyo es proponer, lo mío aplicarme a ello correctamente» (Epicteto, 2000: 148).

[109] Hermann von Helmholtz (1821-1894), científico alemán que se dedicó a la fisiología, las matemáticas, la física y la psicología. En 1847 formuló el principio de conservación de la energía, primer principio de la termodinámica. Analizó el calor muscular. Y ahondó en los procesos de percepción al estudiar el ojo y el oído. También ideó aparatos tales como el miógrafo o el oftalmoscopio. La queja sobre su poca memoria de la que habla Cajal se puede localizar en su discurso *Erinnerungen* (1891), que pronunció con motivo de su setenta cumpleaños. Helmholtz relata que a los siete años no tenía buena memoria para «cosas no relacionadas»: «Aber wohl ebenso früh zeigte sich auch ein Mangel meiner geistigen Anlage darin, dass ich ein schwaches Gedächtniss für unzusammenhängende Dinge hatte» (1896: 6). Esa limitación le acompañó toda su vida. Para una pequeña aproximación a la

obra de Helmholtz, puede consultarse Laín Entralgo (2006), Artola y Sánchez Ron (2012).

[110] La mención al filósofo empirista inglés John Locke (1632-1704) es un añadido que aparece a partir de la cuarta edición (Ramón y Cajal, 1916: 41). Con este argumento que se rastrea en el *Ensayo sobre el entendimiento humano* se defiende que la inteligencia no siempre estará aparejada con la gran capacidad memorística: «Si la vivacidad consiste en tener a nuestro alcance las ideas que están en la memoria, en tenerlas de manera clara, y en poder distinguir bien una cosa de otra cuando hay la menor diferencia, también consiste en gran medida en esa exactitud de juicio y en esa claridad de razonamiento que diferencia a algunos hombres para situarlos encima de los otros. De esto se ha inferido, tal vez con bastante razón, que los hombres con mucho ingenio y memoria viva no siempre son los que poseen un juicio más claro, ni una razón más profunda» (Locke, 2020: 147).

[111] Este comentario, desde el campo científico, recuerda la «ignorancia pretenciosa» con la que Leopoldo Alas, Clarín, describía a algunos de sus médicos, como el don Robustiano de *La Regenta*, parapetados en latines inútiles y en la sobreabundancia de información técnica muy vaga (Rodríguez Marín, 2014: 175).

[112] La optimización de los esfuerzos de la voluntad crea espacio en el cerebro, de ahí que Cajal incluya esta sentencia en las ediciones finales.

Capítulo II

[113] Al enumerar estas cualidades, Cajal consignó las siguientes en 1897 y 1899: «Estas cualidades son: la independencia intelectual, el amor a la ciencia, la perseverancia en el trabajo, y la religión del honor y de la gloria» (Ramón y Cajal, 1899: 43). En 1913 se aprecia alguna modificación: «Estas cualidades son: la independencia intelectual, el amor a la ciencia, la perseverancia en el trabajo, y la religión de la patria y el amor a la gloria» (Ramón y Cajal, 1913: 53). Al respecto, véase el estudio introductorio.

[114] Charles Robert Richet (1850-1935), catedrático de Fisiología en la Sorbona, descubrió la anafilaxis mediante un experimento consistente en la reacción que tendrían unos perros con la inyección de toxinas provenientes de anémona y medusa: esta provocó una reacción inmunitaria violenta. Por este hallazgo, Richet ganó el Premio Nobel de Fisiología o Medicina en 1913. Para aproximarse a la labor científica de Richet puede consultarse Laín Entralgo (2006), Artola y Sánchez Ron (2012). Sin embargo, no solo se dedicó a la medicina, sino que, al igual que Cajal, cultivó la literatura al escribir ensayos, fábulas, cuentos, piezas dramáticas y poemas (Seillan, 2015). Parte de su producción la publicó con el pseudónimo Charles Epheyre. Respecto al comentario relativo a don Quijote que Cajal saca a colación, este se encuentra en un artículo, «Le génie et la folie», que fue publicado en la revista de la que Richet fue director, *Revue scientifique* (Richet, 1888: 799-800), y al año siguiente apareció como prefacio a la edición francesa de *El hombre de genio* del médico y criminólogo Cesare Lombroso (1835-1909).

[115] Galeno (129-200 o 213), médico griego, seguidor de Hipócrates. A los treinta y tres años se estableció en Roma y contribuyó, con suma originalidad, al desarrollo de disciplinas como la anatomía, la fisiología o la terapéutica, gracias a la obtención de conocimientos útiles y desconocidos hasta ese momento.

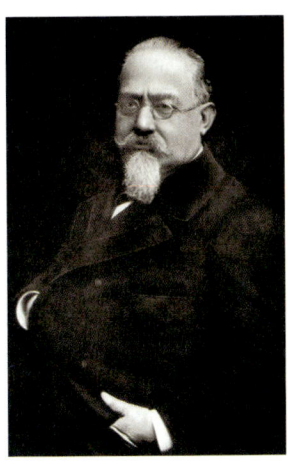

Cesare
Lombroso
(1835-1909)

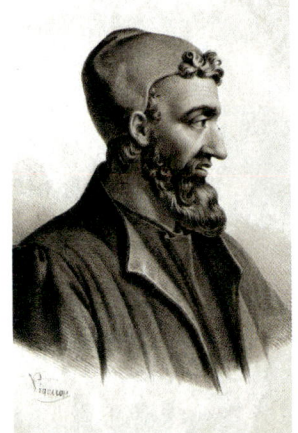

Galeno
(129–200/213)

Además, asentó ciertos principios higiénicos (Laín Entralgo, 2006: 64). Galeno diseccionaba animales, pero no lo hizo con cadáveres humanos (2006: 76). Su idea de una red, de un tejido continuo que conformara el cerebro sería corregida a partir del siglo XVI, pero, como puede apreciarse, esta conceptualización de la neurología persistió, con no pocas e importantes modificaciones, hasta Cajal (2006: 78). Andrés Vesalio (Andries van Wezel, 1514-1564) es el anatomista flamenco que, con una visión renacentista basada en la experiencia clínica, rompe con el galenismo y con los paradigmas imperantes en la medicina del momento (Laín Entralgo, 2006: 252). Vesalio estudió en Lovaina y París y se traslada a Padua, donde ejerce como profesor. Publica en Basilea su obra capital, *De humani corporis fabrica libri septem* (1543), texto que cuenta con grabados que ponen de manifiesto su habilidad didáctica como disector y dibujante, y en la que expone su visión arquitectónica del cuerpo humano como un edificio (2006: 263-265). Coetáneo a Vesalio es el italiano Eustaquio (Bartolomeo Eustachi, 1500-1574), quien también hizo una serie de descubrimientos anatómicos; destacan especialmente aquellos relacionados con el sistema auditivo. Finalmente, el inglés William Harvey (1578-1657) puede considerarse el padre de la embriología epigenética y de la «nueva

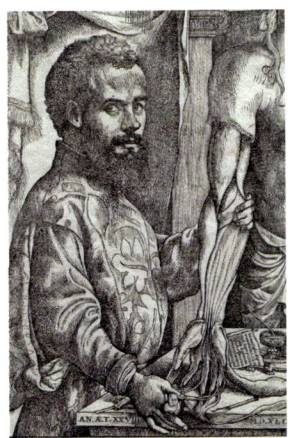

Andrés Vesalio
(1514-1564)

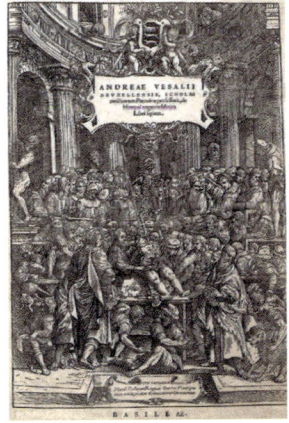

Andrés Vesalio,
De humani corporis fabrica libri septem.
Portada de la edición de Basilea de 1543

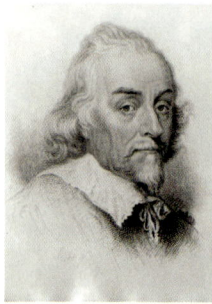
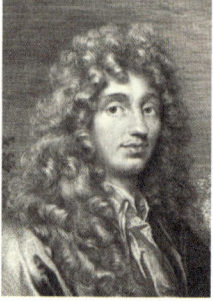

William Harvey (1578-1657) C. Huygens (1629-1695)

fisiología», con hallazgos tan importantes como el de la circulación mayor (Laín Entralgo, 2006: 277).

[116] Christiaan Huygens (1629-1695), científico holandés con contribuciones fundamentales en mecánica y óptica. Perfeccionó el telescopio, con el que descubrió Titán, satélite de Saturno, inventó el reloj de péndulo y propuso que la luz era una onda, frente a la teoría corpuscular de Newton (Artola y Sánchez Ron, 2012).

[117] En la tercera edición, Cajal escribía que tales científicos tuvieron «una individualidad intelectual vigorosa» (Ramón y Cajal, 1913: 54). Ya no se centra en la fuerza de esa individualidad, sino en características más concretas como el inconformismo y el vehemente deseo de alcanzar sus objetivos. Esa individualidad no solo incluye la especial orientación hacia el dominio de las diferentes ramas del saber, sino también los procesos psíquicos que abarcan lo afectivo, lo consciente y lo inconsciente. En definitiva, otro tipo de fases y actos de carácter cognitivo que conforman la personalidad. Cajal, si bien percibe la equivalencia que puede existir entre «intelectual» y «mental» —entendidos ambos términos como «la capacidad de entendimiento del individuo»— se decide por el segundo, con el que puede englobar dentro de la individualidad la dimensión personal del sabio, del genio. Además, téngase en cuenta que entre «intelectual» y «mental» se produce una relación semántica

de meronimia —véase Regueiro Rodríguez, 2018—. Lo intelectual forma parte de lo mental, pero lo mental es más amplio, pues incluye también lo afectivo: en *El desarrollo mental del niño* Jean Piaget establece básicamente seis estadios evolutivos hasta alcanzar la plenitud mental. Y analiza en cada uno de ellos dos vertientes, la intelectual y la afectiva. Este pequeño cambio obrado por Cajal anticipa otros de mayor calado, en los que no solo se podrá apreciar la cualidad cognoscitiva que parte de la razón humana, sino el problema de la mente y el cuerpo.

[118] Respecto a la edición de 1913 se aprecia una reescritura de toda la comparación entre la impresión de una placa fotográfica y la capacidad del intelecto. Cajal altera ciertos sintagmas —«afina el entendimiento» por «afina el juicio», «luz del pensamiento» por «luz de la razón», etc.— o incluye nuevos efectos causados por la polarización cerebral. Aunque la esfera del pensamiento humano va más allá de la razón, Cajal acaba patentizando la importancia de esta como herramienta del análisis y de la reflexión. La modificación más importante que se aprecia es el paso de lo meramente material, anatómico —«el cerebro llega también a percibir un rayo de luz en las negruras del más abstruso problema»— a una de las facetas de lo psíquico, de lo mental —«el intelecto llega a percibir un rayo de

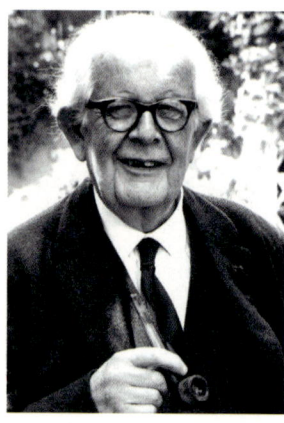

Jean Piaget
(1896-1980)

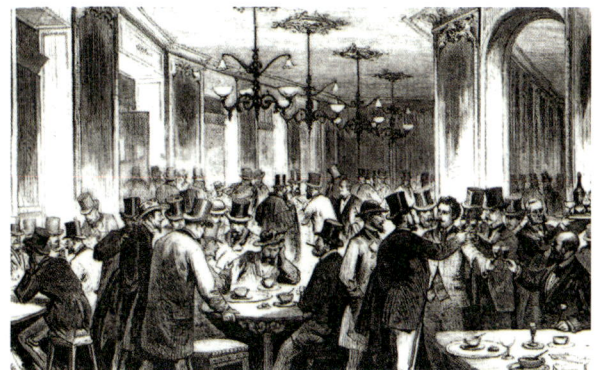

Izquierda:
Interior del Café Suizo. Dibujo publicado en *La Ilustración española y americana* en 1871

Abajo:
Una excursión en la albufera del «Gaster Club», la institución festiva y cultural que Santiago Ramón y Cajal fundó con sus amigos y colaboradores al instalarse en Valencia, como catedrático, a los 32 años

luz en las tinieblas del más abstruso problema»—, que es la que posibilita que el ser humano sea capaz de concebir las cosas racionalmente. Ahora bien, Cajal acaba afirmando que la comparación «no es del todo exacta». Para él la fotografía es mímesis, mientras que la actividad cerebral es creativa. El gran poder de la representación mental no solo facilita que el ser humano fije los fenómenos de su alrededor, sino que lo conecta «estrechamente con las ideas afines». Este es el momento de la creación: parece la aceptación de una experiencia subjetiva por parte de Cajal, lo que concuerda con su visión de que los hechos científicos parten de una descripción subjetiva, tal y como expondrá en el siguiente capítulo.

[119] A partir de la tercera edición (Ramón y Cajal, 1913: 62), se incluyen los siguientes párrafos en los que el autor hace una reivindicación del descanso activo. Un descanso activo, que, pese a la sublimación de la naturaleza que presentará a continuación, también se podía lograr en la ciudad. Como se deduce de la lectura de su autobiografía, Cajal acudía al Café Suizo y departía con gente de la política y del arte. Eran los momentos del contertulio y de la distracción (Martínez Falero, 2006: 66).

[120] Posiblemente Cajal se inspiró en la parábola bíblica del sembrador, repetida en los evangelios de Lucas, Marcos y Mateo. En ella Cristo explica cómo

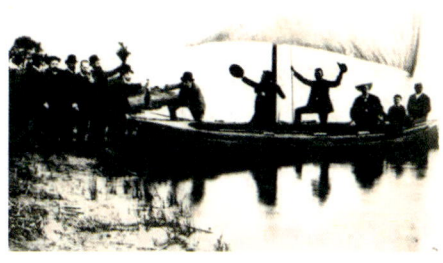

parte de las semillas cayeron junto a un camino y se las comieron los pájaros; otras cayeron en zona de piedras, pero murieron pronto, al carecer de agua; otras semillas intentaron brotar al lado de espinos, pero estos las ahogaron; pero unas pocas cayeron en buena tierra: estas sí dieron fruto. Cajal seculariza la parábola, aunque se mantiene el valor de la alegoría: solo con perseverancia y en las condiciones necesarias la palabra de Dios o la ciencia pueden dar buenos resultados. En las notas siguientes se explica cómo Cajal configura la metáfora.

[121] De la semilla brota la flor de la verdad. Recordemos que Cajal ya hizo uso del símil de la semilla al referirse al terreno fértil pero inculto en que una buena idea podía prosperar azarosamente. En la alegoría, la semilla simboliza el descubrimiento: se establece así el primer tiempo de la metáfora que desarrollará en estas páginas. Aunque la semilla se ahoga por culpa

de la parásita y exuberante vegetación, logra hacerse camino. Cajal identifica a los parásitos con las hipótesis fallidas, erróneas, hijas de las metodologías formales, que son las que dificultan el proceso e impiden que las semillas puedan echar raíz en el terreno, que germinen y den lugar a los descubrimientos. Tras el largo y profundo sueño, llega la verdad. Un sueño dilatado, reparador gracias a la ayuda de la naturaleza.

[122] Ese sueño simboliza el razonamiento: Cajal, al establecer el segundo tiempo de la metáfora, la organiza en las tres fases sugeridas por Claude Bernard en su *Introducción al estudio de la medicina experimental* y comentadas por Laín Entralgo (1956: 28-29): el descubrimiento de una idea mediante el contacto con la realidad, mediante la observación azarosa o ya madurada de un hecho –la semilla–; el razonamiento o gestación lógica de la «idea *a priori*» –el sueño–; y la verdad conquistada tras pasar por el método experimental y tras haber sido contrastada –la flor que brilla–.

[123] Johann Wolfgang von Goethe (1749-1832), literato y científico alemán, figura esencial del movimiento prerromántico *Sturm and Drang* que buscaba romper con el racionalismo ilustrado. Cultivó todo tipo de géneros literarios (novela, poesía, teatro, aforismos, etc.), y en su obra se encuentra no poco contenido autobiográfico. Con veinticinco años publicó la novela epistolar *Las penas del joven Werther*, que le dio fama mundial. Goethe viajó a Italia entre 1786 y 1788 y encontró un estímulo poético al conocer las obras de la Antigüedad y del Renacimiento. Esto daría paso a un periodo, el clasicismo de Weimar, durante el cual Goethe volvió sus ojos a los modelos clásicos y mantuvo una colaboración intelectual con Friedrich Schiller (1759-1805). En 1804 publicó la primera parte de *Fausto*, drama fundacional de la literatura alemana, en la que se tratan temas como los límites del saber o la avidez del ser humano por dotar de sentido a su vida. Goethe, tras una escritura interrumpida a lo largo del tiempo por

diversos sucesos personales e históricos, publicará la segunda parte en 1832. La obra de Goethe dio especial importancia a la unión entre la búsqueda del conocimiento y la intuición, entre el arte, la ciencia y la naturaleza. En cierta manera, esto explica que acuñara el concepto de *Weltliteratur*, con el que habló de cómo la literatura, al igual que la ciencia, producía un enriquecimiento de la humanidad, al dar cabida al conocimiento propio y ajeno, al favorecer una comunión espiritual, basada en la naturaleza, entre todo tipo de creadores. Sobre Goethe, véanse *Historia de la literatura alemana* (1991) de Wolfgang Beuten y los trabajos de Alfonso Reyes publicados en el tomo XXVI de sus *Obras completas* (1993).

[124] Descartes, hacia 1628, marchó a los Países Bajos, donde encontró el ambiente idóneo para su trabajo: estuvo viviendo allí durante veinte años (Ferrater Mora, 1965a: 422). Cajal entremezcla textos y confunde la referencia: fue Chateaubriand en su novela *Atala* (1801) quien escribe que «una multitud es como un desierto de hombres». Ahora bien, Cajal menciona a Descartes porque, como tiempo después mantuvo Hannah Arendt, fue «el artífice de la introspección moderna» (Narváez Álvarez, 2020: 33).

[125] A partir de la tercera edición de 1913, Cajal amplía el alcance de la metáfora de la semilla. Si antes le servía para introducir el motivo de la naturaleza, ahora se sirve de la figura del genio, quien, merced a su capacidad para crear reglas, ha sembrado la semilla y ha oteado por primera vez las posibilidades del hecho singular. Los sabios son los otros agricultores que, una vez conocen esa nueva relación con la realidad, cultivan la semilla y se convierten en «contramaestres de la creación» (Laín Entralgo, 1956: 28). Esperan la floración de las nuevas verdades, ya contrastadas por el método, que darán espléndida cosecha y propiciarán la continuación del ciclo de la vida y del conocimiento; esto coincide con el cuarto punto del método bernardiano: «[...] de esta experiencia

resultan nuevos fenómenos que es preciso observar, y así sucesivamente» (1956: 28). La construcción literaria de la metáfora se configura a partir de un tercer tiempo, después del azaroso de la tierra fértil y del calmo de la naturaleza: Cajal ya no se centra en el medio, sino en los resultados. Al florecer la verdad y posibilitar la cosecha, se pasa a una situación en que de las verdades obtenidas se derivan nuevos hechos observables. Sin ellos, no se podría generar más y mejor conocimiento (Lorenzo Lizalde, 1991: 23).

[126] El químico alemán Gerhard Carl Schmidt (1865-1949), paradójicamente, quizás sea conocido no tanto por el hecho del descubrimiento de la radioactividad del torio en 1898, sino por haberse adelantado un mes a Marie Curie (Dry, 2006:40).

[127] En este caso, la cita procede de *La educación de la voluntad* (1895), la obra más conocida de Jules Payot: «Heureusement, comme le remarque Bossuet, dans un passage déjà cité, peu suffit à chaque jour si chaque jour acquiert ce peu: on fait du chemin même à la plus lente allure quand on ne s'arrête jamais» (1895: 167). Curiosamente, Payot toma la sentencia del predicador y filósofo francés Jacques-Bénigne Bossuet (1627-1704).

[128] Cajal no trata de forma directa la cuestión relativa al estatuto de lo mental, pero el cambio de perspectiva sobre la relación mente-cuerpo explica algunas de las modificaciones de *Reglas y consejos*. Anteriormente, pasó de hablar del cerebro, como elemento capaz de impresionarse al igual que la placa fotográfica, a referirse al intelecto, a las representaciones mentales. En este caso, si en la edición final escribe «asociaciones ideales», años antes se refiere a «asociaciones cerebrales» (Ramón y Cajal, 1913: 65). Cajal se refiere así a aquellas asociaciones que existen en el pensamiento y se quedan en la mente, pero no las coliga con un determinado elemento anatómico. No son los únicos casos, ni tampoco los primeros en producirse: cuando Cajal hable de la necesidad de encontrar la inspiración en la naturaleza y refiera el episodio autobiográfico que marcó su trayectoria personal y profesional —la contemplación de la circulación de la sangre en el mesenterio de la rana—, la gran revelación que tuvo pasará de afectar al cerebro (Ramón y Cajal, 1899: 90) a afectar a la mente (Ramon y Cajal, 1913: 107). Finalmente, a partir de 1916, la revelación descorrerá el velo que cegaba al espíritu (Ramon y Cajal, 1916: 98). El rastreo de estas modificaciones nos

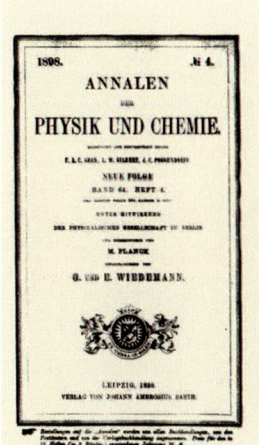
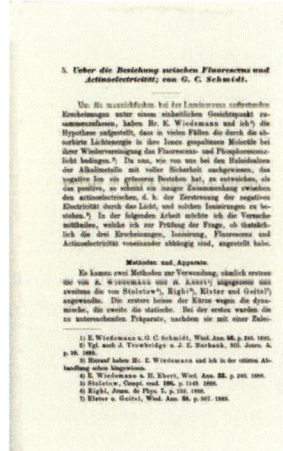
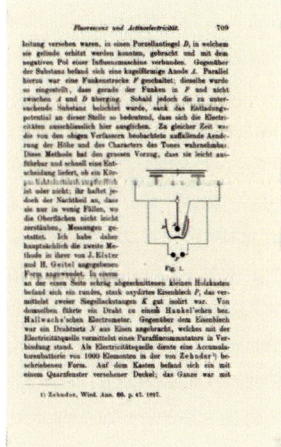

Artículo de G.C. Schmidt sobre la radioactividad del torio en *Annalen der Physik und Chemie* (1898)

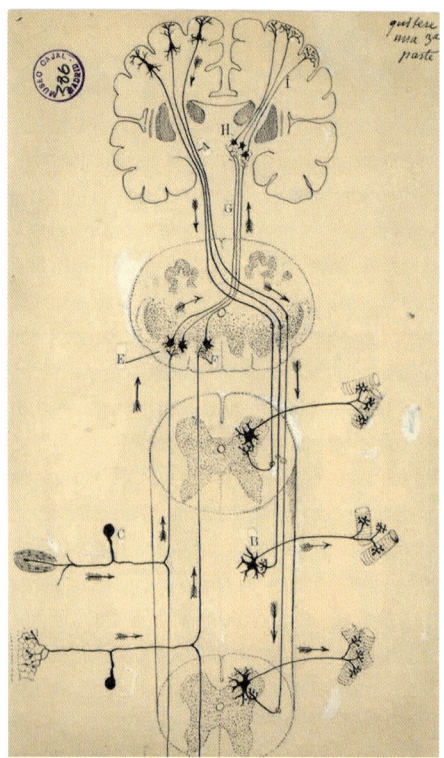

Dibujo esquemático de vías motoras y sensitivas. Original de Santiago Ramón y Cajal, tinta china negra sobre papel, alrededor de 1899

lleva a la raíz misma de las investigaciones cajalianas: la consideración de que la histología podía ser el «[...] prometedor camino a través del cual abordar el problema del mecanismo y esencia del pensamiento» (Hernández Rubio, 2008: 17), es decir, que la histología podría mostrar cuál sería el establecimiento biológico, material, en el que se sustentaría la relación entre el sistema nervioso y los procesos psíquicos (López Muñoz *et alii*, 2007: 112). Sin embargo, a tenor de los cambios introducidos en este texto, parece que Cajal renunció a identificar, de forma absoluta, el yo con una realidad anatómica concreta. Para establecer la evolución cajaliana en cuanto a la relación mente-cuerpo, véanse los trabajos de López Muñoz *et alii* (2007) y el

estudio monográfico sobre el neuronismo y la filosofía de Francisco Javier Hernández Rubio (2008).

[129] Georges-Louis Leclerc, conde de Buffon (1707-1788), francés conocido por la publicación de su ambiciosa *Historia natural*. En un principio, como Lavoisier, estudió leyes, pero prefirió dedicarse a las disciplinas científicas. Antes de los treinta años ya era miembro de la Academia de Ciencias y antes de los treinta y cinco era el encargado del Jardín del Rey. Sin embargo, pese a su homérica enciclopedia biológica, la siguiente generación, la de Humboldt, criticó su obra por basarse en muchos casos en informantes: de hecho, al parecer el propio Buffon alardeaba de que no había necesitado viajar en medio siglo (Ette, 2008: 102 y 117). La referencia de Buffon aparece en una obra biográfica escrita por su sobrino, Henri Nadault de Buffon (1831-1890), *Buffon, sa famille, ses collaborateurs et ses familiers* (1863), quien se refiere a su habla relajada, aún más si el ambiente era familiar, un refugio para apartarse del papel de erudito: «Il disait de ces heures d'entretien familiar: "C'est le moment de mon repos: il m'importe peu dès lors que mes paroles soient soignées ou non"» (Nadault de Buffon, 1863: 35). La anécdota también se puede ras-

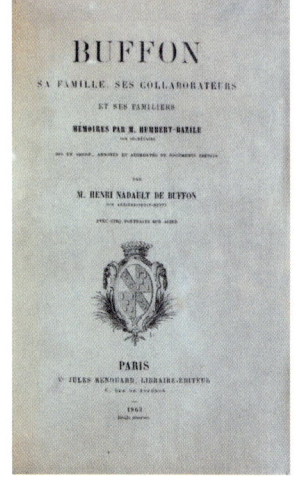

Henri Nadault de Buffon, *Buffon, sa famille, ses collaborateurs et ses familiers*, libro editado por Jules Renouard en 1863

trear en *Vies des savants illustres du XVIII siècle* (1879: 382), libro de Louis Figuier, que se encontraba en la biblioteca de don Santiago.

[130] Isaac Newton (1643-1727), científico inglés, figura clave de la Revolución Científica, aparece mencionado ocho veces a lo largo de *Reglas y consejos*. Newton se formó en Cambridge, y cultivó disciplinas tales como la física, las matemáticas, la alquimia y la teología. En 1669 obtuvo la cátedra *lucasiana* de matemáticas, lo que le obligó, según exigía el estatuto de Cambridge, a escribir para la biblioteca de la universidad las lecciones impartidas en sus clases (Artola y Sánchez Ron, 2012: 239-240). Sus aportaciones sobre el movimiento y la gravitación, expuestos en sus famosos *Principia* (1687), en los que formulaba la ley de gravitación universal —o ley de atracción, como escribe Cajal—, cambiaron el curso de la física y, básicamente, de la historia de la humanidad. Las aportaciones de sus trabajos sobre óptica, con los que desentrañó alguno de los misterios de la naturaleza de la luz, muestran el aspecto más importante de su metodología científica: «la relación dialéctica entre observación e interpretación teórica» (Artola y Sánchez Ron, 2012: 242). En cuanto a la afirmación newtoniana, esta parece surgida no de la pluma del físico inglés, sino de sus biógrafos, seguramente inspirados por lo que él mismo comentó en un manuscrito de 1727 respecto a los años 1665 y 1666, en los que tuvo

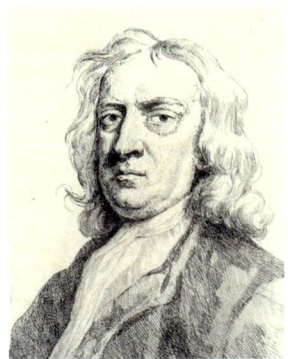

Isaac Newton
(1643-1727)

que regresar al hogar familiar a causa de la epidemia de peste que asoló Inglaterra. En mayo de 1665, comenzó a pensar en «la gravedad extendida a la órbita lunar [...] porque en aquel tiempo me encontraba en la plenitud de mi ingenio, y las matemáticas y la filosofía me ocupaban más de lo que lo harían nunca después» (Newton *apud* Artola y Sánchez Ron, 2012: 238).

[131] Charles Darwin (1809-1882), naturalista inglés, refiere en su autobiografía, que fue editada por su hijo Francis en 1887, cómo el hábito de la atención concentrada le permitió, durante sus cinco años en el *Beagle*, focalizar todos sus esfuerzos en lo que había visto o esperaba ver durante la travesía, lo que desarrolló su «amor a la ciencia»: «The above various special studies were, however, of no importance compared with the habit of energetic industry and of concentrated attention to whatever I was engaged in, which I then acquired. Everything about which I thought or read was made to bear directly on what I had seen or was likely to see; and this habit of mind was continued during the five years of the voyage. I feel sure that it was this training which has enabled me to do whatever I have done in science. Looking backwards, I can now perceive how my love for science gradually preponderated over every other taste» (Darwin, 1929: 37). Sobre Darwin y el darwinismo, véase *Historia mínima del evolucionismo* (2019) de Miguel Ángel Puig-Samper.

[132] La máxima se le atribuye a Buffon porque el juez francés Hérault de Séchelles la incluye en *Voyage à Montbard* (1785), obra en la que narra la visita que le hizo: «[...] Buffon me dit à ce sujet un mot bien frappant, on de ces mots capables de produire un homme tout entier: a "Le génie n'est qu'une plus grande aptitude à la patience". Il suffit en effet d'avoir reçu cette qualité de la nature: avec elle on regarde longtemps les objets, et l'on parvient à les pénétrer. Cela revient au mot de Newton» (Hérault de Séchelles, 1890: 47). Nótese cómo se hacía eco de la figura de Newton. Cabe destacar que para Flaubert la sentencia

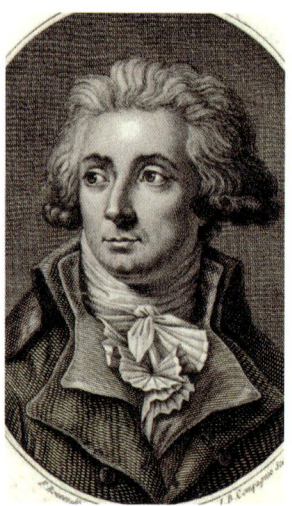

Hérault de
Séchelles
(1759-1794)

era una «blasfemia». Esta se difundió en otros textos sobre Buffon: «La patience et l'esprit de suite sont donc les premiers rudiments du génie» (Nadault de Buffon, 1860: 478).

¹³³ Este comentario de Buffon se rastrea en su correspondencia inédita, editada por su sobrino Henri Nadault de Buffon. Este anota, al respecto de la carta ᴄʟɪᴠ que Buffon envío a Voltaire, lo siguiente: «On demandait un jour à Newton comment il' avait pu faire tant de découvertes, et arriver à une si grande renommée: En cherchant toujours, dit-il. —En passant quarante années de ma vie à mon bureau, répondit Buffon à une question analogue.— En travaillant sans cesse, aurait pu répondre Voltaire à son tour, et en variant mon œuvre suivant les besoins de mon» (Nadault de Buffon, 1860: 478). Apréciese la difusión de la anécdota de Newton. El sobrino de Buffon se refirió a la anécdota de los cuarenta años, con otras formulaciones, en *Buffon, sa famille, ses collaborateurs et ses familiers*, en este caso al hablar de su dieta: «C'était, sur un plateau d'argent, un seul morceau de pain accompagné de deux carafons, l'un d'eau, l'autre de vin: durant quarante années, ce frugal repas fut le même. Depuis neuf heures jusqu'à deux, il travaillait

sans s'interrompre; assis près de lui, j'écrivais sous sa dictée ou je continuais de recopier ses manuscrits» (Nadault de Buffon, 1863: 14). Por otra parte, Louis Figuier también recoge la anécdota (1879: 382).

¹³⁴ Julius Robert Mayer (1814-1878), médico alemán cuya entrada en las lides científicas se debió a un viaje que realizó como médico de una embarcación holandesa en 1840, rumbo a Java. Allí «[...] observó que la sangre venosa es más roja en la zona tropical que en las templadas», ya que llevaría más oxígeno, puesto que el clima tropical, más caluroso, provocaba que el cuerpo necesitara menos «combustible», es decir, menos oxígeno (Laín Entralgo, 2006: 453; Artola y Sánchez Ron, 2012: 448). De esta forma ideó el primer principio de la termodinámica (Laín Entralgo, 2006: 401). Mayer —y quizás Cajal se refiera a ello— escribió entre 1845 y 1851 artículos de gran extensión sobre este tema (Artola y Sánchez Ron, 2012: 449).

¹³⁵ Louis Figuier (1819-1894), científico francés conocido por su labor como vulgarizador científico, en especial con la serie *Les merveilles de la science*, publicación de bajo coste. La crítica de Cajal, quien poseía en su biblioteca toda la serie *Vies des savants illustres*, se conecta con la costumbre que tuvieron divulgadores, como Figuier o Camille Flammarion, de mostrar las conquistas científicas como grandes hazañas frente a las fuerzas oscuras de la naturaleza. Este mismo toque romántico se puede apreciar en gran parte de la producción de Julio Verne (Salabert, 2005: 21; Kodama, 2017).

¹³⁶ En español, «¡yo también soy pintor!». Frase atribuida generalmente al pintor italiano Antonio Allegri, conocido como Correggio (1489-1534). Este la pronunció al contemplar una obra de Rafael, *El éxtasis de santa Cecilia* o la *Madonna Sextina*. Cabe destacar cómo Clarín (1852-1901), coetáneo a Cajal, la adapta en la *Regenta*, según Oleza (1984: 406), para ilustrar una conversación entre Álvaro Mesía y Paquito Vegallana.

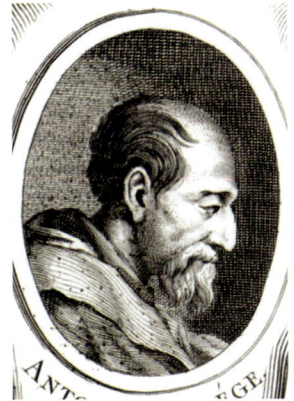

Correggio
(1489-1534)

También se recoge por el escritor modernista uruguayo José Enrique Rodó (1871-1917) en *Motivos de Proteo* (1909) y *El mirador de Próspero* (1913).

[137] El sintagma «culto a la verdad» se relaciona con el desarrollo de la metáfora de la semilla y la flor. Con esta, Cajal subordina la ciencia a la conquista y contemplación del conocimiento. Es decir, abandona una mirada excesivamente cientificista y asume que la ciencia no es más que una herramienta: la más valiosa para el devenir del ser humano, pero nada más —y nada menos— que un instrumento muy útil. De ahí que, en la tercera edición de 1913, el «amor a la ciencia» ya no figure junto con la «pasión por la gloria» (Ramón y Cajal, 1899: 52), sino el «amor a la verdad» (Ramón y Cajal, 1913: 67). El cambio evidencia la necesidad de poner énfasis en el componente universal de la ciencia. Contrasta tal permuta con el valor que el «amor a la ciencia» podía tener en coetáneos a Cajal como Galdós. El «amor a la ciencia» lleva a los médicos galdosianos Miquis, Rubio, Golfín— a una serie de «convicciones ideológicas» caracterizadas por «su admiración, sin reservas, ante las conquistas de la ciencia» (Granjel, 1970: 662). El sintagma aparece en *Doña Perfecta*, al describir a Pepe Rey: «Hombre de elevadas ideas y de inmenso amor a la ciencia, hallaba su más puro goce en la observación y estudio de los prodigios con que el genio del siglo sabe cooperar a la cultura y bienestar físico y perfeccionamiento moral del hombre» (Galdós, 2001: 87). Pepe Rey caracteriza al individuo moderno que, consciente del poder de la ciencia y la tecnología, cree firmemente en tales instrumentos para alcanzar el progreso. Estamos ante personajes con una «postura cientificista» (Granjel, 1970: 662), aunque, en el caso de médicos como Miquis, tienen una «intención filantrópica, humanitaria» (1970: 662). Si el literato se ve atraído por la que considera como necesidad vital del país, revelar el valor moral de la ciencia, el científico se ve impelido a no olvidarse de la función social y a recordar que la ciencia, como cualquier otra disciplina del saber humano, es un camino epistemológico hacia la verdad. De ahí el cambio a «amor a la verdad» y la última transformación: a partir de la cuarta edición Cajal se refiere al «culto a la verdad» (Ramón y Cajal, 1916: 60) porque no estamos ante un sentimiento de afecto y entrega, sin obligación aparente. El «culto» es el honor que se ha de tributar al fin último de la ciencia, la verdad. Buscarla es un deber y una obligación.

[138] En la cuarta edición (Ramón y Cajal, 1916: 61) la singularidad del científico se ve limitada, en consonancia con el alejamiento de posturas cientificistas radicales, puesto que también son inadaptados aquellos que se ocupan de cuestiones religiosas o sociales.

[139] En 1913 Cajal elimina las líneas en las que dudaba de la disimilitud de caminos entre el medio social y la solitaria labor investigadora. Acaba ahondando en una descripción psicológica de envergadura casi hagiográfica.

[140] «Y es razón averiguada que aquello que más cuesta se estima y debe de estimar en más. Alcanzar alguno a ser eminente en letras le cuesta tiempo, vigilias, hambre, desnudez, vagidos de cabeza, indigestiones de estómago y otras cosas a estas adherentes, que en parte ya las tengo referidas; mas llegar uno

por sus términos a ser buen soldado le cuesta todo lo que al estudiante, en tanto mayor grado, que no tiene comparación, porque a cada paso está a pique de perder la vida» (Cervantes, 1904: 305). Véase la primera parte de *El ingenioso hidalgo don Quijote de la Mancha* (1605), capítulos XXXVII y XXXVIII. Cajal tuvo gran afición por la literatura de Miguel de Cervantes (1547-1616) y, en particular, por el *Quijote*, obra a la que dedicó el ensayo de tema literario *Psicología de don Quijote y el quijotismo* (1905), que conforma una triada ensayística cervantina de la Edad de Plata junto con *Vida de don Quijote y Sancho* (1905) de Miguel de Unamuno y *Meditaciones del Quijote* (1914) de José Ortega y Gasset. Don Santiago, no obstante, reconoce en su autobiografía cómo en su juventud no fue de sus lecturas predilectas y rechazaba su filosofía (Ramón y Cajal, 1923b: 68-69).

141 Resulta denotativo este párrafo añadido en 1923, en el que se explicita el retruécano que en las ediciones anteriores exponía muy sucintamente: «Nunca se repetirá bastante el contraste que existe entre la figura moral del sabio y la del héroe» (Ramón y Cajal, 1897: 40; 1899: 54; 1913: 69). Cajal focaliza la cuestión en clave española.

142 En ediciones anteriores, Cajal indicó que la estela de odios se instalaba en la historia (Ramón y Cajal, 1913: 70). Como el propio autor confiesa, escribe la loa que usualmente recibía el conquistador para ofrecérsela al científico. El ornamento retórico y lírico que caracteriza a este fragmento obedece a un propósito de ensalzamiento, más que a una crítica enfervorizada hacia el héroe: de hecho, Cajal tenía muy a gala su pasado como militar durante la primera guerra de Cuba (1868-1878).

143 En la segunda edición de 1899 los afectados por las conquistas científicas eran «los ignorantes, los incompletos, los atávicos, los que medran con el abuso» (Ramón y Cajal, 1899: 55). A partir de la tercera edición, Cajal se muestra más duro y categórico (Ramón y Cajal, 1913: 70). Los únicos que pueden ser considerados como «víctimas» son aquellos individuos que tienen conciencia de los logros de la investigación: de ahí que sean «redimidos de la ignorancia», porque ellos saben que la ciencia está ahí fuera, y, por tanto, han de ser mucho más duramente juzgados. Cajal, al igual que el padre Feijoo, sabe que no son pocas las víctimas de la ignorancia contra las que hay que combatir (Marichal, 1957: 171). Esto exige una mayor contundencia: de ahí el cambio de «abuso» por «mentira» porque el

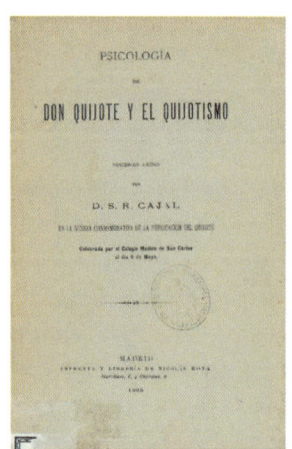

Cajal participó en el tercer centenario del *Quijote* con el ensayo *Psicología de don Quijote y el Quijotismo*

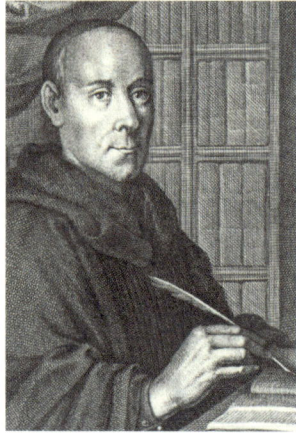

Benito Jerónimo Feijoo (1676-1764)

«amor a la verdad» obliga a combatir a los enemigos del progreso. A partir de la cuarta edición, Cajal añade a la mentira, el error (1916: 63-64). Quizás, como lector del padre Feijoo, pudiera tener en mente frases como esta, perteneciente al tomo cuarto de las *Cartas eruditas y curiosas*: «Combatir errores envejecidos, es lidiar con unos tan raros monstruos, que, en vez de debilitarlos la senectud, les aumenta el vigor» (Feijoo, s.f.). Cajal sabía que los errores pueden hacerse duraderos y dificultar el avance del conocimiento pese a que, al revés que la mentira, no tengan por qué tener maliciosas motivaciones.

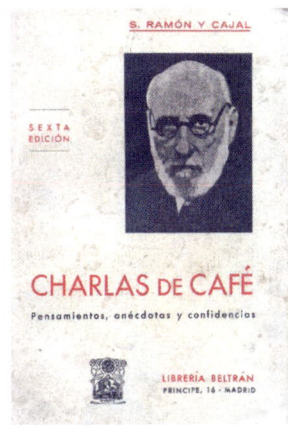

Charlas de café, Madrid, sexta edición de 1947. En vida de Cajal se publicaron las cuatro primeras

[144] En la cuarta edición (Ramón y Cajal, 1916: 64), el autor elimina dos párrafos reiterativos en los que defendía que el científico ha de rodearse de amantes de la gloria que puedan abstraerse en la naturaleza, además de elogiar el papel de la voluntad como motor para elevar a los entendimientos medianos hasta el paraíso de la gloria (Ramón y Cajal, 1913: 70-71). Incluso, llega a escribir que «el hombre vale mucho menos por su entendimiento que por sus pasiones» (1913: 70). Para Cajal, en cada laboratorio debería aparecer a la entrada la siguiente afirmación: «¡Adelante los que sienten ansia de ideal, los que desean subordinar su vida a una idea grande! ¡Atrás los Sancho Panzas científicos, los que buscan la verdad para explotarla, los que desean convertir la purísima doncella de la Ciencia en meretriz envilecida!» (1913: 70-71). Sin duda, el fragmento era significativo, pues volvía a hacer uso, como en *Psicología de don Quijote y el Quijotismo*, de la figura de Sancho Panza como epítome del practicismo y del materialismo.

[145] Podría parecer que Cajal se acerca en este tema a los postulados hegelianos que defendían que el arte ya no tenía cabida en el devenir histórico. Sin embargo, en uno de sus comentarios de *Charlas de café* señala cómo la actividad cerebral entreteje el consuelo del arte, descanso para aquellos interesados en la ciencia: «Aludiendo al trabajo intelectual, exclama Unamuno: "Al modo de la araña, hilemos nuestras entrañas…". En efecto, muy floja y mediocre será la obra cuyo autor no haya empleado para tejerla fibras del corazón y hebras del cerebro. Pero la frase de Unamuno no es solo una bella imagen, sino que traduce quizás un proceso real. Merced al esfuerzo mental supraintensivo todos hilamos algo las expansiones de nuestra corteza cerebral; sin darnos cuenta de ello, estiramos los apéndices neuronales movibles, los cruzamos y entrecruzamos de mil modos y les obligamos a entrar en conexión con células habitantes en territorios cerebrales apartados. Gracias a estos ósculos dinámicos, efímeros o permanentes, unos tejen la ruda estameña del indumento del pobre; mientras otros, más pacientes o mejor dotados, bordan el manto suntuoso de la ciencia y del arte, solaz y deleite de los espíritus refinados» (Ramón y Cajal, 1922: 226).

[146] Platón (427 a.C. – 347 a.C.), Demóstenes (384 a.C. – 322 a.C.), Cicerón (106 a.C. – 43 a.C.), Tito Livio (59 a.C. – 17 d.C.) y Plutarco (ca. 40 – ca. 12), filósofos, oradores, políticos, historiadores y escritores grecolatinos: Cajal siempre sintió predilección por los autores del mundo antiguo. En *El mundo visto a los ochenta años*, en los capítulos xx y xxi dedicados a las lecturas

aconsejables para la senectud (1934: 233-252), sugiere la lectura de los diálogos filosóficos y la *República* de Platón; de Cicerón, del cual le agradaban sus «vacilaciones doctrinales», recomienda las siguientes obras: *Diálogos sobre la vejez*, *Los oficios*, *El Hado* y *La Naturaleza de los Dioses*; a Tito Livio lo valora más que a Julio César, pese a que Cajal considera que tiene una «propensión declamatoria»; de Plutarco recomienda sus *Obras morales*, porque «es peligroso para leído por la noche. Escribe demasiado bien»; curiosamente, Demóstenes se cae de este particular parnaso.

147 Otra nota al pie eliminada en 1916, con la que Cajal puntualizaba esta afirmación, suponía una crítica a la oratoria, culmen absoluto de la malsana lógica escrita y de las actitudes pasivas. Cajal la concebía como un elemento nocivo para la juventud, ya que esta se veía tentada de abandonarse a la palabrería: «[...] el talento oratorio desposeído de luces y erudición superiores» (Ramón y Cajal, 1913: 74) pobla los tribunales de cátedra y era un impedimento para crear una red de bibliotecas y laboratorios porque para los oradores «[...] esto hubiérales obligado a comprometer un tiempo y una actividad que reservaban a más fáciles y lucrativas empresas» (1913: 74).

148 Homero (ca. siglo VIII a.C.), autor griego de la *Odisea* y la *Ilíada*; Virgilio (70 a.C. - 19 a.C.), poeta romano que escribió, entre otras obras, la *Eneida* y las *Geórgicas*; Horacio (65 a.C. - 8 a.C.), autor romano de las *Odas* o la *Epístola a los pisones*; Séneca (4 a.C. – 65 d.C.), filósofo romano del que nos quedan tragedias y cartas, pero del que destacamos sus *Diálogos*; William Shakespeare (1564-1616), dramaturgo y poeta inglés, autor de piezas como *Ricardo III*, *Macbeth*, *El mercader de Venecia* o *Mucho ruido y pocas nueces*; John Milton (1608-1674), poeta inglés, conocido por *El paraíso perdido*, epopeya lírica; Miguel de Cervantes, genial creador del *Quijote*, del *Persiles*, de las *Novelas ejemplares* y de *Ocho comedias y entremeses nuevos*; Ludovico Ariosto (1474-1553), escritor italiano

que escribió el poema épico *Orlando furioso*; Johann Wolfgang von Goethe, que publicó *Fausto* y *Las penas del joven Werther*; Heinrich Heine (1797-1856), poeta romántico autor de la compilación *El libro de los cantares*; Alphonse de Lamartine (1790-1869), lírico romántico francés, que escribió las *Meditaciones poéticas*; Víctor Hugo (1802-1885), escritor francés, creador de novelas como *Nuestra señora de París*, *Los miserables* o piezas teatrales como *Cromwell* o *Hernani*; François-René de Chateaubriand (1768-1848), político y escritor, pionero del romanticismo francés, que destaca por obras como *Atala* o las *Memorias de ultratumba*; finalmente, Jean-Jacques Rousseau, autor de *El contrato social*.

149 En la tercera edición se elimina de la nómina a Marcial para incluir a Ariosto, Séneca y Cervantes (Ramón y Cajal, 1913: 74). Posteriormente Cajal suprime a Espronceda y Zorrilla y añade a Lamartine y a Víctor Hugo (1916: 65). Finalmente, entran en la lista Chateaubriand y Rousseau (1923a: 14). El autor procura, seguramente en previsión de las futuras traducciones de *Reglas y consejos* que aprobó a partir de la edición húngara de 1927 (López Piñero, Rodríguez Quiroga y Terrada Ferrandis, 2000: 230), no entregar un canon marcadamente hispánico, sino otro más internacional con el que aducir unos nombres cuyas obras posean «valores literarios de carácter

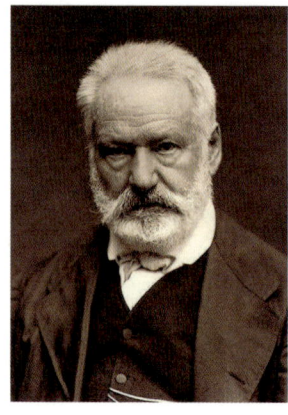

Víctor Hugo
(1802-1885)

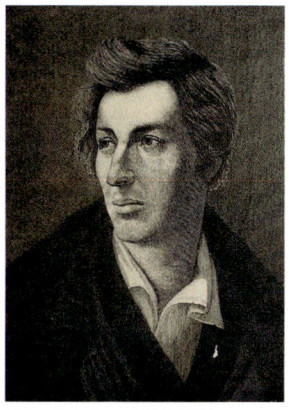
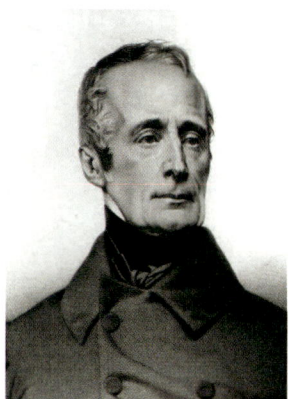
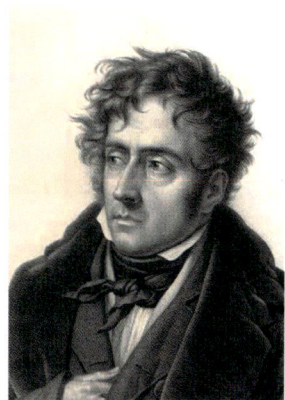

Heinrich Heine (1797-1856) Alphonse de Lamartine (1790-1869) François de Chateaubriand (1768-1848)

universal» (Aradra Sánchez, 2009: 17). También pudo suceder, que, con el paso del tiempo, considerara que, en comparación con el romanticismo francés, el español fuera excesivamente ampuloso y sobrecargado. No obstante, incluso si se acepta que con este cambio Cajal busca aportar unos paradigmas literarios que casen mejor con un principio de universalidad, las modificaciones en la nómina de escritores geniales en *Reglas y consejos* es una muestra que hay que tener en cuenta de la fluctuante opinión que Cajal tuvo del romanticismo.

[150] No es de extrañar que el autor decida incluir este párrafo en 1913 para explicar mejor su posicionamiento al lector. Cajal estuvo abierto a considerar que durante su vida surgieron grandes creaciones artísticas, pese a que, en *El mundo visto a los ochenta años*, denuncia el «sarampión expresionista, cubista, anárquico, cavernario y exótico» (Ramón y Cajal, 1934: 156) causado por la «degeneración de las artes» (1934: 147-162). En el mismo libro, Cajal, en el capítulo dedicado a las lecturas recomendables para el anciano, menciona a Alarcón, Pereda, Galdós, Valera y Menéndez Pelayo. En sus *Recuerdos*, cuando habla de los desaforados homenajes que se convierten en puro espectáculo, considera como «jus-

tos homenajeados» a Echegaray, Galdós, Benavente y Mariano de Cavia (Ramón y Cajal, 1923b: 357). Y también hace constar que entre la «vibrante y fogosa literatura de la regeneración» figuran Joaquín Costa, Macías Picavea, Basilio Paraíso y Santiago Alba, a los que habría que sumar a los autores propiamente noventayochistas: Maeztu, Baroja, Bueno, Valle Inclán y Azorín (1923b: 294). En *La nueva literatura*, un autógrafo depositado en el Legado Cajal del CSIC, se expone que Unamuno, al igual que Ortega, obtiene el aplauso, pero no el éxito económico, quizás por culpa de la envidia, «pasión estrictamente y tradicionalmente española» (Ramón y Cajal *apud* Salvador Salvador, 2023:801; signatura A3.1Caja3.78).

[151] Hasta 1913, Cajal indicaba que la ciencia es extraña «al sentimentalismo del arte como a las invariables reglas de la tradición» (Ramón y Cajal, 1899: 58). El cambio no parece inocente. Si bien el arte y la tradición no deben interferir en el hacer científico, la ciencia debe ser ajena a lo verdaderamente contingente, la moda y el gusto.

[152] En la segunda edición Cajal apuntaba que las conquistas de la ciencia no deberían verse afectadas por elementos tales como los vaivenes del gusto, los odios de escuela, el silencio de la envidia,

y los ridículos histerismos (Ramón y Cajal, 1899: 59). Posteriormente, pasa a escribir «fluctuaciones de la opinión» y suprime la mención a «los odios de escuela» (Ramón y Cajal, 1913: 76). Pese a que parece inclinado a no idealizar en exceso el mundo científico, en este caso prefiere enfatizar los peligros de la moda y el gusto y subsumir el odio de escuela en un mucho más genérico «silencio de la envidia».

[153] William James (1842-1910), hermano del novelista Henry James, médico y filósofo estadounidense, interesado por la psicología y la naturaleza de la religión, fue de las figuras principales de la corriente del «pragmatismo». El propio James se consideró un «empirista radical», aunque su pensamiento abordó la experiencia espiritual (Ferrater Mora, 1965a: 1007-1008): «la visión personal de James oscilaba entre [...] un Dios, sí, pero un Dios finito al que tenemos que ayudar quizá tanto como nos ayuda a nosotros» (Bréhier, 1986: 482). Esta idea es la que Cajal expresa en esta alusión, la cual se puede rastrear en un artículo de 1906, «G. Papini and the Pragmatist Movement in Italy», en el que James habla del ser humano como «ser creativo» y una «especie de Dios». En su libro *Pragmatismo* (1907) indica: «La mayoría de nosotros, por lo tanto, aceptaríamos gustosamente la proposición y añadiríamos nuestro *fiat* al *fiat* del

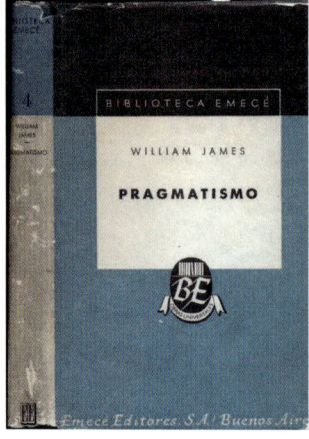

William James, *Pragmatismo*, Buenos Aires, Emecé Editores, 1945

creador» (James, 2000: 226).

[154] En estas tres líneas Cajal condensa una de las partes más polémicas de las primeras ediciones de *Reglas y consejos*, el panegírico de la ciencia, una amplia disertación que comenzaba de la siguiente manera: «No conviene, empero, extremar el panegírico de la ciencia, porque muchos literatos, oradores y artistas que la desdeñan sin entenderla –o la entienden a la manera de M. Brunetière, crítico que en un célebre artículo la declaraba en bancarrota por no haber cumplido lo que jamás prometió, ni está en su naturaleza realizar [...]» (Ramón y Cajal, 1913: 77). Al respecto, véase el estudio introductorio.

[155] Otro ejemplo de la rebaja del tono cientificista e intelectualista del panegírico mediante la supresión de frases como las siguientes: «[...] ridículo es medir el aplauso por el ruido de la claque o por alboroto de indocta muchedumbre» (Ramón y Cajal, 1913: 80); «[...] a la vana poesía del vulgo, basada en una noción errónea del universo, noción tan mezquina como pueril, tú sustituyes otra mucho más grandiosa y sublime, que es la poesía de la verdad [...]» (1913: 81). Ya no se hace gala de una decidida fe positivista y se prefiere verter opiniones, no excesivamente beligerantes, centradas en la propia ciencia: que el público del científico es el del talento y que, además, es universal.

[156] Bernard le Bovier de Fontenelle (1657-1757), gran figura de la Ilustración francesa, seguidor de Descartes, con gran capacidad pedagógica (Ginzo, 1985: 37-ss). *La geometría del infinito* fue publicada en 1727 y causó la admiración de autores como el padre Feijoo. Cajal deforma la cita. Fontenelle hizo un comentario semejante a propósito de *L' Analyse des infiniment petits* (1696), obra del matemático Guillaume François Antoine, marqués de L'Hôpital (1661-1704): «Jusques-là la géométrie des infiniment petits n'était encore qu'une espèce de mystère, et, pour ainsi dire, une science cabalistique renfermée entre cinq ou six personnes» (Fontenelle, 1825: 104-

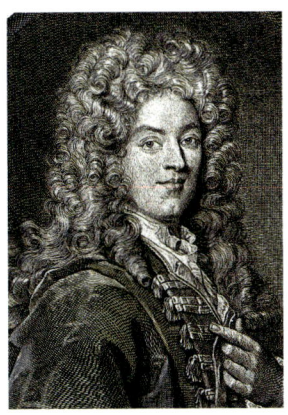

Guillaume François Antoine, marqués de L'Hôpital (1661-1704)

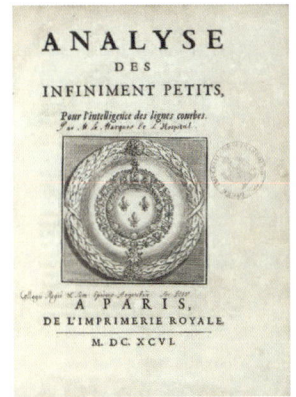

Marqués de L'Hôpital, *Analyse des infiniment petits*, París, l'Imprimerie Royale, 1646

105). Fontenelle reconoce cómo la obra de L'Hôpital popularizó la nueva geometría, instruyendo al público científico: su frase, por lo tanto, no posee la altivez que Cajal le asignaba.

[157] Johannes Kepler (1571-1630), astrónomo alemán, es conocido por formular sus leyes que explican los movimientos planetarios alrededor del Sol. Fue lo que Cajal denominaría un «entendimiento rápido», pues en su juventud ya destacó en el campo de las matemáticas, lo que favoreció que fuera aceptado en la Universidad de Tubinga (Wade, 2015: 184). Allí se familiarizó con la obra de Copérnico, cuya teoría prefirió a la de Ptolomeo y a la que dotó de fundamento inapelable. Kepler estaba convencido de la existencia de una organización de la naturaleza basada en un esquema geométrico que ocultaría un mundo «arquetípico de formas e ideas» (Wade, 2015: 184). Esta visión platónica y pitagórica provocó que se viera seducido por la idea de la armonía de las esferas, es decir, de la existencia de una proporción numérica que regiría el movimiento de los planetas. Tras acceder a los datos astronómicos del danés Tycho Brahe (1546-1601), Kepler tuvo que desechar que las órbitas tuvieran forma de círculo y, finalmente, sus estudios describieron el movimiento planetario como una elipse (Debus, 2016: 145). La última de sus leyes fue publicada en *Harmonices*

mundi (1619), y con ella indicó que «los cuadrados de los tiempos empleados por dos planetas en su revolución alrededor del Sol son proporcionales a los cubos de sus distancias medias respecto del Sol» (2016: 145). La cita que Cajal inserta no procede del final del tratado de Kepler, sino de la introducción a la quinta parte del último libro. Una vez más, Cajal parafrasea o hace una traducción libre.

[158] Louis Pasteur (1822-1895), químico y microbiólogo que refutó la teoría de la generación espontánea (Laín Entralgo, 2006: 414). Demostró que en ausencia de aire no se producía la contaminación de un líquido previamente hervido (2006: 449) e inventó la pasteurización, es decir, la esterilización de los líquidos a través de la exposición a temperaturas elevadas. Sus indagaciones sobre las bacterias, sobre la vida anaeróbica fueron tales que llevaron a cambiar la mentalidad respecto a ciertas patologías, ya que su cuadro clínico podría referirse a un agente causal (2006: 483). Los últimos veinte años de su carrera los dedicó al estudio de enfermedades infecciosas como el carbunco o la rabia (Artola y Sánchez Ron, 2012: 716), y al desarrollo de las vacunas, que no se entienden sin su trabajo. Respecto a la alusión que de él hace Cajal, resulta interesante comprobar que Pasteur fue articulando en una serie de discursos la idea de que la ciencia no tiene patria, pero los científicos sí. Así, el 12 de septiembre de 1876 en el

banquete del Congreso Internacional de Sericicultura de Milán comentó, al ser la primera vez que asistía a una conferencia en el extranjero, que la ciencia no tiene patria y que, como consecuencia de esto, la ciencia es el culmen de la patria: ella no la tiene, es la patria, porque otorga conocimientos a la humanidad entera (Pasteur, 1922a: 309). La segunda ocasión en que se refirió a tal idea, fue el 10 de agosto en el congreso de ciencias médicas de Copenhague de 1884: la ciencia es neutral, no tiene patria, o, en todo caso, «la patrie de la science embrasse l'humanité tout entière». Ahora bien, el científico sí tiene patria particular: «Mais, messieurs, si la science n'a pas de patrie, un homme de science doit avoir la préoccupation de tout ce qui peut faire la gloire de sa patrie. Dans tout grand savant, vous trouverez toujours un grand patriote. La pensée d'ajouter à l'honneur de son pays le soutient dans les longs efforts» (Pasteur, 1922a: 375). Reiterará esta última idea en el discurso por la inauguración del Instituto Pasteur, el 14 de noviembre de 1888: «Si la science n'a pas de patrie, l'homme de science doit en avoir une, et ç'est à elle qu'il doit reporter l'influence que ses travaux peuvent avoir dans le monde» (Pasteur, 1922a: 420). Como puede apreciarse, el patriotismo de Pasteur es muy semejante al de Cajal.

[159] El sentimiento de amor a la patria es el que motiva que el autor explicite su parecer sobre el carácter de las opiniones vertidas sobre España de ciertos sectores de la ciencia extranjera. En las dos primeras ediciones (1897 y 1899) escribe: «Obligación inexcusable de cuantos conservamos todavía sensible la fibra del patriotismo, más de una vez herida por los dardos de la crítica extranjera, es volver por el prestigio de la raza y de la ciencia española» (Ramón y Cajal, 1899: 64). Cuando los dardos ya no vienen de la «crítica», es decir, de un juicio razonado, sino «de la malquerencia extranjera», Cajal decide exponer su escepticismo hacia las intenciones de determinados sectores de los opinadores foráneos. Este hecho no quita que el país necesite de un reconsti-

tuyente: dentro del patriotismo cajaliano es fundamental conocer las impresiones que el foráneo tiene de lo nacional, porque, pese a que origine injusticias «suele servir para enseñarnos algo que a veces no acertamos a ver con claridad» (González Quirós, 2008: 219).

[160] León Tolstói (1828-1910), autor de novelas, cuentos y ensayos. Críticos como Harold Bloom lo incluyen dentro del canon de la literatura universal por obras como *Guerra y paz*, *Anna Karenina* o *Resurrección*. Se le suele adscribir al estilo realista, aunque su escritura avanzó a una estética de corte idealista o espiritual.

[161] A partir de la segunda edición de 1899 Cajal introduce cambios importantes relacionados con el tema del patriotismo. La mención a Tolstói (1899: 64-65) se enmarca en dicha estrategia. Véase el estudio introductorio.

[162] Cabe recordar a otro literato español, también interesado por la ciencia y sus circunstancias, como el padre Feijoo, quien solía utilizar el sintagma «pasión nacional» cuando quería referirse a actitudes perjudiciales y desordenadas (Álvarez de Miranda, 1979: 372).

[163] Cajal se muestra notablemente optimista, puesto que idealiza el comportamiento del investigador: un buen ejemplo es que la envidia que el científico sentirá es la cervantina, la noble, en absoluto otras que podrían aflorar con la argumentación que Tolstói expone en *Patriotismo y gobierno* (1895), ensayo en el que su primera frase es lapidaria contra este principio rector cajaliano: «Lo he dicho repetidas veces: el patriotismo en nuestro tiempo es un sentimiento artificial e irrazonable; manantial funesto de la mayor parte de los males que aquejan a la humanidad; así que no debe alimentársele como lo hacemos al presente, sino por el contrario, ahogarlo y abolirlo por todos los medios de que disponen los hombres prudentes» (Tolstói, 1901: 165). De la cita del escritor ruso solo se puede esperar que aflore aquella envidia de mal encono, desquiciada y afianzada en el irracionalismo: «Se ve claramente que el patriotismo, malo

y nocivo como sentimiento, es una majadería en punto a doctrina, porque es evidente que cada pueblo o cada país se cree superior a todos los demás, el mundo entero sería un funesto y grosero error» (1901: 169). Tolstói también criticaba a los defensores del patriotismo cuando diferenciaban entre uno de signo positivo y otro negativo (1901: 166). Para el escritor ruso las supuestas características positivas del patriotismo no son más que silogismos manipulados: distinguir entre chovinismo o buen patriotismo, entre patriotismo o nacionalismo daba lo mismo. Formaban parte del mismo conjunto (1901: 166-167). Las apreciaciones cajalianas se pueden interpretar como el reverso de las expuestas en *Patriotismo y gobierno*.

[164] Nota de Cajal. Esta nota al pie de contenido histórico encierra una honda confesión íntima: la que Cajal creyó la era de la solidaridad humana, la época de Pericles de la ciencia y la técnica, había desembocado en un fracaso sin paliativos. Paradójicamente, la expansión del odio había comenzado en la escuela. Dicha afirmación presenta unas llamativas concomitancias con otra formulada por Tolstói: «Un escritor, un maestro de escuela y un profesor, mejoran su situación convirtiéndose en apóstoles del patriotismo. En los colegios se excita el patriotismo del niño por medio de relatos en que el pueblo a que él pertenece figura como el pueblo superior y el eterno campeón del derecho en este mundo» (Tolstói, 1901: 177).

[165] El convencimiento de que una hermandad heroica se podía construir gracias a la enseñanza del patriotismo (González Quirós, 2008: 221), edificado a partir de la causa del progreso, puede apreciarse en la segunda parte de la autobiografía cajaliana, *Historia de mi labor científica*, cuando el histólogo español visita la Universidad de Clark y narra cómo el último día de su visita ingleses y estadounidenses cantaron conjuntamente *The Star Spangled Banner* y *God Save The Queen*: «¡Profundamente conmovido, mi corazón latía con violencia, un escalofrío sacudió mi piel y mis lágrimas estuvieron a punto de correr!... El espectáculo era tan emocionante como instructivo. Aquellos mismos hombres que momentos antes charlaban y reían con esa plácida alegría, inequívoco signo de fortaleza y optimismo, acordáronse todos, antes de separarse, de que eran hijos de una misma madre, la noble Albión, y de que debían, por tanto, sentirse hermanos en espíritu y corazón... ¿Quién conoce el himno patriótico de la raza hispana? Entonces comprendí muchas cosas» (Ramón y Cajal, 1923b: 314). La pasión patriótica habría logrado descender, de forma efectiva, hasta los últimos resquicios de la sociedad, creando una solidaridad intercontinental.

[166] Pierre-Félix Thomas (1853-1920), profesor de filosofía en el Instituto de Versalles. Escribió numerosos estudios sobre educación y pedagogía, algunos de ellos relacionados con el poder de la sugestión, aspecto que tuvo que llamar la atención de Cajal. Destacó por su rechazo al intelectualismo y sus críticas al sistema educativo. En este caso, la cita procede directamente del original de 1899 (Thomas, 1899: 179-180), aunque tal vez sea una traducción del propio Cajal. Resulta interesante apreciar que Thomas toma a Tolstói como «contrincante» por los comentarios que hace en *Patriotismo o gobierno* (1899: 177-179). Ahora bien, Thomas se manifiesta en unos términos más contundentes en comparación con Cajal: «Telle est la thèse que Tolstói et beaucoup d'autres, dont les intentions ne sont pas toujours aussi généreuses et aussi pures, défendent autour de nous» (1899: 179).

[167] La inclusión de la cita de *La educación de los sentimientos* de Pierre-Félix Thomas salvaguarda el amor a la patria. Cajal equipara las ideas de familia y patria, proveedoras de armonía social, dándole sentido al progreso y la dignidad. De esta forma se mantiene un «ideal patriótico» puesto que la diferenciación entre unos y otros países es la que propicia la sana competitividad científica y fomenta la vida de acción, obligatoria para el desarrollo de la lógica viva.

El patriotismo, por tanto, será intrínsecamente positivo para Cajal merced a la investigación científica (Sánchez Ron, 2006: 13). Empero, en el tema de la patria Cajal es crítico y alaba «lo extraño cuando sea admirable», así como critica lo propio cuando sea censurable (González Quirós, 2008: 218). Además, ha de tenerse en cuenta que, para Cajal, las buenas intenciones no son intrínsecas de una cultura en concreto: en su concepción del mundo el mal es un fenómeno inevitable que puede acabar funcionando como acicate para la superación de la especie humana; prueba de ello son sus comentarios sobre el *Quijote*, en los que asume que es inevitable que el bien y el mal coexistan: «¡Oh, qué gran despertador de almas e instigador de energías es el dolor!» (Ramón y Cajal, 1950: 1297). La misma opinión expresa en *Charlas de café*: «Muchas veces he pensado si el mal no está puesto en el universo como un tema de trabajo y un incentivo a nuestra curiosidad» (Ramón y Cajal, 1922: 269). Esto explica que Cajal solo vea como positivo al patriotismo: cuando es negativo, es otra cosa.

[168] Otro ejemplo del desencanto cajaliano hacia la forma de actuar de los países europeos, próximos al primer gran conflicto mundial, lo que se plasma en la adición del adjetivo «improbable» a partir de la tercera edición (Ramón y Cajal, 1913: 85).

[169] La idea de la unificación de Europa también se rastrea en otros nombres ilustres: Víctor Hugo, durante la primavera de los pueblos, clamó por un destino común europeo basado en el poder del voto. Kant, con su paz perpetua, pensaba que el derecho de gentes se sustentaría mediante la *fædus pacificus*. Cajal, al revés que Tolstói, no cree que el patriotismo consista en mantener las peculiaridades de cada pueblo, bien escenificada en la gradación aumentativa «campanario, región, raza», sino que este derivaría de unas circunstancias espaciotemporales: las individuales o intrahistóricas y las colectivas o históricas.

[170] Pierre Bayle (1647-1706) es un ejemplo de intelectual dubitativo, lo que seguramente propició el interés de Cajal: educado como protestante, hizo un viaje de ida y vuelta, pasando entre medias por el catolicismo. Gran crítico de las disputas teológicas consideraba que para poder conocer había que someter a examen crítico la materia tratada, sin prejuicios (Ferrater Mora, 1965a: 188). Con la cita, extraída de los *Pensamientos diversos* (1682), en concreto del ejemplo CXXXVIII (Bayle, 1749: 272), Cajal asume la irracionalidad del patriotismo, en consonancia con la utilización del sintagma «pasión patriótica». El mayor resultado de ello ha sido el «amor a la patria», que Cajal califica como hecho ilustre. Esta es la dialéctica de la ciencia en España que, a lo largo de la historia, ha acercado o ha alejado al país del progreso (Sánchez Ron, 2006: 15). De nuevo, se imbrican los efectos del patriotismo con la causa de la ciencia: aquellos solo pueden ser interpretados como un «tónico moral» pragmático, lo que, además podría interrelacionase con la anterior mención a William James.

[171] En la cuarta edición del texto, Cajal subdivide el apartado que versa sobre el patriotismo en dos; de ahí que surja este (1916: 74).

[172] Cajal incluye en las últimas tres ediciones las citas de Rudolph Eucken (1846-1926), escritor y filósofo alemán, como argumentos de autoridad que refuerzan su tesis de la lógica viva. Quizás viera en el nobel de literatura de 1908 un reflejo de sí mismo. Además de rasgos tales como el autodidactismo, el optimismo y la contradicción, el filósofo alemán había desarrollado un gran gusto por los clásicos grecolatinos (Valentí Camp, 1922: 208). Es probable que Cajal pudiera haber conocido, como lector de libros de filosofía, *Las grandes corrientes del pensamiento contemporáneo* (1912), obra de Eucken traducida por el hijo de su admirado y respetado Nicolás Salmerón. El autor alemán no es exactamente un literato, sino que intenta aplicar la filosofía a los asuntos cotidianos que atañen al hombre moderno (Zaragüeta, 1957:

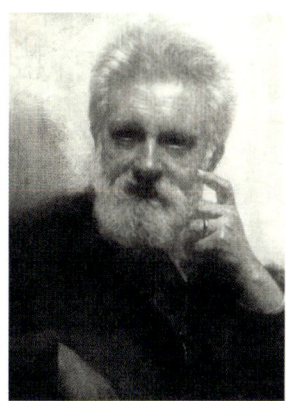

Rudolf Eucken
(1846-1926)

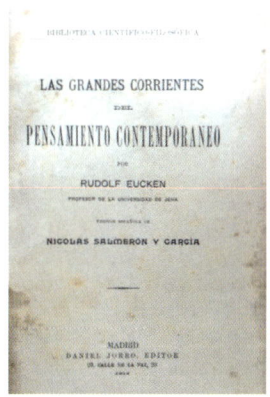

Eucken, *Las grandes
corrientes del
pensamiento
contemporáneo*,
Madrid, Daniel Jarro
Editor, 1912

X). Pese a su marcado idealismo de estirpe platónica, se trata de un pensador que no es meramente especulativo. Para Eucken «la realidad del proceso existencial hace trascender al hombre de la Naturaleza» (Valentí Camp, 1922: 210). Sin embargo, no es un autor dogmático, pues intenta «armonizar las conquistas obtenidas por el experimentalismo con los ensueños líricos de la mente, acuciada por el ansia de lo inefable» (1922: 206). Esto le lleva a una contradicción consciente, ya que llega a contraargumentar sobre sus propios supuestos, como cuando muestra su escepticismo sobre la inmortalidad del alma que, en última instancia, presenta una dependencia del cuerpo (Zaragüeta, 1957: 19). Al mezclar materialismo y espiritualismo, se podría considerar como un epígono alemán del krausopositivismo. El deseo de llegar a la verdad propicia que Eucken se caracterice por ser un autor objetivo, capaz de reconocer, pese a su existencialismo (Jiménez Martínez, 2011: 229) de tono religioso, la «[...] limitación para comprender la infinidad de lo divino» (Valentí Camp, 1922: 211).

[173] Respecto a la tercera edición de 1913, se incluye esta mención (Ramón y Cajal, 1916: 75), con la que se explicita su aversión a las leyes y formas lógicas: Cajal, al igual que Eucken, se caracterizó por ser un optimista nato, un autodidacta que defendía la necesidad del hacer, de la obtención del conocimiento mediante la experiencia. El interés por la psicología, por el pensamiento vivo, hizo que de Eucken saliera el concepto de la pedagogía de la personalidad (De la Vega, 2013: 99).

[174] Quizás Cajal se esté haciendo eco de esta sentencia de Goethe: «Es ist nichts schrecklicher als eine tätige Unwissenheit» (1963: 399). Es decir, «No hay nada peor que la ignorancia activa», que la ignorancia consciente, y, por tanto, voluntaria, cómoda de seguir en la oscuridad.

[175] Apréciese el leísmo cajaliano.

[176] Cajal asume cierto realismo, y, aunque el científico sea visto como un epítome de la civilización, entiende que su incidencia es limitada. A continuación, elimina dos párrafos presentes en la tercera edición (Ramón y Cajal, 1913: 86-87) con los que describía esa aura de superioridad del científico, casi erigido en casta superior a la que, según los azares de la existencia, se podían añadir tanto las clases pudientes como las proletarias.

[177] La historia nos ha llegado a través de Vitrubio: al parecer el rey Hierón II, tirano de Siracusa, quería saber la pureza en oro de una dádiva recibida, una corona. Esto dio lugar a que Arquímedes (ca. 287-212) formulara el principio que lleva su nombre: «"Si se sumerge en un fluido un sólido más pesado, se hundirá hasta el fondo y su peso disminuirá en

una cantidad igual al peso del agua desplazada", que se encuentra en su tratado *De los cuerpos flotantes*» (Artola y Sánchez Ron, 2012: 94).

[178] Jean Picard (1620-1682), astrónomo y sacerdote francés que debe su fama científica a la medición de un arco de meridiano terrestre. Picard publicó su trabajo en 1671, y este llegaría a Newton como miembro de la *Royal Society*. Con el dato sobre el radio de la circunferencia de la Tierra suministrado por Picard, Newton pudo confirmar sus cálculos de 1666, con los que demostraba que la fuerza centrípeta que mantenía a la Luna en su órbita era la misma que la gravedad terrestre. Sin embargo, la escena en la que Newton está tan emocionado con los datos de Picard que saca sus viejos papeles y acaba necesitando de la ayuda de un amigo, tiene más de *ficcionalización* que de realidad: según Rouse Ball fue repetida por autores como J. Robinson en 1808 o el biógrafo Biot en 1822, y así saltó a publicaciones más populares (1893: 22). No es de extrañar que Cajal se haga eco de la misma.

[179] Rodrigo de Triana (s.f. – 1526) marinero sevillano que acompañó a Colón en la *Pinta*. Fue el primero en avistar la isla que los nativos taínos llamaban Guanahani y que Colón rebautizó como San Salvador, lo que aplacó a una tripulación que ya había amenazado con amotinarse. Colón, en su *Diario*, escribe que él fue el primero en ver lumbre en el horizonte, por lo

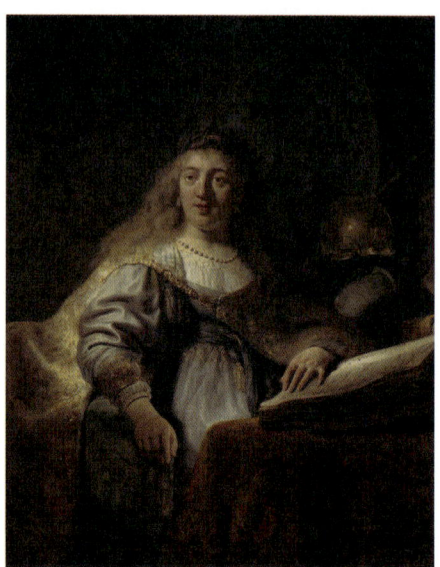

Rembrandt, *Minerva en su estudio* (1635). Para Cajal, esta diosa puede simbolizar la magnificencia obtenida por el conocimiento

que Triana se quedó sin el premio de 10000 maravedíes ofrecido por los Reyes Católicos.

[180] **Nota de Cajal**. Nota añadida en 1913 con la que se pone de manifiesto cómo la búsqueda de la verdad viene motivada por un fenómeno real. La realidad del mundo se impone: en una época en la que domina el pragmatismo (García Barreno y Fernández Santarén, 2004: 39) y en la que se aprecia más lo práctico que lo teórico, lo inmediato a lo dilatado, el egoísmo del investigador no se orienta al placer de la belleza útil, sino a obtener beneficios de orden material. Cajal, preguntándose sobre la naturaleza del fenómeno, recurre a la imagen de Minerva. También hizo uso de la diosa de la guerra y la sabiduría en otros textos literarios como *A secreto agravio, secreta venganza* o *El mundo visto a los ochenta años*. Destaca especialmente su utilización como guía patriótica que simboliza el afán de mejora basada en el uso de la inteligencia.

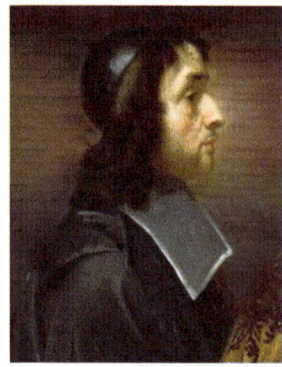

Jean Picard
(1620-1682)

[181] Cajal añade en las tres últimas ediciones el símil de la semilla, ya florecida tras haber germinado, con el que, finalmente, dará lugar al cuarto tiempo de la metáfora. En este caso, importa la flor, que se abre ante la acción de la naturaleza y que invita a la inteligencia a disfrutar de la contemplación del mundo. El goce que produce la flor, el agrado que da alcanzar la verdad científica es la belleza útil de la que Cajal hablaba en *Charlas de café*. No obstante, ¿en qué consiste este cuarto tiempo de la metáfora? Cajal no escribe un texto científico, pero está abordando, de forma figurada, nociones metacientíficas: la analogía que ha creado tiene por objeto que el lector pueda «[...] entender un dominio de la experiencia en términos de otro» (Ciapuscio, 2011: 90). No conceptualiza relaciones, porque no está explicando un fenómeno en concreto, sino que pone de manifiesto el proceso que, precisamente, permite la conceptualización: «Las metáforas pueden emplearse también para el "hacer retórica" sobre la investigación; en este caso, el especialista recurre a metáforas a causa de sus potencialidades para la explicación clarificadora» (2011: 91). Cajal, en primer lugar, simbolizó el medio en el que se puede hacer un descubrimiento; después, la segunda y tercera fase de la metáfora representaban todo el proceso de hallazgo, hasta desembocar en las nuevas verdades; finalmente, el cuarto tiempo de la metáfora es una invitación directa al lector para que se una al autor en el goce y disfrute de la naturaleza a través del intelecto. Al final de la alegoría, por tanto, nos entregamos a las sensaciones de lo sublime. Al final del método experimental pasamos a venerar lo real, entramos en un estado de «prosternación interrogante» (Laín Entralgo, 1952: 276), en el que lo sublime nos transporta a un éxtasis inclasificable ante la inmensidad del todo. De esta manera, lo sublime se antepondría a la utilidad, «a los estímulos de la variedad y el interés»: «Perhaps more important than the utility of science is the sublimity; the contemplation of natural processes in the world is like the work of a priest or a mystic» (Pratt, 2001: 115).

[182] Henri Poincaré (1854-1912), matemático, físico, ingeniero y filósofo francés, es considerado como uno de los últimos científicos universalistas y humanistas (González Fernández, 2015: 35). Sus explicaciones geométricas se ficcionalizaron en obras como *Planilandia* (1884) de Edwin A. Abbot. Poincaré fue un personaje clave, junto con los también mencionados a lo largo de *Reglas y consejos*, Ernst March y Heinrich Hertz, en la quiebra de la mecánica newtoniana (Laín Entralgo, 2006: 400) y junto con el no mencionado a lo largo del texto Albert Einstein. La inclusión de Poincaré demuestra el in-

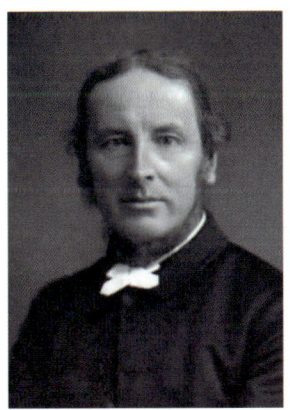

Edwin A. Abbot
(1838–1926)

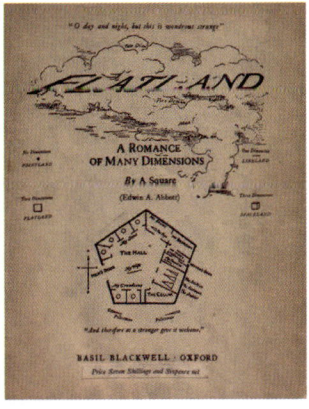

Edwin A. Abbot, *Flatland. A romance of many dimensions*, Oxford, Basil Blackwell, 1884

terés de Cajal en mantenerse actualizado: *Ciencia y método* tuvo sus primeras ediciones en español en 1909 y en 1910 (Roger Ciurana, 1985: 100).

[183] En la cita insertada, que corresponde al primer capítulo, «La elección de los hechos», de *Ciencia y método* (1946: 21), el matemático francés señala que es la belleza intelectual, lo sublime, la que por sí misma lleva al científico a trabajar infatigablemente, pero también lo posibilita la conciencia que tiene este de sí mismo como traductor de la naturaleza (González Fernández, 2015: 29). Por tanto, no resulta extraño, a la luz de la concepción de la verdad, que el capítulo se cierre con Poincaré. El desgaste de la concepción de una verdad no parcializada, que, en la disciplina de las matemáticas aumentó todavía más con el desarrollo de las geometrías no euclidianas —campo en el que trabajó Poincaré, como en muchos otros, al igual que en cuestiones relacionadas con la teoría de la relatividad (2015: 40)—, es la razón de que el matemático francés tuviera en cuenta la imagen del «libro de la naturaleza» que solía aparecer en sus textos: «[...] un diccionario que se escribe a medida que el científico lo consulta para realizar su traducción» (2015: 42), es decir, un diccionario cuyo repertorio léxico puede abarcar un número infinito de palabras.

Capítulo III

[184] Cajal siempre defendió la importancia de conocer los resortes de las disciplinas cercanas a la suya. Esta es una postura que se puede rastrear en Claude Bernard, quien ya señaló la necesidad de que la biología se apoyase en otras ciencias (Roger Ciurana, 1985: 109). También en la escuela científica alemana, bien conocida por Cajal, que fue puntera en el entrecruzamiento de saberes y técnicas.

[185] Pierre-Simon de Laplace (1749-1827), matemático francés que introdujo el concepto de posibilidad inversa. Seguidor de Newton, sus contribuciones a la astronomía ayudaron a configurar la mecánica celeste (Artola y Sánchez Ron, 2012: 294, 370). En cuanto a su pensamiento científico, fue un defensor del determinismo causal, tal y como se expone en *Essai philosophique sur les probabilités* (1814). No he encontrado la procedencia exacta de la afirmación que le atribuye Cajal.

[186] Alexander Bain (1818-1903) fue un filósofo y psicólogo escocés que defendía la naturaleza fisiológica de los procesos psíquicos (Ferrater Mora, 1965a: 178), y formó parte de la vertiente anglosajona del positivismo, la escuela filosófica creada por Auguste Comte (1798-1857). El propósito inicial de este era lograr una reforma de la sociedad (1965a: 301), aunque para ello era fundamental el desarrollo de su capacidad intelectual, es decir, el desarrollo de la ciencia. Comte considera que hay que dejar atrás ciertos delirios metafísicos que han desembocado en el desorden generado por la Revolución Francesa. De esta manera, la historia humana tendría tres fases —teológica, metafísica y positiva—. La fase positiva se basaría en la fundamentación de las ciencias, que buscarían averiguar y comprobar cuáles son las leyes de los fenómenos —físicos y espirituales— a través de la experiencia. Esto explica el interés de

Comte en establecer una jerarquía de las ciencias y alcanzar la fase positiva que daría lugar a una sociología capaz de determinar la estructura social, incluso la religiosa. Según indica Ferrater Mora: «Comte erige una jerarquía de las ciencias de acuerdo con el grado de su "positividad" y las ordena en una serie que va de la Matemática a la Sociología, pasando por la Astronomía, Física, Química y Biología» (1965: 274). En cuanto a la acción misma de jerarquizar las ciencias, en tiempos modernos, cabría señalar cómo ya Bacon lo hizo. Podrían sumarse los nombres de Ampère, Balmes, Spencer o Wundt, por mencionar a otros autores citados por Cajal en *Reglas y consejos*.

[187] A partir de la tercera edición figura una definición de «descubrir» (Ramón y Cajal, 1913: 92). Con ella Cajal emparenta la posibilidad de «nombrar» legítimamente las realidades observadas con la precisión denominativa, lo que establecería una relación necesaria, desde una perspectiva científica, entre las palabras y las cosas, y, consiguientemente, entre significante y significado; esto, *per se*, implicaría una catalogación de los fenómenos. El descubrimiento no adquiere rango inmediato, sino que lo alcanzará a medida que dé resultados, es decir, a medida que el conocimiento obtenido pueda verificarse y, por tanto, el hecho entre en una ley. La figura del filósofo y físico Ernst Mach (1838-1916) sobrevuela esta pequeña reflexión. Los intereses de Mach se focalizaron en el estudio de la naturaleza: no solo se centró en lo analítico, sino también en la historia de los conceptos, lo que le permitió entender la evolución de estos (Ferrater Mora, 1965b: 108). Su concepción de la ciencia era de corte descriptivo, no explicativo (diferenciación que se percibe en Cajal a través de algunas partes de *Reglas y consejos*). Mach no distinguía entre realidades psíquicas y materiales: conformaban una misma realidad que sería fenoménica. Esto dio pie a que, desde una perspectiva filosófica, formulase una teoría del conocimiento contraria a la metafísica y con la

que intentaba crear una crítica efectiva de la epistemología científica (Ferrater Mora, 1965b: 108; Roger Ciurana, 1985: 6). En ella, la descripción científica consta de lo que Cajal denomina aquí «relaciones de analogía», es decir, de las relaciones entre componentes (Jalón, 2010: 256). Precisamente, la cita que Cajal toma de Mach —«una palabra bien elegida puede economizar cantidad enorme de pensamiento»— sitúa como marco de referencia la «ley de economía del pensamiento» mediante la cual se busca la representación de los hechos a partir de conceptos o fórmulas sencillos (Ferrater Mora, 1965b: 109): en el caso de Mach, físico, la importancia de decir con exactitud, de consignar a través del correcto molde expresivo, era imperativa para las demostraciones matemáticas.

[188] El sintagma «marco ideológico» se añade en la última edición (1923a: 80). Cajal quiere precisar que el descubrimiento consiste en incluir el hecho dentro de unos límites en los que se encuadran unas ideas determinadas. Es decir, no es lo mismo una ley matemática que una ley biológica, puesto que sus límites y su formulación difieren. Como señala Laín Entralgo, a propósito del método experimental de Claude Bernard, las leyes biológicas «[...] no pueden ser otra cosa que "coincidencias genéricas" en el término de una observación o "regularidades causales", más o menos precisamente delimitadas, en el modo de producirse la respuesta» (1952: 55). Este sería el marco ideológico más amplio en el que el hecho se inscribe, un hecho inédito en cada caso porque en las ciencias naturales «el ser vivo "improvisa", según sus posibilidades genéricas, específicas, individuales y momentáneas» (1952: 55). Ahora bien, si el marco ideológico presupone unos límites dominados por unas ideas en los que debe penetrar el «hecho bruto», tal y como lo denominaría Poincaré, y si para ser efectivamente un descubrimiento ha de ser nombrado, surgen dos cuestiones al tratar de la definición cajaliana y sus conexiones

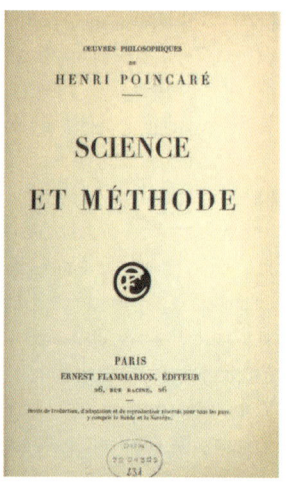

Henri Poincaré, *Science et méthode*, París, Ernest Flammarion, 1920

con la visión de Mach y de Poincaré. La primera es el mismo momento del descubrimiento. ¿El descubrimiento cobra cuerpo cuando se le da nombre? La segunda es si en la definición de descubrimiento propuesta por Cajal sería compatible una ruptura del marco ideológico, es decir, la ruptura que sobreviene tras una crisis del paradigma científico, como ocurrió con el paso de la teoría reticular a la neuronal. La clave de todo está en esa locución adverbial «a menudo», presente ya en 1913, que nos indica que hacer patente lo desconocido estriba con frecuencia, que no siempre, en hacer entrar el hecho en una ley. En las demás ocasiones el descubrimiento cajaliano no aceptará «[...] más autoridad que la de los hechos bien confirmados. Y en ese sentido, veremos claramente que el método experimental es el método del librepensador» (Roger Ciurana, 1985: 121).

[189] De hecho, Poincaré toma esta misma idea para indicar cómo en las matemáticas, cuando se elige bien el lenguaje, «[...] todas las demostraciones hechas para un objeto conocido se aplican inmediatamente a muchos objetos nuevos» (1946: 30). Cajal expresa la misma idea que Poincaré cuando señala que «cada fenómeno recibirá el nombre que le corresponda, establecidas al fin sus profundas re-

laciones con las verdades generales» (Ramón y Cajal, 1923a: 81). Como se aprecia, la ley de economía del pensamiento fue útil para los investigadores y aplicable a todos los campos del saber (Ferrater Mora, 1965b: 109). Como «[...] las leyes, conceptos y teorías de la ciencia han de percibirse como vehículos simplificadores del estudio de la naturaleza» (Jalón, 2010: 256) y, también, como herramientas simplificadas, quedarían «como la rama en la semilla», bien condensadas, economizadas, para que el descubrimiento por fin obtenga pertinencia al ser nombrado. En este punto adquiere especial relevancia una idea: la del descubrimiento como algo que tiene su efecto una vez ha pasado por el filtro del arte discursivo, de la designación lingüística. Así lo expresa Poincaré en *Ciencia y método*: «El hecho bruto se halla algunas veces desprovisto de interés, se le ha podido señalar muchas veces sin haber prestado gran servicio a la ciencia; no adquiere valor hasta el día en que un pensador perspicaz se da cuenta de la relación, relación que pone inmediatamente en evidencia y que simboliza mediante una palabra» (1946: 30).

[190] En su formulación cajaliana la cita parece extraída de *Ciencia y método* de Poincaré (1946: 30). La tesis de la economía del pensamiento fue expuesta por Mach en diversos trabajos como *Historia y raíz del principio de la conservación del trabajo* (1872), *La naturaleza económica de la investigación física* (1882) o *Desarrollo histórico-crítico de la mecánica* (1883).

[191] Al concluir el párrafo, Cajal cambia la imagen: ya no habla de la rama en la semilla (1913: 93), sino del árbol en su germen. Quizás decidiera no mezclar la metáfora de la semilla y la flor con esta nueva alegoría, de ahí el cambio de elementos para mantener la misma idea: las relaciones entre fenómenos condensan en su formulación la gran generalidad y variedad de los que se producen en la naturaleza. Son su expresión mínima, frente a su expresión total, la que se da en la realidad.

[192] Otro ejemplo más con el que se aprecia

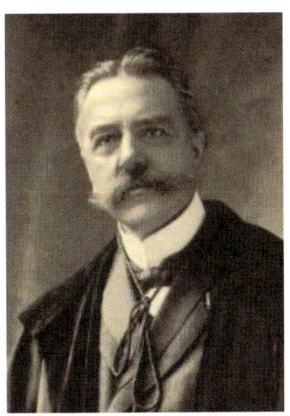

Arthur van Gehuchten (1861-1919)

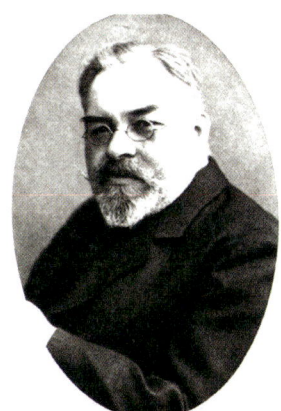

Franz Alexander Nissl (1860-1937)

cómo Cajal decidió ir suavizando sus críticas al mundo de las humanidades. En la segunda edición (1899: 70) aparece este reconocimiento a los estudios filosóficos. Don Santiago, por tanto, se sale del dogmatismo del cientificismo positivista más radical (Lorenzo Lizalde, 1991: 69).

[193] Nuevo cambio relacionado con la desconfianza manifiesta que Cajal desarrolla hacia los creadores de métodos lógicos: se eliminan las menciones a la lógica y a la profundidad de discurso que aparecían en la edición de 1913, porque combinadas pueden hacer caer al principiante en la sima de la jerigonza verbal. Cajal busca ser más preciso: de ahí que pase a hablar de «los criterios de verdad y del aparato crítico» y de la «sagacidad».

[194] En cuanto a la sustitución de «bellos» (Ramón y Cajal, 1913: 93) por «subyugadores», Cajal quiere poten-

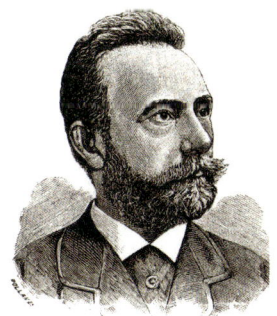

István Apáthy (1863-1922)

ciar la capacidad que tienen algunos sistemas científicos para cautivar o, incluso, dominar el juicio de ciertos investigadores. El cambio refuerza la importancia del escepticismo, porque, aunque no haya que dejarse arrastrar por el mismo, es una herramienta que la propia ciencia —y la vida— pone al alcance del sujeto para dilucidar si va por buen o mal camino. Cajal lo sabe mejor que nadie, ya que los hechos que él había descrito en sus publicaciones habían hecho temblar los cimientos de la histología: Arthur van Gehuchten (1861-1914), anatomista belga, los calificó de «extraños» en 1913 y reconoció haberlos recibido con gran escepticismo (Rozo Castillo, 2014: 74). Lenhossék, investigador húngaro, fue más allá, y en un ejercicio de honestidad intelectual, mandó una carta reconociendo su escepticismo ante los descubrimientos cajalianos y que había opinado «sobre datos de contenido factual sin haberlos comprobado antes» (Fernández Santarén, García Barreno y Sánchez Ron, 2007: 145). Su comportamiento y posterior «reconversión» casan con lo expuesto por Cajal: por muy subyugadoras —y bellas— que fueran sus preparaciones histológicas, había que dudar.

[195] La doctrina debe pasar a segundo plano, tal y como Cajal defendió en sus disputas con Golgi y los reticularistas (el húngaro István Apáthy, y los alemanes Albrecht Bethe y Franz Nissl), sobre todo cuando la

continua construcción del saber apunta a que no se debe caer en dogmatismos, pues los descubrimientos son numerosos y cambian la perspectiva. Ese antidogmatismo se liga con el escepticismo.

[196] En este caso, Cajal deriva del saber filosófico una pauta de actuación: el investigador no se ha de preocupar tanto de la doctrina como de la construcción lógica y crítica de la ciencia, que es la que le permitirá hacer uso de un sano escepticismo y la que dará lugar al empleo moderado de la herramienta de la imaginación, lo que explica perfectamente la inclusión, a partir de la tercera edición (Ramón y Cajal, 1913: 93), de la sentencia ciceroniana. Cicerón nos recuerda que la duda no es patrimonio de la ciencia: el escepticismo es una actitud y depende del sujeto que la sustenta. La cita está extraída de *De officiis*, obra filosófica orientada a «delimitar un modelo de ciudadano» (Martínez Fernández, 2020: 3) y a considerar cuáles son los deberes políticos para con la *polis*. Cajal recurre a un ejemplo que no surge de un contexto científico para recordar a cualquier lector que, al fin y al cabo, estamos ante modelos de conducta que se pueden extrapolar a otras situaciones o profesiones.

[197] Cajal añade en la quinta edición del texto (1920b: 88) este párrafo con el que aporta un caso práctico que no solo abarca la anatomía microscópica. Para ello, recurre a Jacques Loeb (1859-1924), científico estadounidense de la escuela alemana, quien consiguió, mediante cambios químicos en el medio, que los huevos de los equinoideos no necesitaran del esperma para comenzar la segmentación del óvulo e iniciar el desarrollo del embrión (Porcar y Peretó, 2019: 91). Curiosamente, se cita a un científico que tendió a exacerbar su cientificismo desde un punto de vista social: Loeb sostenía que el manejo de la vida pública debía pasar de los políticos a los científicos, en clara concepción utópica (Laín Entralgo, 2006: 570). En cuanto a los otros investigadores, cabría destacar que el estadounidense Ross

Granville Harrison (1870-1959) hizo «el primer intento para desarrollar el crecimiento de órganos en distintos animales sumergiéndolos en fluidos biológicos» (Santacruz Reyes *et alii*, 2017: 128), aunque fue Alexis Carrel (1873-1944), francés de la escuela quirúrgica de Lyon (Laín Entralgo, 2006: 532) y premio nobel de fisiología o medicina en 1912, quien consiguió los iniciales cultivos celulares de mamífero: de este ensayo se determinó «que la vida en los diferentes cultivos se puede prolongar por medio de subcultivos» (Santacruz Reyes *et alii*, 2017: 128). Sus técnicas de los cultivos *in vitro* fueron determinantes para el desarrollo de la virología: a lo largo del periodo entre 1910 y 1915 se logró cultivar «virus filtrables» —es decir, microorganismos invisibles al microscopio— (Laín Entralgo, 2006: 578). Desde 1911 Robert Archibald Lambert (1883-1960), patólogo estadounidense, utilizó las técnicas *in vitro* para investigar sobre el cáncer en la Universidad de Columbia (Austoker, 1988: 127).

[198] José de Letamendi (1828-1897), según López Piñero, una de las «figuras más polémicas» de la medicina española durante el siglo XIX (1995: 83). Fue catedrático de Anatomía en Barcelona y de Patología general en la Universidad Central. Obtuvo gran prestigio por sus escritos, tanto profesionales como estrictamente artísticos, los cuales destacaron por su

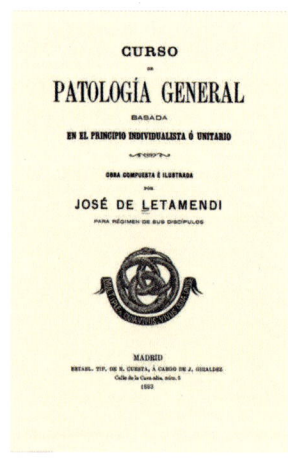

José de Letamendi, *Curso de Patología General*, Madrid, E. Cuesta, 1883

deje romántico y su inserción dentro de las corrientes vitalistas (Riera Palmero, 2023). Baroja lo critica duramente en *El árbol de la ciencia* (1911), al contar cómo Andrés Hurtado se mostró fascinado por la oratoria de Letamendi, pero pronto se desencantó por sus generalizaciones. Cajal habla de él en buenos términos en sus *Recuerdos*, a pesar de esbozar alguna tímida crítica. La cita reproducida por Cajal se convirtió en una especie de *leit motiv* para Letamendi, quien, con diversas formulaciones, la enunció en el *Plan de reforma de la patología general y su clínica* (1878: 212 y 215), para después incluirla en su *Curso de patología* (1883: 87), y, finalmente, referirla en la versión más cercana a la paráfrasis cajaliana en su discurso de ingreso en la Real Academia de Medicina (1888: 10).

[199] Una modificación aparentemente pequeña, introducida en 1923, pero muy significativa, es la sustitución de «relaciones» (Ramón y Cajal, 1913: 94) por el término metafísico «razones». En este caso, Cajal prefiere hablar de las causas misteriosas que de las correspondencias o las conexiones inexplicables de unas cosas con otras. El entendimiento superior al que se refiere no es solo que pueda conocer el cómo, al que ya está accediendo el investigador, sino el porqué, la verdad absoluta. Tal capacidad del entendimiento superior le permitiría ver la realidad, la naturaleza en toda su inmensidad, no parcelada. Al escribir «razones», va más allá de que «la naturaleza es un mecanismo armónico, un sistema de relaciones» en el que los hechos que se examinan a través del método experimental son «los nudos de esas relaciones» (Roger Ciurana, 1985: 42): la ciencia única solo se alcanzará cuando se conozcan las causas últimas.

[200] El árbol de la ciencia es la representación icónica de las propiedades trascendentales de la «realidad absoluta», es el centro del mundo (Cirlot, 1982: 77). La imagen cajaliana se construye a partir de la conciencia de las perspectivas, de la parcialización: la ciencia total solo se muestra al especialista a través de una hoja; solo se aparece al científico general, gracias a la filosofía, a través del tallo común; pero la ciencia total, como *arbor philosophica* del que crece cualquier idea y del que surge la imaginación creadora (1982: 80) se revela en toda su inmensidad e infinitud de ramas y hojas al «hombre del porvenir» en las dos primeras ediciones y al «genio del saber» en todas las demás. Este cambio va en la línea de reforzar la teorización acerca del genio: la aspiración ideal cajaliana es que el *Homo sapiens* futuro sea, en efecto, un genio del entendimiento, capaz de conocer los resortes últimos de la vida. Dicha reescritura, además, enlaza bien con el simbolismo del árbol, muy en la línea de lo expuesto por Pío Baroja en *El árbol de la ciencia*. En una conversación entre Andrés Hurtado y su tío Iturrioz, se hacen eco de lo expuesto en el Génesis (2,9): Dios creó dos árboles, el de la vida y el del conocimiento, y prohibió a Adán comer de este último. Dominar el entendimiento sería dominar la vida: Adán no podría acceder hasta el árbol de la vida hasta que no «[...] se apropiara del conocimiento del bien y del mal, es decir, de la sabiduría» (Cirlot, 1982: 79).

[201] No sabemos a qué médico-escritor se refiere, pero en *Recuerdos de mi vida. Historia de mi labor científica*, utiliza dicho sintagma refiriéndose a Letamendi: «Su atención hacía escala en todos los asuntos, sin anclarse definitivamente en ninguno. Harto conocía él su debilidad cuando, reaccionando contra cariñosas represiones, disculpaba sus "aficiones rotatorias" satirizando donosamente a los especialistas científicos» (Ramón y Cajal, 1923b: 251).

[202] Pese a su defensa por la «solidaridad de las ciencias», en la última edición se constata una actitud algo menos entusiasmada por parte de Cajal: pequeñas modificaciones muestran hasta qué punto el científico parece abocado a la especialización. El deseo por abarcar varias disciplinas pasa de ser «grande» (Ramón y Cajal, 1913: 95) a considerarse como algo quimérico (1923a: 84).

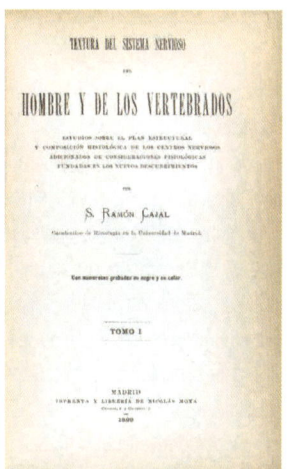

Textura del sistema nervioso del hombre y los vertebrados, la obra capital de Cajal, publicada entre 1899 y 1904

[203] Cajal aumenta el número de filósofos de la ciencia que considera enciclopedistas. En las primeras ediciones mencionaba a René Descartes y Gottfried Leibniz (1646-1716). Cabe destacar que Leibniz cultivó casi todas las disciplinas con resultados relevantes: fue matemático, físico jurista, historiador, filósofo, etc. Inventor, independientemente de Newton, del cálculo infinitesimal, origen de una famosa controversia entre ambos sobre la prioridad del descubrimiento. Leibniz soñaba con una ciencia universal, basada en los conceptos de continuidad y universalidad, que matematizase la realidad.

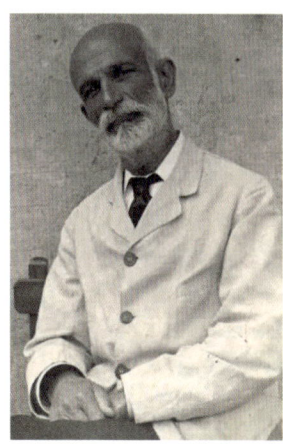

Francisco Giner de los Ríos (1839-1915)

Dentro de su filosofía, cobra especial importancia la teoría de las mónadas (Ferrater Mora, 1965b: 27-29). En la versión final del texto suma a dos alemanes: el filósofo y físico Ernst Mach y al psicólogo Wilhelm Wundt (1832-1920). Resulta de interés la adición de Wundt, médico, filósofo y psicólogo, que creó en Leipzig en 1879 el primer laboratorio de psicología experimental (García Barreno y Fernández Santarén, 2004: 35), constituyendo así una «[...] alianza entre especulación y experiencia» (Abellán, 1989: 407). Las teorías de Wundt entraron en España a través de Francisco Giner de los Ríos, a cuyas clases, recordemos, asistía Cajal (Ibarz Serrat, 1994: 17). Sus ideas aparecen en ciertos trabajos cajalianos: así, en «Algunas conjeturas sobre el mecanismo anatómico de la ideación, asociación y atención» (1895), Cajal adopta una psicología asociacionista (Sánchez Ron, 1988: 541; Ibarz Serrat, 1994: 65). En *Textura del sistema nervioso del hombre y de los vertebrados*, Cajal adopta la interpretación de Wundt de que los recuerdos son un acontecimiento mental nuevo: «La percepción, en tanto que copia del mundo exterior, difiere extraordinariamente del recuerdo simple, no siendo de presumir que un mismo órgano realice dos actos tan disimilares. En efecto, la representación indirecta o recuerdo no es una copia atenuada de la percepción, sino un acontecimiento mental nuevo (como dice Wundt), influido y alterado por la voluntad, el estado emocional, las sensaciones e ideas precedentes, etc.» (Ramón y Cajal, 1904: 1128-1129).

[204] Por desgracia, no he logrado localizar la fuente original en la que se encuentra el consejo de Darwin al que Cajal alude.

[205] El cuadradillo es una barra, de hierro o de acero, cuya sección es de forma cuadrada (*DLE, 2025*).

[206] Originariamente esta analogía tenía la forma de una narración autobiográfica. Véase el comienzo: «Para terminar con la vulgar filosofía condensada en la reputada máxima "quien mucho abarca poco aprie-

ta", en contraposición del no menos acreditado refrán "el saber no ocupa lugar", séanos lícito contar aquí un sucedido vulgar, pero que nos parece venir muy al caso. Cuando yo era niño, frecuentaba el trato de un muchacho de mi edad, algo simplón, y que, por ser hijo del herrero del lugar, andaba siempre ocupado en fabricar, a espaldas de su padre, objetos de hierro, de que hacíamos fondo común para nuestros juegos guerreros» (Ramón y Cajal, 1899: 73). En las dos primeras ediciones, Cajal incluyó un relato muy breve, de acción única, con dos personajes y semejante a una fábula, que presentaba concomitancias estructurales con los *exempla*, textos típicos de la literatura medieval que podían estar destinados a una audiencia: la «fábula del cuadradillo» ya formaba parte del discurso de ingreso de 1897, destinado a ser declamado ante un público. No es de extrañar que para tal ocasión Cajal adoptara estrategias textuales semejantes a las de otros géneros oratorios. La narración acababa de la siguiente manera, a modo de moraleja: «Pues bien: nuestra inteligencia es el acero informe que, merced a la forja y lima del estudio, puede transformarse en el templado y agudo escalpelo de la ciencia; procuremos labrar el filo por solo un lado, o por dos a lo más, si queremos conservar su eficacia analítica; y dejemos a los bobalicones que, como el herrero de mi cuento, pretenden, so color de perfección, transformar su entendimiento en inofensivo cuadradillo» (Ramón y Cajal, 1899: 73-74). Resulta revelador que Cajal use el término «cuento», porque lo aplica a un apólogo que podría imbricarse dentro de una tradición popular y oral gracias a sus características: estamos ante un caso más de la confusión terminológica inherente a las formas textuales que se adscriben a la forma «cuento» que se desarrolló a lo largo del siglo xix (Baquero Goyanes, 1949: 13). A partir de la tercera edición (1913) tan solo queda el esqueleto de la anécdota: Cajal elimina toda mención a la anterior fábula y cualquier rastro de *ficcionalización* y centra la analogía en la crítica a aquellos entendimientos cómodos con el

enciclopedismo, lo que para especialistas como Roger Ciurana resultaba del todo contradictorio, puesto que, por un lado, don Santiago clama por la necesidad de especializarse y por el otro recomienda la solidaridad de las ciencias (1985: 115). Sea como sea, «ese impulso enciclopédico», que, como recordaba Marichal (1957: 180), provocaba que Unamuno defendiera que, por fuerza, había que ser enciclopedistas, en Cajal exige una optimización de esfuerzos exigida por la propia acción de la vida. De ahí que varíe el final de la analogía: «El entendimiento es como un arma de combate. Si en ella se labra un solo filo, tendremos un cuchillo eficaz. Si dos, el arma podrá cortar todavía, aunque menos fácilmente» (Ramón y Cajal, 1913: 17). Con la versión final del texto parece indicar que no se trata de que el entendimiento pueda obtener, con facilidad, el efecto deseado, sino de que, de forma contundente, produzca una gran impresión con el efecto esperado en el ánimo.

[207] **Nota de Cajal**. Nota incluida a partir de la quinta edición (Ramón y Cajal, 1920b: 93-94), con la que, en su afán de actualización, hace constar cómo determinados países han reducido las distancias con la escuela alemana.

[208] No nos puede sorprender este juicio, puesto que, hasta la Primera Guerra Mundial, el alemán fue la lengua franca «[...] en áreas de la medicina, la química y las ciencias naturales» (Von Stecher, 2019: 159).

[209] **Nota de Cajal**. Esta reivindicación de la lengua alemana aparece a partir de la segunda edición (Ramón y Cajal, 1899: 74-75). El poco sentido práctico que Cajal denunció entre los profesores españoles de su generación, como, por ejemplo, los histólogos que no utilizaban microscopio (Prieto Prieto y Calvo Zamorano, 2006: 210), parece notorio en lo relativo a la enseñanza de los idiomas necesarios para la investigación.

[210] Esta jerarquía de las lenguas es añadida en las tres últimas ediciones de *Reglas y consejos*. Sin embargo, el mismo año publica una nueva edición de sus *Recuerdos*, en la que dice lo siguiente: «No

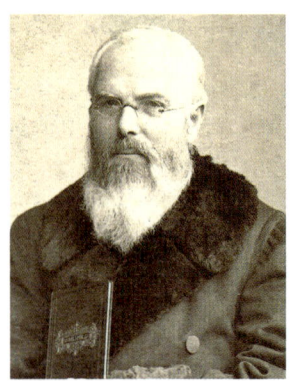

Johann Martin
Schleyer
(1831-1912)

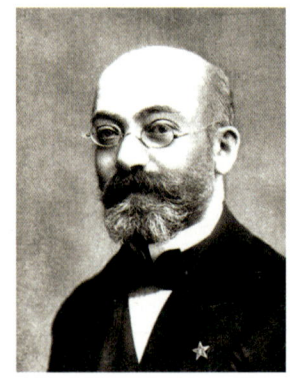

Ludwik Lejzer
Zamenhof
(1859-1917)

estampo estas amargas consideraciones en son de crítica. Apresúrome a declarar que los extranjeros tienen razón. Solo hay tres pueblos que gozan del envidiable privilegio de usar, en sus comunicaciones científicas, el nativo idioma: el inglés, el francés y el alemán» (Ramón y Cajal: 1923b: 394). Ni rastro del italiano. Recordemos que el propio Cajal asumía que en sus textos aparecen asertos contradictorios.

211 Sustituye el volapuk por el esperanto a partir de la tercera edición (1913: 99). En un caso más de las innumerables reescrituras cajalianas, al examinar el ejemplar de *Reglas y consejos* perteneciente a la biblioteca Cajal de la RAEx se puede apreciar en la página 75 de la edición de 1899 que, al margen, y con una señal al lado de «Al intento plausible de restaurar el latín, o de utilizar el volapuk», de puño y letra de Cajal, aparece lo siguiente: «o el esperanto», por lo que seguramente estuvo tentado de poner desde un principio los dos ejemplos.

212 El volapuk, creado por un sacerdote alemán, Johann Martin Schleyer (1831-1912), hacia 1880 (Dodd, 1990: 113), fue el primer caso del movimiento que quiso entregar a la humanidad una lengua auxiliar para facilitar la comunicación (Martín Camacho, 2019: 195). La complejidad de la gramática, sobre todo en comparación con la del esperanto, hizo que su auge y caída fueran vertiginosos: Cajal habla del volapuk en 1897 y 1899, pero en 1913 el esperanto

ya había tomado la delantera con claridad: en 1903 tan solo seguían usando el volapuk unos pocos hablantes (Martín Camacho, 2019: 196), después de su apogeo en la década de los ochenta que llevó a la celebración de un congreso internacional en 1889, en el que, tras la negativa de Schleyer a hacer reformas a su «morfología hipertrofiada», comenzó su decadencia (Dodd, 1990: 115).

213 El esperanto fue creado en 1887 por el oftalmólogo Ludwik Lejzer Zamenhof (1859-1917), políglota, judío ruso-polaco, de cuyo pseudónimo, «Doctoro Esperanto», surgió el nombre definitivo de la nueva lengua (Dodd, 1990: 115). Entre las lenguas artificiales fue la que tuvo más éxito, quizás debido al buen criterio de Zamenhof de establecer sus raíces léxicas según las más frecuentes de entre las lenguas románicas, además de adoptar un sistema fonológico sencillo, parecido al del español (Salvador, 1992: 208). También, al igual que el volapuk, hace uso de declinaciones, aunque con menos casos —por ejemplo, los sustantivos tienen nominativo y acusativo (Dodd, 1990: 117)—. El esperanto se terminó de conformar en 1905 y se organiza mediante dieciséis reglas: su gramática es mucho más sencilla que la del volapuk (1990: 115). Esto, unido a que surgió justo en el momento del colapso de la lengua de Schleyer, provocó que, como si de un partido político se tratase, se beneficiase del trabajo de los partidarios del volapuk y del «transfuguismo de

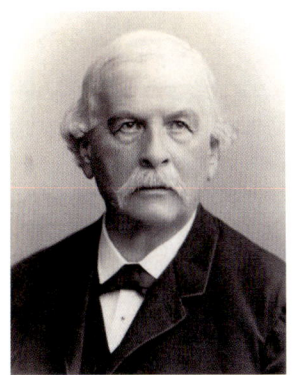

Albert von
Kölliker
(1817-1905)

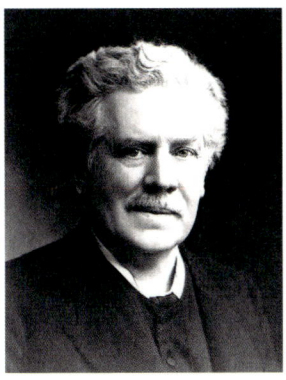

Gustaf Retzius
(1842-1919)

muchos ex adeptos» (1990: 115).

[214] Nota de Cajal. A partir de la tercera edición (Ramón y Cajal, 1913: 99) Cajal refuerza su escepticismo ante la utilidad del invento, lo que se ratifica con esta nota al pie, actualizada en 1920. Curiosamente, el fomento del esperanto fue apoyado por Ostwald. Estos comentarios son un buen testimonio del fracaso de las lenguas artificiales: en teoría estas buscaban la «simplicidad, la simplificación y la precisión», sin embargo, no siempre conseguían tales características (Martín Camacho, 2019: 193).

[215] Seguramente Cajal tuviera en la memoria algunas de sus experiencias. Este aserto de *Recuerdos de mi vida. Historia de mi labor científica* se dedica a sus intentos de 1889, justo después de su año cumbre: «De la consulta de las revistas alemanas saqué la impresión de que la mayoría de los histólogos ni me había leído. Verdad que el español es una lengua desconocida de los sabios» (Ramón y Cajal, 1923b: 215). Cabría señalar, por tanto, que más allá de criterios históricos, el uso del sintagma «lenguas sabias» enfatiza el carácter práctico y pragmático del uso de ciertas lenguas en la comunicación científica. No se ha de olvidar que, en *Reglas y consejos*, Cajal da especial importancia a las relaciones sociales en reuniones científicas, de ahí la insistencia en que el investigador tenga la posibilidad de poder intercambiar pareceres con sus colegas y, sobre todo,

ser conocido por los investigadores de otras partes del planeta y no perder la paternidad de los descubrimientos: escribir en la lengua dominante evitaría tales desaguisados, por lo que con ello se redundaría en el florecimiento de una escuela nacional. Y, sin embargo, el propio Cajal logró romper con la dinámica habitual del mundo de la ciencia de aquella época. La primera versión de su obra magna, *Textura del sistema nervioso del hombre y de los vertebrados* (1899-1904), fue requerida para la traducción: «Escrito en lengua poco conocida de los sabios, y presupuesto el carácter original y abundancia de pormenores descriptivos, mi libro fue honrado con varias solicitudes de traducción» (Ramón y Cajal, 1923b: 342). Y, antes de ello, otros científicos eminentes del campo de la histología, como su «descubridor», el alemán Albert von Kölliker, y el sueco Gustaf Retzius decidieron subir la ardua montaña del aprendizaje del español para poder conocer su obra (García Barreno, Maldonado y Sánchez Ron, 2013: 236).

[216] Nota de Cajal. Nota al pie añadida en la tercera edición (Ramón y Cajal, 1913: 100) que presenta un proceso de reescritura bastante llamativo. Respecto a su primera redacción, destaca especialmente la mención al «patriotismo quijotesco», el cual nos revela una aparente contradicción: ¿no era Cajal el mismo que decía, tomando la idea del médico francés Charles Richet «que en el hombre de genio se juntan los idealismos de Don Quijote

junto al buen sentido de Sancho» (Ramón y Cajal, 1923a: 43)? Y, sin embargo, este patriotismo quijotesco parece deberse a «cierto orgullo nacional» (Von Stecher, 2019: 159). En *Psicología de don Quijote y el Quijotismo* (1905), Cajal ofrece dos lecturas de la figura de don Quijote: una pesimista, de interpretación literaria y de crítica social; otra positiva, de lectura ética y psicológica (Salvador Salvador, 2020a: 216-217). Precisamente de esta última, que indaga en los valores y la idiosincrasia del inmortal personaje de Cervantes, brota el quijotismo, una conducta que Cajal desdobla en dos vías: «O esta palabra carece de toda significación ética precisa, o simboliza el culto ferviente a un alto ideal de conducta, la voluntad obstinadamente orientada hacia la luz y la felicidad colectivas» (Ramón y Cajal, 1950: 1298). En este fragmento de *Reglas y consejos* Cajal se refiere al primero, el quijotismo «[...] que se enarbola como una imagen tópica de España» (González Quirós, 2006: 239): «Muchos extranjeros, y no pocos españoles, creyendo descubrir cierto aire de familia entre el citado protagonista y el ambiente moral en que fue concebido, no han reparado en adjudicarnos, sin más averiguaciones, el desdeñoso dictado de Quijotes, calificando asimismo de quijotismos cuantas empresas y aspiraciones españolas no fueron coronadas por la fortuna. Complácense en pintarnos cual legendarios Caballeros de la Triste figura, tenazmente enamorados de un pasado imposible, e incapaces de acomodación a la realidad y a sus útiles y salvadoras enseñanzas» (Ramón y Cajal, 1950: 1297-1298). El mal patriotismo quijotesco, por tanto, se ha de interpretar como aquel amor a la patria que sitúa al investigador en la irrealidad, atrapado por el pasado, incapaz de aprender enseñanzas que le saquen de la ignorancia. Ante tal tipo de conductas, solo cabe una respuesta burlesca, basada en la desmesura: de ahí que cuando Cajal añada a Hungría como otro de los países que supera a España en su producción científica, afirme que sumar al conjunto de «lenguas sabias» más idiomas sería un terrible tormento para el científico que tuviera que aprenderlas.

[217] Este apartado fue incluido en la segunda edición (Ramón y Cajal, 1899: 79-81).

[218] Cabe destacar la insistencia en cierto «antilibrismo», pues Cajal defiende que la contemplación y el examen de los fenómenos que se dan en la naturaleza provoca un aprendizaje que trasciende los límites del lenguaje. El comentario refuerza la importancia de la lógica viva, mucho más útil que cualquier método formal. Cajal, en este caso, no se centra en aspectos de índole filosófica, sino en los efectos prácticos, puesto que sitúa la vida, la experiencia, como generadora del conocimiento y valor máximo, lo que le acerca a postulados marcadamente empiristas.

[219] En este sentido, podría decirse que Cajal vislumbró los posicionamientos que consideran que la objetividad científica es «una corrección disciplinar autoimpuesta, que se reparte con la imaginación y el sentimiento la carga de la intervención humana entre la naturaleza y su representación» (Garrido Moreno, 2015: 27). Tal visión de la ciencia como un saber que no puede acceder a la objetividad y en la que la verdad está parcializada puede hacer pensar que Cajal cae en el relativismo. Sin embargo, poco emparenta a Cajal con el relativismo posmoderno del siglo xx, muy presente en las ciencias sociales, que se ha valido de este concepto para socavar, en pro de interpretaciones que defienden exacerbados condicionamientos sociales, el realismo científico (López Arellano, 2000: 32). En tiempos recientes, Alan Sokal, en *Más allá de las imposturas intelectuales: ciencia, filosofía y cultura* (2009), señala el problema de considerar la ciencia empírica como una mera narrativa. Cajal, por tanto, si bien parece abrirse a una verdad que se renueva, parcial, subjetiva, se acerca más a los postulados positivistas y, aun, al perspectivismo orteguiano: la verdad es parcial en lo absoluto. Cuando don Santiago habla de subjetividad no se refiere al hecho científico en sí, sino a la obtención de este. Lo personal —y ahí interviene la pasión, lo creativo— aparece en la forma de describirlo, pero eso

no hace subjetivo al hecho descubierto. El hecho, para Cajal, no es un constructo. La búsqueda de la verdad y su existencia es esencial para hacer ciencia.

[220] Cajal deslinda la creencia de que el hacer ciencia está fuera de los «[...] aspectos vinculados a lo subjetivo, lo afectivo y lo creativo, a las artes y las letras» (Pimentel, 2010: 417). En este sentido, bebe del idealismo y del romanticismo: en el arte, a partir de finales del siglo XVIII, «las emociones que la contemplación de la naturaleza provoca en el espectador cobraron una importancia vital» (Garrido Moreno, Rebok y Puig-Samper Mulero, 2016: 384). Esta concepción estaba presente en aquellos científicos, como Alexander von Humboldt, que trataron de apresar el conocimiento estético y científico de la naturaleza. Para ese tipo de ciencia tan basada en lo empírico, en lo visual, se precisaba «[...] de un artista que reúna las capacidades de ser estricto en lo que observa, correcto al describir y sensible al conjunto» (Meseguer Peñalver, 2014: 48). La naturaleza, por tanto, es imprescindible en la acción de un científico riguroso y creativo, porque el investigador tiene que apercibirse de la belleza del objeto observado, inspirarse en él, para poder describirlo lingüísticamente —aunque dicha representación sea limitada per se—. Parte esencial de la observación reside en la emoción del investigador: esta, por tanto, tendría un papel importante en la maleabilidad del cerebro pues posibilitaría intuiciones inesperadas y la generación de teorías.

[221] Podría interpretarse, consiguientemente, que Cajal está proponiendo una lectura psicológica del hallazgo científico y de las representaciones del saber en la cual intervendría la subjetividad del investigador. La interpretación cajaliana, centrada en la emoción, se asemejaría a un tópico que no es extraño dentro del mundo científico: el de la revelación. Existen casos famosos: el sueño de Descartes, la manzana de Newton o el relato «mítico» que August Kekulé, discípulo de Liebig, refirió del

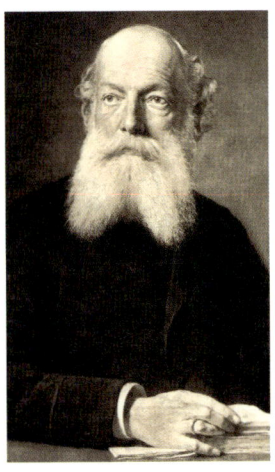

August Kekulé
(1829-1896)

descubrimiento de la estructura del benceno, ocasionado, según relataba, por un sueño en el que se le apareció la figura del uróboro. Laín Entralgo, en sus comentarios sobre *Reglas y consejos*, apuntó que el saber científico, si se basa en las emociones, podría articularse en tres momentos: el asombro, la actitud interrogativa y la revelación (1956: 281).

[222] Esta anécdota resulta de especial interés científico y literario, no solo por su función dentro de este ensayo, sino por ser el único episodio explícitamente autobiográfico que sobrevivió a las podas y sumas de la historia editorial del libro. Es cierto que la presencia de este tipo de páginas de corte autobiográfico se puede rastrear tanto en *Reglas y consejos* como en el resto de la producción literaria cajaliana, «como cuando expone sus ideas acerca de las características que ha de tener un buen profesor» (López-Ocón Cabrera, 2007: 23) o cuando exhibe sus preocupaciones pedagógicas. Una cuestión que refuerza la importancia que esta anécdota debía de tener para Cajal dentro del texto de *Reglas y consejos* es el hecho de que no aparece siquiera nombrada en la primera edición de *Recuerdos de mi vida* (1901). Cajal perfilaba y corregía sus textos con bastante frecuencia, por lo que podría haber supri-

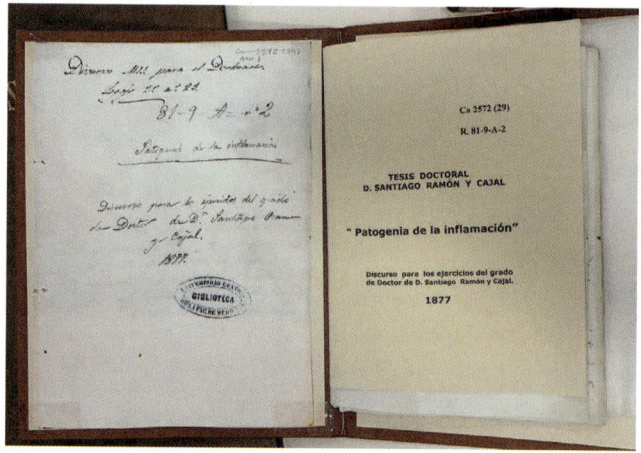

mido el episodio. Sin embargo, tan cardinal tuvo que ser en su concepción de *Reglas y consejos* que decide mantenerla en las ediciones finales y ni siquiera incluye la visión de la circulación de la sangre en su autobiografía, sino que, indirectamente, en la última edición aumentada y corregida de *Recuerdos* conmina al lector a que lea este texto con un par de frases en las que, con habilidad, despierta la curiosidad: «De tan sugerente demostración he hablado ya en otro lugar. Aquí expresaré tan solo que ella contribuyó sobremanera a desarrollar en mí la afición a los estudios micrográficos» (Ramón y Cajal, 1923b:155).

223 Como se puede apreciar, Cajal introduce la idea principal del apartado: la incapacidad de la descripción lingüística. El fragmento, como parte de una estrategia textual en la que el narrador se sirve de sus propias vivencias, le permite manifestar su propósito apologético —Cajal encomia el espectáculo de la naturaleza—, común en muchos textos de índole autobiográfica (Cuasante Fernández, 2018: 30). En estas primeras líneas, también anuncia su finalidad práctica y prospectiva: a través de su experiencia, va a dar una información de valía al lector (Román-Gutiérrez, 1987: 80). Esto último es habitual en los textos autobiográficos de carácter intelectual o de formación

de ideas (Cuasante Fernández, 2018: 30).

224 Se refiere a Jerónimo Borao Peig, médico que murió joven, primero de los seis hijos de Jerónimo Borao y Clemente (1821-1878), catedrático de literatura que fue rector de la Universidad de Zaragoza (Borao Mateo, 2014: 58).

225 La anécdota ha de inscribirse en un periodo no muy fácil para Cajal: la preparación del doctorado. En aquella época, según relata en *Recuerdos de mi vida. Mi infancia y juventud*, había que matricularse obligatoriamente de tres asignaturas (Ramón y Cajal, 1923b: 154). Cajal lo hizo por libre y marchó en junio de 1877 a Madrid (López Piñero, 1995: 50-53). Con el paso del tiempo, no le dio mucha importancia al ejercicio con el que logró el título de doctor, *Patogenia de la inflamación*: no es nombrado en su autobiografía (López Piñero, 1995: 53; Rodríguez Quiroga, 2002: 131). Don Santiago tuvo que familiarizarse con los fenómenos de la inflamación a través de la obra de Virchow, quien situó en las células el comienzo de dichos procesos (Rodríguez Quiroga, 2002: 139). La teoría celular, basada en la idea de que toda célula viene de otra célula y en la tesis de que «la célula no es solo el elemento morfológico del organismo, es también su elemento fisiológico» (Laín Entralgo, 2006:

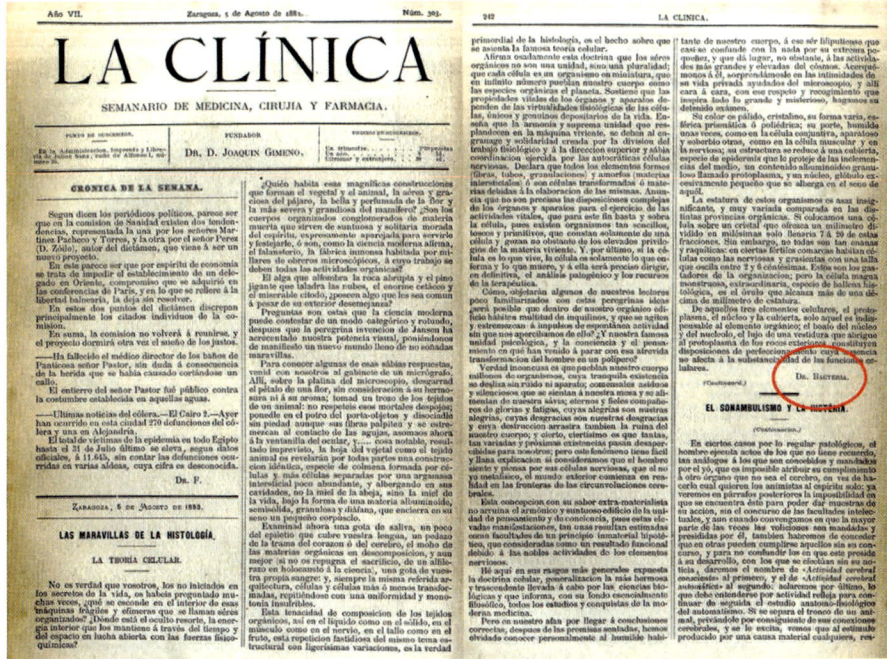

En 1883, con el pseudónimo Doctor Bacteria, Cajal publica en la revista *La Clínica* una serie de artículos de divulgación que tituló «Las maravillas de la histología». Biblioteca Biomédica de la Facultad de Medicina de la Universidad de Zaragoza

430), es fundamental para explicar la personalización que Cajal hará en su narración de las células de la sangre. Un hecho a reseñar es que Cajal tuvo la oportunidad de que su ejercicio doctoral fuera apadrinado por Aureliano Maestre de San Juan (1828-1890) (Rodríguez Quiroga, 2002: 130), pionero e impulsor de los estudios histológicos en España, fundador de la Sociedad Española de Histología y autor de un manual publicado por primera vez en 1872 (López Piñero, 1995: 58-59; López-Ocón Cabrera, 2003: 325). Cajal pudo ver algunas preparaciones del laboratorio de Maestre de San Juan. Tras los ejercicios doctorales, a su vuelta a Zaragoza, el doctor Borao le permite usar el microscopio del laboratorio de Fisiología de la Facultad de Medicina (Ramón y Cajal, 1923b: 155).

226 El curare es un veneno que se obtiene de diferentes plantas: algunos indígenas sudamericanos lo usaban para humedecer sus flechas, ya que su efecto principal es la relajación o parálisis de los nervios musculares (*DLE*, 2025; *DPTM*, 2025).

227 El cuadro recuerda al joven Cajal que en Zaragoza y en Valencia escribió los artículos de divulgación de *Las maravillas de la histología*. Pero, sobre todo, resulta interesante la estructuración de la anécdota, basada en la sucesión de infinitivos. Cajal, primero, ve. Se identifica el asombro y la sorpresa ante el fenómeno natural, que, en toda su magnitud, comienza a destaparse para el curioso. En este caso, no utiliza «ver» en un sentido metafórico: ha comenzado la captación sensorial, la percepción visual. Cajal, después, nota la elasticidad de los hematíes, advierte las junturas del endotelio y repara en el latido cardiaco. Utiliza una sucesión de verbos que significan lo mismo, «darse cuenta de un detalle». Son tres verbos de apercibimiento intelectual, que, paradójicamente, están generando una reac-

ción emotiva con la que el investigador empezará a «ver» de otra manera, en un sentido metafórico: el investigador es capaz de ver con la mente porque ha llegado a la revelación. Este cambio en la forma de «ver», de mimetizarse con el propio molde literario, está presente en otros textos de la literatura y del pensamiento español. Ver y «ver», estar en el mundo y «estar en el mundo». Algo de eso podría percibirse en el Gaspar de Mestanza que Ortega y Gasset configuró en cuatro artículos publicados en *La Nación* de Buenos Aires durante 1936. De hecho, el *alter ego* orteguiano «pertenece» a la generación de Cajal, puesto que nació en 1855. De Mestanza, señala Marichal (1957: 271), tenía como modo de vida la visión y «da a leer sus ojos» al lector; esto mismo es lo que está haciendo el Cajal de *Reglas y consejos*, que, momentáneamente, se alza sobre las alas de lo autobiográfico: pone su condición circunstancial al servicio de un fenómeno sublime que tan solo se puede conocer gracias a la contemplación de la naturaleza. La única manera de poder acercarse al asombro del fenómeno que se narra es la descripción personal de dicha realidad natural. Pero tal fenómeno también adquiere una dimensión histórica y se inserta dentro del periodo de desarrollo de la biología microscópica. Al dar a leer sus ojos, Cajal, en su circunstancia, define toda una época. Con esta anécdota por fin hace carne el verbo: la prueba de que el *speculum scientificis* funciona es él.

[228] Como se indicó antes, se sustituye la mención al más importante elemento anatómico y fisiológico —el cerebro (Ramón y Cajal, 1899: 81)— por otra de índole psicológica —la mente (Ramón y Cajal, 1913: 107)—. A partir de 1916, lo psicológico se ve sustituido por un término más etéreo, el espíritu.

[229] La visión, la admiración de lo sublime gracias a la experiencia directa es una vivencia insustituible, pero el lector recibe a cambio el retrato personal en el que se fusionan lo objetivo y lo subjetivo. Fusión que, a juicio de Cajal, ocurre en cualquier descripción científica. La anécdota cobra todavía más fuerza, porque al saber quién es y quién ha sido Cajal, el lector es testigo del momento a partir del cual el narrador se convierte, *de facto*, en investigador: al ver la naturaleza bajo un nuevo prisma, comenzará a trabajar «en un mundo diferente» (Kuhn, 1981: 187). Kuhn se refiere al efecto que las revoluciones científicas provocan en la forma de entender la realidad, pero, en este caso, no es el momento de la revolución científica el que está siendo narrado, sino el de la revolución del sujeto.

[230] Descartes, al indagar sobre el funcionamiento del cuerpo humano, que no del espíritu, dio pie a una teoría mecanicista. En muchos de sus textos establecía una comparación entre las máquinas —relojes, fuentes, molinos, autómatas— y los seres vivos (Georges-Berthier, 1920: 51; Rivera de Rosales, 2003: 70; Carneiro de Oliveira, 2009). Así, en la quinta parte del *Discurso del método* (1637) incluye ese símil tras explicar la morfología del corazón. Un año después, en una carta al médico holandés Plempius, explica el latido del corazón a partir de las leyes de «su mecánica» (Carneiro de Oliveira, 2009). En el *Tratado sobre el hombre* aparece una comparación entre las máquinas hidráulicas en el Jardín del Rey y los órga-

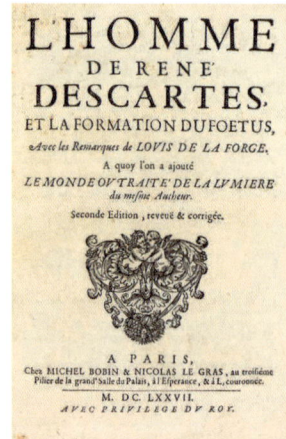

Descartes, *L'homme et La formation du foetus*, París, Michel Bobin y Nicolas Le Gras, 1677

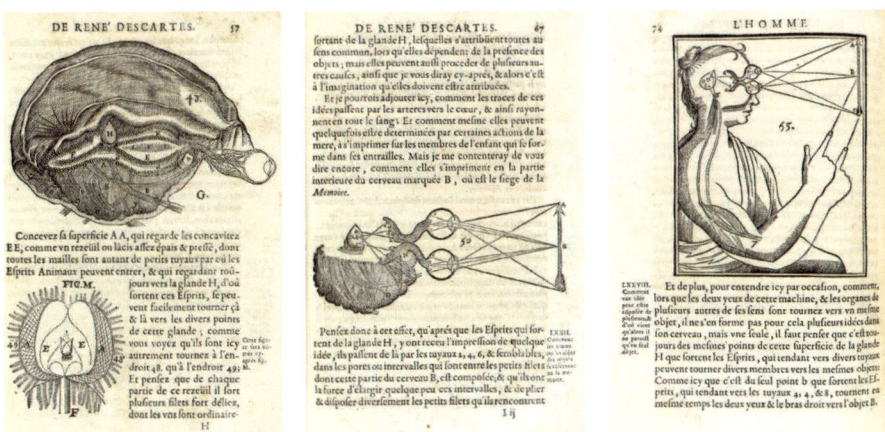

Ilustraciones correspondientes a las páginas 57, 67 y 74 de *L'homme* de Descartes, con las que se expone el papel del cerebro y de los nervios ópticos al imaginarse o percibirse un objeto

nos sensoriales (Descartes, 1980: 11). De esta forma el ser humano sería puro mecanismo y la fisiología una disciplina basada en las matemáticas que explicará el movimiento de la máquina corporal (Migné, 1856: 177). La inclusión de Descartes en este episodio autobiográfico se da en paralelo a su mención al principio de *Reglas y consejos*. No parece casual: pese a que para Cajal el método ideado por Descartes carece de vitalidad y hasta de originalidad, se percibe su admiración. Quizás pudiera deberse a la ruptura de Descartes con la tradición escolástica y a su fundamental papel en la revolución científica —a pesar de que, como ya se indicó, don Santiago obvie la labor científica cartesiana—. La ruptura con la escuela imperante y su afán revolucionario son dos hechos que dan lugar a una concomitancia epistemológica entre ambos investigadores y pensadores.

[231] **Nota de Cajal.** Nota incluida en la sexta edición (1923a: 98-99) en la que Cajal es crítico con el mecanicismo, el darwinismo y los seguidores de Loeb. Cajal censura las, para él, alabanzas jactanciosas y excesivas que los darwinistas se regalan a sí mismos por sus promesas imposibles. También aprovecha para distanciarse de la biología sintética que encarna la escuela de Jacques Loeb, del que ya se habló debido a la alusión cajaliana a la partenogénesis. Loeb, padre de la nueva técnica, entendió esta biología sintética como una ingeniería mediante la cual el científico podría trascender la mera descripción, las operaciones de la observación y de la experimentación, para pasar al campo de la creación: era posible transformar los fenómenos, manipular la naturaleza en favor de los intereses del hombre (Lafuente Funes, 2017: 9 y 205-206; Porcar y Peretó, 2019: 91). Al conseguir avanzar en la biología molecular, pronto sus hallazgos dieron pie a un choque social, al introducir una serie de variables ético-morales que además explican el posicionamiento materialista de Loeb, para quien el control de la naturaleza equivalía a su comprensión (Porcar y Peretó, 2019: 91-92), de ahí que se dejara seducir por un utopismo cientificista. Al poco, el científico de origen alemán se convirtió en carnaza para la prensa, que, en claro antecedente de lo que se ha venido a denominar «la sociedad del espectáculo», habló de la partenogénesis en unos registros cercanos al amarillismo y al sensacionalismo (2019: 97) con los que se explotó el tema de la «fabricación de la vida» como meta final de la biología (2019: 92). Loeb, con su visión de la célula como máquina y de la biología como inge-

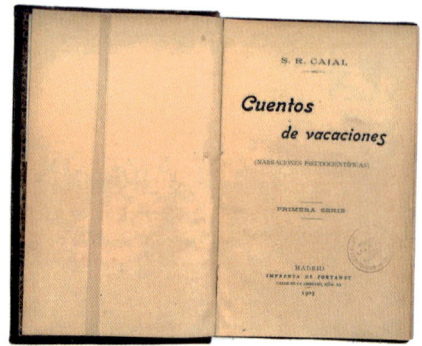

Cuentos de vacaciones, publicado en 1905, recoge una serie de relatos de ficción

niería, representó el ideal mecanicista en el que «[...] los seres vivientes son maquinarias químicas sometidas a leyes naturales conocidas y manipulables» (Català Gorges y Peretó, 2021: 14). Un ideal con el que Cajal coqueteó, ya no solo en su labor científica, sino también en sus relatos de ficción, como en *La vida en el año 6000*, cuando presenta al misterioso Doctor Micrococus como un «ingeniero zoológico» (Ramón y Cajal *apud* Salvador Salvador, 2023: 831). Quizás por esto mismo, Cajal incluyera a la escuela bioquímica de Loeb en su crítica junto al darwinismo: porque le permitía ilustrar de manera elocuente hasta qué punto se quería distanciar de la asunción plena de los postulados del mecanicismo y de las escuelas incluidas en dicho paradigma, tal y como expondrá en el capítulo «Marcha de la investigación científica». Cajal, por tanto, con este tipo de añadidos al texto de *Reglas y consejos*, muestra cómo los modelos teóricos no deben ser tomados como un fin, sino como un medio, ya que no dejan de ser algo perecedero: para don Santiago, solo quedaban los hechos. Esto le permite hablar de ellos con una contradicción aparente, e, incluso, con un componente irónico y hasta burlesco. Esto es lo que hará en *Charlas de café* cuando se refiera a los experimentos realizados por el ruso Serge Voronoff, quien buscaba mantener la juventud y la vitalidad en hombres ancianos mediante la injertación de piel de testículo de mono. Con humor declara

que tal experimento demostrará la familiaridad entre el simio y el ser humano, lo que llenará de alborozo a los seguidores de Darwin: «De todos modos, si en tan maravillosos resultados la sugestión no entra por nada, el experimento es curioso y de gran alcance biológico. Con razón están emocionados los círculos darwinistas. Ya he oído decir que, probada la analogía química específica y hormónica [sic] entre el antropoide y el hombre, queda *ipso facto* demostrada nuestra ascendencia simiesca» (Ramón y Cajal, 1922: 378).

[232] En todas las ediciones Cajal reconoce que los recursos analíticos en las ciencias biológicas se deben al azar. Por ejemplo, páginas antes, respecto a la tercera edición (Ramón y Cajal, 1913: 76), se añade el adjetivo «afortunado» al hablar del «descubridor de un hecho importante» (Ramón y Cajal, 1916: 67). Es decir, Cajal indica que no solo el trabajo duro es necesario para la ciencia: se ha de tener suerte. Esta idea es la que provoca cambios como los siguientes: si en las dos primeras versiones indica que «el azar no consiente razonamientos» (Ramón y Cajal, 1897: 61; 1899: 83) y en la tercera edición escribe que «el azar no conoce la lógica» (Ramón y Cajal, 1913: 111), posteriormente elimina este aserto. Quizás porque en la labor científica el azar se provoca merced a la intuición y el conocimiento: «[...] para que esto sea posible se ha de ser un gran observador y se ha de poseer genialidad» (Roger Ciurana, 1985: 110).

[233] Max Schultze (1825-1874), uno de los citólogos denominados «clásicos» (Laín Entralgo, 2006: 580), que contribuyó a esclarecer la fisiología de la retina. Es inventor del reactivo que lleva su nombre, que permite saber si una sustancia contiene celulosa.

[234] Adolph Hannover (1814-1894), médico danés, que en 1840 introdujo técnicas basadas en el uso de ácido crómico para el endurecimiento de tejidos y contribuyó a la mejora en la construcción y el uso del microscopio. Hizo la primera descripción de una célula cancerosa en 1843 (Wright Jr., 2013).

[235] Paul Ehrlich (1854-1915), alemán que contribuyó al desarrollo de la técnica micrográfica, en especial de los métodos de tinción. Sus trabajos pusieron las bases de la tinción de Gram para observar las bacterias. Ganó el Premio Nobel de Medicina en 1908 por sus hallazgos para establecer un tratamiento para curar la sífilis. Dentro de la prolífica carrera de Ehrlich destaca el descubrimiento de los leucocitos o el desarrollo de la quimioterapia antimicrobiana (Laín Entralgo, 2006: 311, Castro González y Sandoval Hernández, 2015).

[236] Émile Duclaux (1840-1904), biólogo y químico discípulo y mano derecha de Pasteur: participó en las investigaciones sobre la generación espontánea y la fermentación de la cerveza. Fue nombrado director del Instituto Pasteur, cargo que desempeñó hasta su muerte. Sobre Duclaux, véase Morange (2010). En cuanto a la frase, según la formulación que da Cajal, tal vez la alusión más conocida sobre la casualidad de Duclaux se encuentre en la carta que este escribió al vicepresidente del Senado francés a propósito del caso Dreyfus, publicada por el periódico *Le siècle*, en la que exigió un proceso justo: «Si dans les questions scientifiques, nous dirigions nos instructions comme elles semblent l'avoir été dans cette affaire, ce serait bien par hasard que nous arriverions à la vérité» (Du-

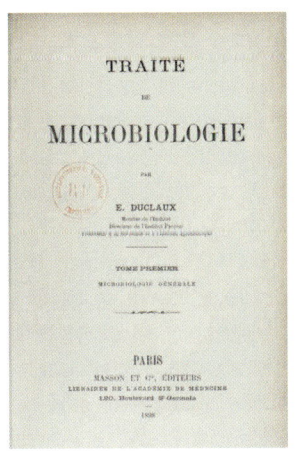

E. Declaux, *Traité de microbiologie*, París, Misson et Cⁱᵉ, 1898

claux *apud* Duclert, 2019: 88). No obstante, quizás Cajal confundiera al maestro con el discípulo, ya que la frase a la que se refiere parece una deformación de otra que Pasteur incluyó en diferentes textos: en un discurso pronunciado en 1854, al mencionar la invención del telégrafo eléctrico: «[...] le hasard ne favorise que les esprits préparés» (1922a: 131); en el artículo «Pourquoi la France n'a pas trouvé d'hommes supérieurs au moment du péril» (1871): «[...] le hasard ne favorise l'invention que pour des esprits préparés aux découvertes par de patientes études et de persévérants efforts» (1922a: 215); en la versión resumida del informe de 1881 sobre de los experimentos de la vacunación contra el ántrax en Poully-le-Fort: «Le hasard, d'ailleurs, favorise les esprits préparés, et c'est dans ce sens, je crois, qu'il faut entendre la parole inspirée du poète: *Audentes fortuna juvat*» (Pasteur, 1922b: 348). En este último caso, Pasteur acompaña el aserto de una cita latina de Virgilio —que encontramos en la *Eneida*— de la que, en esencia, surge la frase. Cabe destacar que en 1882, en el discurso de ingreso en la Academia Francesa, Pasteur señala cómo la casualidad, el azar, hace avanzar a los pudorosos: «Le hasard porte quelquefois en avant ceux que la modestie retient en arrière» (1922a: 328).

[237] El lector puede empezar a vislumbrar esta mayor preponderancia del azar: la tenacidad y la perseverancia son las que facilitan la armonía necesaria para que del error o de la situación inesperada surja el descubrimiento. ¿Ahora bien, son estas dos características «indispensables» o «deseables»? Formulamos la pregunta porque en la tercera edición Cajal escribía que eran «indispensables» (Ramón y Cajal, 1913: 112). Con la primera redacción, las dos buenas propiedades hacen falta para que se dé el azar, pero con la segunda el factor se refiere a un anhelo de que tales propiedades acontezcan.

[238] Cajal podría estar refiriéndose al cuento «El conde Abel y la princesa», un cuento folclórico que

tuvo difusión en el siglo XIX y que corresponde a una de las versiones del tipo 900 —«La desdeñosa princesa es corregida»— (Amores, 1997: 176-177). Fue recogido por Aurelio Espinosa y existe una variante incluida en los *Cuentos de vieja* de Juan de Ariza (1816-1876), «El caballo de siete colores» (Baquero Goyanes, 1949: 573; Amores, 2001: 34). «El porquerizo» de Andersen guarda alguna semejanza (Baquero Goyanes, 1949: 573). En el cuento, un joven príncipe es rechazado por una princesa. Se disfraza de mendigo, dice llamarse Perico y se pasea por el jardín palaciego. Comienza a cavar hoyos y, en un momento dado, tira una joya al agujero. Fingiendo gran contento, anuncia su hallazgo, pero la princesa exige que se le entregue. El príncipe disfrazado se niega y solo acepta entregarle la joya si la princesa le enseña los pies. Ella acepta. Este ritual se repetirá dos veces más, en las que el falso pordiosero logra, primero, que la princesa le enseñe las piernas y, después, dormir con ella. Las visitas de Perico son constantes y la princesa se queda embarazada. Ella le suplica marchar con él donde sea. Al final, cuando se acercan a sus tierras, Perico le revela su auténtica condición.

239   Parece claro que Cajal avanza hacia posicionamientos en los que el azar sí puede ser provocado, aunque sea de forma indirecta, por el intelecto humano. El azar asiste a quien lo merece: de ahí esta modificación que introduce al referirse a Pasteur y las vacunas bacterianas. No colaboró su genio, como señala en la tercera edición (Ramón y Cajal, 1913: 113), sino que fueron consecuencia de este: «Si Pasteur descubrió por azar las vacunas bacterianas, debiolo a su genio» (Ramón y Cajal, 1923a: 104).

240   Carl Wilhelm Scheele (1742-1786), químico sueco, que, desde joven, estuvo trabajando en boticas. Entre 1771 y 1772 logró aislar el oxígeno y el nitrógeno, aunque, debido a la tardanza de su editor, no pudo reclamar la paternidad de tales descubrimientos (de los Ríos, 2011: 105; Artola y Sánchez Ron, 2012: 371). En

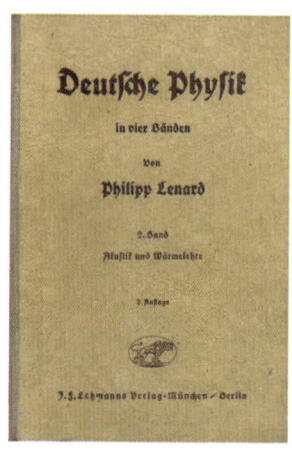

Philipp Leonard, *Deutsche Physik*, München, Akustik und Wärmelehre, 1936–1937

1774 dio con el cloro, al hacer reaccionar ácido clorhídrico con bióxido de manganeso (de los Ríos, 2011: 105). Con sus trabajos se centró en establecer las características de los ácidos orgánicos (2011: 106).

241   Después de las matizaciones anteriores, Cajal añade en la última edición (1923a:125) esta larga enumeración de sabios que se vieron ayudados por la acción de la «milagrosa fortuna». También incluye como caso paradigmático el de los esposos Curie. La importancia de la perseverancia se relaciona con la superación del error, con la constancia y confianza del investigador.

242   Philipp Lenard (1862-1947), físico alemán galardonado con el Premio Nobel de Física en 1905 gracias a sus investigaciones sobre los rayos catódicos. Autor del libro *Deutsche Physik* (1936), con el que intentó trazar la historia de una «física aria», se afilió en 1937 al partido nazi, aunque ya en los años veinte había apoyado a Hitler. Fue un furibundo detractor de Einstein y sus teorías. Al respecto, véase Sánchez Ron (2010, 107-ss).

243   William Crookes (1832-1919), químico inglés. Algunos de sus experimentos, basados en la técnica de la espectroscopia, propiciaron el descubrimiento de elementos como el talio (1861). Crookes también puso de manifiesto ciertos fallos de la tabla de los elementos de Dmitri Mendeléiev (1834-1907), al confirmar

la existencia del helio, elemento que no tenía un lugar previsto en la tabla. Diseñó instrumentos como el tubo de rayos catódicos y el tubo de Crookes. Este último «[...] consiste en una ampolla de vidrio que tiene una salida para conectarla a una salida de vacío» (de los Ríos, 2011:275). Al respecto, puede consultarse de los Ríos (2011), Artola y Sánchez Ron (2012: 402 y 535).

[244] Cajal adopta un estilo más propio de una novela gótica o de terror, al describir a un científico atenazado por su estado mental, que se ve envuelto en un hecho sobrenatural. La febril impaciencia, el espanto ante la visión prodigiosa de marcado carácter macabro... Y finalmente los huesos de la mano, cual figuración espectral. El azar surge de errores activos o incontrolables y de él nacen elementos tales como lo inesperado y la emoción. Röentgen, en la descripción cajaliana, interpone, de forma distraída, la mano donde no debía hacerlo. Cajal pone de manifiesto la importancia del azar en el descubrimiento, la serendipia (Anaya-Reig y Romo, 2017: 8), tal y como la denominan los ingleses a raíz del cuento de Walpole. Este interés por la casualidad puede rastrearse en *Recuerdos de mi vida. Mi infancia y juventud*. De hecho, se liga a una de sus herramientas en el trabajo histológico, la fotografía. Como señala Rozo Castillo, la casualidad quiso que descubriera «[...] el fenómeno físico que Leonardo y Giovanni Battista della Porta estudiaron para sus reproducciones perspectivísticas» (2014: 39), es decir, la cámara oscura: «He aquí mi curiosa observación: el ventanillo cerrado de mi prisión daba a la plaza, bañada en sol y llena de gente. No sabiendo qué hacer, me ocurrió mirar al techo, y advertí con sorpresa que tenue filete de luz proyectaba, cabeza abajo y con sus naturales colores, las personas y caballerías que discurrían por el exterior. Ensanché el agujero y reparé que las figuras se hacían vagas y nebulosas, achiqué la brecha del ventano sirviéndome de papeles pegados con saliva, y observé, lleno de satisfacción, que, confor-

me aquella menguaba, crecía el vigor y detalle de las figuras. Por donde caí en la cuenta de que los rayos luminosos, gracias a su dirección rigurosamente rectilínea, siempre que se les obliga a pasar por angostísimo orificio, pintan la imagen del punto de que provienen. Naturalmente, mi teoría carecía de precisión, ignorante como estaba de los rudimentos de la óptica. En todo caso, aquel sencillo y vulgar experimento, diome altísima idea de la física, que diputé desde luego como la ciencia de las maravillas» (Ramón y Cajal, 1923b: 34). Los tres casos citados en este apartado se refieren a la misma disciplina: la física. Fundamentalmente, la elección de esas anécdotas científicas patentiza cómo «[...] azar, método e intuición se funden en el investigador a la hora del descubrimiento» (Roger Ciurana, 1985: 111).

[245] Antoine Henri Becquerel (1852-1908), padre de la radiactividad y ganador del Premio Nobel de Física en 1903, junto con el matrimonio Curie. Probablemente, murió por culpa de la exposición continuada a la radiación. Al igual que sucede con Röntgen, Cajal da bastante información sobre su figura.

[246] Sentencia añadida a partir de la quinta edición (Ramón y Cajal, 1920b: 115), que resume toda la tesis cajaliana y que es deudora de la visión de Pasteur.

[247] ¿Quiere decir esto que el azar tiene una importancia reducida porque puede ser provocado gracias a las rutinas de trabajo? Para Thomas Kuhn el descubrimiento inesperado ni siquiera es real porque no tiene efectos transformadores cualitativos y cuantitativos sobre el mundo científico —que son los que aporta una teoría o un hecho (1981: 30)—: Cajal es consciente de que el valor de un descubrimiento necesita de un buen basamento procedimental y doctrinal, pero, en su esencia, el hecho azaroso puede llegar a rivalizar con otros más «predecibles» por manifestar la existencia de enigmas, de hechos fortuitos que ponen a prueba el intelecto. Y, como se puede apreciar, dicha idea figura también en su au-

tobiografía: «¡El azar!... ¡Todavía el azar como fuente de conocimiento científico en pleno siglo XIX!... Luego el mundo está lleno de enigmas, de cualidades ocultas, de fuerzas desconocidas... Por consiguiente, la ciencia, lejos de estar apurada brinda a todos con filones inagotables. Puesto que vivimos, por fortuna, en la aurora del conocimiento de la naturaleza; puesto que nos rodea aún nube tenebrosa, solo a trechos rasgada por la humana curiosidad; si, en fin, el descubrimiento científico se debe tanto al genio como al azar... entonces todos podemos ser inventores. Para ello bastará jugar obstinada e insistentemente a un solo número de esta lotería. Todo es cuestión de paciencia y perseverancia» (Ramón y Cajal, 1923b: 91). El azar, en definitiva, es real porque no todo, ni en la investigación ni en la vida, puede ser planificado y estar bajo control, y justamente lo que queda fuera de la jurisdicción de nuestro plan de búsqueda, lo que no está bajo control, a veces ofrece los destellos que no saltaron cuando los buscábamos metódicamente. El azar ayuda a profundizar en las primeras causas y a llenar de sugerencias la reflexión científica. Todo depende de cómo caigan los dados, y no sabemos cómo van a caer, salvo cuando los hemos trucado.

[248] Hippolyte Taine (1828-1893), filósofo francés de tendencias positivistas, que destacó, sobre todo, por su teoría determinista del medio ambiente, que tuvo especial influencia en el desarrollo del naturalismo literario, y que dio lugar a diferentes interpretaciones que ocasionaron un «vicio antropológico» —como pudo apreciarse en el caso español— a la hora de analizar a diferentes poblaciones según su origen geográfico, su historia o su raza (Gómez Moreno, 2012: 383). Influido por la psicología asociacionista, consideraba que para analizar la historia había que reducir lo complejo a hechos sencillos (Ferrater Mora, 1965b: 756). Su pensamiento fue influyente en parte de la intelectualidad española del XIX y principios del XX.

[249] John Tyndall (1820-1893), físico irlandés. Estudió el movimiento de los glaciares, llevó a cabo experimentos con los que refutó la teoría de la generación espontánea e indagó sobre el efecto que lleva su nombre, el cual ocasiona la dispersión de la luz por partículas coloidales muy pequeñas (Hartman-Petersen y Pigford, 1991: 154).

[250] En relación con el surgimiento de descubrimientos que alteren el *statu quo* de la ciencia se interpreta este fragmento que fue eliminado en 1913: «El entendimiento humano no puede abordar ninguna cuestión aislada, siéndole forzoso caminar de lo conocido a lo desconocido: hoy contempla un fragmento de la verdad y mañana otro, ¡y solo cuando los ha examinado todos se siente fuerte para remontarse a la síntesis y establecer las relaciones del nuevo hecho con el conjunto de las leyes de la ciencia constituida!» (Ramón y Cajal, 1899: 86). En un primer momento podría resultar sorprendente la supresión de dicho párrafo, pues en él se sintetizan algunas de las ideas defendidas por don Santiago —solidaridad entre ciencias, verdad parcializada en lo absoluto, saberes científicos configurados por relaciones, etc.—. Cabe decir que, seguramente, la supresión se deba a que de manera más pormenorizada se desarrolla la misma idea en las líneas siguientes.

[251] Respecto a ediciones anteriores, se quita una redundancia: el carácter «fundamental» del hecho nuevo (Ramón y Cajal, 1913: 115). Cajal asume que la ciencia, en primer lugar, está interconectada. El esfuerzo del descubridor, del genio, se funda en la herencia escalonada del conocimiento, de ahí la mención al trabajo ajeno. Sin embargo, las revoluciones acaban llegando. Como indicó Anaya-Reig y Romo (2017: 4), Cajal es consciente de ambos fenómenos. Esta provisionalidad de los modelos científicos que explican la realidad —que se puede vislumbrar en pasajes de su cuento *El pesimista corregido* (Fraser, 2013: 128)— es la que convierte en sospechosas las otrora verdades que son, en realidad, doctrinas.

²⁵² Sin llegar a declararlo explícitamente, Cajal parece hablar de lo que ocurrió con las grandes revoluciones de Copérnico, Newton, Lavoisier y Einstein (Kuhn, 1981: 27): los descubrimientos de estos científicos necesitaron «[...] el rechazo, por parte de una comunidad, de una teoría científica antes reconocida» (1981: 28). Cajal, naturalmente, debe tener presente su propia experiencia. Su teoría neuronal, que postula la conexión entre neuronas a través de la sinapsis, además de establecer su superación, rompía con el paradigma de la teoría reticular, que planteaba la existencia de un tejido conectado (Lorenzo Lizalde, 1991: 45). Cajal vivió en sus propias carnes la «tensión esencial» y se vio envuelto en todo tipo de debates con los reticularistas, lo que caracterizaría el periodo preparadigmático —según Solís Santos (2006)— de la teoría neuronal que comenzaría a convertirse en paradigma a partir del año cumbre, 1888 (Ramón y Cajal, 1923b: 199), y que obtuvo así el apoyo de la mayoría de la comunidad científica.

Capítulo IV

²⁵³ Capítulo incluido en la tercera edición (Ramón y Cajal, 1913).

²⁵⁴ «*Causerie*», término francés que tuvo que ser del agrado de Cajal, creador de aforismos y comentarios, pues con él se designa un texto breve, de carácter ensayístico, que destaca por su estilo coloquial, humorístico y su viveza de ingenio.

²⁵⁵ Respecto a los bibliófilos, Cajal aumenta el nivel de la crítica en las últimas ediciones. En algunos casos podría parecer lo contrario, que pasa a un registro más contenido —por ejemplo, el autor elimina algunos intensificadores—, pero, a cambio, los denomina «indolentes de la ciencia», en vez de «indolentes de la acción» (Ramón y Cajal, 1913: 122). Si bien la idea de movimiento es prácticamente indisociable de la de «investigar» —no en vano Cajal defiende la lógica viva—, el uso de «ciencia» revela cómo para el premio nobel la obtención del conocimiento para derivar leyes de la naturaleza es inseparable de la acción: el que no actúa, el que no es capaz de hacer ciencia teórica o práctica es un indolente.

²⁵⁶ Este desprecio cajaliano nos recuerda el desdén de Francisco de Quevedo (1580-1645) por los individuos que no crean. Téngase en cuenta que en una carta a Astrana Marín, Cajal se define como «entusiasta quevedista». Así, en *La hora de todos y la Fortuna con seso* «[...] opera manifiestamente el desprecio de Quevedo —tan reiterado en su obra— por los hombres que "saben" pero no "hacen", desprecio que enlaza curiosa y quizá lógicamente al escritor español con la tradición intelectual posterior de exaltación de la acción» (Marichal, 1957: 152). Elocuentes son fragmentos como el siguiente: «Roma, cuando desde un surco que no cabía dos celemines de sembradura se creció en República inmensa, no gastaba dotores ni libros, sino soldados y hastas. Todo fue ímpetu, nada estudio» (Quevedo, 2009: 287). Los bibliófilos acaparan saberes, pero huyen del estudio y del laboratorio, eso sí, siempre con orden y disciplina. Esta actitud es la que propiciará que sus colegas, deseosos de seguir el camino de Roma descrito por Quevedo, sientan ya no piedad y misericordia

por los vanos eruditos (Ramón y Cajal, 1913: 123), sino «lástima», sustantivo que denota cierto disgusto hacia la actitud de estos. La frase con la que se remata este párrafo fue añadida en la última edición, a modo de corolario (Ramón y Cajal, 1923a: 117).

[257] Respecto a los megalófilos, pasa de designarlos como «vencidos» (Ramón y Cajal, 1913: 124) a hacerlo como «malogrados». La sustitución puede deberse al propósito de corregir una impropiedad léxica. «Vencidos» quiere decir 'derrotados', y la derrota implica lucha previa, mientras que «malogrados» significa 'que no han llegado a ser aquello que tenían todas las posibilidades de ser'. Los megalófilos son los peores enemigos de sí mismos, porque aflojan antes de alcanzar la meta y se ven superados. Resulta curioso que Cajal también utilice el mismo adjetivo para referirse, en el capítulo anterior, a Henri Poincaré. Tal vez se deba a lo reciente de su muerte, en 1912, y a que esta se produjo cuando únicamente contaba con 58 años.

[258] Cajal pone el foco en el sujeto: es este el único responsable de no haber llegado a lo que prometía, de no haberse aprovechado a sí mismo. Ese espíritu abúlico es la escenificación de la «[...] debilidad intelectual y de falta de grandeza moral» (González Quirós, 2008: 233), lastres que atenazan el futuro del país. De ahí que, respecto a la tercera edición, los megalófilos pasen de estar deshaciendo constantemente (Ramón y Cajal, 1913: 124), a estar rectificando lo que todavía está siendo construido (Ramón y Cajal, 1916: 119).

[259] La adición en la cuarta edición (Ramón y Cajal, 1916: 121) del aforismo 242 del *Oráculo manual y arte de prudencia* (1647), amén de aportar un ejemplo del gusto de Cajal por su paisano, le permite universalizar sus críticas mediante el uso de arquetipos, cuestión en la que el sabio de Petilla de Aragón enlazaría con uno de los rasgos predominantes del pensamiento patrio que explicaría el gusto por acudir antes a la literatura que a la filosofía (Mora García, 2013: 213). Los megalófilos comienzan sus empresas, pero no las prosiguen: hay una volatilidad en ellos que Cajal, debido a sus propias vivencias, no puede entender. Él, como Baltasar Gracián (1601-1658) —quizás el autor más importante de la prosa didáctica durante el siglo XVII en España—, toma su personalidad como base de la forma de ver el mundo. Si Gracián en el *Oráculo* muestra «[...] una concentración tan poderosa de talento natural, de experiencia y de autorreflexión» que a través de su personalidad se convierte en «[...] patrimonio del fondo común humano» (Batllori y Peralta, 1969: 136), Cajal, no solo con estos comentarios, sino a lo largo de *Reglas y consejos*, vuelca su ser, el estilo basado en la acción, en la forja de un carácter literario. Cajal imita a Gracián, en cuya obra «el ser persona, en definitiva, es también un estilo» (Egido, 2014: 96). En este caso la discrepancia con los megalófilos, a través de la cita de su paisano, es la discordancia ante un carácter que, para él, choca con la dignidad del investigador. El estilo cajaliano está en

Baltasar Gracián, *Oráculo manual y arte de prudencia*, Huesca, Juan Nogués, 1647

«matar la caza», en hacer ciencia para, al igual que Gracián, obtener saberes del mundo y aplicarlos a la acción propia (Fernández Muñoz, 2017: 223).

[260] En la tercera edición escribía «culto fetichista y celoso» (Ramón y Cajal, 1913: 126). La censura al fetichismo puede deberse a que Cajal considere este como un comportamiento común en no pocos individuos. Así, en el «Cuaderno de anatomía», documento perteneciente al Legado Cajal en el que aparecen apuntes variados sobre el positivismo o la figura del médico, encontramos la siguiente frase: «El fetichismo es la doctrina más real y general: todos estamos inclinados a dar a los seres significación: las cenizas de los padres, un objeto antiguo, el amor del suelo nativo, etc.» (signatura A3.4.Caja20.03).

[261] **Nota de Cajal.** Nota añadida en la cuarta edición (1916: 122).

[262] Respecto a los descentrados, la única modificación que introduce Cajal hace aún más execrable la esencia de esta enfermedad de la voluntad. En la tercera edición indica que «[...] muchos parecen ocupar un puesto, no para desempeñarlo, sino para cobrarlo y tener de paso el gusto de que otros no lo desempeñen» (Ramón y Cajal, 1913: 128), lo que revela una acción en contra de otro sujeto indeterminado. En la versión final, señala que los descentrados apartan a los competentes, «a los aptos», lo que representa una acción lesiva contra aquellos trabajadores que tienen mejores condiciones y preparación. Por desgracia, para Cajal este tipo de comportamientos abundaban en España. Un mal que no solo es de tipo intelectual, y que se une a «[...] la pereza, la ignorancia, la afición desmedida a la hipérbole, la falta de ambición teórica, la corrupción, las trampas, la manía de imitar, la verborrea, la cortedad de miras, la lentitud, el abogadismo y el financierismo» (González Quirós, 2008: 230).

[263] No es descabellado pensar en que Cajal se está refiriendo a José Echegaray.

[264] Cajal cambia su parecer ante el método de los teorizantes, sustentado en la creación de analogías: antes lo calificaba como «bueno» (Ramón y Cajal, 1913: 131).

[265] Corrección de «Gerhard» o «Gebhard», puesto que Cajal se está refiriendo a Charles Fréderic Gerhardt (1816-1856), químico francés. Natural de Estrasburgo, conocido por sintetizar el ácido acetilsalicílico. Fascinado por la investigación química, Gerhardt rechazó encargarse de la fábrica paterna. Manejaba con la misma facilidad el francés y el alemán, cuestión que favoreció que en 1836 se convirtiera en discípulo de Liebig, con el que, no obstante, mantuvo una relación muy cambiante y conflictiva. Gerhardt, tras el choque con su padre, no tenía financiación, por lo que comenzó la traducción de las obras de su maestro. Angustiado por el porvenir de su discípulo, Liebig le recomendó que fuera con calma y que no se precipitara a la hora de publicar. Gerhardt logró una plaza en Montpellier y posteriormente marchó a París. Las relaciones entre ambos se tensaron totalmente con la aparición de Auguste Lambert (1807-1853), con el que Gerhardt colaboró activamente a lo largo de toda su carrera. Véase Hedley Brooke (1975), Fruton (1988) y Blondel-Mégrelis (2008) sobre Gerhardt. En este

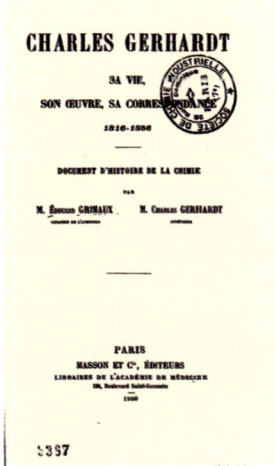

Portada de la biografía de Gerhardt, en la que se reproduce parte de su epistolario

caso, la cita procede de una carta que Liebig mandó a Gerhardt el 27 de junio de 1841 para felicitarle por la obtención de la plaza de profesor de Química en Montpellier (Grimaux, 1900: 54), la cual se encuentra en la biografía *Charles Gerhardt, sa vie, son oeuvre, sa correspondance, 1816-1856: document d'histoire de la chimie* (1900). No obstante, sospechamos que Cajal tomó el ejemplo del libro de Ostwald.

[266] Las simpatías de Cajal hacia Liebig se explican a medida que uno va leyendo *Reglas y consejos*: tanto el español como el alemán coinciden en su cruzada contra la teorización excesiva y en el rechazo de una visión absolutamente pragmática de la ciencia: «[...] perhaps most remarkable, though, was his attack on Bacon's view that the goal of science was that of utility» (Sonntag, 1974: 373). Seguramente, la inclinación hacia Liebig también puede explicarse por su papel en la creación de institutos universitarios para fomentar la enseñanza práctica (Laín Entralgo, 2006: 539; Sánchez Ron, 2020: 394), es decir, por ser un caso paradigmático de la «institucionalización científica» que se fue dando a lo largo del siglo xix (Sánchez Ron, 2020: 319) y cuyo modelo ideal para Cajal era Alemania.

[267] August Weismann (1834-1914), biólogo alemán continuador de las teorías evolucionistas, figura clave para el surgimiento de la genética merced a su consideración de que los cromosomas portan los caracteres hereditarios y la teoría del plasma germinal (Laín Entralgo, 2006: 392 y 413). Peor suerte tuvo su hipótesis de la existencia de los «bióforos», la unidad viviente más simple, que fue refutada con la teoría celular de Schleiden, Schwann y Virchow.

[268] Cajal recuerda que las teorías y las hipótesis son caducas, pero que los hechos perduran, de ahí que añada esta sentencia (1916: 128).

[269] Resulta llamativo que Cajal considere «las leyes y ecuaciones» no como constructos dependientes de un marco teórico, sino como hechos en sí mismos. Cabe destacar que este es un enfoque pragmático, propio de las ciencias de la vida —la química, la biología, la medicina—, ciencias que se ciñen más a los fenómenos observados y que, por lo general, no tienden tanto a la formulación de sistemas de conceptos consistentes por sí mismos. Según esto, por ejemplo, Cajal consideraría las leyes de Kepler o las de Newton como aproximaciones que siguen siendo hechos, como hechos que permanecen, a pesar de que el marco conceptual del que dependían se haya abandonado.

[270] Cita añadida en la cuarta edición (Ramón y Cajal, 1916: 129) con la que no solo Cajal muestra su personalidad, sino la regla que ha de regir el comportamiento del investigador. Si el foco es la educación, Cajal busca fomentar los rasgos que anhela encontrar en sus colegas, aunque estos no sean realmente los que tengan (Lorenzo Lizalde, 1991: 97). La figura de Thomas Carlyle (1795-1881), filósofo, matemático e historiador escocés, fue de sumo interés para los autores regeneracionistas y del noventayocho. Su pensamiento vitalista, al igual que el de Nietzsche, contraponía una jerarquización sumisa de la sociedad frente a una fuerza renovadora, que sería la revolución (Sobejano, 1967: 43). A partir de tal idea se comprende mejor la teoría sobre el héroe de Carlyle, expuesta en *On Heroes*,

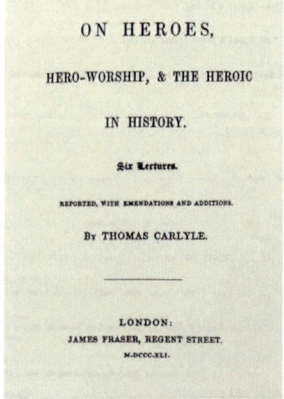

Thomas Carlyle, *On Heroes, Hero-Worship, and The Heroic in History*, London, James Fraser, 1841

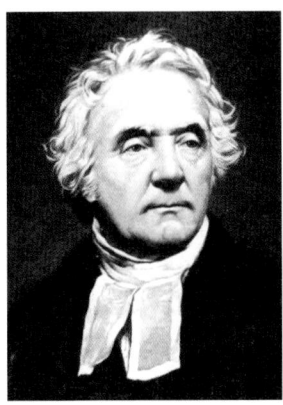

Thomas
Chalmers
(1780-1847)

Hero-Worship, and The Heroic in History (1840), según la cual un personaje excepcional sería capaz de
transformar al pueblo gracias a su feroz individualismo. Esta idea fascinó a los jóvenes firmantes del
«Manifiesto de los Tres», Azorín, Maeztu y Baroja. Sin
embargo, quien descubrió a Carlyle fue Unamuno,
quien lo tradujo y se vio bastante influido por este
(Alberich, 1966: 151; Sobejano, 1967: 282). Tanto
Baroja como Unamuno consideraban a Carlyle un
gran autor humorístico que se caracterizaba por
su gusto por lo coloquial-popular, hábil creador de
neologismos (Serrano Poncela, 1964: 92). Sin embargo, la cita incluida por Cajal correspondería a otro
pensador escocés, el teólogo presbiteriano, econo-

mista y político Thomas Chalmers (1780-1847); en la
biografía escrita por el reverendo escocés William
Lindsay Alexander (1808-1884) aparece esta misma
frase pronunciada por Chalmers en una conversación
con el autor: «He had inmense faith in the power of
facts to test speculation, and to carry conviction. A
fact was with him a fulcrum, on which he felt secure
in reposing the lever of his argumentation and action.
"Give me a fact", I heard him say, the last time I was
in his company, when a distinguished German theolo-
gian was pleading for the necessity of supporting the
claims of Christianity by an appel to the deductions
of philosophy. "Give me a fact, and I will plant myself
upon that; but, as for your transcendental metaphysics,
I have no footing on them, and no faith in them"» (Lindsay Alexander, 1847:14-15). Como curiosidad, Carlyle
hizo un retrato literario de Chalmers (1896: 12-13).

[271] El capítulo, por tanto, ha cumplido con su
función, señalada por Tzitsikas: «Al describir los varios tipos de fracasados el autor pretende ponerles
delante un espejo en el cual ellos y sus alumnos
puedan contemplar su deformidad» (1965: 22). Al fin
y al cabo, las críticas que Cajal emite no son fruto
de una malquerencia personal, sino que enfatizan la
misión didáctica de su obra: no siempre la imagen
que refleja el espejo es hermosa.

Capítulo V

[272] Capítulo añadido en la tercera edición (1913).

[273] Otro ejemplo más de la retranca cajaliana al
calificar de «Jeremías» —el profeta al que se le atribuye el *Libro de las lamentaciones* incluido en la Biblia— a los miembros de la Universidad española que,
aunque en algunas ocasiones podían tener razón, no
abordaban los auténticos problemas. En parte, esta
crítica cajaliana revela hasta qué punto la Universi-

dad española, con la que tuvo una relación tirante
como presidente de la JAE, seguía manteniendo ciertos problemas estructurales tanto en 1913 como en
1923. Problemas que habían sido denunciados por
otros intelectuales como Giner de los Ríos, quien, ya
en 1902, hablaba de un fenómeno, por desgracia todavía dominante hoy en día: la burocratización. Para
Giner esta provocaba que las universidades fueran una

agencia de expedición de títulos y un «remedia-vagos» (Mainer, 1983: 80).

274 Cajal mantuvo un trato problemático con las universidades, las cuales se quejaban de los «privilegios» de la JAE, órgano que recibía una mayor dotación económica para las investigaciones. Esta situación se prolongó a lo largo del tiempo, dando lugar a que fuera denunciada en el parlamento, y a que se hablara de la injerencia de la Institución Libre de Enseñanza en una institución pública. Incluso, se organizaron movimientos contrarios a la JAE comandados por catedráticos de universidad. También hubo quejas de que la JAE no extendiera su acción a la periferia del país, a regiones como Cataluña (Sánchez Ron, 2006: 30-33; Fernández Santarén y Sánchez Ron, 2010: 54-55).

275 Nota de Cajal. Imbuido de su propia experiencia y de otros ejemplos eminentes con los que está familiarizado, Cajal insiste en la idea de que la acción propicia el aprendizaje en el laboratorio con esta nota añadida en la sexta edición (1923a: 134). No basta declararse científico.

276 Cita que se añade en la cuarta edición (Ramon y Cajal, 1916: 139) de *El joven Peer Gynt* (1867), del dramaturgo noruego Henrik Ibsen (1828-1906), obra teatral estrenada en Oslo en 1876 (Breyer, 2006: 21). La idea es semejante a la que Cajal toma de Eucken en el primer capítulo: la acción es lo que propicia el surgimiento de ideas originales y, en última instancia, es lo que configura la personalidad. La alusión al seductor, aventurero y vividor Peer Gynt no es nada casual, puesto que el conflicto planteado por Ibsen en su obra es el mismo: la necesidad de dirigirse a lo desconocido mediante la acción continua e infatigable. Como señala Ruíz Ramón, en *Peer Gynt* se cumple la máxima orteguiana, «vivir es no tener más remedio que ir» (2006: 926). El yo del investigador, en el que el trabajo y lo privado se funden en un mismo espíritu, es un autodidacta:

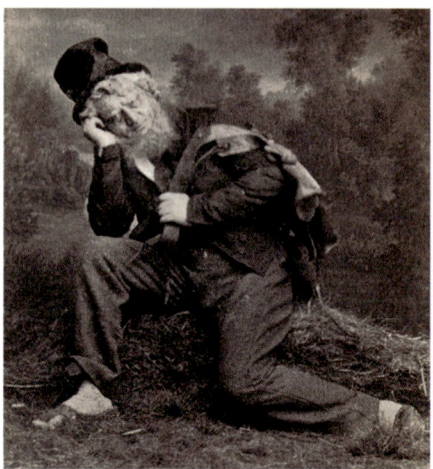

Henrik Klausen, afamado actor noruego, en el papel de Peer Gynt en el Teatro Christiania, 1876

«Nada mejor para lograrlo que laborar a solas». El investigador se ha de dirigir al descubrimiento: el trabajo, la acción, solo se desencadenan por la voluntad del individuo, no por la acción ajena ni por los magníficos medios materiales, de ahí que Cajal recuerde la máxima que, según el viejo Dovre, rey de los duendes, reina en el mundo de los hombres: «Sé tú mismo». En el caso del científico, vocación y realización personal se funden, tema crucial en la obra de Ibsen, cuyo protagonista tiene como gran problema que «[...] carece de vocación y, lejos de dedicar su vida a encontrarla o construirla [...], se refugia en una evasión egoísta y fantástica» (Heredia, 2006: 28). Después de insistir en que el éxito no cae de la nada ni se genera espontáneamente merced a un laboratorio de última generación, la alusión a Ibsen sitúa al estudioso en una disyuntiva existencialista —ser o no ser uno mismo—, pero no solo eso. Cajal instala a los jóvenes científicos ante las dos desesperaciones a las que se enfrenta Peer Gynt: «[...] la de haber fracasado en ser uno mismo, y otra mayor aún, la de no haberlo hecho» (Bloom, 2015: 365). Fracasar o no intentarlo siquiera.

[277] Esta misma anécdota la desarrolla en mayor detalle en *Recuerdos de mi vida. Historia de mi labor científica*: «Escogido un desván como obrador de mis ensayos prácticos, y reunidos algunos reactivos, solo me faltaba un buen modelo de microscopio. Las menguadas reliquias de mis alcances de Cuba no daban para tanto. Por fortuna, durante mi última gira a la Corte, me enteré de que en la calle del León, número 25, principal (¡no lo he olvidado todavía!), habitaba cierto almacenista de instrumentos médicos, don Francisco Chenel, quien proporcionaba, a plazos, excelentes microscopios de Nachet y Verick, marcas francesas entonces muy en boga. Entablé, pues, correspondencia con dicho comerciante y ajustamos las condiciones: consistían en abonarle en cuatro plazos 140 duros, importe de un buen modelo Verick, con todos sus accesorios. La amplificación de las lentes (entre ellas figuraba un objetivo de inmersión al agua) pasaba de 800 veces. Poco después me proporcioné, de la misma casa, un microtomo de Ranvier, una *tournette* o rueda giratoria y otros muchos útiles de micrografía. A todo subvinieron mi paga modesta de auxiliar y las flacas ganancias proporcionadas por los repasos de Anatomía; pero las bases financieras del Laboratorio y Biblioteca fueron mis economías de Cuba» (Ramón y Cajal, 1923b: 155-156).

[278] Cajal quiere transmitir a la juventud una actitud, una forma de ser, que no se ha debido a lo inmediato, sino al esfuerzo y al sacrificio hechos a lo largo de su vida. Uno de sus discípulos, Josep María Roca, en su libro *Tributo al maestro* (1923), señala que en Barcelona se instaló en el arrabal, en un piso pequeño (Roca, 2007: 37), próximo al Hospital de la Santa Cruz, emplazamiento de la Facultad de Medicina (Fernández Santarén y Sánchez Ron, 2010: 36).

[279] Jöns Jacob Berzelius (1779-1848), uno de los químicos más sobresalientes del siglo XIX: estudió la electrolisis, que usó para encontrar elementos químicos y, para, a nivel teórico, postular que estos debían ser o electropositivos o electronegativos. Esta hipótesis no funcionó bien para la química orgánica. Además, Berzelius desarrolló la nomenclatura química, al proponer que se utilizara la primera letra latina de los elementos para nombrarlos —o las dos primeras, en caso de coincidencia— (Artola y Sánchez Ron, 2012: 396-397). Su obra tuvo gran difusión en Europa y Berzelius mantuvo contactos con otros grandes químicos como Liebig. Cajal se refiere a cómo el científico sueco, cuando marchó a Upsala para comenzar sus estudios de Medicina en 1796, tuvo que hacer frente no solo a una situación económica complicada para la subsistencia, sino también a la escasez de medios para la investigación, lo que le llevó a replicar el experimento que llevó a Scheele a descubrir el oxígeno en el armario de la habitación que tenía alquilada (Erik Jorpes, 1970: 19).

[280] Finalmente, para no ofrecer únicamente un caso autobiográfico, Cajal menciona las desventuras

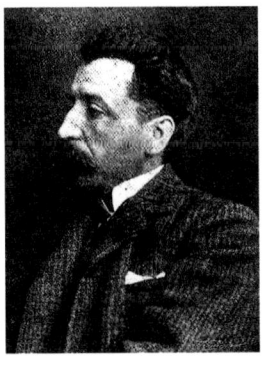

Josep Maria Roca
(1862-1930)

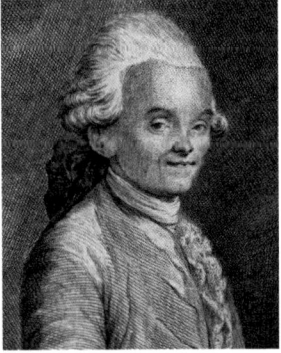

Joseph Lalande
(1732-1807)

Hermann Goldschmidt, *Natur und Offenbarung*, Munich, Aschendorff, 1855

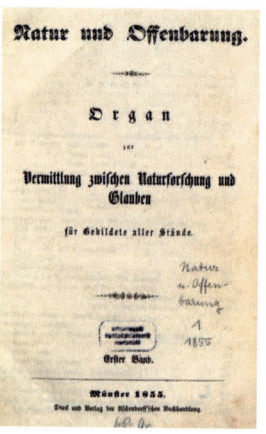

Hermann Goldschmidt, *Einige Erinnerungen aus längst vergangenen Tagen*, Viena, Im Selbstverlag 1917

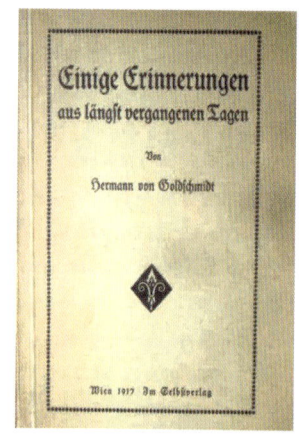

de insignes científicos que también surgieron de un ambiente modesto: Faraday, Davy, Berzelius, etc. Curiosamente, al hablar de los astrónomos, eliminará la mención a Joseph Lalande (Ramón y Cajal, 1913: 144), autor de las tablas astronómicas en las que figuraban las posiciones de los planetas y la órbita del cometa Halley (Escamilla Galindo y Monje Molina, 2004: 6825) e incorpora a Hermann Goldschmidt (1802-1866); Cajal se hace eco de esta historia que, en la época, gustó mucho entre las publicaciones de tema científico de todo el mundo —por ejemplo, *Natur und Offenbarung* (1857: 336), *Monthly Notices of the Royal Astronomical Society* (J.C., 1867: 115-117), *The Gentleman's Magazine* (1867: 335-341)—: la del pintor de cierto éxito y astrónomo aficionado que logró descubrir, desde su ventana de un alto ático parisiense, hasta catorce asteroides. No hay que descartar que Cajal pudiera haber conocido un texto autobiográfico de Goldschmidt, *Einige Erinnerungen aus längst vergangenen Tagen* [en español: *Algunos recuerdos de días pasados*] (1917).

[281] No olvidemos que, como el propio Cajal comenta en *Recuerdos de mi vida. Historia de mi labor científica*, la histología era una disciplina mucho más barata que otras como la bacteriología. La deficiencia de medios materiales se ha de compensar, por tanto, con una actitud virtuosa —que Cajal suele identificar

con el patriotismo— «[...] ligada al ejercicio de la inteligencia y al fortalecimiento de la voluntad, enteramente ajena a las razonables disputas que caben en las cuestiones políticas» (González Quirós, 2008: 223). Solo desde este punto de partida el joven investigador podrá alcanzar grandes cimas y el reconocimiento internacional, así como la obtención de cada vez mejores medios materiales.

[282] Nota de Cajal.

[283] Cabe destacar que Cajal tuvo una gran afición por la psicología, pero también por los estudios relacionados con la psicología de los insectos, y, en especial, de las hormigas. De hecho, en 1921 publicó el artículo «Las sensaciones de las hormigas»: «Santiago Ramón y Cajal, en su casa de campo de Cuatro Caminos de Madrid y cuando le quedaba poco tiempo para jubilarse, se dedicó a estudiar la vida de las hormigas [...]. En esta investigación, describe con todo detalle el proceso que sigue para averiguar cómo se producen las sensaciones de las hormigas» (Ibarz Serrat, 2017a: 69). Lo comentamos porque la nómina aportada es una muestra más de tales inquietudes cajalianas, ya que incorpora a aquellos investigadores como Fabre, Lubbock o Forel «[...] que analizaron las cuestiones relativas a los tropismos, datos sensoriales, percepciones, memoria asociativa, actos reflejos, instintos

superiores» (Ibarz Serrat, 2017a: 70). Es natural que el primer nombre que aparezca sea el de Jean-Henri Fabre (1823-1915), naturalista francés al que Cajal leyó desde joven, y del que valoró obras como *Le ciel* (1867), que fue una «luminosa revelación» (Ramón y Cajal, 1923b: 99). De hecho, la colección *Souvenirs entomologiques* de Fabre está llena de una enorme cantidad de anotaciones en la Biblioteca Cajal de la RAEx. A Fabre le siguen los siguientes científicos: René Antoine de Réaumur (1683-1757), inventor del termómetro de alcohol que contribuyó especialmente a la entomología; François Huber (1750-1831), naturalista que, pese a la enfermedad que le ocasionó la ceguera, publicó interesantes trabajos sobre la observación de las abejas (Bernard Mannix, 1911: 209-ss); John Lubbock (1834-1913), responsable de estudios que permitieron el desarrollo de la arqueología y la prehistoria, aunque también contribuyó a la psicología comparada al estudiar el aprendizaje de los insectos (Thorndike, 1984: 245); Auguste Forel (1848-1931), psiquiatra y reputado mirmecólogo, que, de forma independiente a Wilhelm His (1831-1904), llegó a columbrar la teoría de la libre terminación neuronal, a la que Cajal dio base objetiva; Edmond Perrier (1844-1921), quien junto a su hermano menor Rémy Perrier (1861-1936) se dedicó a la zoología, fue director del Museo Nacional de Historia Natural de Francia y prestó especial atención a la vulgarización científica en prensa (Phisalix, 1922); el último nombre podría corresponder al psicólogo Karl Böhm, creador de una teoría sobre la memoria y la conciencia (Ribot, 1879: 357), o al zoólogo y ornitólogo Richard Böhm (1854-1884), que exploró Zanzíbar y Tanzania y cuya correspondencia sobre ese viaje fue publicada en 1888 (Beolens, 2003: 58).

[284] Carl Weigert (1845-1904), patólogo y primo de Ehrlich, que desarrolló métodos de tinción, como el de las vainas de mielina, y estudió las células gliales. En 1885 fundó un instituto neurológico con Ludwig Edinger (1855-1918), médico alemán que se formó en Heildelberg, Estrasburgo y París, lugares donde adquirió grandes conocimientos de anatomía comparada evolucionista, aunque, en su trayectoria, otorgó más importancia a la fisiología (Fernández Santarén, 2014: 351-352). A él se debe la ley de Edinger, que relaciona el crecimiento gradual de la función de las neuronas con su desarrollo o su degeneración. Según narra en *Recuerdos de mi vida. Historia de mi labor científica*, Cajal conoció a Weigert, Ehrlich y Edinger en 1889, ya que se desvió a Fráncfort de camino a un congreso en Berlín (Ramón y Cajal, 1923b: 217).

[285] Esta recreación de la respuesta de los profesores sufrió una llamativa reescritura en el paso de la tercera a la cuarta edición (Ramón y Cajal, 1916: 147); por ejemplo, la incompatibilidad entre la esfera familiar y la científica se explicita: «Para no vegetar en la miseria, los hombres de laboratorio en nuestro país deberían —nos dicen— condenarse al celibato, y renunciar prudentemente a los goces y satisfacciones de la vida social, de la literatura y del arte» (Ramón y Cajal, 1913: 150). Deberían llevar una vida cenobítica para evitar caer en la miseria, término que, durante la Restauración decimonónica, estuvo usualmente aparejado a la tuberculosis (López Piñero, 1971: 675). Hecho que nos muestra hasta qué punto Cajal debía de pensar que la elección de una buena pareja resultaba absolutamente determinante en la vida del investigador, que podía verse abocado a una existencia condenada a la muerte y a la enfermedad.

[286] Las modificaciones que aparecen en esta parte del ensayo se relacionan con algunas de las apreciaciones misóginas de las que Cajal es consciente que son partícipes algunos investigadores y grandes figuras. En este caso, en la tercera edición se refería a un «mal agradable» (Ramón y Cajal, 1913: 151).

[287] El lector tiene motivos para sospechar que estos comentarios son una hipérbole que evidencia las nefastas condiciones del joven investigador. Además, en este caso, a la hora de tratar el celibato y la cuestión

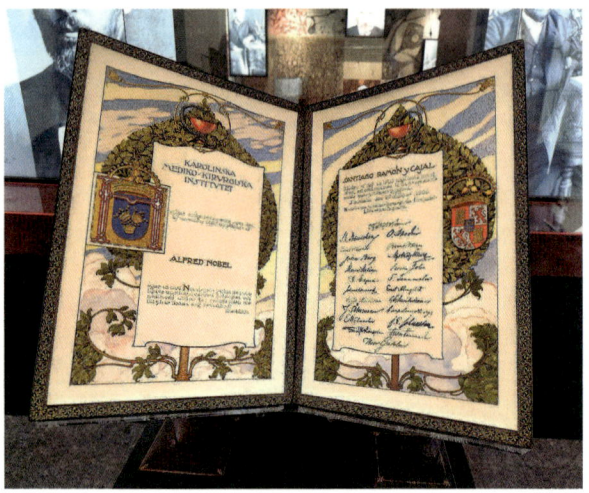

Diploma otorgado por la obtención del Premio Nobel a Cajal en 1906, expuesto en el Museo Nacional de Ciencias Naturales de Madrid

femenina y sus temas adyacentes, Cajal se distancia de sus propios consejos mediante el uso de la ironía; así, a través de la burla disimulada, no obvia la naturaleza humana, el cumplimiento tajante de las funciones vitales y anticipa su visión de lo femenino «[...] en términos biologicistas» (Lorenzo Lizalde, 1991: 90).

[288] Frase añadida en la cuarta edición (Ramón y Cajal, 1916: 149) con la que se defiende que el Estado ha de propiciar que sea perfectamente conciliable la vida familiar y la profesional: el trabajo científico debería estar bien remunerado y reconocido.

[289] Un caso de movilidad de fragmentos, puesto que esta cita de Liebig aparecía originariamente en el subapartado de «pasión por la gloria» perteneciente al capítulo sobre las cualidades morales que debe poseer el investigador (Ramón y Cajal, 1913: 71). Cajal vuelve a citar un fragmento de la carta que Liebig mandó al joven Gerhardt para felicitarle por su primera plaza en Montpellier.

[290] Nota de Cajal. Cajal tuvo en consideración la ayuda que obtuvo del Gobierno de Francisco Silvela: este, presionado por una campaña de la prensa, le adjudicó un monto económico para poner en marcha, con personal y equipamiento, el Laboratorio de Investigaciones Biológicas (López-Ocón Cabrera, 2023: 281). Además, se le quiso pagar un sueldo de 10000 pesetas. Cajal, al que la suma le pareció desorbitada, solo aceptó un sueldo de «6000 pesetas anuales, que fueron las que percibió hasta el final de sus días» (Lewy Rodríguez, 1973: 72). La segunda parte de la nota fue incluida a partir de la cuarta edición (Ramón y Cajal, 1916: 151): el mero hecho de dirigir este comentario a aquellos únicamente movidos por el interés propio muestra hasta qué punto Cajal conecta la investigación con la sociedad. Resulta interesante contrastar su sobriedad con el dinero y los medios asignados por el Estado con el modo de proceder del egoísta, ya que Cajal comulga con el principio aristotélico expuesto en la *Política*: «El hombre por naturaleza es un animal social». Cajal, pragmático, intenta atraer a su ideario a los investigadores individualistas, «idiotas» en un sentido etimológico. En la antigua Grecia el *idiotès* era aquel que no se preocupaba por los asuntos públicos, que se centraba en lo privado. Sin embargo, hasta el egoísmo puede ser puesto al servicio de un bien superior. Y la ciencia, cómo no, es una cuestión pública y política para el premio nobel de medicina.

[291] Epicuro de Samos (341 a.C.-271 a.C.), filósofo que creo su propia escuela, el epicureísmo, que se con-

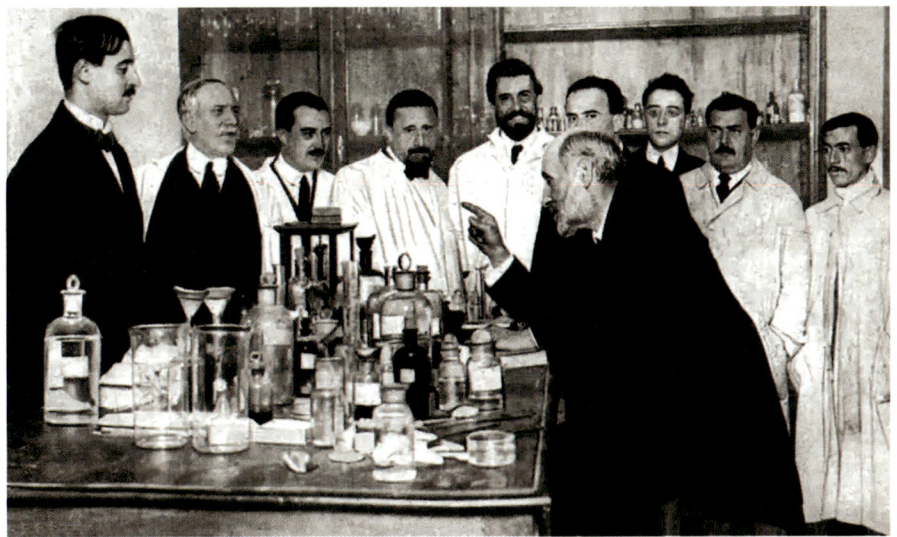

Cajal con algunos de sus discípulos en el Laboratorio de Investigaciones Biológicas

trapuso a la escuela de Platón, y que se caracterizó por su empirismo, por su defensa del atomismo, y por un hedonismo enfocado a no sufrir mal alguno, a la ataraxia. Se perdieron la inmensa mayoría de sus obras. Según Diógenes Laercio (ca. siglo III d. C.), Epicuro recomendaba que el sabio no se casara ni tuviera hijos, aunque todo dependería de sus circunstancias (1981: 122).

292 Nota de Cajal. Cajal se hace eco de la escena narrada por diferentes biógrafos (Thibaudeau, 1827: 435-436; Thibaudeau, 1834: 200; Lacretelle, 1846: 91-93): en las sesiones en las que se discutieron diferentes artículos del Código Civil que se aprobó en 1804, le preguntaron a Napoleón (1769-1821) por el siguiente artículo, a raíz de la palabra «obediencia»: «Le mari doit protection à sa femme, la femme obéissance à son mari». El general corso, líder de la Revolución, respondió que dicho término era necesario en París, ya que allí las mujeres pensaban que podían hacer lo que quisieran. Y para rematar su reflexión, dijo: «Les femmes ne s'occupent que de plaisir et de toilette. Si l'on ne vieillisait pas, je ne voudrais pas de femme» (Thibaudeau, 1827: 436).

293 Párrafo incluido a partir de la cuarta edición (Ramón y Cajal, 1916: 152-153). La sentencia final aparece también en *Charlas de café*, desde la primera impresión (Ramón y Cajal, 1920b: 15). Si bien se ha señalado que los comentarios cajalianos sobre los dos sexos arrastran «[...] a la mujer a una posición auxiliar, secundaria con respecto del hombre» (Celaya Carrillo, 2004: 164), e, incluso, bajo un prisma utilitario, que la subordinan a los intereses del marido, cabe ver en el comentario anterior —en el que Cajal es consciente de que tanto en la juventud como en la vejez el «buen amor» es el que enriquece la vida cotidiana— una valoración más apreciativa de las relaciones con la mujer que la de la ciertos sectores de la sociedad de su época.

294 Nota de Cajal.

295 De esta forma, Cajal va añadiendo apreciaciones sobre la vida marital que, bajo su perspectiva, es el núcleo fundamental de la existencia individual y colectiva. En este caso concreto, la última afirmación cajaliana se añade en la cuarta edición (Ramón y Cajal, 1916: 153-154). En cuanto a sus

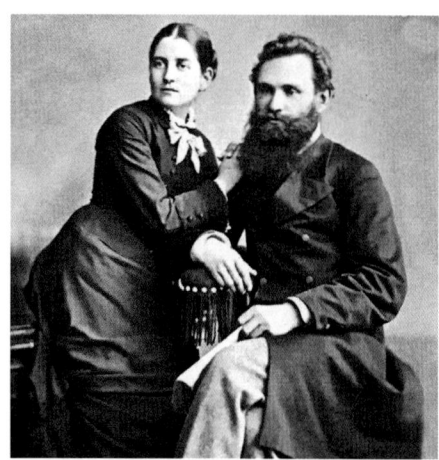

Serafima Vasilievna (1855-1947) e Ivan Pavlov (1849-1936)

comentarios sobre el sexo y el celibato, puede apreciarse su visión biologicista.

[296] La importancia del régimen matrimonial para el científico en época finisecular no es cuestión baladí. Resulta interesante conocer el caso de Serafima Vasilievna (1855-1947), esposa de Ivan Pavlov (1849-1936) —gran figura de la fisiología a principios del xx y estudioso que, en el campo de la actividad psíquica, profundizó en los reflejos condicionados (Laín Entralgo, 2006: 446 y 460)—, quien asumió un rol dedicado a dar a su marido las mejores condiciones para la labor científica, aunque eso supusiera renunciar a sus ambiciones personales, fruto de su formación intelectual (Rozo Castillo, 2014: 87). Serafima aportó el orden y las reglas fuertes que Pavlov, por sí mismo, era incapaz de imponerse: anuló el alcohol, los juegos de cartas y restringió al máximo la vida social a los sábados, pudiendo asistir a espectáculos los domingos (2014: 85). En el caso de Cajal, su mujer, Silveria Fañanás, supuso un gran apoyo, tal y como reconoce en su autobiografía, llegando a convertirse en su ayudante (Ramón y Cajal, 1923b: 166).

[297] Nota de Cajal. Nota añadida en la sexta edición (1923a: 153). Su afán práctico y su vocación desorbitada hacia la ciencia provocan que don Santiago, ante los resultados que ha podido constatar, recomiende antes el celibato que el mal emparejamiento. Sin embargo, recordemos el gusto cajaliano por la exageración y las comparaciones inesperadas, como se aprecia en comentarios como este de *Charlas de café*: «Reflexionando sobre la egoísta tendencia del hombre al celibato, amenizado con tal cual esporádica y peligrosa aventura, inclínase uno a estimar el *treponema pallidum* de la sífilis como el agente providencial del amor casto, o si se quiere, como la guardia civil contra la Venus ilícita» (1922: 44).

[298] Ernest Renan (1823-1892), filósofo bretón, especialista en lenguas semíticas, profesor en el Collège de France. En su juventud perdió la fe, y abominó de la abstracción, apostando por una concepción positiva del mundo que intentó aplicar a las disciplinas humanísticas, y, en concreto, a la historia de las religiones. No obstante, este planteamiento evolucionó a posiciones idealistas. Al respecto, véase Ferrater Mora (1965b: 563). Cajal atribuye la frase a Renan, pero se trata de un proverbio de origen eclesiástico que se incluye en obras que ofrecen un registro de paremias: *Le grand vocabulaire François* (Guyot, Chamfort y Duchemin de la Chênaye, 1770: 336), *Matinées sénonoises, ou proverbes françois* (Tuet, 1789: 149), *Dictionaire des sciences medicales par une societe de medecins et de chirurgiens* (1815: 563). Alexandre Dumas toma el proverbio como título del capítulo xv de *La reina Margot* (1845). En cuanto a Renan, si bien no lo hemos encontrado con esta formulación, en sus *Memorias de infancia y juventud* (1883) aparece una sentencia que ha sido bastante reproducida —«La femme nous remet en communication avec l'éternelle source où Dieu» (Renan, 1902: IX)— pero también una frase que, en cierta manera, se acerca a la paremia reproducida por Cajal: «[...] car je m'imagine souvent que les jugements qui seront portés sur chacun de nous dans la vallée de Josaphat ne seront autres que les jugements des femmes, contresignés par l'Éternel»

(Renan, 1902: 361). Al final de todas las cosas, Dios asumirá los juicios emitidos por las mujeres para juzgarnos: es decir, lo que quiera la mujer, lo querrá Dios.

[299] Párrafo incluido a partir de la cuarta edición (Ramón y Cajal, 1916: 157). En cierta forma, Cajal, antes de repasar los diferentes tipos de pareja, comienza con una invalidación tácita del repertorio que propone. Al igual que en el barroco, periodo en el cual «los motivos de la vida tradicional se escindían entonces entre su existencia y la razón de su existencia, al ser contemplados en dimensión social» (Castro, 1948), refleja un cisma. En este caso, el cisma entre la existencia de los tipos de esposa que enumera y la razón de su existencia. Cajal asume «[...] la movilidad del mundo en torno» (Castro, 1948) y, por ello, su clasificación casi taxonómica es una contradicción en sí misma desde el principio. La única clave, por tanto, en el tema marital, es la compenetración: es decir, que más allá de que existan efectivamente tales prototipos de esposa, lo que importa es la razón de ser de dicha búsqueda, que es una cuestión de índole personal.

No obstante, de lo escrito por Cajal se desprende que la mujer, que la pareja de quien se dedique al estudio científico ha de aceptar el ideal de vida de su marido con obediencia. Ahora bien, el contexto social arroja algo de luz al respecto. El caso de Margarita Nelken resulta pertinente, dadas sus conexiones con Cajal. Política perteneciente a partidos de izquierda,

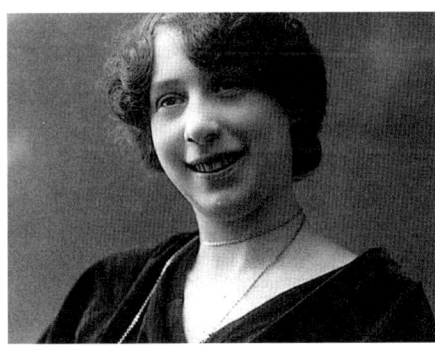

Margarita Nelken (1894-1968)

asumía como deber social la maternidad (Celaya Carrillo, 2004: 164; Martínez, 2005: 260), e intentaba fundamentar su feminismo a través de la ciencia –o, más bien, biologicismo– con el que juntaría «[...] una postura emancipadora con un determinismo que parecía ser inevitable» (Martínez, 2005: 260). Recuérdese, por ejemplo, que algunos de los pensamientos sobre el sexo femenino incluidos en *Charlas de café* fueron recogidos en una compilación titulada *La mujer* (1932) hecha por la propia Nelken.

[300] Se aprovechan las sucesivas reescrituras del texto para justificar, a partir de la cuarta edición (Ramón y Cajal, 1916: 156-157), su repentina vocación casamentera. Podría decirse, con alguna guasa, que ante esta situación Cajal decide oficiar de «trotaconventos» científico; para ello se aparta de cierto tono irónico y reconoce cuán en serio se toma la vida sentimental; tan en serio, que salta sobre la realidad problemática de su existir. Sin embargo, procurará eludir el plano privado. En cierta manera, Cajal asume las palabras de Trotaconventos en la copla 906 del *Libro de buen amor*: «Nunca digas nombre malo nin de fealdad, llamatme buen amor, e faré yo lealtad» (Ruiz, 1996: 226). Cajal, como la *trotera* anciana, se dispone a correr para el servicio de los investigadores y deja sus experiencias en un cómodo y necesario segundo plano, para atender, con lealtad, a lo que él cree asunto primordial para el porvenir de la ciencia.

[301] Para muchos autores, Cajal da una imagen desfavorable de la mujer, y solo habla de sus características negativas y de sus costumbres disipadas, a las que contrapone una visión arcaica y machista, en la que el prototipo sería una mujer sacrificada y hogareña supeditada al hombre de ciencia (entre otros, López Piñero, 1995: 79-81; Fernández Ruíz, 2001; Otis, 2001a y 2001b; Solís Santos, 2006; Fernández, 2006; Sosa Velasco, 2010, Davis, 2019). Sin embargo, quizás, más allá de juzgar categóricamente a Cajal, habría que tener en cuenta tres aspectos: la coyuntura, la

ironía o humorismo y la contradicción. El primero ha sido expresado por Antonio Campos en su introducción sobre *Reglas y consejos* en los siguientes términos, que consideramos, conviene hacer constar: «Es importante también señalar que algunos consejos referidos al ámbito social como, por ejemplo, los relativos a la compatibilidad de la investigación con otro ejercicio profesional o a la vida familiar y de pareja han de ser valorados e interpretados en un contexto exclusivamente coyuntural, pues distan notoriamente de la realidad social de nuestros días» (2022: XLV). En cuanto al humor, esto es algo que ya señaló Miskolczy en su traducción al alemán de 1933: «el profesor Ramón y Cajal presenta con un finísimo humor una serie de tipos humanos con los que nos tropezamos con demasiada frecuencia en el ámbito científico» (Miskolczy *apud* López-Ocón Cabrera, 2023: 325).

[302] Este es un lugar común cajaliano, y, además, es el que determina gran parte de sus comentarios sobre la mujer española: «Aquí y allá, expresa con vehemencia lo deseable que sería que se elevase el nivel cultural de la mujer; en particular de la española. Y expresa su admiración por aquellos investigadores que tienen compañeras de su mismo nivel intelectual [...]» (Lorenzo Lizalde, 1991: 90).

[303] Jules Dejerine (1849-1917) y Augusta Dejerine-Klumpke (1859-1927) se casaron en 1888. Augusta fue la primera mujer aceptada en las prácticas de especialistas médicos de Francia (Vázquez, 2021), pese a una gran oposición. Jules estudió enfermedades neurológicas como la alexia. Ambos publicaron un importante tratado, *Anatomie des centres nerveux. Méthode générale d'études, embryogénie, histogénèse et histologie, anatomie du cerveau* (1895).

[304] Marie Nageotte-Wilbouchewitch (1864-1941) y Jean Nageotte (1866-1948) contrajeron matrimonio en 1891. Ella era pediatra y fue la segunda mujer aceptada en las prácticas de especialistas médicos en Francia y la primera en completarlas. Fue elegida presiden-

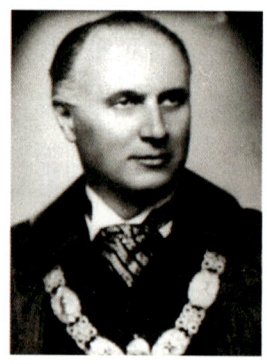

Dezső Miskolczy
(1894-1978)

ta de la Sociedad Pediátrica de París en 1930. Sobre su figura, véase Vázquez (2021). En cuanto a su marido, obtuvo su título de Medicina en 1893, se especializó en anatomía microscópica y publicó trabajos sobre patología neuronal (Fernández Santarén, 2014: 467).

[305] Oskar Vogt (1870-1959) y Cécile Mugnier-Vogt (1875-1962) se conocieron en París en 1898 y contrajeron matrimonio en 1899. En 1915 crearon su propio instituto: Cécile se encargó del Departamento de Anatomía. Oskar fue uno de los histólogos que recibió el encargo de estudiar el cerebro de Lenin en 1924. Ambos analizaron la corteza cerebral, tanto su anatomía como las patologías que puede sufrir (Fernández Santarén, 2014: 546-548). En el original, don Santiago confunde a Oskar Vogt con Carl Vogt y viceversa. Corregimos en ambos casos.

[306] En este tipo de juicios, como se decía, conviene tener en cuenta la coyuntura, el contexto. Por ejemplo, Margarita Nelken, en *La condición social de la mujer en España* (1930), defendió que ciertos cambios sociales debían cocinarse a fuego lento: de ahí que asuma la idea de que, ante todo, la mujer debía prepararse para ser madre y compañera, pese a que la propia autora apoyara una visión libre de las relaciones sexuales o el divorcio (Celaya Carrillo, 2004: 164; Martínez, 2005: 261). Por otra parte, al revés que Clara Campoamor, Nelken se manifestó contraria al voto femenino: «[...] las mujeres es-

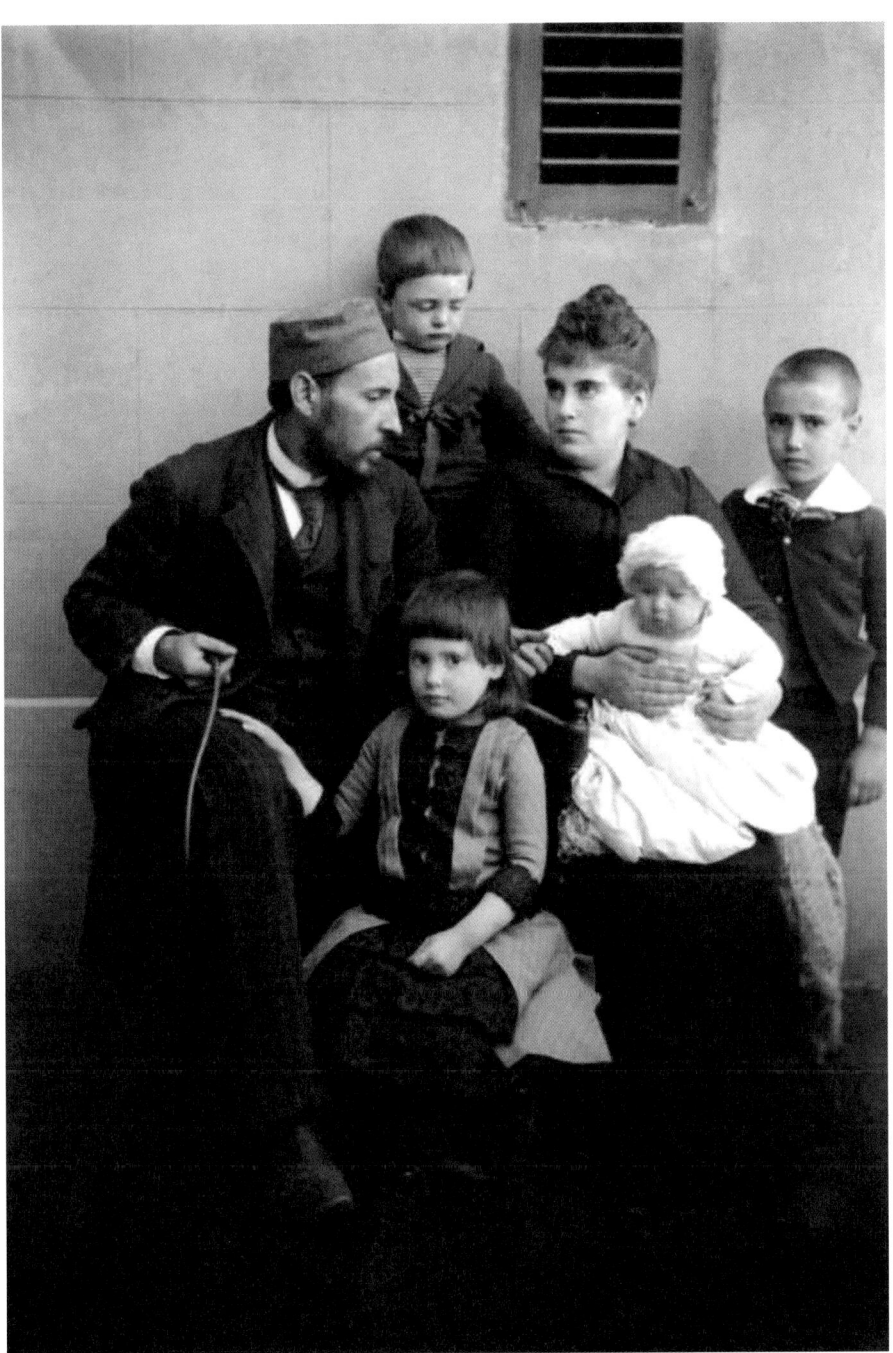

La familia Cajal Fañanás en Valencia. Autorretrato

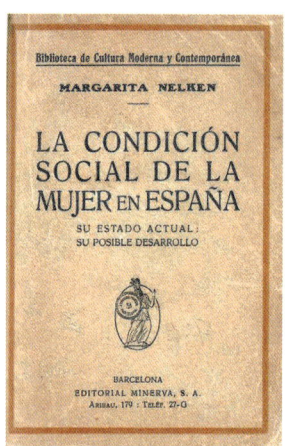

Margarita Nelken, *La condición social de la mujer en España*, Barcelona, Editorial Minerva, 1922

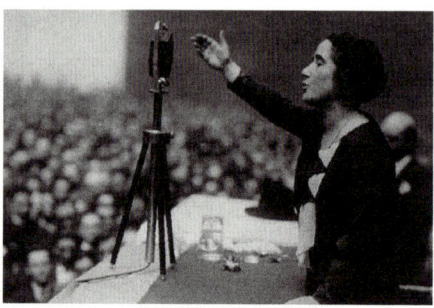

Clara Campoamor (1888-1972), ilustre abogada y diputada a Cortes por el Partido Radical de Madrid

pañolas realmente amantes de la libertad han de ser las primeras en posponer su interés propio al del progreso de España» (1931: 211). El caso de Nelken permite entender mejor a Cajal, puesto que revela una actitud recelosa que partía de sectores del feminismo ante condicionamientos sociales tales como la tradición y la falta de formación. La visión cajaliana de la mujer se conectaría con un factor que se derivaría de un prurito de intelectualismo. Citemos algún ejemplo más de *Charlas de café*: «Quéjanse a menudo de su desgracia los matrimonios de obreros. Y, sin embargo, el esposo goza de un excelso privilegio pocas veces concedido a los hombres de refinada cultura: la posibilidad de dialogar con su mujer. Equivalente a su marido en gustos y aspiraciones, la esposa del jornalero desempeña el cuádruple oficio de confidente, consejera, camarada y amante» (1922: 36-37). Esta visión de la mujer se debe, fundamentalmente, a la educación: Cajal establece una frontera entre hombres y mujeres, que es la de la formación. En la España de la época, el modelo burgués no había preparado a la mujer ni para el trabajo intelectual ni para el trabajo económico orientado al sector terciario: el analfabetismo, a principios del siglo, afectaba a casi tres cuartos

de la población femenina y la situación a comienzo de los años treinta había mejorado hasta bajar a menos de la mitad de la población (Celaya Carrillo, 2004: 153). Bajo este prisma, Cajal interpreta que hay mayores vías de conexión entre las parejas de clases humildes que entre las parejas burguesas.

[307] Cajal menciona varias veces a lo largo de *Reglas y consejos* a Humphry Davy (1778-1829). De procedencia humilde, el joven Davy coqueteó con la poesía, pero pronto se vio seducido por la química de Lavoisier (de los Ríos, 2011: 142). En 1795 logró un hallazgo importante para el desarrollo de la cirugía: experimentó con el óxido nitroso y describió sus efectos de desinhibición y de relajamiento, aunque hasta 1844 no se aprovecharía su capacidad anestésica (de los Ríos, 2011: 142; Artola y Sánchez Ron, 2012: 725). Trabajó el campo de la electrolisis —una técnica que utiliza la corriente eléctrica para generar reacciones químicas— (Artola y Sánchez Ron, 2012: 497), con la que pudo identificar nuevos elementos químicos: el bario, el sodio, el calcio, el manganeso y el potasio (2012: 396-397). En 1815 desarrolló una lámpara de queroseno para evitar las explosiones en las minas de carbón. Davy fue conocido por ser un gran conferenciante y se convirtió en una figura muy popular en la sociedad europea, llegando a ser premiado por Napoleón (de los Ríos, 2011: 143).

En cuanto al papel que Cajal achaca a su mujer, la rica heredera Jane Kerr (1780-1855), hay que considerar la situación tirante del matrimonio, que se hizo evidente tras la gira que Davy hizo por Europa (1812-1815). Otros factores que también explicarían el descenso de la producción científica de Davy fueron la ceguera temporal que le provocó un accidente al manipular tricloruro de nitrógeno, que le llevó a contratar como ayudante a Michael Faraday (Knight, 1992: 95), y la obtención de grandes honores y cargos. Es muy probable que Cajal tuviera en cuenta lo comentado al respecto por Ostwald en *Los grandes hombres* (1919: 33 y 58).

[308] Cajal usa «diputar» con el valor que aparece en la tercera acepción del *DLE*, 'conceptuar, reputar, tener por' (2025).

Capítulo VI

[309] Ernest Naville (1816-1909), filósofo suizo, que destacó por sus discursos, muy bien estructurados y argumentados. Sus escritos más importantes versan sobre cuestiones como el libre albedrío o el mal. Pero la obra a la que Cajal alude es *La lógica de la hipótesis* (1880), en la que Naville hace constar tres operaciones del pensamiento para resolver cuestiones científicas: «observer, suposer, vérifier» (Naville, 1895: 2).

[310] Cajal aporta una nueva muestra de la importancia de la precisión en el nombrar: en este caso, a partir de la tercera edición (Ramón y Cajal, 1913: 163), rehúsa hablar de «operaciones mentales» (Ramón y Cajal, 1899: 89), ya que estas operaciones no solo son un proceso psíquico que parte de la conciencia, del entendimiento del investigador, sino que son un conjunto de normas que permiten obtener unos resultados derivados de los efectos de las condiciones en un fenómeno natural, resultados que obedecen a la aplicación del método experimental en la línea *bernardiana*.

[311] En la segunda edición presentaba las siguientes operaciones, «observación, suposición o hipótesis, y verificación» (Ramón y Cajal, 1899: 89); a partir de la tercera edición (Ramón y Cajal, 1913: 163) establece la clasificación definitiva. Los cambios no se deben a un capricho de Cajal, sino que este es consciente de que, a pesar de que a lo largo de *Reglas y consejos* había ido indicando la importancia de la experimentación, no le había dedicado ningún apartado. El cambio de «verificación» por «comprobación» no es una cuestión baladí, ya que entronca con la concepción cajaliana de la verdad y de la ciencia. La verificación sería el proceso mediante el cual se puede comprobar la verdad de algo, pero, tal y como se ha visto a raíz de la metáfora de la semilla y la flor, que también comienza a configurarse en 1913, la ciencia solo aporta una perspectiva, un «trozo» de verdad que irá aumentando con el avance de la propia disciplina. De alguna manera, podría decirse que para el ser humano la verdad científica es tan solo una conquista parcial, cuya compleción resulta imposible, de ahí que Cajal no tenga «[...] de la verdad un concepto absoluto, metafísico, sino relativo a la aprehensión de los datos, de los objetos, por la ciencia en cada momento histórico» (Lorenzo Lizalde, 1991: 47). Así, «comprobación» resulta una voz más apropiada, pues se refiere a la fase en que se puede 'confirmar la veracidad o exactitud de algo' (*DLE*, 2025), es decir, en ella se establece la perfecta adecuación de la hipótesis respecto a los conocimientos científicos que se poseen en un momento dado. Esa exactitud, veracidad o adecuación irá variando con el cambio de paradigma científico.

[312] Al comienzo del capítulo, se indicaba lo siguiente en la segunda edición: «[...] pero hay que convenir que semejante desacuerdo supone a menudo alguna experiencia personal, siquiera sea ligera, sobre el tema o sobre materias afines del sujeto de la investigación» (Ramón y Cajal, 1899: 89). El subjetivismo es barrido por un par de cambios con los que Cajal desplaza el foco a lo objetivo: se habla de «algún estudio objetivo personal», no de «alguna experiencia personal». Además, la experiencia aparecía ligada a las materias afines al sujeto: implícitamente, al despersonalizar la frase, Cajal da algunas claves para entender la sustitución que se lleva a cabo, en algunos fragmentos de los diferentes capítulos de *Reglas y consejos*, de «experiencias» por «experimentos» a partir de la tercera edición.

[313] Ramón Pérez de Ayala (1880-1962), destacado literato de la Generación del 14 al que se ha considerado como estandarte de la «novela intelectual», alejada del apasionamiento romántico y enfocada a mostrar al lector diferentes puntos de vista, caracterizados en la inclusión de fragmentos de corte ensayístico (Pedraza, 1980: 38 y 124). Pérez de Ayala primero se vio influido por su paisano Clarín, asturiano como él, y después, a su llegada a Madrid, por el institucionismo (1980: 193). Su proyecto novelístico contiene elementos autobiográficos y un afán crítico, tal y como se puede apreciar en *A.M.D.G* (1910) —en el que rememora el colegio de los jesuitas de su niñez— y *Troteras y danzaderas* (1913) —texto antimodernista—. Pero, sobre todo, su novelística presenta una finalidad pedagógi-

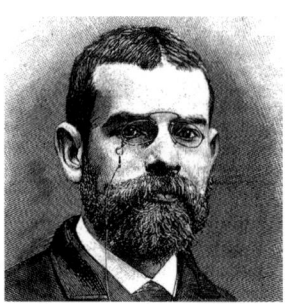

Leopoldo Alas, Clarín (1852-1901)

ca: lograr la renovación del individuo y su apertura al mundo circundante, es decir, contemplar las cosas en su forma primigenia, sin añadidos, lo que redunda en un cambio en la acción social y política para consigo mismo y los demás (García de la Concha, 1984: 106).

[314] Esta amplia introducción es añadida en la cuarta edición (Ramón y Cajal, 1916: 166-167). Cajal comienza su discurso sobre la observación con una mención a Pérez de Ayala y a su postura respecto del análisis de una obra de arte. Esta forma de contemplar los fenómenos puede aplicarse de la misma manera en el hacer científico. La introducción cajaliana puede interpretarse como una pequeña glosa a este principio *ayalino* que ha sido considerado por diversos críticos como su eje literario (Amorós, 1972; De Winter, 1983; Coletes Blanco, 1987; etc.). En tres artículos que Pérez de Ayala publicó en la revista *Nuevo Mundo* entre enero y febrero de 1916 se reflexiona en torno a ello, al explicar qué quiere decir con esa frase que sintetiza su doctrina.

[315] En el primer artículo del 7 de enero de 1916, cuyo título adopta el *leit motiv*, «Ver por primera vez», Pérez de Ayala indica que ha esbozado este principio en anteriores artículos y ensayos. La condición indispensable para gozar y comprender las cosas naturales y las cosas creadas por el ser humano es «la de procurar verlas como por primera vez» (Pérez de Ayala, 1916a). Pérez de Ayala confiere a esta actitud varios sentidos: uno metafísico —puesto que tal forma de proceder es la piedra angular del alma— y otro educativo —pues este modo de hacer sería la base de la intelección estética e intelectual—. En *Reglas y consejos*, Cajal indica que se trata de readmirar las cosas desechando los tópicos, lo preestablecido: es decir, se refiere a lo que Pérez de Ayala denominó como la «mal llamada sensibilidad anterior» (1916a), aquellas estructuras asimiladas acríticamente por el entendimiento. Un ejemplo de dicha sensibilidad, al menos en el campo de lo artístico, sería el «buen gusto», que no

es sino enemigo del arte, porque es algo simulado y asimilado (1916a). Cuando el «buen gusto» campa a sus anchas la respuesta del arte será alumbrar «procedimientos revolucionarios y escandalosos» (1916a). La revolución propuesta por Pérez de Ayala ofrece una aplicación individual y otra colectiva. Cajal, que a lo largo de este preámbulo se centrará en los efectos que la «readmiración» ocasiona, patentiza, al señalar su aplicación en la investigación científica, que la dimensión gremial y social revolotea sobre el cuadro psicológico del individuo. Precisamente, al «ver las cosas por primera vez», el científico puede profundizar en el objeto de estudio, y emprender una revolución que exponga la novedad, lo desconocido en el campo científico y que, de forma definitiva, descarte anteriores reminiscencias de escuela, sesgos y concepciones comunes, como la del reticularismo contra la que se levantó Cajal. Dicha revolución, tras triunfar dentro del gremio, debe propagarse a la sociedad mediante la aplicación práctica. Para ambos, el gran problema es la atadura al pasado: Pérez de Ayala indicará que el crítico es incapaz de ver las cosas por primera vez cuando cede a la erudición y destaca «todo aquello en que [la obra de arte] se parece a las demás, y ella es menos ella misma» (1916b). El crítico, al final, se adocena en pro de la sensibilidad general. El científico corre el mismo peligro.

[316] Cuando Cajal indica que se ha de limpiar la mente de imágenes ajenas para ver por sí recuerda nuevamente a Pérez de Ayala: este escribía que cuando el artista crea, no hace bellas las cosas, sino que a través de su obra procura entregar al espectador «[...] como la sensación primera de la cosa [...] limpiándola de la costra de otras sensaciones con que se enturbiaba y encubría» (Pérez de Ayala, 1916a). Cajal, que recordemos que se sirvió de su vocación de artista para progresar en su trabajo científico, parece embeberse de las palabras de Pérez de Ayala: «Un artista es un hombre que ha consagrado su vida a ver las cosas por primera vez, en su desnudez paradisíaca, tibia aun

del seno de Dios [...] Nada hay feo en la naturaleza» (1916a). El nexo que parece darse entre estos textos refuerza el planteamiento cajaliano: el hombre de ciencia y el artista saben que en la naturaleza están todos los misterios. Ahora bien, para ello, hay que salvar el impedimento que suponen las imágenes ajenas y la costra de otras impresiones.

[317] Todas las cosas están llenas de maravilla y son admirables y gozosas para el intelecto y para la sensibilidad. El ser humano «[...] debe lavar sus sentidos de toda sensación anterior y su inteligencia de toda idea previa, en un olvido de sí mismo y como un despertar en la aurora del existir, en la maravilla de las cosas. Porque todas las cosas están llenas de maravilla; todas las cosas son admirables y gozosas cuando son contempladas por vez primera. Admirables para el juicio; gozosas para los sentidos» (Pérez de Ayala, 1916a). Esta inspiración en la naturaleza, ya expuesta por Cajal con su anécdota sobre la circulación de la sangre, emociona al intelecto y es capaz de crear poesía —y conocimiento— en la contemplación de la realidad. El crítico y el científico solo podrán mostrar la grandeza de la naturaleza cuando interpreten sin ataduras, es decir, tal y como defiende Cajal, «como si el objeto hubiera sido creado expresamente para regalo y deleite de nuestro intelecto». Con esta afirmación, Cajal está reproduciendo la relación *humboldtiana* entre lo sensual y lo intelectual que solo es posible mediante una actitud universal, no exclusiva de un determinado campo del saber, una actitud presente en Pérez de Ayala: «[...] todas las cosas han sido creadas para nosotros para que las veamos por vez primera, [...] lo anterior a nosotros, la historia, la geología, la astronomía han sido largas preparaciones enderezadas a este minuto actual de goce de nuestros sentidos y emoción de nuestra conciencia» (1916a).

[318] Los sentidos son los primeros maestros: tal pensamiento se encuentra en Goethe, Rousseau o Humboldt. La visión marca el discurso científico y hu-

manístico, y, en el siglo XIX, el observador, bien sea un escritor realista, bien sea un histólogo, «debía tener una educación visual y dominar unas técnicas de representación concretas» (Garrido Moreno, 2015: 48). Este tipo de formación, de convencimiento racional y sentimental, es el que permite entrar en el campo de la devoción, de la pasión amorosa, en el que se descubren todo tipo de detalles. Dicho planteamiento, asumido por Cajal, es también descrito por Pérez de Ayala: «Cuando el proverbio advierte que "quien feo ama hermoso le parece", expresa una profunda verdad, porque el amor y la atención a que el amor le obliga va descubriéndole cosas que los demás no ven; y es para él el objeto amado una cosa siempre vista por primera vez. Cuando dejamos de ver cosas nuevas en lo que amamos, cesamos de amar» (1916a). En definitiva, la llegada del momento del amor, que imposibilita el hacer rutinario, provoca que el descubrimiento artístico y el descubrimiento científico, que básicamente serían diferentes manifestaciones de lo mismo, de la vida, casi se fundamenten en un «momento irracional»: noción que Karl Popper defendió como herramienta básica de la ciencia y que estaría presente en Cajal (Anaya-Reig y Romo, 2017: 4).

[319] Nota de Cajal. Juan Pou y Orfila (1876-1947), médico uruguayo, especialista en ginecología. Fue decano de la Facultad de Medicina de Montevi-

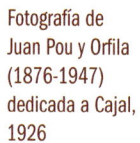

Fotografía de Juan Pou y Orfila (1876-1947) dedicada a Cajal, 1926

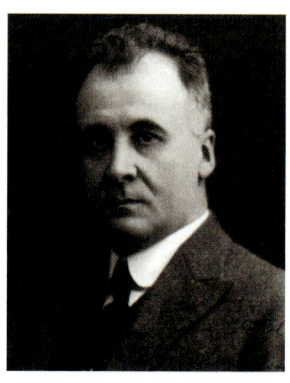

deo. En dicha obra incluye la cita proveniente del informe que el naturalista francés Georges Cuvier (1769-1832) hizo en 1832, para la Academia de Ciencias de París, sobre el *Tratado completo de la anatomía del hombre*, obra publicada en fascículos que daría lugar a un clásico de la literatura médica, el *Atlas de anatomía humana y cirugía* de Jean-Baptiste Marc Bourgery y Nicolas Henri Jacob, publicado en 1832 (Pou Orfila, 1906: 25). Cuvier es considerado uno de los iniciadores de la paleontología y de la morfología comparada en el campo de la biología. Fue nombrado profesor vitalicio en el Collège de France y se convirtió en uno de los tótems de la zoología francesa y mundial. Podría considerarse un investigador positivo y empirista, pues intentaba ceñirse a los hechos de observación. Fue uno de los defensores del fijismo, teoría según la cual la na-

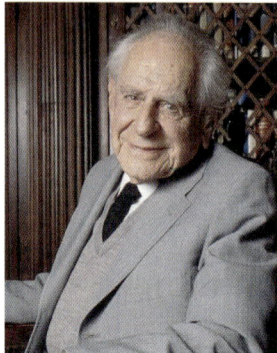

Karl Popper
(1902-1994)

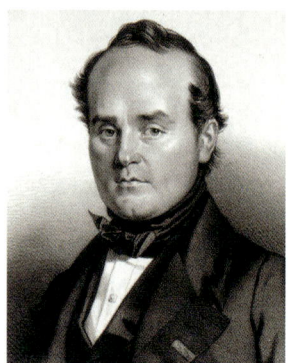

Jean-Baptiste
Marc Bourgery
(1797-1849)

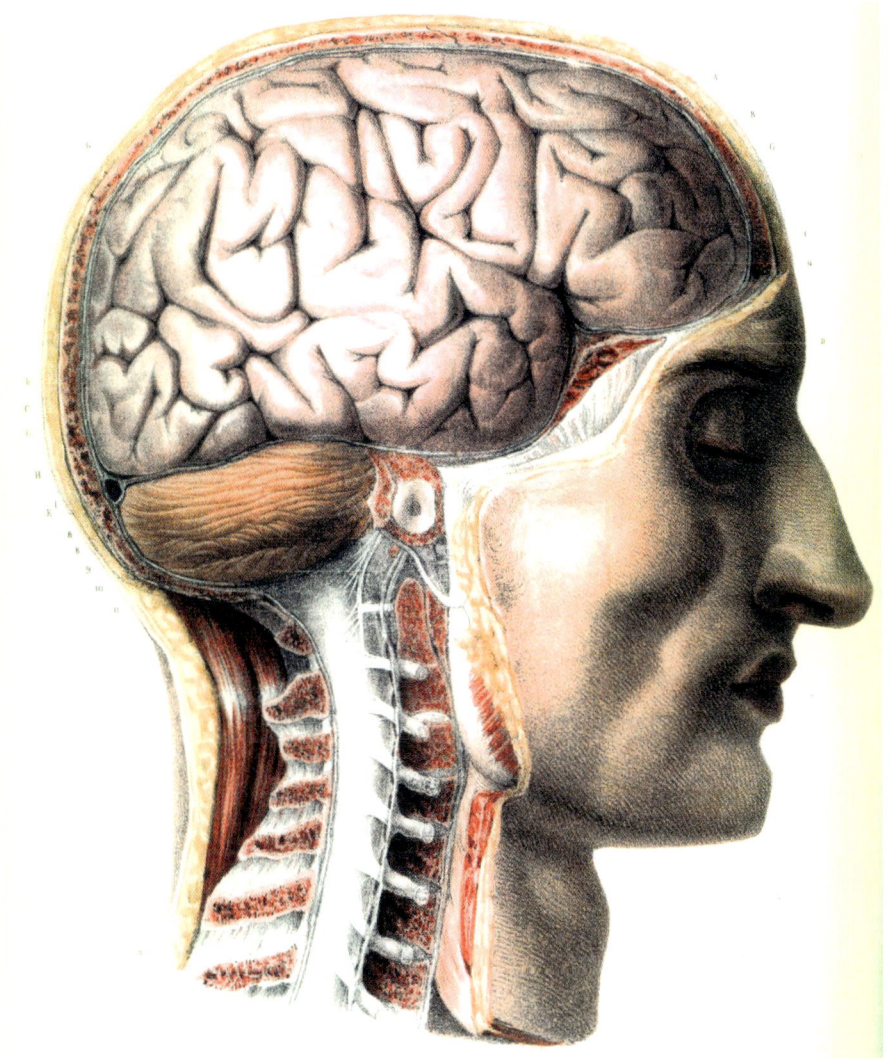

Litografía de Nicolas Henri Jacob (1782- 1844) que representa el cerebro, cerebelo, tronco del encéfalo y médula cervical. Jean-Baptiste Marc Bourgey y Nicolas Henri Jacob, *Atlas d'anatomie humaine et de chirugie*, 1844

turaleza sería inmutable y, por tanto, las especies jamás han cambiado. Tal fue el prestigio de Cuvier, que en las ediciones del atlas de Bourgery y Jacob estos ponían en la portada la cita reproducida por Cajal. Para aproximarse a los trabajos de Cuvier, puede consultarse Laín Entralgo (2006).

[320] A partir de la tercera edición Cajal reivindica el papel de la operación de la experimentación (Ramón y Cajal, 1913: 164). Para ello añade esta frase introductora.

[321] Hay que insistir en que la búsqueda de precisión terminológica lleva a Cajal a sustituir en algunos casos «experiencia» por «experimento». Este proceso

cristaliza en la aparición de varias páginas sobre esta operación de la investigación a partir de la edición de 1913, y culmina con la creación del subapartado sobre la experimentación en las tres últimas ediciones. Al compararlas, se constata cómo Cajal intenta eliminar cualquier término que abunde en un excesivo subjetivismo, pese a que él mismo reconozca en capítulos anteriores que hasta las apreciaciones más objetivas provienen de una interpretación personal.

[322] Los alemanes Wilhelm Roux (1850-1924), Oscar Hertwig (1849-1922) y el estadounidense Edmund Beecher Wilson (1856-1939), zoólogos que desarrollaron la embriología experimental. Roux y Hertwig pertenecen a la escuela alemana, aunque el primero tenía una visión preformacionista del desarrollo frente a la epigenética del segundo. Wilson, de la escuela americana, es el responsable junto con la científica Nettie Stevens (1861-1912) del descubrimiento de los cromosomas que determinan el sexo (Brush, 1978).

[323] Gheorghe Marinescu (1863-1938), neurólogo rumano que destaca por sus trabajos sobre la relación entre la función respiratoria y el sistema nervioso (Laín Entralgo, 2006: 455). En las disputas entre reticulatistas y neuronistas, a partir de 1909, tras visitar el laboratorio de Golgi, se alineó con las tesis de Cajal (Fernández Santarén, García Barreno y Sánchez Ron, 2007: 197). Pionero en el uso del cine-

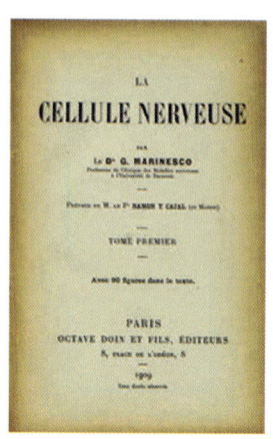

G. Marinescu, *La cellule nerveuse*, París, Octave Doin et fils, 1909

matógrafo en el ámbito científico, fue el primero en filmar casos clínicos significativos, entre 1898 y 1901. Cajal prologó su trabajo más importante, *La Cellule Nerveuse* (1909).

[324] Hugo de Vries (1848-1935), genetista y botánico holandés, profesor en la Universidad de Ámsterdam, que redescubrió las leyes de Mendel en 1900. A este afortunado «reencuentro» con las tesis del fraile agustino Gregor Mendel (1822-1884), también llegaron, independientemente, Carl Correns (1864-1933) y Erich von Tschermak (1871-1962). De Vries, en su obra, *Die Mutationstheorie*, muestra que «[...] la variación hereditaria —contrariamente al concepto darwiniano— no es un fenómeno continuo

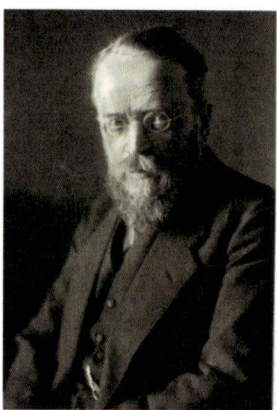

Carl Correns (1864-1933)

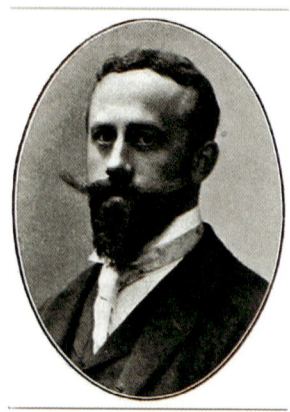

Erich von Tschermak (1871-1962)

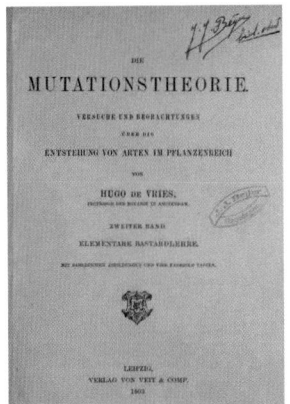

Hugo de Vries, *Die Mutationstheorie*, Leipzig, Verlag von Veit, 1903

de Darwin (Ruíz Gutiérrez, Noguera Solano y Rodríguez Caso, 2014: 105) y el sustantivo «transformismo» se utilizó durante el siglo XIX como sinónimo de «evolucionismo» (Sala Catalá, 1987: 83; Puig-Samper Mulero y Pelayo, 1989; Ibarz Serrat, 1994: 134). Incluso, se puede apreciar cómo era usado por literatos de la talla de Galdós, Clarín, Pardo Bazán, Unamuno o Azorín. Sin embargo, sí resulta llamativo comprobar en una búsqueda en el Corpus del Diccionario Histórico (CDH) o en el Corpus Diacrónico del Español (CORDE) que la frecuencia de uso de dicho sustantivo se reduce sustancialmente después de 1903, con escasísimos ejemplos hasta 1942.

sino que es debida a un súbito y esporádico cambio "germinal", a una "mutación"» (García Barreno y Fernández Santarén, 2004: 29).

[325] En su afán corrector, Cajal añade, a partir de la quinta edición (Ramón y Cajal, 1920b: 179) la referencia al cultivo artificial de células hecho por Harrison y Carrel —que también incluyó en el apartado «Cultura general» del capítulo «Lo que debe saber el aficionado a la investigación biológica»—; también especifica que tales logros se alcanzaron gracias al abandono del mero «análisis anatómico de las formas estáticas» frente a las «formas actuales» (Ramón y Cajal, 1913: 166). En *El mundo visto a los ochenta años* Cajal habla de la teoría de Harrison sobre la inmortalidad de los cultivos histológicos embrionarios (Ramón y Cajal, 1934: 175-177).

[326] A partir de la cuarta edición (Ramón y Cajal, 1916: 171) se omite la consideración del método experimental como dinámico y revolucionario (Ramón y Cajal, 1913: 166).

[327] Sustitución de «hipótesis evolucionista» (Ramón y Cajal, 1899: 91) por «transformismo» (Ramón y Cajal, 1913: 168). Este cambio no parece denotar ningún tipo de modificación en los pareceres de Cajal sobre el evolucionismo. En algunas épocas, la denominación de «transformistas» o «teoría de la transformación» llegó a preferirse por los seguidores

[328] A partir de la tercera edición, se enuncian cinco normas (Ramón y Cajal, 1913: 168). Las originales eran las siguientes: la primera, que la hipótesis sea necesaria para explicar los fenómenos; la segunda, que sea verificable; la tercera, que dé lugar a nuevas investigaciones y debates, incluso aunque al final sea errónea, porque esto hará posible el progreso (Ramón y Cajal, 1899: 91-92).

[329] Cabe destacar, tal y como se indicó respecto a las operaciones de la investigación, que Cajal habla aún en la segunda edición de una hipótesis «verificable» (Ramón y Cajal, 1899: 91). Si se acude al ejemplar con la signatura FC-545 de la Biblioteca Cajal de la RAEx, se puede apreciar cómo don Santiago anota «contrastable» justo encima de «verificable» en el siguiente fragmento: «Para la creación de la hipótesis tendremos en cuenta las reglas siguientes [...]; 2ª, que sea, además, verificable, o por lo menos que pueda concebirse, para un plazo más o menos remoto, su verificabilidad». Se anticipa la versión que se impondrá en la tercera edición (Ramón y Cajal, 1913: 168).

[330] Sintagma llamativo. Las teorías de cuerdas en física —y, en general, todos los intentos de unificación de la gravedad con el resto de las fuerzas de la naturaleza— serían uno de los ejemplos de «síntesis artificiales coordinadoras» más representativos de la

ciencia moderna. Cajal, por tanto, se muestra atinado al verbalizar dicha expresión.

331 En las dos ediciones finales, al formular esta segunda norma, se busca reforzar la búsqueda de la precisión y se insiste en que el científico ha de abjurar de la jerigonza verbal. Para ello, cuando Cajal se refiera a las hipótesis que escapan de la observación y de la experimentación, puro artificio no explicativo, indicará que representan «meras explicaciones verbales», inciso que no aparecía en la cuarta edición (Ramón y Cajal, 1916: 173). La abstracción y el juego lingüístico atacan el principio de sencillez que debe presidir la hipótesis, principio que debe corroborarse en la formulación de esta. Cajal, por tanto, no admite que la ciencia sea una mera fabricación lingüística. La ciencia no es lo que hoy en día se llama «relato».

332 William Thomson (1824-1907), matemático y físico norirlandés, conocido por el título de lord Kelvin, que recibió de la reina Victoria por sus descubrimientos en termodinámica y su oposición al autogobierno irlandés. Propuso el uso de una escala de temperatura absoluta, cuya unidad recibió su nombre, y determinó el valor de la menor temperatura posible, el cero absoluto. Sus trabajos fueron fundamentales para el desarrollo de la termodinámica, cuyas primera y segunda ley formuló. Kelvin fue el principal responsable de la instalación de los primeros cables telegráficos que «unieron» Gran Bretaña con Estados Unidos, lo que supuso toda una hazaña científica y tecnológica. Sobre su figura y descubrimientos, véase Artola y Sánchez Ron (2012), Algeciras (2016).

333 Cajal exige el uso de un lenguaje depurado, de un lenguaje formal que pueda trasladarse a una interpretación mecánica que supere las «meras» y «vacías» construcciones verbales y que dé una representación matemática, una mensuración, a una serie de cualidades inherentes al fenómeno natural objeto de estudio. Aparentemente, a la hora de elaborar hipótesis, el científico se ha de servir de «[...] una cos-

movisión determinista, mecanicista o desangelada de la realidad del mundo» (Cheguhem Riani y García Valero, 2019: 10). Según Aldous Huxley, en su ensayo *Literatura y ciencia,* esta sería una cosmovisión deudora del pensador de tipo newtoniano contra la que se posicionarían los literatos decimonónicos.

334 Al analizar el ejemplar extremeño con las *marginalia,* lo más llamativo sería un cambio de forma verbal, que, al final no se incluyó. Cajal pensó en sustituir «aproximen al menos al» por «lleven por».

335 Gustave Le Bon (1841-1931), antropólogo y sociólogo francés, autor de *La psicología de las masas* (1895), obra con la que intentó explicar el comportamiento de la sociedad, más expuesta en la modernidad a todo tipo de sugestiones. Le Bon señaló cómo el «alma colectiva» es capaz de anular lo «heterogéneo consciente» del individuo, lo que favorecería la aparición de actitudes instintivas y comunes, fruto del inconsciente, que el individuo, *per se,* no alumbraría (Gutiérrez Gutiérrez, 2017). Seguidor del evolucionista alemán Ernst Haeckel (1834-1919), expuso diferentes teorías sobre el desarrollo de las civilizaciones. La cita, bien consignada por Cajal, procede del libro *Hier et demain. Pensées bréves* (Le Bon, 1918: 228).

336 Jean Louis Hippolyte Peisse (1803-1880), periodista francés especializado en materias médicas y

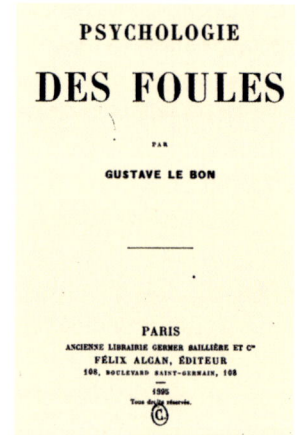

Gustave Le Bon, *Psychologie des foules,* París, Félix Alcan, 1895

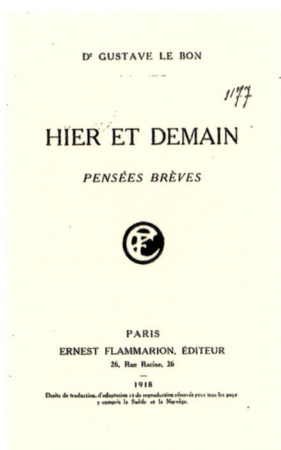

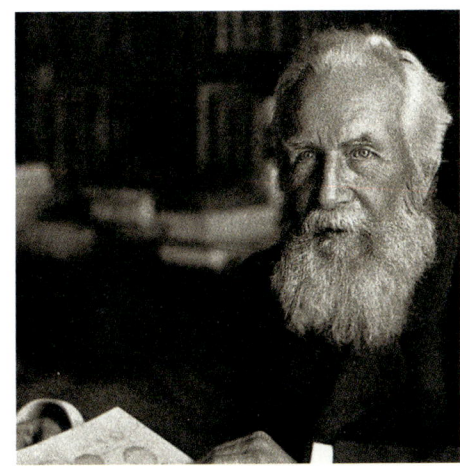

Izquierda:
Gustave Le Bon, *Hier et demain*, París, Ernest Flammarion, 1918

Derecha:
El biólogo alemán Ernst Haeckel (1834-1919)

traductor de textos filosóficos. Fue elegido miembro de la Academia de Medicina de Francia en 1866. Colaboró con la *Revue des deux mondes*. La cita, bien reproducida por Cajal, procede del tomo II de *La médecine et les médecins* (Peisse, 1857: 349), en concreto, del capítulo dedicado a la anatomía y la psicología de los artistas. Cabe destacar que esta sentencia aparece en el tratado *Anatomie artistique* (1890) de Paul Richer (1849-1933), médico francés, que incluía más de cien láminas: tal vez Cajal, siempre tan interesado en el dibujo, obtuviera la referencia de este libro.

[337] En la tercera edición Cajal elimina una metáfora (Ramón y Cajal, 1913: 170): «El bastón que nos guía en las tinieblas» (Ramón y Cajal, 1899: 92-93). De nuevo acudimos al ejemplar de *Reglas y consejos* de la RAEx anotado por don Santiago. En él, aparece tachada dicha frase.

[338] Párrafo que no aparecía en las tres primeras ediciones, con el que se reitera la siguiente idea: el exagerado gusto por las hipótesis puede acabar por convertirse en el fin último para el científico. Esto motiva que cite a Thomas Henry Huxley (1825-1895), biólogo inglés, abuelo de Aldous, uno de los más activos propagadores del pensamiento darwinista y descubridor de que la circunvolución cerebral del hipocampo no es exclusiva del ser humano, lo que reforzó la tesis evolucionista (Laín Entralgo, 2006: 412). Cajal parafrasea la sentencia que aparece en el ensayo que Huxley escribió sobre las contribuciones del biólogo inglés Richard Owen (1804-1892) a la anatomía, incluido en un volumen homenaje: «The vulgar antithesis of fact and theory is founded on a misconception of the nature of scientific theory, which is, or ought to be, no more than the expression of fact in a general form. Whatever goes beyond such expression is hypothesis; and hypotheses are not ends, but means» (Huxley,

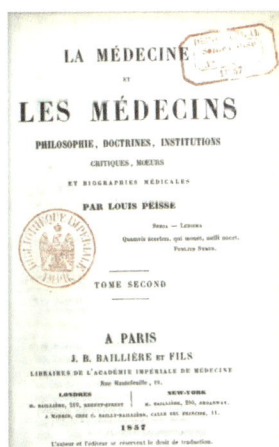

Louis Peisse, *La médecine et les médecins: philosophie, doctrines, institutions, critiques, moeurs et biographies médicales*, París, Félix Alcan, 1857

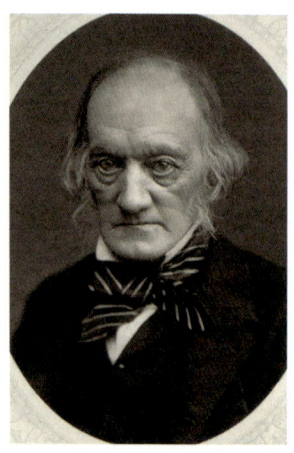

Richard Owen
(1804-1892)

1894: 282). Posteriormente la máxima fue incluida en una recopilación de aforismos y reflexiones hecha por la hija de Huxley, Henrietta.

[339] Respecto a la tercera edición, Cajal elimina hasta cuatro nociones generales para desarrollar hipótesis en el campo de la biología: «La naturaleza procura, en virtud de su tendencia al ahorro, realizar las diversas funciones con el menor número posible de células, y formar estas con el menor gasto de protoplasma» (Ramón y Cajal, 1913: 173-174); «Las funciones complicadas exigen en el órgano una urdimbre histológica compleja» (1913: 174); «La vida y la estructura van más allá de los recursos amplificantes actuales y de la potencia reveladora de nuestra técnica química» (1913: 175); y «La interpretación fisiológica de los órganos y tejidos no acaba forzosamente allí donde termina la aplicación de nuestros conocimientos de las ciencias auxiliares, hasta hoy legítimamente aprovechadas para el esclarecimiento del mecanismo vital» (1913: 176-178). Al revisar la edición de 1899 anotada por don Santiago, perteneciente a la RAEx, nos encontramos con dos anotaciones referentes al último concepto citado; «excesivamente simplistas» aparece al lado del siguiente párrafo en el que Cajal escribe «nuestras» en medio de la secuencia «celulares hipótesis»: «No queramos, por tanto, aplicar constantemente a la interpretación

de los fenómenos celulares hipótesis físico-químicas» (1899: 96). Cajal, al final, no tuvo en cuenta tales anotaciones para la reescritura de la tercera edición: «No pretendamos, por tanto, aplicar en todos los casos a la interpretación de los fenómenos celulares hipótesis calcadas en nuestros conocimientos actuales de Física, de Química y de Biología general» (1913: 176).

[340] Los alemanes Wilhelm Kühne (1837-1900) y Wilhelm Krause (1833-1910) y el francés Louis Antoine Ranvier (1835-1922), destacados estudiosos de la neuroanatomía y neurofisiología. Kühne es el bioquímico al que se le debe el término «enzima» (Voet y Voet, 2006: 474). Además, entre otros trabajos relacionados con la función digestiva, observó cómo en el estómago los albuminoides se convierten en peptonas; también estudió la fisiología de la retina (Laín Entralgo, 2006: 451). Krause está íntimamente relacionado con la biografía profesional de Cajal, ya que fue el primer investigador extranjero que le invitó a publicar en una revista académica. Don Santiago, en *Recuerdos de mi vida. Historia de mi labor científica*, le dedica palabras muy sentidas con las que manifiesta su hondo agradecimiento: «[...] fue mi introductor en el mundo sabio [...] solicitó benévolamente mi concurso, ofreciéndome costear todas las cromolitografías necesarias y regalarme una tirada de 50 ejemplares. Pecaría de ingrato si no recordara aquí que el doctor Krause, profesor entonces de Histología en Gotinga y actualmente en Berlín, me animó mucho con sus consejos y me instruyó con sus cartas llenas de preciosas indicaciones bibliográficas» (Ramón y Cajal, 1923b: 186-187). Cuando Cajal viajó a Alemania en 1889, visitó el laboratorio de Krause en Gotinga: en su autobiografía detalla alguna conversación que mantuvieron sobre el mundo universitario y sobre el conocimiento que Krause tenía de la pintura española (Ramón y Cajal, 1923b: 219). Los estudiantes de biología en el bachillerato seguramente conozcan los corpúsculos de Krause, terminaciones nerviosas que están diseminadas por toda

la dermis y posibilitan la sensación del tacto (Gutiérrez Cirlos, 2000: 134). En cuanto a Ranvier, fue uno de los más destacados neuroanatómicos de la escuela francesa. Exploró el sistema nervioso periférico, en concreto, hizo indagaciones sobre los nervios simpáticos y espinales (Laín Entralgo, 2006: 421). Contribuyó al descubrimiento de células conjuntivas y óseas (2006: 431). También fue maestro del histólogo español Luis Simarro (1851-1921) cuando este estuvo en París entre 1880 y 1885. Recuérdese que fue Simarro quien le enseñó el método de Golgi a Cajal en 1887 (Pimentel, 2020: 245; Sánchez Ron, 2020: 514). Cajal señala cómo se perfeccionó en 1879 en la técnica histológica gracias al *Manuel technique d'histologie* de Ranvier (Ramón y Cajal, 1923b: 158). Sobre todos estos autores, para profundizar, es muy recomendable leer la segunda parte de la autobiografía cajaliana.

[341] Albert von Kölliker (1817-1905), anatomista e histólogo suizo, el «descubridor de Cajal»: don Santiago rememora en *Recuerdos de mi vida. Historia de mi labor científica*, cómo en 1889 acudió al Congreso Anatómico de Berlín y, tras convencerle para que viera sus preparaciones, propicia que cobre conciencia de la trascendencia de sus descubrimientos (Ramón y Cajal, 1923b: 217-219). A partir de ese momento, cambia la historia de la neurociencia. Cambia, en parte, porque Cajal logra que Kölliker, el histólogo y el especialista en anatomía microscópica más impor-

tante en aquel momento (Sánchez Ron, 2020: 516), acabe considerando lo siguiente: «Los resultados obtenidos por usted son tan bellos—me dijo—, que pienso emprender inmediatamente, ajustándome a la técnica de usted, una serie de trabajos de confirmación. Le he descubierto a usted, y deseo divulgar en Alemania mi descubrimiento» (Ramón y Cajal, 1923b: 218). Kölliker, que nació en Zúrich, se formó allí, aunque se trasladó a Bonn y posteriormente a Berlín, siendo influenciado por la *Naturwissenschaft* (Fernández Santarén, 2014: 550). En 1847 se trasladó a Wurzburgo, ciudad en la que hizo su carrera investigadora hasta su muerte. Su labor comienza en 1843 y se dilata a lo largo de la segunda mitad del siglo XIX. El histólogo suizo realizó indagaciones en torno a la distinción morfológica y funcional de ciertas células, como las epiteliales (Laín Entralgo, 2006: 431). Hizo trabajos sobre la estructura interna de las células, así como contribuciones decisivas para la confirmación de la teoría celular (2006: 431), entre ellas, el estudio de la «condición celular» del espermatozoide —y su papel como fecundador— y el óvulo (2006: 435). Publicó el primer manual de histología «moderna» (Fernández Santarén, 2014: 550). Cabe señalar que fue muy escéptico con la teoría de la evolución (Laín Entralgo, 2006: 441). Estas aportaciones al saber —y muchas otras que no podemos hacer constar—explican que lograra convertir el Instituto Anatómico de la Universidad de Wurzburgo en la meca de la histología a nivel mundial (Fernández Santarén, 2014: 550).

Otra figura prestigiosa de la que da parte Cajal es la ya mencionada de Arthur van Gehuchten, biólogo e histólogo belga, que se formó con Carnoy. Cajal se había carteado con él a propósito de ciertos trabajos sobre la fibra muscular, antes de su encuentro en el famoso Congreso de Berlín de 1889. En 1913 van Gehuchten dio un interesante discurso en el que narraba la incredulidad de la comunidad científica en dicha reunión ante los hallazgos del científico

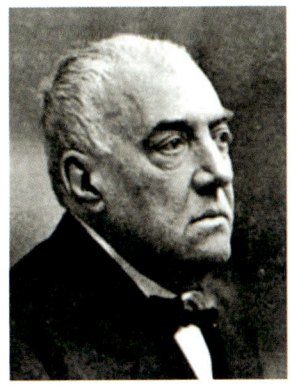

Luis Simarro
(1851-1921)

español, y cómo Cajal arrastró a Kölliker a un rincón para mostrarle con el microscopio sus preparaciones (Sánchez Ron, 2020: 517). Van Gehuchten, pese a sus dudas iniciales, se convirtió en uno de los mayores defensores de la teoría neuronal, y se centró en hacer indagaciones sobre los vertebrados inferiores (Fernández Santarén, 2014: 534). Al parecer, fue un docente innovador, que ilustraba sus clases con fotografías y proyecciones cinematográficas (2014: 536). En la siguiente nota hablaremos sobre Lenhossék.

342 Gustaf Retzius (1842-1919), histólogo sueco, «una figura importante del dominio científico (realizó contribuciones notables a la embriología, fisiología, anatomía descriptiva del sistema nervioso), a quien Cajal conoció en el Congreso Anatómico de Berlín de 1889» (Sánchez Ron, 2020: 526). Se doctoró en la Universidad de Lund, aunque comenzó sus estudios de Medicina en la Universidad de Upsala y los completó en el Instituto Karolinska (Fernández Santarén, 2014: 484). Desde el comienzo de su trayectoria investigadora, publicó importantes trabajos como su tratado sobre el sistema auditivo de los vertebrados (2014: 485). Junto con Kölliker, fue uno de los grandes apoyos a la causa neuronista, lo que le llevó, incluso, a aprender español para poder leer algunos de los trabajos de Cajal (Sánchez Ron, 2020: 526-527; López-Ocón Cabrera, 2023: 287). Fue elegido miembro de la Academia Sueca, por lo que formó parte de los tribunales que concedieron los Premios Nobel de Medicina y de Literatura (Fernández Santarén, 2014: 486). Mihály Lenhossék, quien ya ha aparecido en alguna nota, fue otro de los primeros conversos, a pesar de que hubiera manifestado su extrañeza y sorpresa ante las preparaciones histológicas de Cajal (Sánchez Ron, 2020: 518). Nacido en una familia de tradición médica, estudió en Budapest y en 1889 se traslada a Basilea. En 1893 se convierte en ayudante de Kölliker, en Wurzburgo, cargo que desempeña hasta 1895, año en que regresa a su país (Fer-

nández Santarén, 2014: 486). Siempre estuvo atento a las novedades cajalianas, por lo que podría decirse que fue uno de los grandes aliados de Cajal frente a las acometidas de los reticularistas a principios del siglo xx, los cuales se opusieron a la teoría neuronal movidos por la existencia de haces fibrilares, de una estructura neurofibrilar, en células ganglionares (2014: 415). Lenhossék dio nombre a los astrocitos, las células gliales más abundantes, que tienen forma estrellada. Sobre estos dos científicos, se recomienda la lectura de *Recuerdos de mi vida. Historia de mi labor científica*.

343 Carl Linneo (1701-1778), botánico sueco, que ideó un sistema jerárquico para establecer una clasificación de los seres vivos que, hoy en día, se sigue utilizando en la taxonomía biológica. Linneo desarrolló un sistema de nomenclatura binomial que hizo público en 1753 con *Species plantarum*, con el que dio a cada planta dos nombres latinos: el primero correspondería al género y el segundo a la especie. Las categorías taxonómicas que Linneo ideó son el reino, la división o el filo, la clase, el orden, la familia, el género y la especie. En la décima edición de *Systema naturæ* (1758) aplicó el sistema binomial al reino animal. Sobre Linneo, puede consultarse Burke (2016). En cuanto a Louis Agassiz (1807-1873), naturalista suizo naturalizado estadounidense, se le ha reivindicado como el «creador» de la ciencia de Estados Unidos, fundamentalmente por la profusa divulgación de sus hallazgos y por hacer campañas en pro de su Museo de Zoología Comparada (Irmscher, 2013). Fue defensor de la teoría del fijismo y, por ende, detractor del darwinismo (Artola y Sánchez Ron, 2012: 650).

344 En todas las ediciones aparece en cursiva, aunque, al compararlo con otras construcciones semejantes que aparecen en el texto, juzgamos más probable que se trate de un error tipográfico que se mantuvo a lo largo del tiempo. Bajo nuestro punto de vista, Cajal presenta una paráfrasis de Letamendi, sintetizando al-

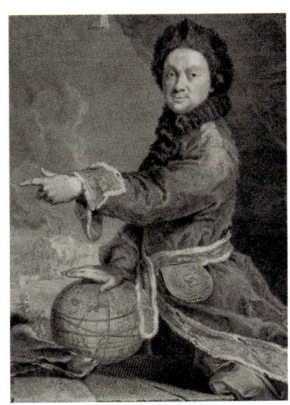

Pierre Louis Moreau de Maupertuis (1698-1759)

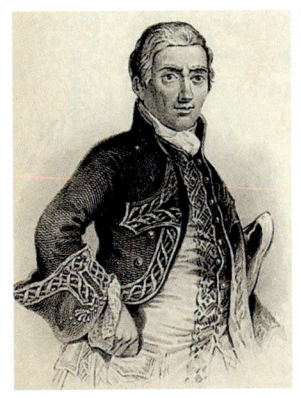

Félix de Azara (1742-1821)

gunas líneas que aparecen tanto en el *Plan de reforma de la patología general y su clínica* (1878: 213) como en el tomo tercero de su *Curso de patología* (1889: 239).

[345] La figura del caballero de Lamarck —es decir, Jean Baptiste de Monet (1744-1829)— es añadida en este fragmento a partir de la quinta edición (1920b: 188). Lamarck acuña el término «biología» en su manual *Hydrobiologie* (1802) y fue el iniciador del «transformismo», primera doctrina en la que se establecía la evolución de los seres vivos (García Barreno y Fernández Santarén, 2004: 17; Puig-Samper Mulero, 2019: 59). La idea de mutabilidad se apreciaba en autores como Bacon, Linneo o Buffon (2004: 16) e incluso en figuras como las del matemático francés Pierre Louis Moreau de Maupertuis (1698 1759) y el español Félix de Azara, «quien, además de ser una fuente de primera mano en el pensamiento biogeográfico de Darwin, se expresó en numerosas ocasiones a favor de un mutacionismo todavía poco elaborado» (Puig-Samper Mulero, 2019: 56-57). Lamarck definió «la ley de la adaptación», con la que se postuló una transmisión hereditaria de los caracteres debido a la interacción entre la naturaleza y la materia viva (García Barreno y Fernández Santarén, 2004: 18). El francés se anticipó a Darwin en la idea de establecer el origen del hombre en unos ancestros cuadrúmanos (2004: 18).

[346] Ilya Méchnikov o Élie Metchnikoff (1845-1916), bacteriólogo y zoólogo ruso que descubrió la fagocitosis —es decir, el proceso mediante el cual unas células sanguíneas, los fagocitos, se encargan de eliminar patógenos—, lo que ocasionó que obtuviera el Premio Nobel de Medicina en 1908 junto con Paul Ehrlich (Artola y Sánchez Ron, 2012: 723). Publicó en 1903 *Estudios sobre la naturaleza humana*, su principal obra de carácter científico-filosófico. En ella, además de criticar el pesimismo de Schopenhauer, señala cómo el ser humano conserva órganos que se encuentran más desarrollados en las especies simiescas, y, más aún, cómo conserva órganos que pueden ser poten-

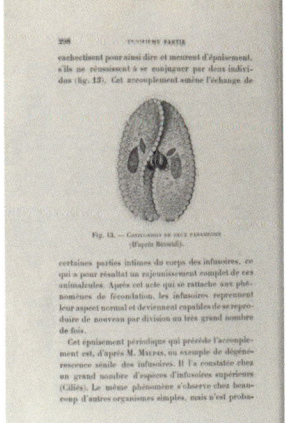

Ilustración de dos paramecios perteneciente al libro de Élie Motchnikoff, *Études sur la nature humaine: essai de philosophie optimiste*, París, Masson & Cie, 1903

cialmente dañinos (Espericueta, 2022: 3). Cajal estudió los trabajos de Méchnikov, los cuales toma como punto de referencia en obras literarias como su relato *A secreto agravio, secreta venganza* y *El mundo visto a los ochenta años*. En este último libro expone la teoría sobre la muerte y la senectud del científico ruso.

[347] La mención a las incongruencias biológicas data de la cuarta edición (Ramón y Cajal, 1916: 179), cuando en la tercera norma para desarrollar hipótesis, «Toda disposición natural, por caprichosa que parezca, obedece a un fin utilitario», se incluye una pequeña enmienda a esta afirmación, ya presente en la tercera edición: «Hay excepciones, sin duda, del citado principio utilitario; mas éstas son pocas y fácilmente explicables por el hecho de la adaptación reciente, y por tanto incompleta, a condiciones nuevas (órganos atróficos por desuso, etc.)» (Ramón y Cajal, 1913: 173). Cajal había defendido que no debía confundirse la utilidad con la finalidad: muchos tejidos, muchos órganos han logrado perpetuarse porque son provechosos. Y defendía la plasticidad y autoconformación de las capacidades del cerebro, por lo que podría deducirse que aceptaba el principio lamarckista del uso y desuso de los órganos. Darwin también se mostraba afín a dicho principio: «[...] creo que no puede caber duda de que el uso ha fortalecido y desarrollado ciertos órganos en los animales domésticos, de que el desuso los ha hecho disminuir y de que estas modificaciones son hereditarias» (2009: 143).

[348] Cajal incluye a partir de la tercera edición (Ramón y Cajal, 1913: 178) la explicación de las dos actitudes que se pueden adoptar para encontrar mayores certezas en el esclarecimiento de los fenómenos. Cajal toma como figuras de autoridad al epistemólogo polaco-francés Emile Meyerson (1859-1933) y al físico escocés James Clerk Maxwell (1831-1879); en cierta manera, con estos dos enfoques en la búsqueda del hecho nuevo, Cajal da un

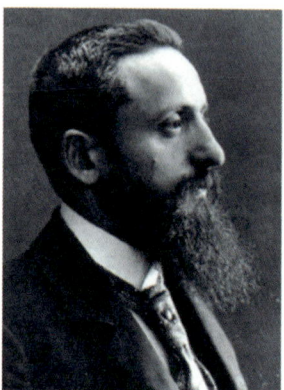

Émile Meyerson
(1859-1933)

paso más en su alejamiento de ciertos postulados del positivismo radical.

[349] La figura de Meyerson permite transitar por los debates epistemológicos de finales del siglo XIX y principios del XX, momento en el que la forma de entender la ciencia está sufriendo cambios. Meyerson estudió química, pero sintió una gran decepción al adentrarse en la aplicación práctica de la misma, por lo que a los treinta años decidió profundizar en sus estudios filosóficos (Bryson, s.f.). Pasarán casi dos décadas hasta que publique su primer libro, *Identidad y realidad* (1908), en el que vuelca sus indagaciones sobre historia y filosofía de la ciencia, y con el que buscaba ahondar en los principios psicológicos que, a su juicio, ayudan a avanzar en la tarea científica: la legalidad y la causalidad (Bryson, s.f.). Su visión de la ciencia era absolutamente contraria al positivismo, y él mismo se reconocía como «antipositivista» (Ferrater Mora, 1965b: 200; Bryson, s.f.). Cajal expone cómo el hecho nuevo se puede insertar en una ley conocida, y dicha ley obedece a una «legalidad» que indicaría cómo varían los fenómenos estudiados, cuál es la relación entre el hecho nuevo y las condiciones que le afectan (Espinoza, 2008: 167 y Bryson, s.f.). Esta sería la causalidad, que nos explicaría el antes y el después del cambio, «la relación entre las cosas»

(Espinoza, 2008: 167 y Bryson, s.f.). Evidentemente, esta es la misión del investigador, explicar los fenómenos de la naturaleza (Ferrater Mora, 1965b: 200). Para Meyerson «explicar significa "identificar" [...] es decir, reducir los fenómenos sea al espacio, sea al tiempo, sea a los dos» (Espinoza, 2008: 168), pero la explicación se deslinda en una perspectiva ideal y otra real: desde la perspectiva ideal la aspiración es encontrar una explicación completa de la naturaleza —es decir, una «identificación» plena entre el resultado del razonamiento humano y la realidad—; desde la perspectiva real, la explicación que se obtiene sería parcial, mera «identidad» (Bryson, s.f.). ¿Esto quiere decir que la formulación de hipótesis sea mera retórica, mera ficción? A tenor de lo dicho por Ferrater Mora, sería «[...] un intento de alcanzar la verdadera causa» (1965b: 200). Para Meyerson la legalidad y la causalidad están interrelacionadas y no pueden ser la una sin la otra (1965b: 200); pero cuando el científico procede a «identificar», lo que descubre son, sencillamente, las razones suficientes que le permiten explicar un fenómeno (Bryson, s.f.). El cometido del investigador consistiría «[...] por lo pronto, en adaptar sucesivamente sus identificaciones a la experiencia» (Ferrater Mora, 1965b: 200).

[350] La mención a James Clerk Maxwell no es baladí, puesto que Cajal alude a uno de los precursores de la revolución que sufrirá la física para dejar atrás el modelo newtoniano. Maxwell consiguió clarificar y aumentar los saberes sobre los fenómenos del electromagnetismo de Michael Faraday (1791-1867), quien, con el descubrimiento del efecto que lleva su nombre, había relacionado la luz con dichos fenómenos; Maxwell, en la década de 1860, supo reunir los diversos conocimientos sobre la electricidad, el magnetismo y la óptica en su modelo electrodinámico, una teoría matemática con la que indicaba cuál era la naturaleza de la luz: una ondulación electromagnética del éter (Laín Entralgo, 2006: 399; Sán-

chez Ron, 2020: 394-395). La teoría de Maxwell, representada mediante sus cuatro ecuaciones, llevó a la física clásica al borde sus posibilidades al obligar a retorcer hasta límites insospechados las propiedades del éter, en último término incompatibles con una concepción euclidiana del espacio-tiempo. El trabajo de Maxwell supuso una gran revolución: en cierta manera cumplió con lo postulado por Kuhn para ser considerada como tal (1981: 28), pues suscitó el desasosiego de la comunidad científica y supuso una transformación de su disciplina que desembocó en la relatividad especial de Einstein. En cuanto a la forma de expresar sus hallazgos, su preocupación por poder ser mejor entendido provocó que Maxwell hiciera uso de alusiones literarias en sus argumentaciones (Beer, 1990: 82).

[351] Maxwell, según escribe Cajal, se mantiene en unos registros mecanicistas, y alude al uso de teorías jerárquicamente superiores al empirismo: téngase en cuenta que este es el «método insoslayable de las ciencias de la naturaleza» (Lorenzo Lizalde, 1991: 32), base del método experimental. Ahora bien, Cajal asume que el empirismo es el rey de la práctica, pero en el campo de la teorización, de la explicación de los hechos nuevos, la práctica no admite su reducción al mismo (1991: 32): al tener que recurrir a teorías superiores a las leyes empíricas, Cajal está marcando distancias «[...] con la actitud ideológica conocida como positivismo» (1991: 32) y no cae en el escepticismo, sino que, consciente de las limitaciones que percibe en los pilares de la ciencia decimonónica, busca hacer uso de aquellos instrumentos y explicaciones que son aprehensibles para el objeto de sus estudios, el cerebro.

[352] Cajal, por tanto, asume el mecanicismo como segunda actitud, pero intenta ahondar en los principios psicológicos, al igual que Meyerson, que explican la teorización científica. La asunción cajaliana es meramente pragmática: el mecanicismo es útil porque, en un sentido *meyersoniano*, permite «identificar», per-

mite, así, dar una explicación racional y relacionar a un referente con una referencia. La inteligencia opera con esquemas, tal y como indicaría Bergson, porque de esta manera se puede medir la realidad.

353 Si Bergson tiene razón, la mente humana requiere una representación parecida al dato sensorial que recibe. Ante tal hecho, el mecanicismo es contemplado como un medio, como una metodología, como un instrumento valioso capaz de reducir la realidad a una explicación que, debido a su parcialidad, resultará asimilable por la razón, por el entendimiento humano. Cajal, una vez más, se estaría acercando a las posturas expuestas por du Bois-Reymond con su *ignoramus et ignorabimus*, a un agnosticismo científico que evidencia «[...] que la mente humana es capaz de conocer científicamente la apariencia de los fenómenos, mas no su funcionamiento real» (Laín Entralgo, 2006: 399).

354 Cajal vuelve a reconocer el hecho de que «[...] se dan partes orgánicas cuyas actividades, con ser rigurosamente físico-químicas, resultan por ahora irreductibles a los principios de la mecánica, porque en ellas el organismo utiliza resortes que la ciencia actual desconoce» (Ramón y Cajal, 1897: 73; 1899: 96), aspecto que ya estaba presente en la última de las últimas nociones para imaginar hipótesis biológicas, que fue eliminada a partir de la cuarta edición (Ramón y Cajal, 1916: 178-179). Si en las diversas ediciones de *Reglas y consejos* ha sido funcional e intenta adaptarse a la realidad, lo que le había llevado a asumir que, al menos, en ese momento de la historia, la adopción de una hipótesis mecánica manifestada en un lenguaje físico-químico —es decir, en un lenguaje formal tendente a la matematización— resulta muy complicada, ahora se distancia de manera más tajante de los postulados del positivismo *comtiano*, en la línea de Meyerson, ya que «[...] el verdadero científico no se satisface con una colección disparatada de leyes y quiere que su disciplina contribuya a la obtención de una verdadera imagen de lo real» (Espinoza, 2008: 170). El cambio de prisma es importante: anteriormente, con tímidos esbozos, Cajal hacía ver los límites de los principios de la mecánica. Al fijar la versión definitiva del texto, Cajal señala que las ciencias naturales no son menos científicas que otras, aunque tengan que recurrir a las hipótesis legalistas: para hacer comprensible la hipótesis, se ha de asumir el legalismo, la explicación parcial. Esta cuestión, presente en la historia de la ciencia (Aullón de Haro, 2019: 64), se entiende desde los postulados de Meyerson: Cajal viene a mostrar la diferencia entre «identificación» e «identidad»; las ciencias naturales, con la explicación parcial dada por la «identidad» *mayersoniana*, tendrían la suficiente capacidad para dotar de herramientas para la actuación y para la previsión al ser humano.

355 De nuevo el cambio de «verificación» (Ramón y Cajal, 1899: 98) por «comprobación». Anteriormente se indicó que Cajal tenía un concepto de la verdad que dependía del proceso de adquisición del conocimiento. En las anotaciones que hizo al ejemplar de la segunda edición que está en el fondo extremeño, aparece una *marginalia* que hay que considerar. En este caso, la anotación aparece justo al lado del comienzo del subapartado «verificación», que es el que dará lugar al subapartado «comprobación». Anota Cajal, al lado de dicha palabra: «contraste o confirmación». El uso de «contraste» se hubiera asemejado al de «comprobación», pues funcionan como sinónimos. No en vano, el «contraste» se refiere a la 'comprobación de la veracidad o exactitud de algo' (*DLE*, 2025). Sin embargo, «confirmación» es la prueba de una verdad o de una certeza. Cajal, por tanto, al menos desde una perspectiva semántica, acabará sintiéndose más cómodo con una elección léxica que tienda hacia la exactitud, hacia un concepto basado en la precisión y el rigor, pero que no sea tan absoluto como podría ser el de veracidad, puesto que deja un resquicio al avance y a la renovación del conocimiento. En parte, esta visión parece conectar, aunque radicada en una

concepción tradicional de la verdad científica, con diferentes escuelas de la filosofía de la ciencia que se desarrollaron durante el siglo.

[356] En la segunda edición se dice: «Imaginar buenas experiencias es uno de los atributos característicos del ingenio superior» (Ramón y Cajal, 1899: 98). La consideración que Cajal hace de la experimentación como operación fundamental del trabajo investigador explica la sustitución que hace de la palabra «experiencia», que, si bien significa en su segunda acepción 'práctica prolongada que proporciona conocimiento o habilidad para hacer algo' y en su tercera 'conocimiento de la vida adquirido por las circunstancias o situaciones vividas' (*DLE*, 2025), ni semántica ni epistemológicamente sería la palabra apropiada para referirse a las exigencias del método científico basado en la determinación y análisis de los fenómenos. Sin embargo, ¿en qué se diferenciarían la experiencia y la experimentación?

Las teorías de la ciencia se derivan del primer paso de las operaciones de la investigación, es decir, de la observación y de la experimentación. Ambas conformarían los hechos de la experiencia. Esta concepción sería la predominante, al menos, si se aplica una perspectiva histórica, desde las revoluciones científicas del xvii protagonizadas por Galileo y por Newton. Sin embargo, aunque «[...] los conceptos de "experiencia" y "experimento" se han empleado como categorías epistemológicas claras y bien definidas» (Gómez López, 2002: 77), no siempre se han diferenciado de la misma manera. Podríamos referirnos al sentido que Aristóteles da a la experiencia, el cual difiere del que adquiere a partir de la Edad Moderna. Para el estagirita se componía de diversas fases: una sensorial, otra espiritual y, finalmente, la memorística, subdividida en dos; una que se compondría del recuerdo de las sensaciones y otra basada en un proceso iterativo que es el acabaría conformando la memoria (2002: 79). La profesión médica,

a través de Galeno, pondría el foco en la experiencia directa a partir de la sucesión de casos particulares, los cuales se fijarían en la memoria (2002: 81).

El paso de la experiencia pasiva, es decir, de aquella fundada únicamente en la observación, a los procedimientos basados en la observación y en la experimentación tendría algunos de sus primeros ejemplos en torno al siglo xiii, con insignes antecedentes como san Alberto Magno o Guillermo de Occam, que intentaron escapar de los frenos escolásticos (Martín Municio, 2004: 528). A partir del siglo xvi, fueron usados como términos equivalentes *experientia* y *experimentum* ya que «Ambos denotaban cualquier tipo de observación de fenómenos, fueran naturales o artificiales, buscados o no [...]» (Manzo, 2001: 56). Será a partir de la Edad Moderna, con las figuras de Galileo, Bacon y Newton, cuando se configure por primera vez el método experimental en el que el empirismo es el factor fundamental para analizar la naturaleza (Gómez López, 2002: 76) y, por ende, al necesitar «[...] de un marco teórico que permita justificar por qué descripciones de experiencias discretas pueden fundamentar enunciados universales sobre la naturaleza [...]» (Romo, 2005: 6), se empezará a configurar el concepto moderno de experimento, que fraguará en la figura de Newton. Antes de él, sin embargo, Bacon y Galileo habían comenzado a marcar la diferencia entre experimento y experiencia. En el caso de Bacon, el concepto de inducción cobraría especial relevancia, y partiría de la experiencia letrada o literaria que no es otra que la fijación de los datos por escrito (Solís Santos, 2018: 9); a partir de esto, establecería la diferenciación entre los conceptos de «experiencia» y «experimento», refiriéndose el primero a los fenómenos que se producen en la naturaleza y el segundo a los provocados por el hombre (Manzo, 2001: 57). Sin embargo, para Bacon, la experiencia sensible era problemática, ya que los sentidos pueden desfigurar las cosas (Gómez López, 2002: 101).

Entrados en el siglo XIX, Claude Bernard llegaría a diferenciar una experiencia simple, basada en lo puramente empírico, de la experiencia estrictamente científica, es decir, el experimento como tal. Al respecto nos dice Laín Entralgo que: «El razonamiento intelectual y activo con que se obtiene tal saber y, por extensión, el saber mismo, constituye lo que en rigor debe llamarse "experiencia" [...] la experiencia [es] lo que nos instruye sobre los hechos [...] la experiencia [es] el punto de apoyo del espíritu que concluye» (1956: 27). Cajal tiene en cuenta los usos *bernardianos*: como señala Emilio Roger Ciurana, están muy presentes en cuanto a los razonamientos sobre la experimentación (1985: 128), pero a partir de la tercera edición preferirá, para ganar en concreción, poner de manifiesto el rol activo en cuanto a la producción de los fenómenos a estudiar.

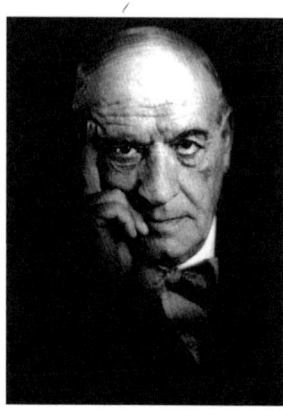

José Ortega y Gasset
(1883-1955)

357 Párrafo añadido por partes: en la cuarta edición Cajal reitera la idea de la perfectibilidad del cerebro (Ramón y Cajal, 1916: 182-183), pero es en la última edición cuando termina de conformar la psicología del investigador, ya que asume el error y su superación como parte fundamental del entrenamiento de la voluntad, como elemento capaz de evitar la petrificación del pensamiento. Esta afirmación parece matizar otra que permanece inmutable de edición en edición: «Defecto por defecto, preferible es la arrogancia al apocamiento: la osadía mide sus fuerzas y vence o es vencida; pero la modestia excesiva huye de la batalla y se condena a vergonzosa inacción» (Ramón y Cajal, 1897: 18; 1923a: 15). Para Cajal la arrogancia tan solo será admisible cuando sea producto de la voluntad y esté orientada a descubrir hechos —lo que permanece—, no a elaborar conjeturas —lo caduco—. Cajal, con su afán de establecer una psicología del investigador, enfatiza qué pasiones, antes que cualquier tipo de lógica teórica, son las que incitan a laborar (Ibarz Serrat, 1994: 84). Ahora bien, el exceso en la altivez y la hipertrofia del menosprecio hacia las novedades aportadas por los demás no son admisibles y exigen la matización. Su exégesis de la soberbia presenta concomitancias con el pensamiento de Ortega. El filósofo disertó sobre este tema en «Para una topografía de la soberbia española. Breve análisis de una pasión», artículo que publicó el mismo año de la última edición de *Reglas y consejos*. En el texto de Ortega se entremezclan las dos grandes preocupaciones cajalianas: la ciencia y España. El autor de las *Meditaciones del Quijote* indica que la soberbia es la pasión nacional, aunque parte de un fenómeno común «en todas las almas» (2006: 174): el momento en que se descubre que se es mejor o peor que otro en algo. Sin embargo, este hallazgo pone en funcionamiento en algunas personas una «convicción taxativa» (2006: 175) que preexistía pero que todavía no se había manifestado: la convicción de que la única jerarquía admisible es aquella en la que ellas son superiores. Esto provoca una herida en la individualidad que se revuelve y que resuelve ignorar la realidad. Será entonces cuando surja la soberbia, en el momento en que nuestro «balance estimativo» (2006: 176), complicado de por sí, tienda a gravitar psicológicamente en torno a nosotros mismos. Esto es lo que le ocurre al español, incapaz de asumir la innovación, ya que esta supondría el

reconocimiento de un error, «que fuera de nosotros quedaba aún algo bueno por descubrir» (2006: 178). La lectura orteguiana se produce en clave nacional, mientras que Cajal, al menos en este añadido que se comenta, no hace mención alguna a una altanería española. Y, sin embargo, si Cajal hace uso del método del «error y del ensayo» y defiende que el científico ha de aplicar a las hipótesis rigurosas pruebas, en un sentido cercano al propuesto por Popper con su falsacionismo (Anaya-Reig y Romo, 2017: 3), la reacción que Ortega describe en su artículo sobre la recepción de Einstein en España no deja de ser del todo elocuente: «La teoría de Einstein se ha juzgado por muchos de nuestros hombres de ciencia no como un error —no se han dado tiempo para estudiarla—, sino como una avilantez» (Ortega y Gasset, 2006: 178). En cierta manera, la escena descrita por Ortega parece refrendar cómo la soberbia fue un pecado capital que al científico español le vino por doble vía: por la disciplinar y por la nacional. No olvidemos que *Reglas y consejos* estaba especialmente dirigido a la población española.

358 Sin embargo, Cajal no siempre se refirió a la «petrificación de pensamiento». En el discurso de ingreso hablaba de «inercia de pensamiento» (Ramón y Cajal, 1897: 76). Dos años después se refería a la «anquilosis del pensamiento» (Ramón y Cajal, 1899: 99). Téngase en cuenta que la «inercia» no solo se puede interpretar como 'rutina', sino con su primordial valor de término de la física de 'propiedad de los cuerpos de mantener su estado de reposo o movimiento si no es por la acción de una fuerza' (*DLE*, 2025): con la inercia puede existir movimiento, aunque este no cambie. La anquilosis reduce o impide el movimiento, lo que casa mejor con el tono contundente que Cajal busca conferir a su afirmación. La petrificación, finalmente, culmina la crítica, puesto que es la inmovilidad absoluta, es el endurecimiento del pensamiento, cerrado a cualquier tipo de idea nueva, es su

conversión en piedra, en materia inerte. Recuérdese cómo para Cajal es fundamental la plasticidad del sistema nervioso, la cual aumenta gracias al uso que se hace de este (Bandrés Fernández, Viejo García y Bandrés Moya, 2012: 55): sin ella, la corteza cerebral y sus circuitos se oxidan, se petrifican.

359 **Nota de Cajal.** Nota incorporada en la segunda edición (1899: 99-100). Se introduce la imagen del cerebro como árbol lleno de ramas. Una descripción de la fisiología cerebral que se constituye como metáfora de la evolución del pensamiento. El uso de ese tipo de imágenes tiene su origen en la preocupación cajaliana por la nomenclatura (Lorenzo Lizalde, 1991: 53). Por ejemplo, Cajal, al referirse al cerebro en sus textos científicos, hace uso de símiles botánicos, hallazgos expresivos que se preocupa de explicar. Tendríamos el caso de las fibras musgosas, ejemplo señalado por Lorenzo Lizalde (1991: 53), que nos permite ilustrar este tipo de estrategias cajalianas: «[…] gruesas, finamente ramificadas, les dimos este nombre por la singularidad que tienen de presentar de trecho en trecho, ciertos espesamientos nudosos, erizados de cortas expansiones divergentes a manera de rosáceas, y semejantes al musgo que cubre los árboles» (Ramón y Cajal, 1926: 637). El árbol, por tanto, se constituye en un recurso valorativo más del repertorio cajaliano (Ra-

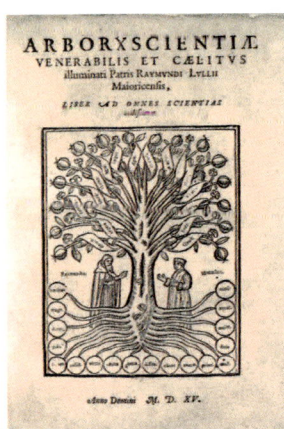

Ramón Llull escribió *Arbor Scientiae* entre 1295 y 1296. Cajal hace uso de la metáfora del árbol de la ciencia en páginas interiores

mírez del Pozo Martín, 2021: 248), en un recurso que se une al simbolismo del árbol de la ciencia. Ahora bien, ¿por qué Cajal prefiere esta metáfora arbórea a otras? Frente a otros fisiólogos como Golgi, que hizo uso de la metáfora de la red —en boga gracias al impacto de las redes telegráficas—, la cual se expandió en la literatura victoriana como en *Nuestro común amigo* de Charles Dickens (Gibson, 2015: 68), Cajal desechó tal imagen: la razón estriba en que los hilos telegráficos no tienen posibilidad de cambio, son rígidos, mientras que la corteza cerebral es un ramaje descontrolado, una arborización libre, escenificación visual de la plasticidad (Otis, 2010: 574; Gibson, 2015: 67).

Este fragmento, que salvo algún cambio menor —variación de conjunciones, de puntuación— permanece igual en la edición de 1923, fue motivo de algunas cavilaciones por parte de don Santiago. Así, en el ejemplar de *Reglas y consejos* del fondo de la RAEx, se encuentran unas pocas anotaciones de puño y letra de Cajal en las que parece meditar la sustitución de las tres siguientes palabras, «honradez», «necio» y «viejo», por «perspicacia», «miope» y «caduco», respectivamente. Cajal también subraya la palabra «consecuencia». De estos esbozos puede colegirse que estuvo tentado de poner el foco en la agudeza del ingenio, en la maña con la que se usa el entendimiento, antes que en la rectitud en el obrar, lo cual tampoco puede sorprender, puesto que esa rapidez mental que exige la perspicacia solo puede deberse a unas magníficas conexiones neuronales... Los otros cambios apenas modificarían el sentido, aunque quizás Cajal considerase hacer uso de una metáfora lexicalizada para evitar usar un término tan contundente como «necio»: con «miope» podría referirse a una falta de inteligencia que no se conectara con cierta terquedad. Una falta de inteligencia que radicase, sencillamente, en la cortedad de miras. En cuanto a «caduco» por «viejo», Cajal, con el paso de los años, se vio cada vez más preocupado por los efectos de la vejez, tal y como confiesa sin ambages en *El mundo visto a los ochenta años*: «Bien hará, pues, el viejo desmemoriado, en tanto la ciencia despeja tamañas incógnitas, en desconfiar de sí mismo» (Ramón y Cajal, 1934: 60). No obstante, el que considere «caduco» nos invita a pensar que Cajal no relaciona automáticamente la edad avanzada con la decrepitud: «Ni deben preocuparnos las arrugas del rostro —que significan pérdida de grasas y aligeramiento de lastre—, sino las del cerebro. Estas no las refleja el espejo; pero las perciben nuestros amigos, discípulos y lectores, que nos abandonan y condenan al silencio. Tales arrugas metafóricas, precoces en el ignorante, tardan en presentarse en el viejo activo, acuciado por la curiosidad y el ansia de renovación. En suma; se es verdaderamente anciano, psicológica y físicamente, cuando se pierde la curiosidad intelectual, y cuando, con la torpeza de las piernas, coincide la torpeza y premiosidad de la palabra y del pensamiento» (1934: 14-15).

[360] No hemos podido localizar la referencia, si es que esta realmente existe. Sin embargo, hemos constatado que Cajal utilizó en su artículo «Nouvelles observations sur l'évolution des neuroblastes avec quelques remarques sur l'hypothése de Hensen-Held» (1907: 169-214), publicado en *Trabajos del laboratorio de investigaciones biológicas*, esta sentencia y su posterior remedio: «Quant à nous, nous n'avons pas besoin de protester de notre sincérité et de notre attachement sans conditions à la cause de la vérité. Bien de fois nous l'avons démontré dans notre carrière de biologiste, déjà un peu longue, en rectifiant nos opinions et même en oubliant nos hypothèses. Nous sommes encore disposé à en faire autant, à la condition, naturellement, que l'on démontre la fausseté de nos idées. Un ecrivain célèbre a dit: "Je change parce que j'étudie"; il aurait encore mieux dit: "Je change parce que les autres étudient"» (Ramón y Cajal, 1907: 214). En este caso señala que la procedencia viene de un «célebre escritor».

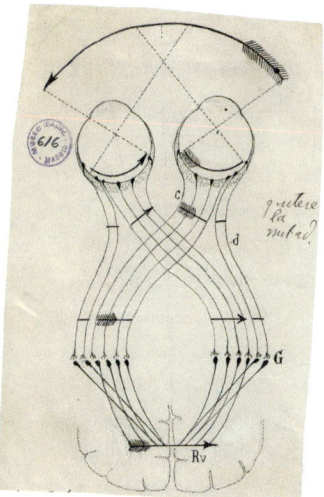
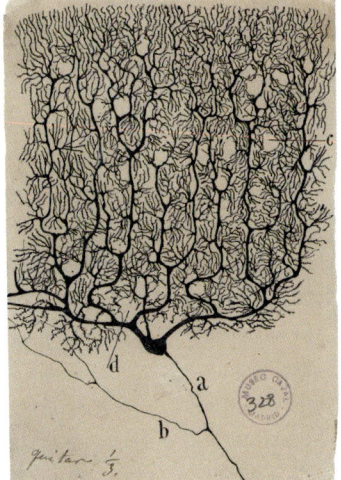
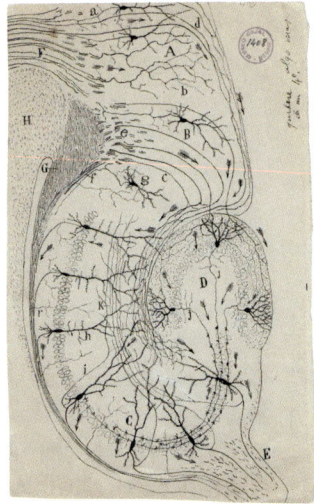

De izquierda a derecha: un diagrama que sugiere cómo podrían los ojos transmitir un cuadro unificado de la realidad al cerebro, una neurona de Purkinje del cerebelo humano y un diagrama que muestra el flujo de información a través del hipocampo. Legado Cajal

361 En la segunda edición se imaginaban «nuevas experiencias» (Ramón y Cajal, 1899: 100). Cajal busca alejarse de la consideración de la experiencia como un fenómeno privativo del individuo, de la consideración de que la experiencia puede generar un conocimiento excesivamente ligado a las circunstancias del yo. Aplicamos lo comentado por Llamas Roig a la elección del término «experimento»: «El experimento es, en contraste, un proceso controlado que escoge las características relevantes de los fenómenos y desecha las que no lo son. El experimento es prueba verificativa, proyecto legítimo de verdad que preestablece variables a evaluar, incluso los réditos concluyentes de los razonamientos lógicos más certeros y expeditivos en apariencia delegan en él la aprobación de su verdad» (2016: 314). Cajal, por tanto, ve necesario restringir el uso de «experiencia» para ganar en precisión, para definir con claridad las operaciones ideadas por el investigador para comprobar un fenómeno y deslindarlas del doble valor que puede adquirir «experiencia»: como término que engloba la observación y la

experimentación, guiada por la razón y que es un proceso que se da a lo largo del tiempo; y como término centrado en las vivencias del yo personal.

362 En cuanto al apartado de conclusiones, a la hora de recapitular los pasos que se han de seguir en la labor investigadora, Cajal pasa de cinco (Ramón y Cajal, 1899: 100-101) a seis puntos en la tercera edición, incluyendo uno más, el relativo a la experimentación; procede a la reescritura de algunos de ellos, sustituyendo unos términos por otros —por ejemplo, «experiencias» por «experimentos», «hechos presentados» por «hechos demostrados»— u otorgando mayor importancia a algunos procedimientos, como la necesidad de crear un esquema físico-químico para explicar los hechos, etc. (Ramón y Cajal, 1913: 183). Llama la atención cómo elimina en 1913 la última parte del punto relativo a la comprobación de la hipótesis, centrada en las «tentativas de generalización a otros dominios científicos» (Ramón y Cajal, 1899: 101), aunque tal decisión se fundamenta en que se menciona en el paso seis.

Capítulo VII

[363] John Shaw Billings (1838-1913), estadounidense que ganó fama como cirujano durante la Guerra de Secesión (1861-1865). También demostró habilidad administrativa para mejorar la atención hospitalaria, convirtiéndose en una autoridad sobre medicina militar e higiene pública. Cajal seguramente conoció su labor como el responsable de la Surgeon-General's library. Esta institución fue una de las referencias mundiales dentro de la bibliografía médica, al poner en marcha el *Index Medicus*, y lograr tener el catálogo más completo de trabajos en este campo. Las reglas a las que se refiere Cajal fueron publicadas en el texto *Our medical literature* (Billings, 1881: 67). Carnoy también menciona las normas en *La biologie cellulaire: étude comparée de la cellule dans les deux règnes* (1884: 167) y se refiere a Billings como «le savant bibliothécaire de Washington» (1884: 165). Sobre Billings, véase Weir Mitchell (1917) y Garrison (1917).

[364] En las dos primeras ediciones cuando se alude a los textos escritos por ciertos jóvenes aprendices, se indicaba que no se les dedicaba el tiempo suficiente, de ahí que fueran aportaciones hechas «para salir de cualquier modo» o «por la pereza misma» (Ramón y Cajal, 1899: 104). A partir de la tercera edición Cajal pone el foco en la facundia y la pedantería (Ramón y Cajal, 1913: 186). Resulta llamativo cómo en las tres últimas ediciones, opta por una opción intermedia, ya que restituye a la pereza frente a la pedantería.

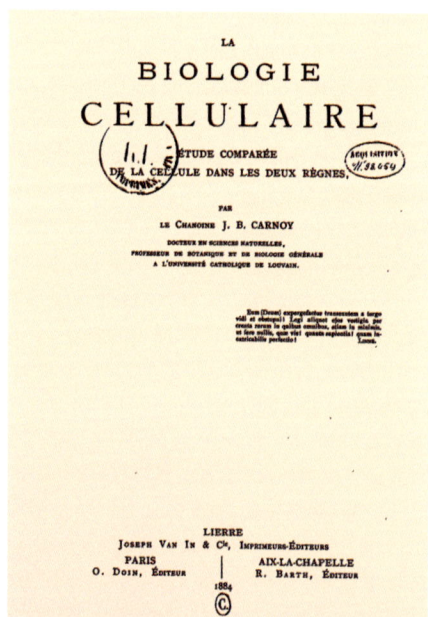

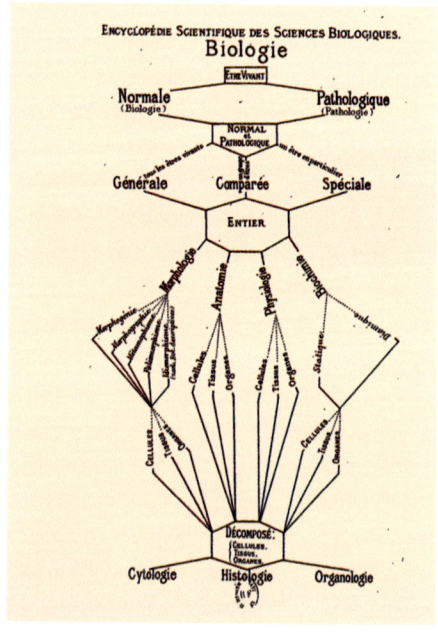

Portada de *La biologie cellulaire: étude comparée de la cellule dans les deux règnes* (1884), obra de J.B. Carnoy, en la que figura este esquema sobre las diferentes ramas de la biología

[365] La pereza, uno de los grandes pecados que no solo acechan al joven investigador, sino que forma parte de los problemas estructurales de España: «En España, donde la pereza es, más que un vicio, una religión [...]» (Ramón y Cajal, 1897: 37; 1923a: 55). Cajal muestra cómo, al tergiversar un principio capital, la precisión, el joven puede sentirse tentado de disfrazar sus fallas en una brevedad que no es sino tedio y flojedad, los mismos vicios que explican que el aficionado a la ciencia considere que no puede hacer descubrimientos y que petrifican el pensamiento. Este pecado capital es consustancial, para don Santiago, al español; al referirse a los acontecimientos que llevaron a España a embarcarse en dos guerras en Cuba, escribe en su autobiografía: «¡Oh santa pereza, musa de nuestros políticos y soldados!» (Ramón y Cajal, 1923b: 125). Páginas más tarde habla de cómo esta debe ser extirpada para así valorar en su justa medida al investigador: «La cultura superior parecióme fruto complejo de la educación individual y social. En la Universidad se enseña a trabajar; pero el ambiente social, obra del Estado, enseña algo mejor: el respeto y la admiración hacia el hombre de ciencia. De nada servirá que el universitario reciba una cultura técnica eficiente y con ella el ansia noble y patriótica de colaborar en la obra común de la civilización, si, al mismo tiempo, no contempla en torno suyo menospreciada la pereza, aborrecidas la farsa y la intriga, galardonado el mérito superior y reverenciado el genio. ¡Educación y justicia, en fin!... He aquí el secreto» (1923b: 221).

[366] Nueva mención a la pereza, incluida a partir de la tercera edición (Ramón y Cajal, 1913: 187). Este enfoque respecto a la pereza, sin embargo, no fue compartido por otros ilustres médicos: Gregorio Marañón, uno de sus más importantes seguidores, consideraba que en relación con la pereza el maestro caía en una explicación «[...] proverbial entre los extranjeros» (Marañón, 1951: 41). Si bien Marañón tenía una posición pesimista semejante a la de Cajal respecto a las aportaciones de España a la humanidad y, por ende, respecto del retraso científico congénito al mundo hispánico (López Vega, 2012: 117), opinaba que esta fabricación del mito de la pereza española se debía a la comparación insostenible entre don Santiago y sus compañeros de claustro (Marañón, 1951: 41), es más: «[...] la leyenda de nuestra pereza, en Cajal y en todos los demás, era principalmente de origen literario» (1951: 42). Un tópico que a juicio de Marañón contrastaba con la realidad: «[...] ni en España ni en ninguna parte se puede vivir sin trabajar» (1951: 43). Si el tópico se hizo fuerte se debió al «rico ocioso» que exhibía en las terrazas su inactividad, así como a la lectura histórica proveniente de fuentes extranjeras de que la única población laboriosa del país fueron los judíos y los moriscos (1951: 43-44). Marañón, por tanto, critica esta visión de la pereza como un defecto patrio, pero asume la visión cajaliana de rechazar la pereza como vicio contrario a la honestidad intelectual. Se deberá aprender a manejarla, si no se es capaz de extirparla. Véase lo siguiente que comenta Cajal en sus *Charlas de café*: «Los más grandes laboriosos son los que han aprendido a administrar metódicamente su pereza. La actividad febril, paroxística, cae rápidamente en la fatiga y en la desilusión; deteriora la máquina antes de haber logrado refinar el producto» (Ramón y Cajal, 1922: 220).

[367] Cambio llamativo, ya que en la tercera y en la cuarta edición señalaba que los sabios recibían el aplauso de la opinión: «[...] los sabios no suelen obtener de sus penosos estudios más recompensa que la estima y aplauso de la opinión» (Ramón y Cajal, 1916: 190). No deja de ser tal inclusión una forma de recordar al investigador que su público es el que es, un público restringido y, además, minoritario en la sociedad.

[368] Apréciese el laísmo cajaliano.

[369] Por otra parte, el histólogo introduce así el tema de la paternidad de las ideas científicas, cuestión que vivió en sus propias carnes. La prioridad por

el descubrimiento de las fibras colaterales de las neuronas fue uno de los litigios que mantuvo con Camillo Golgi. No obstante, esta era una cuestión secundaria: la airada reacción de Golgi, al que Cajal había mandado un ejemplar de la revista en la que había publicado el artículo en el que hacía la descripción de las fibras colaterales, se debía a su ataque frontal al reticularismo. El español concedió la prioridad al italiano, pero consideraba sorprendente que Golgi solo hubiera dedicado cinco líneas al asunto, sin apenas darle importancia (Fernández Santarén, García Barreno y Sánchez Ron, 2007: 183). Sin embargo, en ocasiones el mundo de la ciencia se sale de lo apuntado por Cajal: tenemos el caso del redescubrimiento de las leyes de Mendel. Más allá de que Carl Correns censurase a Hugo de Vries que no citara a Gregor Mendel en el primer artículo que recuperaba los postulados del monje agustino —actitud que sí encaja con lo comentado por Cajal—, lo llamativo es que Mendel publicó su trabajo en una revista que «[...] mantenía intercambio con más de 120 instituciones científicas, austríacas y extranjeras» y que «[...] hizo llegar ejemplares de su memoria a varios biólogos de nombradía» (García Barreno y Fernández Santarén, 2004: 24). Es decir, que resulta difícil de comprender que los trabajos de Mendel cayeran en el olvido, cuando hizo lo posible por comunicarse con esa minoría insignificante de los doctos, cuestión diferente a la de si pudieron ser comprendidos o no en el momento de su publicación, debido, entre otros motivos, a la falta de conocimientos sobre las células reproductoras (2004: 24).

[370] Apartado añadido en la tercera edición (Ramón y Cajal, 1913: 189).

[371] «La casta irritable de los poetas». Proverbio latino que se encuentra en el segundo libro de las *Epístolas* de Horacio: «Muchas cosas aguanto por aplacar a esa casta irritable que son los poetas, cuando escribo y suplicando me busco los votos del pueblo» (Horacio, 2008: 327).

[372] Cajal, en la última edición (Ramón y Cajal, 1923a: 188), recurre de nuevo al *Oráculo manual* de Gracián para avisar del especial carácter del investigador e insistir en una psicología que suele adolecer de irritabilidad e impaciencia. En este caso, Cajal incrusta un fragmento del aforismo 159: «*Saber sufrir necios. Los sabios siempre fueron mal sufridos, que quien añade ciencia añade impaciencia. El mucho conocer es dificultoso de satisfazer. La mayor regla del vivir, según Epicteto, es el sufrir, y a esto reduxo la metad de la sabiduría. Si todas las necedades se han de tolerar, mucha paciencia será menester. A vezes sufrimos más de quien más dependemos, que importa para el exercicio del vencerse. Nace del sufrimiento la inestimable paz, que es la felicidad de la tierra. Y el que no se hallare con ánimo de sufrir apele al retiro de sí mismo, si es que aun a sí mismo se ha de poder tolerar*» (Gracián, 2018: 187-188). La sentencia tiene sus orígenes en el *Eclesiastés*, en el que se dice: «Porque en la mucha sabiduría hay mucha tristeza; y quien añade ciencia, añade dolor». La propia labor científica es la que puede agriar el carácter y, por tanto, provocar un efecto rebote en las disputas entre viejos y nuevos investigadores. Cajal, que se sirve del ingenio graciano como «instrumento epistemológico» (Fernández Muñoz, 2017: 183), como herramienta útil para ahondar en la compleja psicología del científico, muestra cómo este, en las relaciones humanas, no parece obedecer a mecanismos racionales tendentes a lo objetivo: si algo le perturba, hará perder la tranquilidad al joven estudioso.

[373] Pequeña modificación: en la tercera edición, la punta de la espada debía estar «empapada en árnica y disimulada» (Ramón y Cajal, 1913: 190). Con ambas redacciones Cajal reitera una idea presente en anteriores apartados, aunque en este caso ejemplifica sin medias tintas lo que el lector de las *Reglas y consejos* podía sospechar: que, bajo cualquier pretexto, algunos sabios se ofenden. Sin duda, debía de tener en mente muchos de sus

Al prof. Dr Francisco Tello - homenaje de alta consideración y fraternal amistad. S. Ramón Cajal. Madrid 16 febrero 1934

¿Neuronismo o reticularismo?

Las pruebas objetivas de la unidad anatómica de las células nerviosas

por

S. Ramón y Cajal

No obstante las pruebas objetivas innumerables aducidas en pro de la doctrina de la discontinuidad de los elementos constitutivos de la substancia gris, de vez en cuando, adviértese un retoñamiento del reticularismo, sobre todo desde que APATHY creyó demostrar en los ganglios de los invertebrados la existencia de una red al parecer continua entre las neurofibrillas de la *Planchenstane*. Hoy nos encontramos también, gracias a la actividad infatigable de HELD y de sus discípulos, ante un nuevo brote de la hipótesis de la continuidad.

No nos extraña este retorno a la vieja tradición de las redes de GERLACH. Es fuerza reconocer que para ciertos espíritus la teoría reticular ofrece seducciones y comodidades explicativas extraordinarias. Entre otras ventajas fisiológicas, ofrecería la inestimable de comprender sencillamente la propagación de los impulsos nerviosos de unas neuronas a otras y su difusión en multitud de direcciones dentro de la substancia gris.

Pero no se trata aquí de aquilatar la simplicidad y comodidad teóricas (más aparentes que reales) de una concepción, sino de justipreciar hasta qué punto se conforma con los hechos conocidos y fácilmente demostrables.

El presente opúsculo, más que pugna polémica, casi siempre estéril, será la exposición sucinta de las observaciones contrarias a la concepción de APATHY, BETHE y HELD. Mi propósito es describir brevemente *lo que yo he visto* en cincuenta años de trabajo y lo que cualquier observador, exento de prejuicios de escuela, puede fácilmente comprobar, no en tal

Primera página de *¿Neuronismo o reticularismo?* dedicada por Cajal a su discípulo Francisco Tello

episodios autobiográficos, y, principalmente, algunos relacionados con el reticularismo. Primero, sus enfrentamientos con Camillo Golgi, que llegaron a límites insoportables para Cajal en la entrega del Premio Nobel de Fisiología o Medicina de 1905. Después, las agrias disputas que tuvo —y que llegaron hasta el año de su muerte con la publicación de *Neuronismo o reticularismo*, su testamento científico— con los «neo reticularistas», encabezados por Held, Bethe y Apathy (Roger Ciurana, 1985. 125). Sin embargo, esta llamada a la defensa de las teorías propias —siempre que estén bien argumentadas—, se matiza con cualquiera de las redacciones: la espada debe estar disimulada o embotada, por respeto hacia los demás, y, también, para ahorrar tiempo. Pero, aunque don Santiago no sienta especial inclinación por la polémica, asume que en el mundo científico la discusión entre representantes de diferentes enfoques —en términos *kuhnianos*, la

lucha entre teorías— es una parte insoslayable de la investigación (Lorenzo Lizalde, 1991: 46).

[374] Párrafo añadido en la cuarta edición (Ramón y Cajal, 1916: 193). Cajal está recurriendo al vitalismo de Eucken y a cómo la acción determina la forma de ser. De ahí que señale cómo en algunos casos, cuando se reciben ataques injustificados, el crítico no defiende otra interpretación del hecho científico, sino que se está defendiendo a sí mismo: vuelve a hablar de la soberbia, de la petrificación del pensamiento. La paráfrasis procede de *Las principales corrientes del pensamiento contemporáneo* (Eucken, 1912: 77).

[375] Párrafo añadido en la cuarta edición (Ramón y Cajal, 1916: 193): para hacer progresar el conocimiento científico el mejor argumento será la resolución del problema que condujo al anterior paradigma a la crisis. La clave, por tanto, serán las pruebas terminantes, los datos objetivos... El éxito cuantitativo y cualitativo de una determinada tesis estriba en lo anterior, y permitirá que un nuevo paradigma cuaje entre la generalidad del público científico.

[376] El «error teórico» presenta un proceso de reescritura respecto a la edición de 1913, aunque, en este caso, no se cambia en esencia el contenido del apartado. Ahora bien, Cajal aprovecha para ser mucho más preciso —pasa de «hipótesis aventurada» (Ramón y Cajal, 1913: 192) a «hipótesis arbitraria»— e, incluso, en el modelo que propone para hacer una crítica sin malos aspavientos, elimina una serie de frases contemporizadoras: «Y aunque el culto a la verdad nos condene a desaprobarla, la justicia obliga a reconocer que ha sido altamente provechosa para la ciencia, puesto que ha logrado encadenar la curiosidad de los sabios y promover importantes trabajos de investigación, etc., etc.» (1913: 192).

[377] Expresión francesa que, en este contexto, no se refiere a la habilidad manual, sino a las propiedades técnicas específicas de un método de investigación.

[378] Resulta llamativo, a nivel textual, apreciar cómo a partir de la cuarta edición (Ramón y Cajal, 1916: 199), junto a la microfotografía, también incluye «la fotografía común» como herramienta garantizadora de objetividad. Si se rastrea la trayectoria de Cajal no nos puede sorprender este pequeño añadido: aproximadamente treinta años después de la introducción del arte de Daguerre en España —en torno a 1839 gracias a Ramón Alabern y Molas— (González Núñez, 2006: 70; Meseguer Peñalver, 2014: 27), el pequeño Santiagué conoce en Huesca, en la Iglesia de Santa Teresa, la cámara oscura y la manipulación para obtener la imagen positiva. Pero la situación, de tan increíble para él, le llevó a una mezcla entre el estupor y el absurdo: «Todas estas operaciones produjéronme indecible asombro. Pero una de ellas, la revelación de la imagen latente, mediante el ácido pirogálico, causome verdadera estupefacción. La cosa me parecía sencillamente oscura.

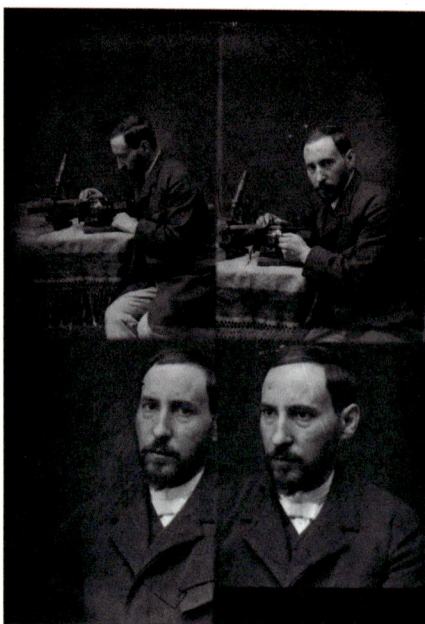

Placa fotográfica de cuatro autorretratos de Cajal. 1886. Negativo cuádruple. Legado Cajal

No me explicaba cómo pudo sospecharse que, en la amarilla película de bromuro argéntico, recién impresionada en la cámara oscura, residiera el germen de maravilloso dibujo, capaz de aparecer bajo la acción de un reductor. ¡Y luego la exactitud prodigiosa, la riqueza de detalles del clisé y ese como alarde analítico con que el sol se complace en reproducir las cosas más difíciles y complicadas, desde la maraña inextricable del bosque, hasta las más sencillas formas geométricas, sin olvidar hoja, brizna, guijarro o cabello!» (Ramón y Cajal, 1923b: 90). Tras recuperarse en Panticosa de la hemoptisis que sufrió al poco de regresar de Cuba y que casi le cuesta la vida, se distrajo con la fotografía: adquirió soltura en la fabricación de placas al gelatino-bromuro (1923b: 165). Tal capacidad tenía que en Zaragoza se hicieron famosas sus instantáneas taurinas (1923b: 166). Este fue el inicio de una gran amistad: la fotografía fue cada vez más utilizada por Cajal y la mezcló con la medicina, con sus observaciones microscópicas (Sevillano Fernández, 2006: 166); ello desembocó en la publicación en 1912 de *La fotografía de los colores*. Cajal también fue un pionero con relación a la fotografía en 3D (Fernández Santarén, 2015). A pesar de lo que estamos comentando, realmente hizo poco uso de la fotografía en sus trabajos micrográficos, al menos en los dedicados a la neurohistología (de Felipe y Jones, 1992; de Rijcke, 2008: 296). Además, Cajal fue acusado de usar técnicas de fotografía y microfotografía que buscaban un resultado más artístico, lo que llevó a cuestionar la realidad de lo expuesto en algunos casos (Meseguer Peñalver, 2014: 28), en especial en aquellos referentes a los cortes sintéticos, «visiones esquemáticas de ciertos tejidos o regiones [...] que obviamente obedecen a un trabajo de abstracción y depuración de la información [...]» (Pimentel, 2020: 253). Sobre Cajal y los usos profesionales y cotidianos que daba a la fotografía, puede consultarse, entre otros, Pimentel (2020).

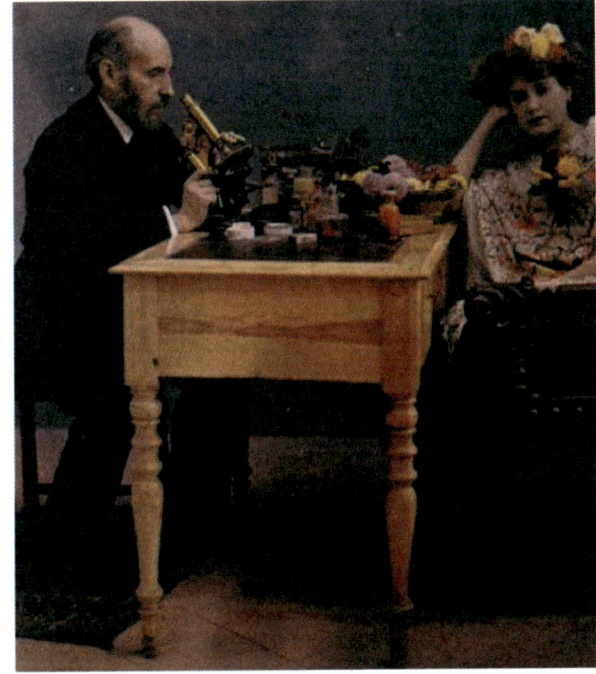

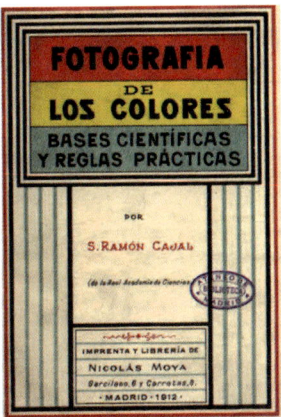

Santiago Ramón y Cajal, *Fotografía de los colores. Bases científicas y reglas prácticas*, Madrid, Nicolás Moya, 1912

Retrato en color de Santiago Ramón y Cajal con su hija Paula

[379] Párrafo, de claro contenido autobiográfico, que se incluye a partir de la tercera edición (Ramón y Cajal, 1913: 194-195). Para Cajal no resultaba extraño hacer esquemas o, incluso, añadir anotaciones para clarificar la información de los dibujos. En sus cuadernos de trabajo, en los que acostumbraba a establecer relaciones cromáticas, si los dibujos estaban en blanco y negro, don Santiago incluía «[…] información [textual] relativa al color para mostrar las características relacionadas con la manipulación de sus objetos de estudio» (Rego Robles, 2021: 112). Muchos de los dibujos incluían letras o números con los que vinculaba una figura con un pie de página en el que explicaba qué se estaba viendo. También se servía de este uso de los caracteres gráficos para indicar la operación del proceso investigador en que hacía el dibujo (Meseguer Peñalver, 2014: 101; Rego Robles, 2021: 116-117). Resulta muy interesante apreciar cómo en el momento en el que alumbró la

«polarización dinámica» de la neurona, comenzó a incluir en sus dibujos flechas con las que señalaba en qué dirección se movía el impulso nervioso (Meseguer Peñalver, 2014: 101). Pero ¿por qué Cajal tenía que recurrir a tales técnicas gráficas y visuales? Como él mismo comenta, porque los objetos representados eran especialmente complejos, de naturaleza microscópica, lo que suponía todo un desafío para la percepción humana, limitada para poder ver en toda su complejidad las neuronas (Rego Robles, 2021: 68). Cajal tenía la habilidad de dibujar con facilidad las características morfológicas más importantes de la neurona: tan experimentado estaba que, según cuenta la leyenda, podía mirar con un ojo por el microscopio mientras el otro se dedicaba a fijar en el papel sus observaciones (de Rijcke, 2008: 293; Meseguer Peñalver, 2014: 137). Como indica De Felipe, estamos ante un hecho no tan extraño en esta primera etapa de la neurociencia: «Un aspecto notable de

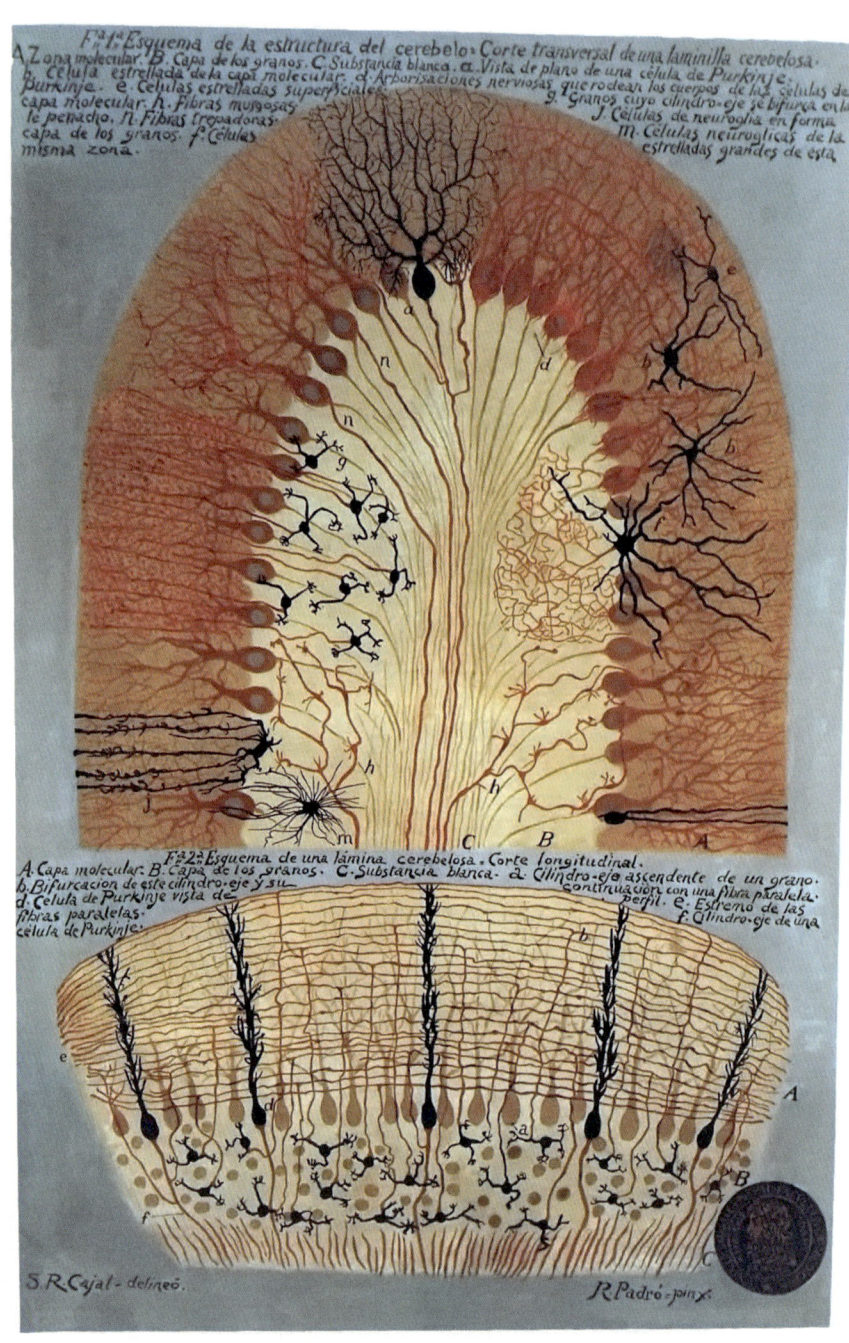

Esquema cajaliano de la estructura del cerebro. Corte transversal de una laminilla cerebelosa

este momento inicial de la neurociencia moderna es que en aquellos tiempos el dibujo era la herramienta principal para ilustrar las imágenes microscópicas, ya que la microfotografía no se había desarrollado toda-

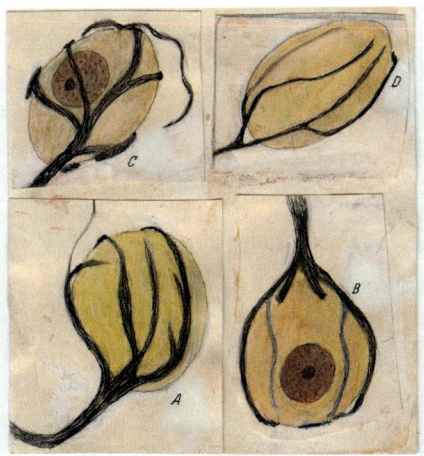

Cuatro dibujos de contactos pericelulares denominados «cálices de Held» (se dan entre las fibras del nervio y los cuerpos de las neuronas) que ayudan al cerebro a percibir y ubicar el sonido. Legado Cajal

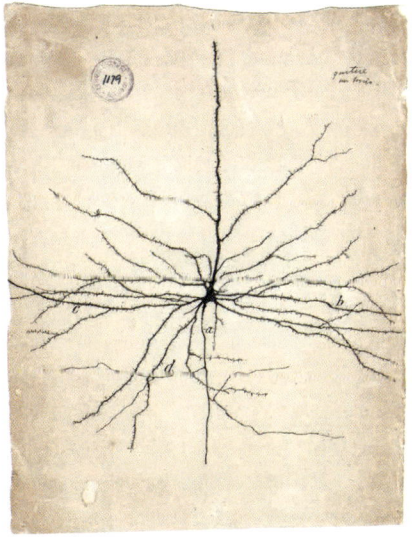

Neurona piramidal de la corteza cerebral (1904). Legado Cajal

vía [...] En general, los científicos de aquella época realizaban los dibujos a mano alzada, utilizando diversos tipos de lápices, plumas, tinta china y otros recursos comunes de dibujo [...]» (2014: 30).

[380] Las conductas dominadas por la facundia, por la pedantería y por una pereza travestida de intenciones funcionales como la búsqueda de la brevedad, pueden provocar que se tome al novel por un «soñador». Ahora bien, Cajal introduce aquí un matiz nada inocente. En la segunda edición se refería a «soñadores científicos» (Ramón y Cajal, 1899: 107), mientras que en la tercera edición prefiere escribir «soñadores o poetas» (Ramón y Cajal, 1913: 195). Durante su etapa de marcado positivismo, llega a escribir lo siguiente en su relato inconcluso *La vida en el año 6000*, puesto en boca del, por momentos terrorífico, Doctor Micrococus: «Por lo demás, ha costado mucho trabajo extirpar aquellas generaciones de idealistas, de poetas, de soñadores, de místicos, de filósofos, de románticos que falseaban la ciencia y malbarataban sus escasas calorías intelectuales que tan útiles hubieran sido como fuerzas motrices con aplicación a la industria» (Ramón y Cajal *apud* Salvador Salvador, 2023: 819). Encontramos a un personaje que identifica al «soñador» con todo aquel que cultivara la cultura no científica. Ser un soñador es pertenecer al gremio de la fantasía ajena a la realidad. Sin embargo, una posible respuesta al cambio de «soñador científico» por «soñador o poeta» estaría, precisamente, en otro de sus relatos, *A secreto agravio, secreta venganza*: «Todas las maravillas de la civilización han sido alguna vez puras fantasías de soñadores. Pero a lo mejor llega una cabeza sólida y obstinada, reflexiona profundamente, y el ensueño del poeta se convierte súbitamente en hecho real, en criatura industrial viva y pujante, generadora de riqueza y fecunda en goces morales e intelectuales» (Ramón y Cajal, 1905: 44). Cajal reivindica la invención y la imaginación (Lorenzo Lizalde, 1991: 47), pero

distinguir entre quien se queda en la fantasía y quien utiliza todas sus capacidades para convertir lo que no existía en carne. En su opúsculo sobre el *Quijote*, insiste en tal idea: «Todos los grandes soñadores aspiran a realizar sus ensueños, a vestir sus quimeras de carne y sangre, lanzando al mundo un tipo humano diferente y superior al actual [...]. Diríase que es la idea que aspira a cuajarse en materia que, surgida en el cerebro como eco lejano de la realidad, pugna por remontarse a su fuente y erigirse en tirana y maestra de la naturaleza misma» (Ramón y Cajal, 1950: 1290). En definitiva, si bien hay que ser un soñador para hacer ciencia, debe tenerse en cuenta que Cajal habla del «soñador o poeta» al referirse al estilo que debe tener un escrito de tema científico, el cual ha de ser didáctico y sobrio y no puede caer en la hipérbole. Cajal, mediante la incorporación de su concepto cientifista del soñador, advierte al joven de que tanto el contenido como la expresión importan, que, en el hacer científico, por tanto, cabe la imaginación, pero una buena idea puede ser rechazada si su representación lingüística tiende al juego verbal.

[381] La metáfora de «dibujar con la palabra» refuerza el valor visual de su concepción científica –que, no obstante, recordemos que no cae en un empirismo radical–, así como su esfuerzo, no solo en los textos profesionales, sino también en los literarios, de crear un estilo capaz de representar, aunque sea de forma mínima, las sensaciones de lo físico. Cajal siempre necesitó del dibujo para dar cauce a su imaginación: el contacto con la naturaleza, el dibujar al aire libre, le confirió una sensibilidad especial (Martínez Murillo, 2004: 20). Dibujaba constantemente, tal y como se puede comprobar en algunos de sus autógrafos o en sus *marginalias*, en los que aparecen todo tipo de bosquejos de figuras: tal cuestión la señaló Martínez Murillo (2004: 51) y se puede confirmar con el examen de los documentos del Instituto Cajal y la RAEx. El dibujo y la fotografía, dado su impacto cromático, dan lugar a unas creaciones de las que si se desconociera su referente podrían ser juzgados como construcciones abstractas (Martínez Murillo, 2004: 89). No es de extrañar que Cajal señale que el investigador ha de reflejar la realidad como un espejo: Dale J. Pratt interpreta que esta metaforización tiene como base un «compromiso ontológico», es decir, una responsabilidad basada en las propiedades esenciales de la realidad de los fenómenos naturales que son estudiados por el investigador (2001: 117). Pratt identifica el espejo con el lenguaje formal que exige la comunicación científica y defiende que Cajal se sirve del tópico horaciano del *ut pictura poesis*, con el que buscaría, mediante la palabra, generar las mismas imágenes que el observador contempla en la realidad.

[382] Párrafo modificado en la edición de 1913. Originariamente, Cajal escribía que el escritor científico se desentendería «tanto de los halagos de la galería, como de las sugestiones de la vanidad y del amor propio» (Ramón y Cajal, 1899: 107). Cajal parecía más preocupado por el valor excesivo que los jóvenes puedan otorgar a las críticas, tanto las excesivamente positivas como las tremendamente negativas. La inquietud del científico no debe ser recibir la aprobación y los honores de los maestros de la escritura, sino mostrar la realidad. Con la versión final del texto, la cuestión de escribir provechosamente para el mundo de la ciencia ya no debe girar en torno al juicio de los demás, sino que el mayor problema radica en las pretensiones espurias que partan del propio investigador: ni se ha de ser un esteta ni tampoco se ha de caer en la metafísica. El cambio nos indica una vez más que Cajal se toma como una especie de cruzada personal la lucha contra los peligros de la jerigonza verbal. Si la crítica a la retórica es un elemento constante en *Reglas y consejos* (Pratt, 2001: 115), Cajal se ve impelido a instaurar una «poética de la ciencia» (2001: 115) porque es

consciente de que la verdad científica se transmite con la palabra, de que hay que cuidar la expresión para no dar pie a equívocos. El matiz es importante, porque, aunque don Santiago le da suma importancia a la transmisión lingüística del conocimiento, no equipara verdad a texto en ningún momento. Otros críticos, sin embargo, sí establecen una correspondencia: «Scientific treth, Cajal admits, is textual, and so scientists should treat their publication work with the reverence it merits» (2001: 116).

[383] Nicolas Boileau (1636-1711), poeta y crítico literario francés que se convirtió en el principal legislador de la élite intelectual parisina, y, por extensión, de la francesa (Escarpit, 1948: 40): frente a Charles Perrault (1628-1703), fue la figura principal de los tradicionalistas en la contienda de los Modernos y los Antiguos. Boileau sintetizó la estética que debía seguir el clasicismo en *L'Art Poétique* (1674), obra de la que procede la famosa máxima que reproduce Cajal: «Ce que l'on conçoit bien s'enonce clairement, et les mots pour le dire arrivent aisérement» (1898: 5-6).

[384] Sin duda resulta reveladora la metaforización con la que Cajal se refiere a los diferentes tipos de escritores: la lente acromática es aquella diseñada para revertir aberraciones ópticas. En este caso, acromático es el autor capaz de escaparse de las tergiversaciones de la retórica, aunque los escritores cromáticos tendrán fortuna en el campo de la literatura, pues es el ámbito propicio para el «embudo de la retórica», para, en definitiva, presentar imágenes con alteraciones deslocalizadas.

[385] Pratt señala que el referente de la escritura científica siempre será el mundo exterior y que la responsabilidad que adquiere el investigador de reflejar los fenómenos de la naturaleza le empuja a rechazar la retórica (2001: 119): «[...] the key lies in the visual sense and its metaphorical association with the intelectual faculty» (2001: 120). Pratt apunta esta clave, aunque no la relaciona con las aberraciones ópticas. Propone otra lectura basada en el concepto de «acromático», que en óptica es el cristal que puede transmitir el color blanco (*DLE*, 2025). Es aquello que no tiene color, lo neutral: sería la escala en blanco y negro, que se contrapone al color, a los tonos saturados que emborronarían la realidad (Pratt, 2001: 120). Lo retórico, por tanto, sería lo colorido. Esta lectura de la clasificación cajaliana gana enteros si se atiende a la importancia que el color negro tuvo en sus trabajos neurohistológicos, puesto que Cajal «[...] lo utilizó con el objetivo de transmitir la información relacionada con el tipo de tinción aplicada a las neuronas para que fuesen visibles» (Rego Robles, 2021: 46), lo que no se debía a limitación alguna, sino al hecho de que la

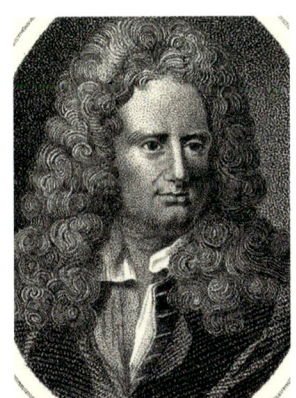

Nicolas Boileau
(1636-1711)

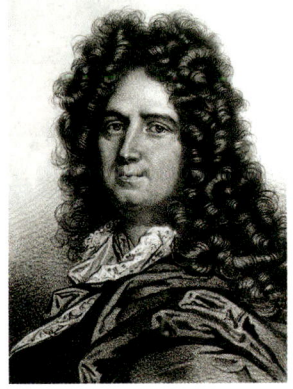

Charles Perrault
(1628-1703)

tinción de la neurona con el negro permitía representar con mayor precisión el fenómeno estudiado (2021: 252). La traslación de los métodos de tinción de la neurona a la metáfora cromática podría ayudarnos a entender la alegoría sobre los estilos.

[386] Cajal suprime la siguiente afirmación presente en las dos primeras ediciones: «[...] al hablarle, pues, debemos imitar a los buenos entendimientos acromáticos o corregidos, para los cuales, lo único que tiene positivo valor es la contemplación y exposición de la verdad» (Ramón y Cajal, 1897: 82; 1899: 108).

[387] A lo que no renunciará el histólogo aragonés es a la idea de la «concisión» en la expresión científica. Precisamente, hará uso de la autoridad literaria de Gracián para poner de manifiesto las ventajas de la brevedad expositiva a través del aforismo 105 del *Oráculo manual*: «*No cansar*. Suele ser pessado el hombre de un negocio, y el de un verbo. La brevedad es lisongera, y más negociante; gana por lo cortés lo que pierde por lo corto. Lo bueno, si breve, dos veces bueno; y aun lo malo, si poco, no tan malo. Más obran quintas essencias que fárrragos; y es verdad común que hombre largo raras veces entendido, no tanto en lo material de la disposición quanto en lo formal del discurso. Ai hombres que sirven más de embaraço que de adorno del universo, alajas perdidas que todos las desvían. Escuse el Discreto el embaraçar, y mucho menos a grandes personajes, que viven mui ocupados, y sería peor desazonar uno dellos que todo lo restante del mundo. Lo bien dicho se dice presto» (Gracián, 2018: 159-160). Esta máxima es añadida en la tercera edición (Ramón y Cajal, 1913: 196). Gracián indica que la brevedad está dirigida no solo a evitar la floritura en el estilo y a potenciar la rapidez, sino también a quien insiste en el mismo tema.

El gusto por Gracián, ya comentado anteriormente, se entiende mejor si se constata que Cajal se insertó dentro de toda la corriente aforística que, a principios del siglo xx, germinó en España bajo el influjo de Nietzsche y de Schopenhauer, quienes, a su vez estaban influidos por el conceptismo barroco (Fernández Muñoz, 2017: 36). Sin entrar en detalle en tal cuestión, Cajal seguramente fue uno de los mejores exponentes de un estado intermedio entre el aforismo áureo y el contemporáneo, tal y como atestigua *Charlas de café*. Cajal asume la tradición española de Gracián, caracterizada por un desengaño que desemboca en la discrepancia ante las posturas absolutas y la necesidad de «ajustar el criterio al individuo» (Fernández Muñoz, 2017: 182), pero se aleja de dicha estética, al no defender la primacía del preciosismo del concepto, sino el concepto mismo por encima de un juego de polisemias que considera como algo carente de valor. Cajal busca reforzar su afán preceptivo en la oferta que hace al joven investigador: a cambio de nada, le entrega una serie de normas de comportamiento con las que podrá introducirse en el ámbito de la ciencia. Básicamente, con relación al mundo social del XVII, es lo que hace Gracián: ofrecer «sabiduría práctica» (Blanco, 2018: 47-48). Citar a su paisano es confesar, sin embozo alguno, que coinciden en la misma intención.

[388] De hecho, a partir de la quinta edición, añade esta frase para rematar la loa en pro de la antirretórica y la brevedad (Ramón y Cajal, 1920b: 212). Esta segunda sentencia gracianesca forma parte del aforismo 160 del *Oráculo manual*: «*Hablar de atento*, con los émulos por cautela, con los demás por decencia. Siempre ai tiempo embiar la palabra, pero no para volverla. Hase de hablar como en testamento, que a menos palabras, menos pleitos. En lo que no importa se ha de ensayar uno para lo que importare. La arcanidad tiene visos de divinidad. El fácil a hablar cerca está de ser vencido y convencido» (Gracián, 2018: 190). La idea que expone Gracián, la de la imposibilidad de rectificar la palabra proferida, se puede rastrear en la literatura sapiencial (Blanco, 2018: 190). Cajal muestra cómo el expresarse con atención y cautela exige tanto

la precisión como la corrección, y discurre sobre este tipo de cuestiones en obras como *El mundo visto a los ochenta años*, cuando aborda las corrupciones de la lengua española a través de un «auténtico, aunque breve tratado» (Rodríguez Puértolas, 1983: 103).

[389] Fray Candil, pseudónimo de Emilio Bobadilla (1862-1921), escritor hispano-cubano muy conocido en su día, de marcado estilo satírico. Ha sido olvidado tanto en España como en Cuba, quizás debido a su carácter nómada, puesto que viajó por toda Europa y la mayoría de sus obras no se adscribieron ni al localismo ni al españolismo, ni a ninguna escuela ni movimiento literario en concreto (Torres-Pou, 2006: 74; Martínez Carmenate, 2021: 59-60). Hace décadas, Sobejano consideró injusto el olvido en la historia literaria de Bobadilla, aunque señala que sufrió un estancamiento en la primera década de 1900 (Sobejano, 1965: 414). No obstante, Cajal le mantenía en el recuerdo. Del prestigio de Fray Candil da prueba el hecho de que publicase en editoriales como *Biblioteca de novelistas del siglo xx*, la cual dio cobijo a obras tan importantes como *Amor y pedagogía* de Unamuno y *La voluntad* de Azorín (Torres-Pou, 2006: 74); también el que le escribieran prólogos intelectuales de la importancia de Urbano González Serrano, Emilia Pardo Bazán y Clarín. Con estos dos últimos protectores acabó teniendo grandes tiranteces (Martínez Carmenate, 2021: 58). Fray Candil influyó al primer Azorín, sobre todo en la consecución de un estilo crítico y explosivo (Martínez Cachero, 1973: 141), y, de hecho, el propio Martínez Ruíz consideraba a Fray Candil uno de los mejores satíricos de su época (Sobejano, 1965: 399).

[390] En la segunda edición el párrafo terminaba de la siguiente forma: «[...] constituyen excelentes remedios para curarnos del prurito de la retórica, que nosotros consideramos como plaga desastrosa de nuestra España y causa muy poderosa de nuestro atraso científico» (Ramón y Cajal, 1899: 108). A partir de la tercera edición se reescribe y destaca el uso

de «profilaxis» (Ramón y Cajal, 1913: 197), del que se desprende la analogía que Cajal establece entre el exagerado empleo de la retórica y los perjuicios ocasionados por una enfermedad. La mención a Fray Candil se produce en las tres últimas ediciones. Con ella expone la oposición de un literato al ornato verbal compulsivo: «La oratoria ampulosa y efectista al uso no sirve para nada, y además es muy fácil como se tenga una fantasía de medio pelo y buenos pulmones. La sencilla, la natural y razonada es la difícil y la que conviene a la política, porque los pueblos no se gobiernan con metáforas, creo yo. Los hombres —decía el P. Feijóo— son como los cuerpos sonoros, que hacen ruido mayor cuando están huecos» (Bobadilla, 1888: 251). Fray Candil, al igual que Feijoo o Cajal, criticaba el gusto desaforado por la retórica en cualquier esfera del conocimiento, pero, para el escritor hispano-cubano resultaba patente cómo, por culpa de este vicio, la literatura española no era profunda psicológicamente. La cruzada antirretórica llevaría a Fray Candil a criticar a los literatos institucionalizados; es más, denunció que los miembros de la Real Academia Española vivían en el pasado, parapetándose en la retórica y citando a Horacio y Boileau (1890: 254). El comentario, en relación con Cajal, no deja de ser premonitorio: elegido académico de la lengua en 1905 —aunque jamás llegó a tomar posesión—, incluyó en *Reglas y consejos* —y en otros textos— citas de Boileau. No obstante, Fray Candil habló en términos elogiosos del estilo literario cajaliano frente a ciertas críticas: «Acabo de leer en *Juventud* un suelto en que se dice de Ramón y Cajal, estimable histólogo, que "demuestra en sus Memorias ser un escribidor de los más vanos, vulgares, desmañados y antipáticos que conocemos". Con semejante procedimiento crítico— dígase puntapié con Ramiro Maeztu— no hay autor que valga. Yo opino lo contrario de *Juventud*. Creo que las Memorias del gran histólogo, de fama universal, están escritas con nervio, color y mucha amenidad [...]. Yo no aplaudo esta campaña demoledora de *Juventud*. Si así piensa de Cajal, el único hombre de ciencia original que ha llamado seriamente la atención entre los sabios europeos, ¿qué pensará de los otros?» (1903: 211). Quizás Cajal no guardara únicamente en la memoria los posicionamientos antirretóricos de Fray Candil.

391 Apartado añadido en la tercera edición (Ramón y Cajal, 1913: 197).

392 *«Beiträge»*, en sentido literal, quiere decir 'contribuciones', aunque en este caso podría traducirse como 'revistas' o 'publicaciones científicas'. En cuanto a *«Centralblatt»*, se trata de un sinónimo parcial, 'revista central' o 'revista principal'.

Capítulo VIII

393 Capítulo añadido en la tercera edición (Ramon y Cajal, 1913).

394 Respecto a la tercera edición, Cajal ya no pone énfasis en la búsqueda de gloria —«Si el dejar prole intelectual es garantía de gloria y de provecho sociales en toda nación [...]» (Ramón y Cajal, 1913: 201)— sino en el papel social (Ramón y Cajal, 1916: 208) y civilizador (Ramón y Cajal, 1923a: 201) de crear una descendencia investigadora, papel en el que las vanidades dejan paso a una necesidad mucho más urgente. El resto de cambios introducidos van en la misma línea.

395 Algunas de las modificaciones incluidas en el ensayo evidencian la necesidad de España de tener una escuela científica potente y duradera. Así, ya no se usan fórmulas genéricas —«países de contribución científica pobre y discontinua» (Ramón y Cajal, 1913: 201)—, sino que Cajal se muestra más acre a partir de la cuarta edición al describir la excepcionalidad de nuestro país: España encarnaba al tipo de naciones atrasadas científicamente (Ramón y Cajal, 1916: 208).

396 A partir de este punto, se advierte cómo Cajal, en la cuarta edición (Ramón y Cajal, 1916: 209), traslada a este capítulo una nota al pie, referente a los problemas de la educación, que en las primeras ediciones estaba incluida en el capítulo «Cualidades de orden moral que debe tener el investigador». Un comentario que adquiere nuevos matices merced a su desplazamiento en el texto y a los pequeños añadidos que se incluyen en el mismo.

397 A Bernheim y Lévy, se les suman Alfred Fouillée (1838-1912), filósofo francés seguidor de Wundt, insertado dentro de la línea del positivismo espiritualista, y Théodule-Armand Ribot (1839-1916), psicólogo que profundizó en el estudio de la enfermedad mental y que dedicó numerosos trabajos a Schopenhauer (Ramón y Cajal, 1916: 209). Respecto a Fouillée, cabe señalar que el tipo de evolucionismo que propugnó destacaba por su perspectiva monista, con la que se apoyaba una mediación entre el determinismo y lo espiritual. El concepto clave para este filósofo estribaba en que la idea es una fuerza de la naturaleza, ya que tiene la capacidad de transformarse en un acto real dentro de dos tipos de evoluciones: la individual o mental; la colectiva o universal. Esta conjunción entre la idea y la fuerza sería el fundamento del pensar, del sentir y del querer, y a través del análisis psicológico de los procesos mecánicos se acabaría llegando a la metafísica, que se constituye en una disciplina que organiza y analiza el conocimiento (Ferrater Mora, 1965a: 722). Ribot, por el contrario, dentro de la psicología positivista, intentó erradicar cualquier conato metafísico, bien espiritualista, bien materialista. Para

Ribot solo era válido atenerse a la experiencia, al estudio de los fenómenos. Su escuela desarrolló posturas, como la de Henri Pièron, que intentaron circunscribir el pensamiento al cerebro (Ferrater Mora, 1965b: 575).

[398] La mención al francés Hippolyte Bernheim (1840-1919) data de la segunda edición (Ramón y Cajal, 1899: 55). La figura de Bernheim fue, sin duda, una de las más destacadas de la psicoterapia del siglo XIX, al crear, junto con A. Liebault, la denominada «escuela de Nancy» que, centrada en el estudio de la hipnosis, se mostró contraria a la puesta en marcha por el neurólogo Jean-Martin Charcot de la «escuela de Salpetrière», cuyos postulados conceptuales, más centrados en la sistematización investigadora, buscaban demostrar la naturaleza patológica de la hipnosis enmarcándola dentro de un cuadro histérico. Por el contrario, Bernheim y sus discípulos abrazaban un enfoque empírico y de carácter social, con el que querían ahondar en la naturaleza psicológica de la hipnosis (López Piñero, 1995: 94; Ibarz Serrat,

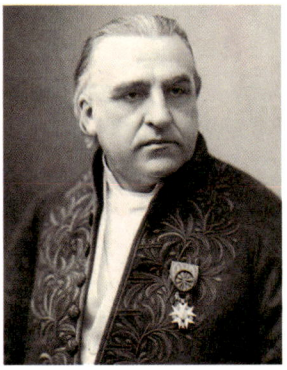

Jean-Martin Charcot (1825-1893)

1994: 42; García Barreno y Fernández Santarén, 2004: 36; Bandrés Fernández, Viejo García y Bandrés Moya, 2012: 48). La escuela de Bernheim convirtió la hipnosis en motor de la psicoterapia (Gamundí *et alii*, 1995: 226). Cajal sintió gran interés, durante su periplo valenciano, por la cuestión de la hipnosis. Así, creó el Comité de Investigaciones Psicológicas, con el que pudo recolectar muchos casos en los que la hipnosis y la sugestión afectaron no solo a personas en-

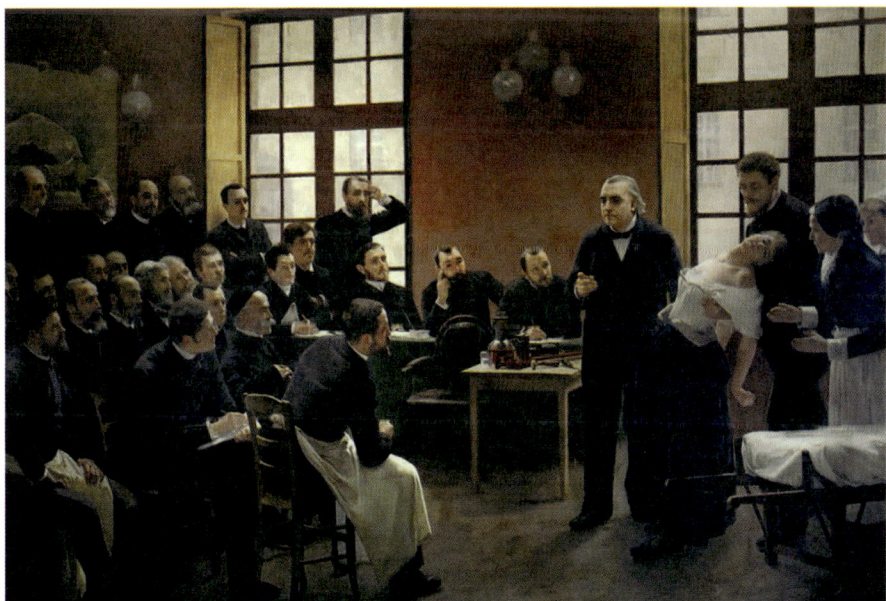

André Brouillet, *Une leçon clinique à la Salpêtrière*, 1887. El cuadro muestra a Charcot usando la hipnosis con una paciente

fermas, sino también a personas sanas (Ibarz Serrat, 2017b: 25). Sorprendido con los resultados de sus experimentos, en los que se incluye un artículo sobre la hipnosis para paliar el dolor del parto —hipnosis que aplicó sobre su propia mujer, doña Silveria—, llega a la conclusión de que los fenómenos que describía el maestro de Nancy respecto a la gran impresión que pueden causar la hipnosis y la sugestión son reales, que sus tesis son acertadas (Rusiñol Estragués e Ibarz Serrat, 2003: 79; Bandrés Fernández, Viejo García y Bandrés Moya, 2012: 48; Ibarz Serrat, 2017b: 25). Esta incursión en el campo de la hipnosis se debió a una serie de motivaciones filosóficas y científicas: encontrar la base material del yo, desentrañar «dónde acaba el sujeto y empieza el cerebro» (Gamundí *et alii*, 1995: 227) y conocer la verdad del yo interno (Ibarz Serrat, 1994: 43). De la psicología, pasará a la histología. Pese a que Cajal salga desilusionado por convencerse del desdoblamiento de la personalidad y la abolición del libre albedrío (1994: 43) —concepto que, no obstante, dentro de su pensamiento intentará salvar mediante el concepto de voluntad—, se da cuenta de que la sugestión puede ser bastante provechosa: si en los enfermos permite avanzar en su curación, cambiando su estado emocional (1994: 43), quizás pudiera tener otro tipo de aplicaciones sociales. Cuestión que parece abordar en este fragmento sobre la vocación de la ciencia —y con la que fantaseará en *Cuentos de vacaciones*—.

[399] El olvidado Paul Émile Lévy (1869-1931) y su libro *Education rationnelle de la volonté*, prologado por Bernheim, ya aparecían en la segunda edición (Ramón y Cajal, 1899: 55). Lévy intentó profundizar en tales usos de la sugestión. Para ello, la distinguió del «tratamiento por persuasión», en el que es capital la cooperación potestativa del paciente (Craviotto Corbellini, 2017: 207), e intentó desarrollar tal método en niños, enfocándolo como un proceso de educación o, incluso, de reeducación; sus ideas

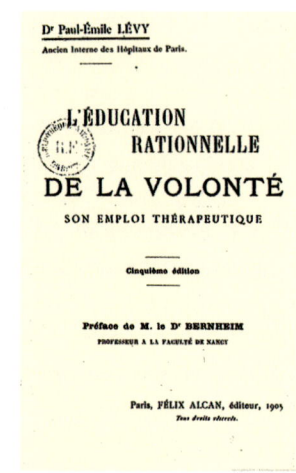

Paul Émile Lévy, *Education rationnelle de la volonté*, París, Félix Alcan, 1905

no solo llegaron a otras partes de Europa, como España, sino que arraigaron en países hispanoamericanos y, especialmente, en el ámbito del Río de la Plata: «Este autor fue vocero de un discurso donde cura y educación se hallan unidos por la voluntad» (Craviotto Corbellini, 2017: 209). La cuestión clave en Lévy era la ejercitación de la voluntad: localizar los puntos flacos de la misma y modificarlos. Esto facilitaría ahondar en un proceso sugestivo en el que a partir de una acción externa —la del médico— o de una acción interna —la del propio paciente—, podría iniciarse una corrección pedagógica mediante una especie de gimnasia mental. Como se puede comprobar, estas ideas de la escuela de Nancy son las que están presentes en la teoría de la gimnasia mental o de los milagros de la voluntad de Cajal.

[400] La inclusión de la frase sobre los efectos de la estima y el desdén de los sabios data de la última edición (Ramón y Cajal, 1923a: 204): Cajal, conocedor de la psicología del principiante —que si es joven será fácilmente sugestionable—, considera que a este se le puede inocular la satisfacción por arrancar secretos a lo desconocido con el premio del éxito y la posteridad.

[401] Si el discípulo descubre las aventuras y satisfacciones de lo intelectual, querrá proseguir por

tal senda. Cajal, por tanto, parece apostar por ese «tratamiento por persuasión» de Lévy con el que se puede avanzar en una labor pedagógica. Ahora bien, considera fundamental el papel externo más importante: el maestro será el que podrá hacer brotar la vocación, porque mostrará, mediante su persona, cómo la revolución científica se ha extendido por el mundo; mediante sus actos, cómo la ciencia ayuda al progreso y al bienestar (Snow, 1977: 88).

[402] Cajal se está refiriendo al libro *Hombres representativos* (1850) de Ralph Waldo Emerson (1803-1882), que se difundió con gran éxito. Emerson fue un ensayista, poeta y pensador estadounidense que bebió de la teoría individualista del héroe de Carlyle, con el que mantuvo correspondencia. Emerson identificaba naturaleza con espíritu, ya que «los hechos naturales son caminos que conducen a realidades trascendentales» (Ferrater Mora, 1965a: 509). En *Hombres representativos* reúne una serie de conferencias en las que repasa la biografía de grandes figuras de la historia y de la cultura: Platón, Emanuel Swedenborg, Montaigne, Shakespeare, Napoleón y Goethe.

[403] Hasta este punto llegaría la nota al pie original de la primera y segunda edición. Cajal, con el traslado de la nota al pie, convirtiéndola en parte

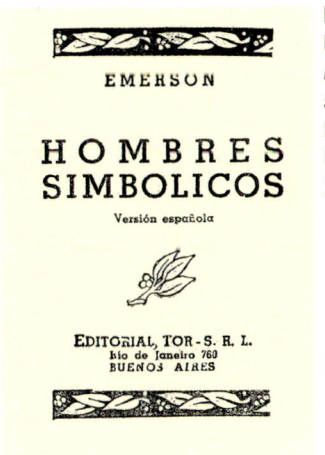

Ralph Waldo Emerson, *Hombres simbólicos*, Buenos Aires, Editorial Tor, 1946

del cuerpo del texto, confiere otra tonalidad al fragmento, pues no se centra en la «búsqueda de gloria» como motor necesario para crear escuela, sino que fundamenta la descendencia científica como uno de los deberes sociales del sabio. ¿Cajal renuncia a la fama? Evidentemente, no, porque, si ese hubiera sido el caso, hubiera renegado de *Reglas y consejos* en su totalidad. No, lo que se da es un pequeño cambio de enfoque propiciado por el propio paso del tiempo y por el deseo de materializar la idea principal del fragmento del que brotaba la otrora nota al pie: que el deseo individual —el obtener la gloria— genera «la verdadera utilidad social» —la perduración de una escuela científica—. Don Santiago adopta una mirada manriqueña. Si recordamos las *Coplas a la muerte de su padre*, Jorge Manrique estructuraba su composición según las tres dimensiones de la vida: «[...] la perdurable o eterna, la mortal o perecedera, y la de la fama que vive en el recuerdo de la posteridad» (Alborg, 1972: 374). Sirviéndonos de dicha estructuración, podría argüirse que Cajal, en las dos primeras ediciones, ligaba el fragmento a la mortal o perecedera: lo que motivaba la reflexión era el rasgo psicológico que debía poseer el principiante; empero, *sic transit gloria mundo*: en las siguientes ediciones, discurre sobre una labor científica que trascienda al iniciador de escuela, de una labor científica que viva en el recuerdo de la posteridad. Cajal aplica para el hombre contemporáneo, con férrea fe en la ciencia, el epitafio a Rodrigo Manrique: «Aquí yace muerto el hombre, que vivo queda su nombre». El epitafio cobrará validez con los descubrimientos hechos en vida, con las biografías con las que ilustre a sus discípulos, con la «prole espiritual» que deje en este mundo.

[404] A partir de la tercera edición, Cajal añade a Ostwald en el catálogo de quienes, como Comte, Carlyle o Emerson, apuestan por el beneficio de escribir biografías de genios científicos para contribuir a la educación de las jóvenes voluntades (Ramón y Cajal,

1913: 72). Parece confirmarse la «idea cajaliana de que solo la realidad es fuente de ideas luminosas [...]» (Ibarz Serrat, 1994: 41). Cajal, por tanto, concibe que esta formación pedagógica de la voluntad, basada en la sugestión o en la persuasión, tiene como punto clave la famosa «lógica viva». Recordemos que había tomado en especial consideración la teoría sobre los genios de Ostwald en la que «[...] los discípulos bien dotados para la ciencia se reconocen en que no parecen satisfechos jamás de lo que la enseñanza ordinaria les ofrece [...]» (Ibarz Serrat, 1994: 97). Precisamente, para crear su vocación, hay que mostrarles casos reales extraordinarios. La inclusión de este tipo de contenidos en el sistema educativo no solo tiene la función de presentar la carrera de los científicos, sus influencias sociales y su búsqueda de la creatividad (Anaya Reig y Romo, 2017: 6), sino que también anticipa la concepción de «patriotismo» cajaliana, necesitada de una nueva interpretación de la historia: extirpar las exageraciones y las supuestas glorias nacionales facilitará el anhelo de obtener éxitos para la sociedad (González Quirós, 2008: 235).

[405] En la tercera edición, al respecto, escribe: «[...] lejos de sentirse fatigados, desbordan de curiosidad y de actividad, y durante los titubeos de la orientación profesional, preséntanse a menudo en los laboratorios en súplica de consejos técnicos y de un tema de estudio» (Ramón y Cajal, 1913: 205). En la cuarta edición el cuadro sufre una transformación radical (Ramón y Cajal, 1916: 213-214). La modificación quizá pudiera estar relacionada con cierta ambivalencia dimanada de un optimismo más cauto (Roger Ciurana, 1985: 116). También podría verse un afán para reforzar la importancia del maestro, que no solo solucionaría el titubeo profesional, sino también la travesía en el desierto que supondría el trabajo sin guía y el propio hartazgo que sufre el indómito, algo más maduro, de su propia dispersión. En parte, este ligero cambio refuerza el valor de la

enseñanza, de la mezcla de las ideas idealistas y utilitarias que hallarán su perfecto depositario en aquel individuo que tenga una personalidad despierta y todavía sensible a los encantos de la ciencia.

[406] Resulta llamativo cómo, varias veces a lo largo de la obra, Cajal utiliza «actual» con el valor de «real», lo que podría interpretarse como un anglicismo.

[407] Ostwald defiende el carácter innovador del joven científico y critica la educación de su tiempo, excesivamente mecanizada y que se erige como obstáculo para que los genios puedan desarrollar sus aptitudes. Cajal comparte con Ostwald la idea de reivindicar un espacio propicio para la formación de la juventud —de ahí los comentarios anteriores— y, en concreto, de los más dotados. Esta idea está presente en la primera lección que incluye en *Los grandes hombres*: «Ich betone, daß man besonders begabte Schüler daran erkennen könne, daß sie nicht mit dem zufrieden sind, was ihnen der regelmäßige Unterricht bietet» (Ostwald, 1919: 3).

[408] Paráfrasis cajaliana, seguramente porque traduzca de la edición francesa. Es la continuación de la cita indirecta anterior. Ahora Cajal la incluye directamente: «Denn dieser ist ja der Tiefe wie der Breite nach erfahrungsmäßig auf den Durchschnitt eingerichtet; ist ein Schüler überdurchschnittlich begabt, so wird es ihm quantitativ und insbesondere qualitativ zu wenig sein, was dr zugemessen erhält, und er wird nach mehr verlangen» (Ostwald, 1919: 3).

[409] Cajal añade la continuación del fragmento anterior de Ostwald: «Ich antwortete vorläufig, daß Originalität, d. h. die Fähigkeit, sich selbst etwas einfallen zu lassen, was über die Aufnahme des Dargebotenen hinausgeht, von allen Eigenschaften, die den Forscher machen, die wichtigste ist. Exakte Arbeit, Selbstkritik, Gewissenhaftigkeit, Kenntnisse und Fertigkeiten, alle diese gleichfalls nötigen Dinge lassen sich durch geeignete Schulung erwerben» (1919: 3). Para los dos científicos la genialidad guarda una relación

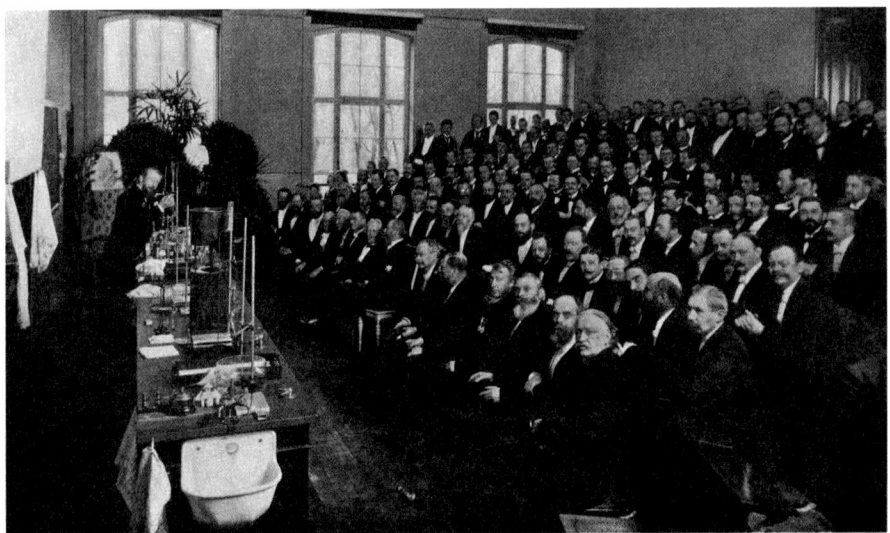

Conferencia de Ostwald durante la inauguración del Instituto de Química y Física de la Universidad de Leipzig en 1898

fuerte con la creatividad. Y ya no solo la genialidad, destinada a unos pocos, sino el conocimiento. Como este se construye «a través de múltiples mediaciones y actos, con su propia agencia» (Rego Robles, 2021: 22), Cajal es consciente de que hay que reivindicar la creatividad (Roger Ciurana, 1984: 72) y fomentarla a través de mediaciones o, más bien, estímulos, como una educación eficaz. Este es el ideal que maneja, porque tanto el arte como la ciencia buscan levantar los corazones. Algo de ello parece poder descubrirse líneas más atrás, cuando Cajal indicaba que muchos de los mejores discípulos se cuentan entre aquellos que poseen inquietudes más artísticas.

410 «Patriotero» es un añadido que Cajal incluye en la quinta edición (Ramón y Cajal, 1920b: 227). Recuérdese que el optimismo nacional de Cajal persiste pese al gran desencanto que le invadió después de la Primera Guerra Mundial (1923b: 393). Aunque se aproxima en algún aserto a las tesis de Tolstói, Cajal sigue considerando como motor de la ciencia el patriotismo, pero ve necesario reforzar su mensaje en las ediciones finales: para ello diferencia de

forma clara al «patriota» del «patriotero», el «patriotismo» del «patrioterismo». El matiz es importante, porque Cajal desdeña al que presume, sin motivo e inoportunamente, de patriotismo. El añadido es semejante a otros en los que denunciaba el mal quijotismo. González Quirós, quizás el autor que mejor ha entendido el valor del «patriotismo» en la obra de Cajal, nos sugiere que la insistencia de este en la patria estribaba en el convencimiento de que su argumentación iba dirigida a que los investigadores trabajasen para mejorar el futuro de España, no a fomentar un falso patriotismo excesivamente escorado a un pasado, real o imaginado, que no apostaba por crear un futuro (González Quirós, 2008: 225).

411 Adjetivo añadido a partir de la cuarta edición (Ramón y Cajal, 1916: 216). Refuerza la crítica cajaliana a la devoción excesiva por lo propio que impide el conocimiento de lo foráneo.

412 Párrafo que sufrió alguna leve reescritura respecto a la tercera edición (Ramón y Cajal, 1913: 210). Cabe destacar que Cajal eliminó el siguiente párrafo: «Si el profesor sabe apreciar en el

catecúmeno el germen de estas aptitudes y procura desarrollarlas, y no olvida, según apuntamos antes, la medida objetiva de la vocación representada por el tanto de sacrificio destinado a fomentarla, pocas veces errará en sus vaticinios y predilecciones» (Ramón y Cajal, 1913: 210).

[413] Para profundizar algo más en el tema, a partir de la cuarta edición (Ramón y Cajal, 1916: 219-220) el ensayista incluye un apartado centrado en esta actitud fundamental para el investigador.

[414] Cajal está indicando quiénes caen en el comportamiento propio del patriotero. Esto le permite introducir en el texto la idea que desarrollará en los últimos capítulos, y que fue la base del *post scriptum* de la segunda edición. Además, expone de forma gráfica el objetivo del hacer científico que le empuja a dejar una prole espiritual y a embarcarse en la labor pedagógica y docente: poner fin a una carencia social, para generar una esperanza que vaya más allá de uno mismo, que, en palabras de Snow, afecte a «[...] otras vidas a las que está vinculado por amor, afecto, lealtad, deber...» (1977: 87). Otras vidas que son las de sus compatriotas y el conjunto de la humanidad. Para romper con los vicios del patriotero, solo cabe el trabajo.

[415] Corrección por «Godó». Cajal se refiere al «optimismo paradójico» de José Enrique Rodó —autor que contribuyó a la expansión del modernismo en el Río de la Plata, corresponsal en Europa de revistas como *Caras y caretas*—. Este lo formula en *Ariel* (1900): «Pero cuando lo que nace del seno del dolor es el anhelo varonil de la lucha para conquistar o recordar el bien que él nos niega, entonces es un acerado acicate de la evolución, es el más poderoso impulso de vida [...]. En tal sentido, se ha dicho bien que hay pesimismos que tienen la significación de un optimismo paradójico. Muy lejos de suponer la renuncia y la condenación de la existencia, ellos propagan, con su descontento de lo actual, la necesidad de renovarla» (Rodó, 1948: 41). El libro de Rodó es

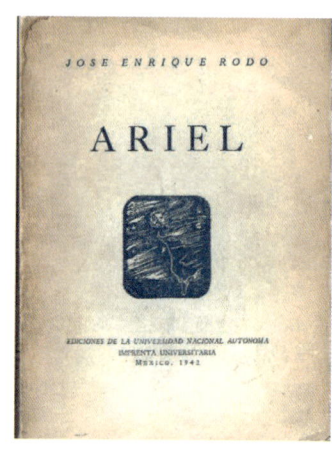

José Enrique Rodó, *Ariel*, México, Universidad Nacional Autónoma, 1942

una pieza importante para el ensayo contemporáneo uruguayo que destaca por su americanismo reivindicador de la herencia hispánica y grecolatina, un americanismo que se contrapondría a dos fenómenos que, entrado el siglo XX, marcarían el devenir social: a nivel político, la influencia británica y luego estadounidense; a nivel antropológico, la actitud de la masa frente al desarrollo de un mundo interior que posibilite la libertad del individuo. El optimismo paradójico, por tanto, es una llamada a la juventud hispanoamericana para que desarrolle su «capacidad arquitectónica de la voluntad» (Garcé, 2000).

[416] Joaquín Costa (1846-1911), político e historiador español, ideólogo del movimiento regeneracionista. A partir de 1875 desarrolló una brillante carrera como jurista, además de embarcarse en proyectos políticos y en la escritura de ensayos de temas históricos, folclóricos y literarios. Contrario a las leyes educativas que atentaban contra la libertad de cátedra, se enroló en las iniciativas fomentadas por la Institución Libre de Enseñanza. Para Costa el problema español era de carácter pedagógico: el fomento de la instrucción, el cambio de los métodos, permitiría el progreso del país. Otro punto clave del pensamiento de Costa fue la agricultura: en no pocos de sus textos reclamó una política hidráulica —que Cajal sintetizará en los

últimos capítulos del libro—. En definitiva, el programa de regeneración de Costa estribaba en su archiconocido lema de «escuela y despensa». El pensamiento de Costa se muestra como rector del de Cajal no solo en estas cuestiones, sino también en relación con el problema de Cuba, en el que ambos coincidieron en la necesidad de dotar de autonomía política a la isla. A partir del Desastre, sus pronunciamientos públicos alcanzaron otra dimensión, marcando los pasos al estamento político. Prueba de ello fue el discurso ante la Cámara Agrícola del Alto Aragón del 13 de noviembre de 1898 en el que exigía reformas concretas y estructurales y proponía un programa de acción. *Oligarquía y caciquismo* (1901), obra fundamental en la que denunciaba los vicios del sistema de la Restauración, y en la que encuestó a ilustres figuras de la sociedad española, supuso un paso más en su lucha por la renovación. A partir de ese momento, y más aún con el fracaso que supuso el partido político Unión Nacional, las élites marginaron de forma decidida a Costa, quien, pese a su derrota política, persistió en sus ideales republicanos y reformistas. Sobre Costa, puede consultarse el libro *Joaquín Costa. El fabricante de ideas* (2012). Véase también Fernández Clemente (2023).

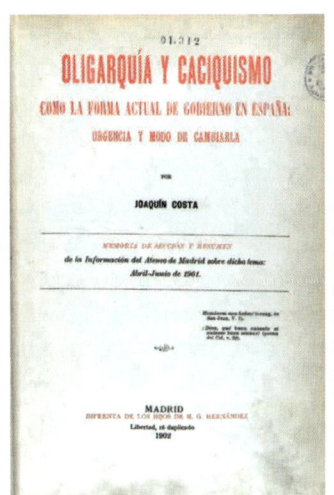

Joaquín Costa, *Oligarquía y caciquismo como la forma actual de gobierno en España*, Madrid, Hijos de M. G. Hernández, 1942

[417] Curiosamente es la única referencia explícita que hace de José Ortega y Gasset (1883-1955), filósofo español, pese a que, como se ha señalado, las conexiones entre Cajal y Ortega se rastrean en las interpretaciones de conceptos tales como el de «verdad», «visión» y «soberbia». El origen de la relación entre estos dos intelectuales se ubica en la influencia que ejerció sobre ambos la escuela humanística y científica alemana. De hecho, para Marichal la filosofía de Ortega sería resultado de esa imbricación del pensamiento germánico en las generaciones anteriores a través de la Institución Libre de Enseñanza o de personajes de la valía de Menéndez Pidal o el propio Cajal. No solo por poner los ojos en Alemania, sino por llevar a la práctica lo que se hacía en el mundo germánico: «proclamar, o más bien ejercitar, la primacía de las cosas» (Marichal, 1957: 262). En ese sentido cobra especial interés la mención que en este fragmento hace del padre del raciovitalismo, ya que Cajal parece tener en mente el discurso *Vieja y nueva política* (1914), en el que Ortega no solo propone que la sociedad española se haga cargo de sus males, adquiriendo plena conciencia de los mismos, sino que reivindica la recuperación del auténtico sentido de la *polis* —aquella comunidad que se convierte en tal porque posibilita el debate y promueve la acción política—, que únicamente podrá lograrse a través del ímpetu enérgico de la juventud, de una voluntad capaz de marcar su «destino personal» (1966b). En otras palabras, en dicho discurso Ortega propugna el uso de la lógica viva. La última parte de *Reglas y consejos*, pese a que no aborda de manera directa el tema político, coincide en esa llamada a la juventud a través de la exposición de un programa de reconstrucción nacional. Dicha reconstrucción partiría de una necesidad imperiosa de europeizar España: «[...] en términos generales, es indudable el compromiso de Cajal con la europeización de España, de la que quizás fue su máximo valedor, junto con Ortega y Gasset, dos hombres muy en contacto y que obviamente se leían»

(Pimentel, 2020: 277). Algunos apuntes sobre la relación entre Cajal y Ortega aparecen en Pimentel (2020) y López-Ocón Cabrera (2023: xxxiii-xxxiv).

[418] En este caso, la cita de Gracián procede de *El discreto* (1646), obra de relevancia dentro de la prosa didáctica hispánica. Gracián envía una carta a su amigo el doctor y clérigo Juan Orencio de Lastanosa, carta que recibe el título «Hombre de buen dejo» y en la que aparece la enseñanza que Cajal nos quiere transmitir: «Puédese regular también la dicha, acompañándola con el buen modo hasta el buen dejo […]. Nunca se ha de acabar con rompimiento, ya sea amistad, ya sea favor, empleo o cargo, que toda quiebra ofende la reputación, demás de la pena que causa. Pocos de los afortunados se escaparon de los finales reveses de la fortuna, que suele tener malos dejos la gran dicha» (Gracián, 1900: 118).

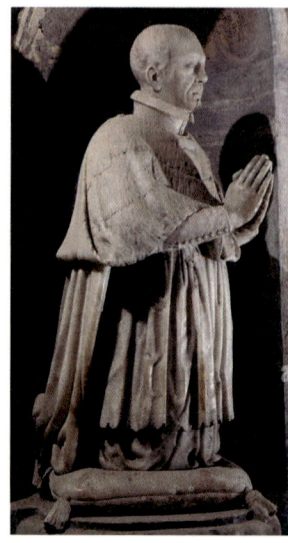

Estatua orante de Juan Orencio (1609-1665) que forma parte, en la Catedral de Huesca, de la capilla funeraria de la familia de los Lastanosa

[419] Nota de Cajal. Comentario incluido en la quinta edición (1920b: 235).

Breve estudio. Primera parte

[420] El estudio sobre el atraso de España y las obligaciones del Estado se incorpora en la tercera edición (Ramón y Cajal, 1913). Salvo cuando se indique lo contrario, todos los personajes glosados en las notas de esta sección de la obra son españoles.

[421] No encontramos en las dos primeras ediciones de *Reglas y consejos* el germen de las propuestas detalladas sobre la reforma universitaria y académica, sino en los *Apuntes para un plan de reforma de las Facultades de Medicina* (Baratas Díaz, 2012: 127), texto en que se puede rastrear una de las dos semillas de esta especie de coda al resto de *Reglas y consejos*. La otra semilla es el famoso *post scriptum* que acompañó al texto en 1899. En las siguientes páginas se

transita por las diversas opiniones de lo que para don Santiago configura la auténtica tragedia de España: el aislamiento científico y cultural.

[422] Nota de Cajal. Nota incluida en la quinta edición (Ramón y Cajal, 1920b: 238). Como podrá apreciar el lector, es tan predominante la temática hispánica que durante bastante tiempo Cajal no actuó de forma decidida para traducir *Reglas y consejos*, ya que lo consideraba especialmente dirigido a los españoles e hispanoamericanos (Río Hortega *apud* Sánchez Álvarez-Insúa, 1998: 159). Seguramente habría que añadir a esto un sentimiento de vergüenza por parte de Cajal, que, pese a su negativa, estaba abierto a la traducción del texto, pero consideraba

que el tono de algunas reflexiones, determinado absolutamente por su afán renovador, debían chirriar en no pocos extranjeros, pertenecientes a países en los que no necesitaban de tales admoniciones.

423   Las reflexiones en torno a cómo proceder a este respecto derivan de un fenómeno histórico: si en 1913 remontaba el inicio de dicha reflexión a la guerra de Cuba de 1898 (Ramón y Cajal, 1913: 217), en las siguientes ediciones señala que hay que retroceder hasta mediados del siglo XIX (Ramón y Cajal, 1923a: 222), es decir, a la Revolución de la Gloriosa de 1868. Es a partir de dicho suceso a partir del que la intelectualidad española cobra conciencia del atraso nacional.

424   En la tercera edición Cajal escribía: «Resurgir, renacer, regenerar» (Ramón y Cajal, 1913: 217). En la versión final del texto pone el foco en que este ha sido un proceso reflexivo en el que el agente reparador y el elemento a reparar son el mismo sujeto: al «regenerarse», impulsa y recibe el proceso sanador, lo que implica que para la sanación es vital un papel activo del «enfermo», que debe buscarla con ahínco y esfuerzo.

425   Cajal, a partir de la tercera edición, no habla ni de «decadencia» ni de «degeneración», pues nunca se ha dado un deterioro: «En este capítulo añadido en 1913 […] critica el tópico —muy en boga entonces— sobre el carácter decadente o degenerado de la cultura española» (Pimentel, 2020: 284). Lo que España ha tenido han sido deficiencias crónicas, una insuficiencia de desarrollo en algunas áreas. El caso de España era visto por muchos de los institucionistas, regeneracionistas y noventayochistas como el de un hundimiento, un fracaso, una asunción de la simplicidad por no ser prácticos a la hora de desenvolverse en el mundo real: esta visión de la historia de España, presente en personalidades como Cánovas, Mallada o Costa, es la que Cajal toma (González Quirós, 2008: 229). No obstante, esto tampoco era algo nuevo. Según Joseph Pérez «Ya en 1600, la palabra y la idea de decadencia —declinación— aparecieron

en la pluma de González de Cellorigo» en un memorial dirigido a Felipe III (2009: 144). La idea de decadencia también estuvo presente en los españoles del XVIII (2009: 147), así como la de regeneración (Pimentel, 2020: 284). Sin embargo, en el caso de Cajal, a partir de 1913, España es atrasada e ineducada, no es decadente ni degenerada. Cajal ha cambiado el enfoque respecto del *post scriptum*. Cuando haga uso del término «decadencia» o «decadente» lo aplicará, sobre todo, a los efectos que la ineducación cultural y científica tuvo sobre la evolución histórica y económica del país. Es decir, distingue entre la grandeza histórica y la inexistencia de una prolífica labor intelectual y científica, señalando cómo, de forma paradójica, la primera se logró sin la segunda.

426   Nota de Cajal. A lo largo de las últimas páginas de *Reglas y consejos*, se toma como autoridad a diferentes estudiosos y literatos de la literatura áurea. Comienza el catálogo con Pedro Simón Abril (1530-1595) y Cristóbal de Villalón. En cuanto al primero, fue un humanista conocedor de los tratados grecolatinos y renacentistas, lo que le permitió cuidar el carácter didáctico de sus obras pedagógicas orientadas a la enseñanza de las lenguas (Del Arco, 1950; Breva Claramonte, 1991). En 1549 publica los *Apuntamientos* que, básicamente, es una obra más de la literatura arbi-

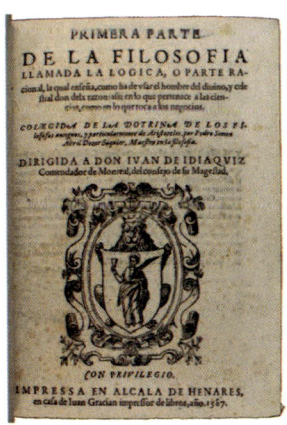

Pedro Simón Abril, *Primera parte de la Filosofía llamada la Lógica o Parte Racional*, Alcalá de Henares, Juan Gracián, 1587

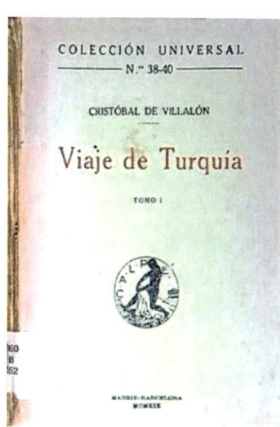

Atribuido a Cristóbal de Villalón, *Viaje de Turquía*, Madrid, Calpe Ediciones, 1912

considere que nunca se ha dado una regresión. Esta opinión cajaliana contrasta con la de Humboldt o, ya en el siglo XX, con la del matemático Julio Rey Pastor, quienes señalaron «[...] la enorme importancia que tuvieron las exploraciones oceánicas inauguradas con el primer viaje colombino de 1492 para el progreso de los conocimientos matemáticos y físicos» (López-Ocón Cabrera, 2003: 42).

[428] Respecto del *post scriptum*, se da un cambio de perspectiva a partir de 1913, al obviar la idea de «degeneración» que era el precio a pagar por la «servidumbre intelectual» (Ramón y Cajal, 1899: 115). Por entonces Cajal se hacía eco del término que había hecho fortuna con Max Nordau y su libro *Degeneración* (1892). Sin embargo, la aplicación que de este vocablo hacía Nordau parecía alejarse de la que hacía de él don Santiago, mucho más centrado en las peculiaridades españolas, y que, en cuanto al enfoque y pese al desánimo, trataba de alejarse del fatalismo presente en el autor austriaco, quien cifraba en el miedo al porvenir una de las claves del proceso (Salvador Salvador, 2019: 180). Lo que Cajal sí parece tomar, no de Nordau, sino de los intelectuales influidos por este, es la idea de cómo los procesos históricos pueden afectar moralmente a todo un pueblo y limitar su asimilación de la realidad: esto era lo que se exponía en el *post scriptum*, y lo que quizás impregne la exposición de las diversas teorías sobre el atraso de España. Así, cabría considerar que Cajal, cuando hablaba de «degeneración» o de «decadencia», se remonta a un concepto que cobró fuerza con la teoría de Bénédict Morel (1809-1873), formulada en 1857, para quien se podía producir en el ser humano una degradación que le llevara a ser menos perfecto (Campos Marín, Martínez Pérez y Huertas García-Alejo, 2001: 4). En 1895 Valentin Magnan (1835-1916) y Paul Maurice Legrain (1860-1939) tienen en cuenta la idea darwiniana de «estadio evolutivo», por lo que ya no se habla de un hombre ideal, sino del

trista de la época, aunque en este caso orientada a la educación, escrita tras el desastre de la Armada Invencible en 1588 (Alvar Ezquerra, 2014). La cita incluida por Cajal no es una reproducción exacta (Simón Abril, 1817: 55). Sobre la figura de Pedro Simón Abril léase el estudio de Margherita Morreale (1949). En cuanto a Cristóbal de Villalón, resulta interesante apreciar que, hoy en día, no existe «cimiento suficiente» (Vian Herrero, 2013: 584) para otorgarle la autoría del *Viaje de Turquía*. En los últimos años se han barajado los nombres del médico Bernardo de Quirós (Cáseda Teresa, 2018) y de Alonso de Santa Cruz (Rodríguez López-Vázquez, 2017) como autores. Cabe destacar que, en tiempos muy recientes, se ha señalado la existencia de dos personas distintas que se llamaron Cristóbal de Villalón y que publicaron a mediados del siglo XVI: el bachiller Villalón y el licenciado Villalón (Rodríguez López-Abadía, 2020).

[427] Cabría decir que, en este aspecto, la visión cajaliana, pese a ser más optimista, es más negativa que la que transmiten aquellos que hablan de «degeneración» o de «decadencia»: Cajal asume un discurso, cuyas raíces se pueden rastrear en los comentarios del francés Masson de Morvilliers (1740-1789), según el cual España apenas aportó nada a la historia cultural de occidente: de ahí que Cajal

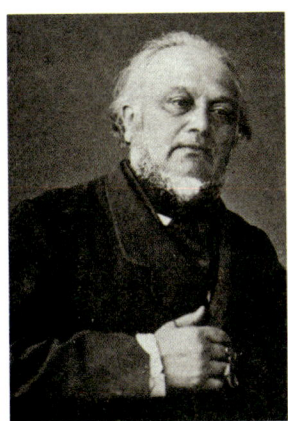

Bénédict Morel
(1809-1873)

paso a un estado peor respecto de una perfección relativa (Campos Marín, 1998: 334; Campos Marín, Martínez Pérez y Huertas García-Alejo, 2001: 5) que puede acaecer «[...] en cualquier momento de la historia del hombre», con lo que la degeneración se convierte así en un estado patológico (1998: 334; 2001: 5). Esta interpretación parece rastrearse, aunada con la de Nordau, en las discusiones políticas sobre los males del país: si el estado de enfermedad se trasladaba de generación en generación, lo que aumentaría, con el paso del tiempo, el proceso degenerativo (Campos Marín, Martínez Pérez y Huertas García-Alejo, 2001: 6), una nación podía correr el mismo peligro si no se averiguaban las alienaciones que afectaban al conjunto del país. De esta manera, el regeneracionismo se basaba en una «observación clínica» (2001: 15) semejante a la que hacían los médicos para evitar el desarrollo de la degeneración en un individuo; de ahí que en ciertos sectores políticos y sociales surgieran aplicaciones de «defensa social» que se extendieron «[...] hasta bien entrado el siglo xx: la eugenesia, la educación "especial", la higiene mental, etc..., partieron originariamente de este tipo de presupuestos» (2001: 7); o que proliferaran las teorías que intentaban explicar la «enfermedad» de la patria a partir de diferentes «singularidades».

[429] Cajal suprime frases como la siguiente: «Estamos atrasados, distanciados con relación a Europa» (Ramón y Cajal, 1913: 220). De hecho, en la versión final del texto se añaden más casos de españoles destacados en algunas disciplinas. ¿Oscilaciones «patrioteras»? No, ante el horror de la Primera Guerra Mundial, sus críticas se universalizan. Además, Cajal tiene en mente los avances logrados gracias a órganos como la JAE.

[430] En la tercera edición, «teorías telúricas» (Ramón y Cajal, 1913: 222). Por un lado, la sustitución puede deberse a una corrección, ya que, de las dos teorías, la térmica y la oligohídrica, solo esta última cumpliría estrictamente con las propiedades que emanan del «telurismo», es decir, de la influencia de una tierra sobre sus habitantes. Ahora bien, en 1913 seguramente Cajal pensó que el clima, al afectar a la tierra y al ambiente, encajaba bien dentro del marco de lo telúrico.

[431] A partir de la cuarta edición (Ramón y Cajal, 1916: 233) se corrige una errata, pues en la tercera edición se hablaba de una «hipótesis anhídrica» (Ramón y Cajal, 1913: 222) cuando, como se aprecia más adelante (1913: 223) y en el índice (1913: 278), se refería a la «hipótesis oligohídrica».

[432] Caldea es el nombre que recibió, en la Antigüedad, una región de Mesopotamia situada entre los ríos Éufrates y Tigris, en parte del territorio de lo que hoy en día es Irak.

[433] Con dicho nombre se hablaba del dios del sol, Febo, uno de los apodos que recibía Apolo en la mitología grecorromana. Durante los Siglos de Oro, este tipo de alusiones fueron comunes, véase el *Quijote*: «Apenas la blanca aurora había dado lugar a que el luciente Febo con el ardor de sus calientes rayos» (1904: 539). Cajal menciona, con cierta ironía, los «ardores de Febo» para exponer la debilidad de la hipótesis térmica.

[434] En las dos últimas ediciones (1920 y 1923) se introduce este dato para ofrecer una mejor fundamentación histórica. La antigua Turdetania se corres-

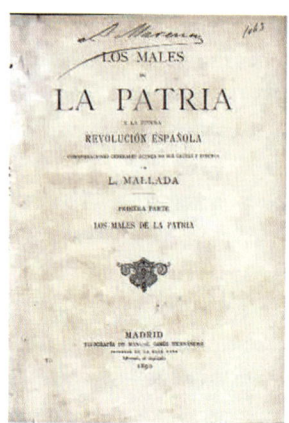

Lucas Mallada, *Los males de la patria*, Madrid, Tipografía de Manuel Ginés Hernández, 1890

pondería, aproximadamente, con las provincias de Cádiz, Sevilla, Córdoba, Málaga, Huelva y parte de Granada y el Algarve portugués.

[435] Cajal escribe «Malladas» en todas las ediciones, al igual que en *Charlas de café* o *El mundo visto a los ochenta años* (López-Ocón Cabrera, 1999: 687). En realidad, se refiere al geólogo e ingeniero de minas Lucas Mallada (1841-1921), iniciador de la paleontología en España. Mallada fue uno de los principales autores del regeneracionismo con libros como *Los males de la patria y la futura revolución española* (1890), que cobró mayor relevancia tras el Desastre (Granjel, 1973; Ayala Martínez, 1998: 35). Azorín, al que Cajal valora como guía literario, rescata el libro de Mallada: no lo había leído en 1898, pero posteriormente lo conceptúa como el «libro más representativo del momento», pese a que sus conclusiones fueran erróneas (Azorín, 1969: 61-62). Hay críticos que señalan que Unamuno tuvo que leer a Mallada, ya que su descripción del secarral castellano en *En torno al casticismo* (1895) presenta ciertas concomitancias con las del geólogo (Juaristi, 1996, Rabaté, 2005); otros estudiosos rechazan esta deuda (Ardila, 2009: 232). Cajal reconoce que sigue a Mallada, lo que, además, se puede comprobar con la revisión de las *marginalia* que aparecen en el ejemplar de *Los males de la patria* de la Biblioteca Cajal de la

Real Academia de Extremadura, con signatura FC-244. El libro está dedicado por el propio Mallada. La mayoría de las anotaciones sintetizan en una frase el contenido de un fragmento. A Cajal le llamaron la atención algunas ideas que enumera en este mismo capítulo: la densidad de población, las lluvias por provincia, la supuesta inferioridad física de los españoles, etc. A lo largo de *Reglas y consejos* Cajal se hace eco de dos aspectos capitales consignados en *Los males de la patria*, aunque sin caer en el pesimismo de Mallada: la necesidad de cultivar la ciencia y el patriotismo.

[436] Cajal está mencionando a los principales literatos arbitristas del Desastre (Granjel, 1973). Téngase en cuenta que este capítulo es la prolongación natural del *post scriptum* de 1899, de ahí que las líneas maestras mantengan cierta continuidad con las soluciones aportadas en aquel entonces, muy similares a las de Mallada, Picavea o Costa (Forcadell Álvarez, 2006: 41), los responsables de convertir el concepto «regeneracionismo» en «término carismático» (Mainer, 1980: 93). No es de extrañar que, tras Mallada, cuyas críticas son anteriores a la guerra en Cuba, Cajal pase a mencionar a aquellos que «[...] tienen en tal suceso el núcleo que inspira el planteamiento de cuantos problemas son [...] objeto de reflexión y de comentario» (Granjel, 1973:204). El periodista Ricardo Macías Picavea (1847-1899), en escritos como *El problema nacional* (1899), introduce la noción de «pérdida de la personalidad» (López Morillas, 1980: 16). Tomás Giménez Valdivieso (1859-1933), de ideas socialistas y republicanas, fue el autor de *El atraso de España* (1899), donde hizo hincapié en la necesidad de establecer más conexiones con los pueblos del norte de Europa (Juliá, 2010). Tanto Picavea como Valdivieso fueron muy críticos con el sistema político de la Restauración, y sitúan el origen de los males de España en los Austria. Años después, las ideas de Picavea y Costa fueron reivindicadas por Maeztu en un artículo en *El Sol*, aunque las identi-

ficaba con los postulados de la dictadura de Primo de Rivera. Azaña, sin embargo, consideró que estos regeneracionistas no tuvieron idea alguna: tan solo asimilaron ciertas críticas exteriores y demostraron su inconsistencia a la hora de actuar (Juliá, 2010).

[437] En la última edición Cajal suma a Ramiro de Maeztu (1874-1936) a la nómina (1923a: 229). Junto con Azorín y Baroja, Maeztu fue miembro del «Grupo de los Tres», de tanto relieve en la configuración de lo que en la historiografía literaria se ha venido denominando «generación del 98». En sus inicios, tal y como Azorín comenta en el ensayo *La generación del 98*, estos autores buscaron recuperar a los clásicos y aunar «[...] el grito de pasión de Echegaray al sentimentalismo subversivo de Campoamor y a la visión de realidad de Galdós» (Azorín, 1969: 18). Sin embargo, en poco tiempo comenzó el cambio ideológico, que en el caso de Maeztu fue absoluto, al adoptar posicionamientos autoritarios. De Maeztu aparecen más menciones elogiosas a lo largo de la última parte de *Reglas y consejos*: Cajal tiene en cuenta a aquellos literatos del noventayocho que han denunciado la condición cuasi parasitaria de los españoles (Sosa Velasco, 2010: 36) y que intentan configurar una literatura nacional. Además, en el plano personal, Cajal no le guardó rencor: pese a que el histólogo aragonés colaboró en el primer número de *Juventud* (1901), revista puesta en marcha por el círculo de «los Tres», en el segundo número apareció una crítica poco favorable, desde el punto de vista literario, a sus *Recuerdos*. Según Fray Candil el responsable fue Maeztu. Por otro lado, estas inclusiones también pueden explicarse por un afán actualizador, ya que el discurso de Cajal adquiere mayor peso con la presencia de intelectuales, más jóvenes que él, que lograron permanecer en el candelero mediático a través de sus textos periodísticos.

[438] Columela (4-ca. 70), escritor romano nacido en Gades, la actual Cádiz, cuya obra *De re rustica* (ca. 42) resultó esencial para el desarrollo de la agricultura.

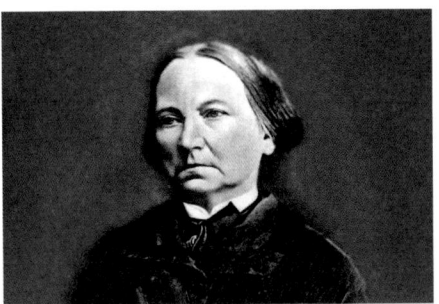

Concepción Arenal (1820-1893)

[439] Al igual que con la teoría térmica, Cajal actualiza y especifica algunos de los datos con los que va poblando su exposición: años antes señalaba que el mínimo era de setecientos (Ramón y Cajal, 1913: 224).

[440] Nota de Cajal.

[441] Palabra que, en el original, ya aparece en cursiva. El sentido en que lo usa Cajal es bastante próximo al que encontramos, al consultar el Corpus del Diccionario Histórico (CDH), en textos de Julián Marías o Luis Díez del Corral: el «contrapolo» es lo que se establece como antagónico de algo.

[442] La Tierra de Campos es una comarca, no reconocida a nivel administrativo, cuyos límites, difusos, se enclavan en tierras de las provincias de León, Palencia, Valladolid y Zamora. Azorín, en su artículo «El desierto de España» (1929), señala el hecho de que estamos ante una región vacía debido a su carácter de «granero de España» (1967: 142).

[443] El ensayista aprovecha para excluir de la pobreza común de la meseta central o castellana a «la región de Burgos y Vitoria» (Ramón y Cajal, 1923a: 232), lo cual no figuraba en la tercera edición (Ramón y Cajal, 1913: 226).

[444] Rafael Salillas (1854-1923), médico de formación, funcionario de la Dirección General de Establecimientos Penales e iniciador de la criminología en España. Influido por las lecturas que hizo de Concepción Arenal, publicó *La vida penal en España* (1882). Formó parte del Consejo Superior Penitenciario que

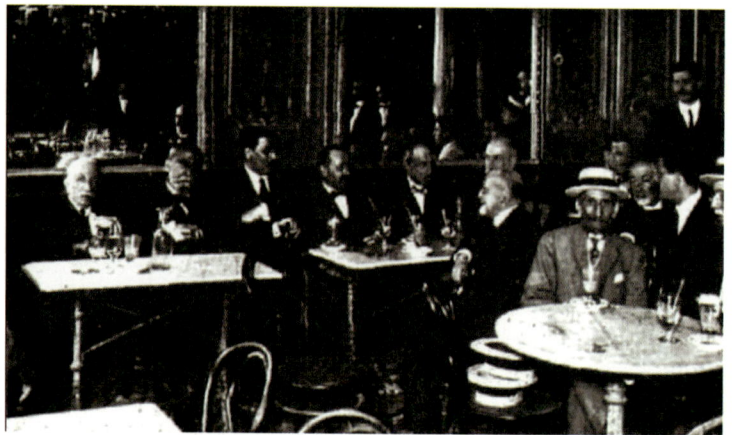

Una tertulia
en el Café Suizo,
1919

llevó a cabo reformas para hacer más eficiente y humana la vida en prisión. Salillas fue conocido por estudiar la literatura picaresca en relación con la delincuencia: la picaresca mostraría factores biológicos y ambientales todavía vigentes en la configuración de los tipos criminales. Dentro de tal línea de investigación destacan obras como *Hampa (antropología picaresca)* (1898). Fue compañero de instituto de Cajal, y el histólogo le dedica buenas palabras en *Recuerdos de mi vida. Mi infancia y juventud*: «el hoy ilustre Salillas» (Ramón y Cajal, 1923b: 87), «primer antropólogo criminalista de España» (1923b: 101). De hecho, cabe destacar un añadido de la tercera edición de las memorias cajalianas en el que se incorpora al texto un artículo de Salillas titulado «La isla de Cajal», centrado en su gusto por la pintura y la literatura (1923b: 101-102). Sobre Salillas véase Antón Oneca (1974) y Palacio Morena (2023).

[445] En la tercera edición Cajal escribía: «para aprender a leer es preciso el ocio de aprender» (Ramón y Cajal, 1913: 226). A partir de la quinta edición (Ramón y Cajal, 1920b: 251), sustituye la frase y enfatiza el aspecto económico. Bien conocedor de las teorías de Costa, de las que se impregnó todavía más en las tertulias del Suizo, tal y como indica en sus *Recuerdos* (Ramón y Cajal, 1923b: 257), muestra uno de

los problemas para cumplir con el famoso lema de «escuela y despensa», la necesidad que los labradores tienen de sus hijos para echar adelante los cultivos.

[446] En la tercera edición Cajal señalaba que no hablaba de «riqueza», «cosa perfectamente compatible con el atraso cultural» (Ramón y Cajal, 1913: 227). En la quinta edición, pasa a señalar que «no aludimos a la riqueza minera e industrial, puro accidente topográfico las más de las veces» (Ramón y Cajal, 1920b: 252). Finalmente, acaba poniendo el foco en el expolio hecho por los empresarios foráneos.

[447] Cajal no termina de asumir esta teoría, por lo que se sale de uno de los lugares comunes de los regeneracionistas: «Los hechos deducidos de la observación de la realidad parecieron reforzarla. El suelo español era pobre, no llovía bastante, faltaban árboles, el aire no tenía las sustancias deseadas, faltaba ozono, comíamos poca carne... la ciencia positiva corroboraba y aumentaba el abismo que nos separaba de los países europeos» (Marco, 2015: 69). Curiosamente, podría decirse que con este párrafo final Cajal contrapone otros hechos positivos a los esgrimidos por los defensores de tales teorías físicas.

[448] Cajal se refiere al sucesor de Cánovas en la presidencia del Partido Conservador, Francisco Silvela (1845-1905), que se caracterizó por su carácter

intelectual e idealista y escribió ensayos de tema histórico, jurídico y costumbrista. En los años ochenta fue uno de los hombres de confianza de Cánovas, sin embargo, rompe con él en 1892, tras producirse choques internos dentro del partido. Además, Silvela consideró que Cánovas había permitido que la corrupción campase a sus anchas (Portero, 1983: 147). Silvela adoptó entonces parte de la retórica reformista, llegando a anticiparse, bien que retóricamente, a ciertos postulados del regeneracionismo (Portero, 1983: 148; Gómez Ochoa, 2009: 264). Su posición sobre el conflicto cubano fue ambivalente y demagógica, motivada por su oposición a Cánovas (Portero, 1983: 149). Francisco Pi y Margall (1824-1901), historiador que fue presidente durante la Primera República, de junio a julio de 1873. Se le considera uno de los precursores de los movimientos federalistas y socialistas en España (Vilches, 2001). Hombre de gran cultura, conocedor de las novedades europeas, Cajal tuvo en gran estima al político catalán. Véase este comentario sobre la Primera Guerra de Cuba: «Ni las trágicas lecciones de la emancipación de América, ni dos agotadoras campañas en Cuba, ni el consejo de los pocos políticos clarividentes que hemos tenido, como Aranda, Prim y Pi y Margall, hicieron mella en el cerril egoísmo de nuestras oligarquías turnantes» (Ramón y Cajal, 1923b: 140). También alabó el papel de Pi y Margall durante el Desastre, agradeciendo sus advertencias (1923b: 294).

449 José Martínez Ruíz, Azorín (1873-1967), novelista. Junto con Pío Baroja o Ramiro de Maeztu firmó el «Manifiesto de los Tres», publicado en la revista *Juventud* en diciembre de 1901, en el que se apostaba por la renovación radical del país, por la aplicación de la ciencia para solucionar problemas tales como la pobreza o el alcoholismo, y, en cierta manera, por el europeísmo. Esta reivindicación juvenil, que, en el caso de Azorín, bebía profundamente del anarquismo, dio un viraje en la primera década del siglo xx:

en 1907 el literato y periodista acabó en las filas del Partido Conservador como diputado. Esto también coincide con cierta evolución literaria: si en el ínterin entre el siglo xix y el xx, Azorín había coqueteado con nuevos géneros como el de la ciencia ficción –género que atrajo a figuras como las de Unamuno, Clarín o el propio Cajal–, o, por ejemplo, había cultivado la novelística de tipo autobiográfico con obras como *La voluntad* –para así ahondar en las circunstancias que dieron lugar a una estética e ideología contrarias a las expuestas en el realismo-naturalismo–, su obra basculó hacia un proyecto basado en la concienciación por la historia de la literatura y de la patria española. Sin duda, Cajal tuvo que recibir con sumo interés lo escrito por Azorín, tal y como pone de manifiesto su autógrafo inédito *La nueva literatura*: «[...] Azorín, y otros muchos, saborean las mieles del éxito lisonjero, con solo observar bien, escribir correctamente y relatar episodios o sucesos interesantes» (Ramón y Cajal *apud* Salvador Salvador, 2023: 802). Azorín, de hecho, fue considerado el punto de conexión entre la generación de Cajal y la de Ortega, porque en él convergían dos aspectos importantísimos: el descubrimiento literario y la pulcritud de estilo, en pro de la precisión (Marichal, 1957: 183-184). El estilo azoriniano siempre se caracterizó por su prosa directa, concisa, sin alardes. En el periodo en que Cajal reescribe *Reglas y consejos*, Azorín está construyendo, como indica Mainer, su idea de «literatura española» a través de obras como *Lecturas españolas* (1912), *Clásicos y modernos* (1913), *Los valores literarios* (1913) y *Al margen de los clásicos* (1915). Castilla se erige en elemento vertebrador de la psicología y la idiosincrasia de «lo español». Ahora bien, en Azorín también está una defensa de la literatura viva, útil no solo como mera arqueología: en esa línea ha de entenderse la recuperación que hace de la literatura áurea o, incluso, de escritores cercanos a él en el tiempo como Cadalso o Larra. Sobre Azorín, véase Mainer (2000) y Escartín Gual (2016).

450 Cajal menciona a otro aragonés ilustre, José Mor de Fuentes (1762-1848), militar liberal, periodista y literato clasicista, que supo conjugar intereses científicos y humanistas en su obra, de la que destacan especialmente la novela sentimental y social *La serafina* (1798) y su autobiografía el *Bosquejillo de la vida y escritos de D. José Mor de Fuentes* (1836), texto que se caracteriza por su defensa de «[...] las ciencias útiles y en donde tampoco falta el interés ilustrado por servir a la nación» (Sánchez-Blanco, 1987: 636).

451 Fígaro, uno de los pseudónimos utilizados por Mariano José de Larra (1809-1837), escritor fundamental del romanticismo español, autor del drama *Macías* (1833) y de la novela histórica *El doncel de don Enrique el doliente* (1834). Es considerado uno de los grandes articulistas del periodismo español: conseguía dotar de lirismo y literariedad a sus escritos. Numerosos han sido sus imitadores. Larra logró unir los modelos satíricos de Quevedo y Cervantes con la escuela que le precedió, la ilustrada de Feijoo, Cadalso o Moratín, lo que le permitió crear cuadros costumbristas muy críticos con el devenir de España y, en definitiva, con el rumbo tomado por la sociedad de su tiempo. Larra toma su pseudóni-

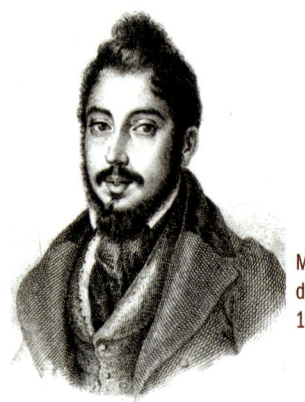

Mariano José de Larra (1809-1837)

mo del personaje creado por el dramaturgo francés Pierre-Augustin de Beaumarchais (1732-1799) en *El barbero de Sevilla* (1775), cuya popularidad llevó a que se compusieran numerosas óperas, de entre las que son recordadas principalmente *Las bodas de Fígaro* (1786), del austríaco Wolfgang Amadeus Mozart (1756-1791) y *El barbero de Sevilla* (1816), del italiano Gioachino Rossini (1792-1868). Sobre Larra, véase Palacios Fernández (1984), Varela Iglesias (2023).

452 Insistimos en la idea de que Cajal toma a Azorín como figura de autoridad, ya que sigue lo expuesto por este en el artículo «La decadencia de España», de 1907, incluido en *Clásicos y modernos*, libro que también fue publicado en 1913.

453 Antonio Cánovas del Castillo (1828-1897), historiador y político; figura fundamental en el devenir de España por su papel como uno de los muñidores de la Restauración. Presidente del Partido Conservador, su línea política está relacionada con el liberalismo moderado de estirpe británica y francesa (Rodríguez Jiménez, 2010: 23). Fue presidente del Gobierno en hasta seis ocasiones, estableciendo un sistema turnista con Práxedes Mateo Sagasta (1825-1903). Su asesinato, junto con la gestión que se hizo del conflicto cubano, quizás sea el acontecimiento clave que explica la crisis nacional, política y social que tanto hizo escribir a los noventayochistas. También fue el autor de *«El solitario» y su tiempo* (1883), biografía de Serafín Estébanez Calderón (1799-1867), malagueño como Cánovas y tío suyo, autor costumbrista cuya obra más resaltable fue *Escenas andaluzas* (1846). Cánovas estuvo inmerso en los debates culturales de la época: como señala Glick, en los años sesenta del siglo XIX Cánovas examinó las «facultades morales» de *El origen del hombre* de Darwin (1982: 28). El propio Cajal lo rememora en *Recuerdos de mi vida. Historia de mi labor científica*: «¡Por cierto que la primera refutación del famoso libro del *Origen de las especies* de Darwin llegada a mis manos fue escrita por Cánovas del Castillo!... Tratábase de

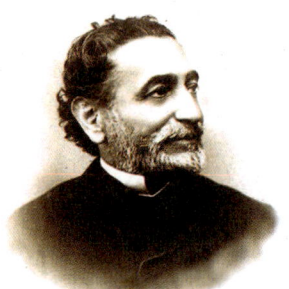

Práxedes Mateo Sagasta (1825-1903)

cierto discurso de Ateneo, tan elocuentemente escrito como flojamente documentado. Me lo proporcionó en Madrid uno de los fervientes admiradores del insigne estadista» (Ramón y Cajal, 1923b: 100-101). Sobre Cánovas y la política conservadora de su tiempo puede consultarse Piqueras Arenas (2008).

[454] El Gran Capitán, sobrenombre de Gonzalo Fernández de Córdoba (1453-1515), noble y militar de trascendente desempeño en la conquista de Granada y en las dos campañas de Nápoles, reino del que fue virrey de 1504 a 1507. Consúltese, entre otros, Ruíz Domenec (2025).

[455] La cita está extraída del volumen II de «*El solitario» y su tiempo* (Cánovas del Castillo, 1883: 128-129). La reproducción no es exacta.

[456] Ruy Gómez de Silva (1516-1573), noble portugués de gran influencia en la corte de Felipe II, al que conocía desde la infancia. Desempeñó todo tipo de cargos, llegando a convertirse en privado del monarca, lo que propició el surgimiento de dos facciones en el poder: la cercana al III Duque de Alba y la afín a Gómez de Silva. Al respecto, entre otros, véase Martínez Millán y de Carlos Morales (2025).

[457] En este caso, Cajal incorpora un fragmento (Cánovas del Castillo, 1910: 51) de *Historia de la decadencia de España desde el advenimiento de Felipe III al trono hasta la muerte de Carlos II* (1854). La reproducción no es exacta pero no modifica el sentido de la cita.

[458] Cánovas apunta hacia el regionalismo como uno de los factores de inestabilidad nacional, pero Cajal añadirá a partir de la quinta edición el caciquismo (Ramón y Cajal, 1920b: 255): si bien el médico aragonés había ido suavizando sus posturas muy críticas con el régimen de la Restauración —de hecho, cabe destacar que, en estos dos capítulos, las críticas al sistema político son prácticamente inexistentes—, la mención al caciquismo sí cabría verla como una amonestación al liberalismo decimonónico, incapaz de evitar la proliferación de «[...] cuerpos opacos, autónomos, que escapan al poder político» (Marco, 2015: 66).

[459] Cajal añade después de la edición de 1913 un significativo adjetivo valorativo para referirse a Unamuno, «insigne», que también utiliza cuando se refiere a otros autores como Valera o Cánovas.

[460] Mucho se ha hablado de Miguel de Unamuno (1864-1936) a lo largo de estas páginas, por lo que no resulta extraño que Cajal tenga en consideración las ideas de uno de los intelectuales más influyentes de su tiempo, autor polivalente, capaz de cultivar con gran éxito los géneros literarios conceptuales y los netamente ficcionales. Para Cajal, Unamuno remueve al lector y es uno de «los grandes escritores y pensadores de España» al «exhibir valientemente el ánimo propio, con sus inquietudes, dudas y esperan-

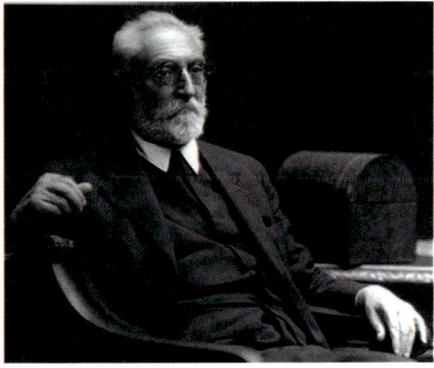

Miguel de Unamuno (1864-1936)

zas», sin que le preocupe coincidir con los planteamientos de las «muchedumbres» (Ramón y Cajal *apud* Salvador Salvador, 2023: 802). En cuanto al concepto de *kabilismo*, Unamuno diserta sobre el mismo en el ensayo *El individualismo español* (1902), texto con el que reseña y analiza *The spanish people: their origin, growth and influence* (1901) de Martin Hume (1843-1910), hispanista e historiador inglés, que fue erigido como autoridad por no pocos autores de comienzos del siglo xx, como Julián Juderías, que, en *La leyenda negra y la verdad histórica* (1914), lo añade, pese a que pueda incurrir en alguna afirmación desafortunada, en su listado de especialistas extranjeros a los que hay que acudir para conocer la historia de España (1914: 30). De hecho, Unamuno acuña el término a través de lo comentado por Hume: para este uno de los elementos más llamativos de la idiosincrasia española es su individualismo, el cual conecta con una lectura racial, ya que considera que los iberos descienden de un tronco común en el que se encuentran las tribus cabilas del norte de África. Pese a la mezcla con los romanos, en los iberos —y, por tanto, en los españoles, como descendientes de ellos—, se encuentra una característica que pervive con gran fuerza en las cabilas: la resistencia a fundirse en una única comunidad, la falta de solidaridad (Unamuno, 1916: 80-81). Esta comparación entre los españoles y los moradores del Atlas es continua en el libro de Hume, y, pese a que Unamuno indica que «estos juicios podrán parecer muy duros a muchos» (1916: 83), toma esta imagen de Hume para explicar lo que es el *kabilismo*. Ahora bien, Unamuno no toma la lectura racial de Hume, sino que sitúa su origen en la envidia, que, además, también es responsable de la aparición de la picaresca (1916: 84-86). De esta manera, Cajal engloba el regionalismo y el caciquismo dentro de la falta de «solidaridad social» y del *kabilismo* unamuniano, dos fenómenos hijos de la envidia hispánica —fruto de «la proyección del hombre hacia dentro de sí mismo» (Serrano Poncela,

1964: 220)— que tan solo pueden tener un resultado: la disgregación nacional (Unamuno, 1916: 80). El *kabilismo* también aparece en otras obras cajalianas como el diálogo *El hombre natural y el hombre artificial*: a propósito del término unamuniano, Jaime Miralta, *alter ego* cajaliano, le dice a Esperaindeo Carcabuey, antiguo ultramontano redimido, que no existe pueblo más individualista que el español, incapaz de entender que la clave para crecer es la solidaridad nacional (Ramón y Cajal, 1905: 318-320).

461 Cajal se refiere a Konrad Haebler (1857-1946) como economista, pero más bien habría que referirse al erudito alemán como historiador y filólogo especializado como bibliólogo. Haebler estudió la historia económica de los Austria en el trabajo *Prosperidad y decadencia económica de España durante el siglo xvi*, que se tradujo al español en 1899. Sus estudios sobre la historia y cultura hispánicas obtuvieron enorme resonancia (Juderías, 1914: 22) y fue importante su papel para mantener viva la historiografía en torno a Carlos V durante el siglo xix (Peiró, 2017: 137).

462 Nota de Cajal. Nota al pie añadida en la cuarta edición (Ramón y Cajal, 1916: 242-243). La teoría político-económica también tiene en cuenta la crónica despoblación del país; aunque Cajal da noticia, para rechazarla, de la teoría de Macías Picavea.

463 De nuevo recurre a *«El solitario»* y su tiempo, en este caso a una cita correspondiente al capítulo XI —«"El solitario" en la vida privada»— (Cánovas del Castillo, 1883: 135-136). Cajal no reproduce con exactitud la cita, aunque conserva el sentido de esta.

464 Pedro Fernández de Navarrete (1564-1632), canónigo de Santiago, consejero y secretario del rey. Autor conocido por su literatura de tema político, aunque también fue traductor de Séneca y cultivó el género de la poesía. Publicó *Conservación de monarquías y discursos políticos* en 1626: en esta obra señaló, como apunta Cajal, el declive de la Monarquía Hispánica y la importancia, para frenar dicho proceso, de fortalecer

la agricultura. Sobre el autor, véase Caravaggi (1982). En este caso, Cajal ni siquiera parafrasea, sino que incluye una cita facticia que recoge algunas de las ideas expresadas por Navarrete en los discursos VI, VII y VIII del libro (1805: 30-54).

465 Costa se refiere a Juana I de Castilla (1479-1555) y a su matrimonio con Felipe I el Hermoso, archiduque de Austria. Tras la muerte de su madre Isabel, fue proclamada reina de Castilla en 1504, pero el desequilibrio total en el que cayó tras la muerte de su esposo provocó que su padre, Fernando el Católico, volviera a ejercer como gobernador del reino. Al respecto, puede verse Fernández Álvarez (2025).

466 Cita facticia que consiste en una mezcla del discurso que Joaquín Costa dio en noviembre de 1898 ante la Cámara Agrícola del Alto Aragón (Costa, 1900: 4). La última parte de la cita, «El arte de gobernar [...]», no aparece en dicho texto, sino que procede del manifiesto primero del Directorio de la Liga Nacional de Productores del 10 de abril de 1899 (1900: 115). Estos textos forman parte del volumen *Reconstitución y europeización de España. Programa para un partido nacional* (1900), que, probablemente, Cajal manejó.

467 Solo se ha podido encontrar esta sentencia en otros textos que citan a partir de Cajal.

468 Cita del discurso de Costa ante la Cámara Agrícola del Alto Aragón (Costa, 1900:20).

469 Nueva cita facticia en la que Cajal entremezcla diferentes párrafos del discurso ante la Cámara Agrícola (Costa, 1900: 20, 26, 27 y 28).

470 La Guerra de los Treinta Años fue una conflagración de larga duración (1618-1648) en la que se involucraron varias potencias europeas que, como apunta Cajal, se desarrolló principalmente en Alemania. Se desencadenó a raíz de las luchas derivadas de la Reforma y la Contrarreforma, aunque las luchas por la hegemonía europea entre Francia y España contribuyeron a la prolongación de la disputa. La paz de Westfalia puso fin a la guerra, con grandes

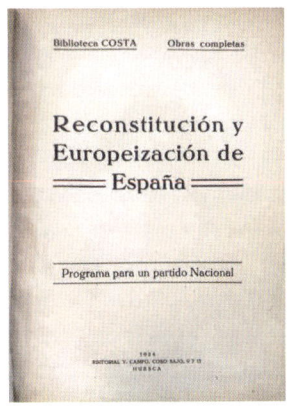

Joaquín Costa, *Reconstitución y europeización de España. Programa para un partido nacional*, Huesca, V. Campo, 1924

ventajas para el monarca francés y sus aliados, aunque el conflicto con la Casa de Austria todavía tendría que dirimirse en la paz de los Pirineos (1659), con grandes cesiones por parte de los españoles.

471 Finalmente, a partir de la cuarta edición (Ramón y Cajal, 1916: 246), Cajal es aún más tajante en su rechazo a la teoría político-económica con la inclusión de dicha frase conclusiva.

472 Nota de Cajal. Charles Secondat, barón de Montesquieu (1689-1755), filósofo y jurista francés, autor de *El espíritu de las leyes* (1748). Intentó aunar en la ley «lo natural» y «lo positivo», al ser correlativos y no contradictorios. Las leyes, por tanto, surgirán de las circunstancias de cada pueblo y como resul-

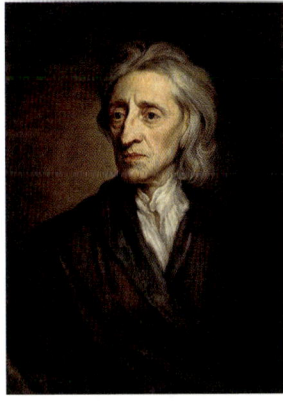

Barón de Montesquieu (1689-1755)

tado de la libertad humana (Ferrater Mora, 1965b: 230). Esto es posible gracias a la separación de los poderes legislativo, ejecutivo y judicial. Montesquieu también fue el autor de las *Cartas persas*, obra cumbre del género epistolar de carácter satírico y pedagógico. Precisamente, mediante una nueva reproducción inexacta, Cajal se hace eco de la carta LXXVIII, en la que un francés habla de un viaje que hace por la Península: «Entendimiento claro y sana razón se encuentra en los españoles, mas no se busque en sus libros. Véase una de sus bibliotecas; novelas a un lado y escolásticos a otro: cualquiera diría que ha hecho ambas partes y reunido el todo un enemigo secreto de la razón humana» (Montesquieu, 1821: 259). En cuanto a Voltaire (1694-1778), es decir, François-Marie Arouet, se trata de uno de los más importantes escritores y pensadores del Siglo de las Luces francés. Su literatura destaca por su capacidad satírica y en ella se percibe la presencia de los postulados del enciclopedismo. Voltaire, pese a su pesimismo sobre la condición del hombre, defendió la lucha contra el dogmatismo, la superstición y el fanatismo religioso como herramienta esencial con la que acabar con la ignorancia. Dentro de su producción se pueden destacar las *Cartas inglesas* (1734), *El fanatismo o Mahoma* (1741), *Micromegas* (1752) o *Cándido* (1759). La cita que incluye Cajal proviene de *Ensayo sobre las costumbres y el espíritu de las naciones*, publicado en 1756. En concreto, pertenece al capítulo CLXXVII, centrado en los reinados de Felipe III, Felipe IV y Carlos II (Voltaire, 1859: 266).

[473] Ostwald así lo indica en *Los grandes hombres*: «In Spanien kommt noch die durch die Inquisition während einer Reihe von Jahrhunderten bewirkte negative Auslese hinzu, durch welche alle Menschen mit der Anlage zu unabhängigem Urteil und rücksichtslosem Wahrheitsbedürfnis ausgerottet wurden» (1919: 415). Liga al catolicismo el atraso científico y afirma que todas las personas independientes, poseedoras de juicio y anhelantes de la verdad fueron

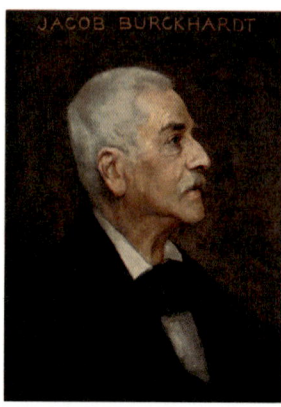

Jacob Burckhardt
(1818-1897)

eliminadas. Como puede apreciarse, sigue la línea tremendista de historiadores de las ideas como el suizo Jacob Burckhardt (1818-1897).

[474] En la tercera edición Cajal no emplea aún el adjetivo «rebelde» para los heterodoxos: «Porque precisamente entre esos hombres poco fervorosos del dogma y mal avenidos con el despotismo de escuela suelen contarse los grandes iniciadores de la filosofía y de la ciencia» (Ramón y Cajal, 1913: 234).

[475] En la tercera edición: «Fuera de la teología, de la predicación y de un poco de literatura» (Ramón y Cajal, 1913: 235).

[476] Hipérbole creada a partir de figuras y fuentes clásicas. Según cuenta el griego Heródoto (484 a.C.-425 a.C.) en las *Historias*, durante la segunda guerra médica, el rey persa Jerjes I (486 a.C.-465 a.C.) mandó construir unos puentes para que su ejército cruzase el estrecho de los Dardanelos. Una tormenta destruyó los puentes. Jerjes mandó volver a construirlos y, tras ver preparada a toda su hueste para cruzar el estrecho, se echó a llorar, porque pensó que en cien años nadie del inmenso contingente seguiría vivo. Refuerza lo increíble de la hipérbole el hecho de que Cajal señale que España hubiera necesitado, para luchar por todo el mundo, no solo un ejército casi infinito, sino a un general como Aníbal (247 a.C.-

183 a.C.), el gran estratega cartaginés que aterrorizó Roma durante la segunda guerra púnica.

[477] Cajal considera que el precio que hubo que pagar por la fiebre religiosa fue alto. Si en 1913 se indica que fueron «hijos y tesoros, cerebros y corazones» (Ramón y Cajal, 1913: 236), Cajal ya no parece querer reforzar la continuidad histórica entre generaciones sustituyendo «hijos» por «vasallos» (Ramón y Cajal, 1923a: 243), lo que pone de manifiesto su mirada crítica hacia el periodo de los Reyes Católicos y los Austria, que, bajo su punto de vista, no gobernaron en pro del pueblo al que dirigían.

[478] Cajal nombra a dos de los estudiosos que, un año más tarde, son consignados por Juderías como aquellos que más esfuerzos han dedicado a estudiar la cultura española «[...] con mayor ánimo que los españoles [...] a pesar de los errores en que suelen incurrir y de los prejuicios en que se inspiran con frecuencia al hacer sus trabajos [...]» (Juderías, 1914: 28-29). Se trata del estadounidense George Ticknor (1791-1871) y el inglés Thomas Macaulay (1800-1859). Ticknor —escrito «Tiknor» por Cajal— fue el profesor que creó el programa de estudios de español y francés en Harvard (Adorno y del Pino, 2020: 14). Publicó su historia sobre la literatura española en 1849: de hecho, para Juderías este estudio era el más completo sobre la literatura española (1914: 29). Ticknor visitó España y, al dar especial importancia a los procedimientos filológicos, prestó especial atención a las fuentes primarias (Adorno y del Pino, 2020: 14). Ticknor defiende que la sociedad española vive sometida al fanatismo religioso, aunque está fascinado por el espíritu que se percibe en las clases populares españolas (Adorno y del Pino, 2020: 10). No obstante, en tiempos recientes, Vélez Sainz (2016) ha puesto de manifiesto cómo Ticknor cayó en no pocos clichés provenientes de fuentes alemanas y francesas. En el caso de lord Macaulay, secretario de guerra del Reino Unido, sus trabajos más destacados

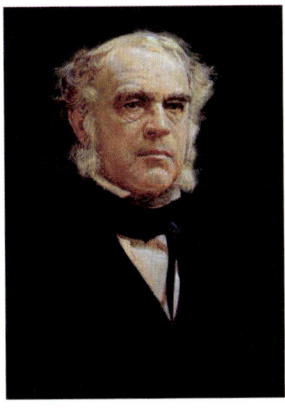

John William Draper (1811-1882)

sobre España se encuentran en *Ensayos críticos e históricos,* donde, por ejemplo, argumenta que la influencia de Felipe IV fue mayor que la que llegó a tener Napoleón (Juderías, 2014: 132).

Cajal también incluye en la nómina a otros dos autores, el inglés Henry Thomas Buckle (1821-1862) y el estadounidense John William Draper (1811-1882). Draper publicó una historia sobre el desarrollo intelectual europeo en 1863 en la que señalaba cómo el catolicismo español supuso un freno al progreso: esta idea coincide con la que expone en *Historia de los conflictos entre la religión y la ciencia* (1874), donde defiende que el catolicismo fue una rémora para el avance científico. En cuanto a Buckle, no pocos estudiosos españoles se hicieron eco de él: presenta una visión determinista de la historia española, lo que se escenificaría en las relaciones entre los diferentes territorios que componen el país (Fox, 1997: 25). Buckle escribió *Historia de la civilización en Inglaterra,* obra de la que se tradujeron los fragmentos referidos a España en 1861 (Pasamar Alzuria, 1993: 198). Para Azorín existía una conexión evidente entre Buckle y Mallada, ya que tanto la descripción del espacio castellano como las conclusiones a las que llega serían prácticamente las mismas que las del inglés (1969: 61). Es interesante que Cajal añada a Buckle y a Draper, ya que, de forma categórica, según

Juderías, alimentaron la leyenda negra y la visión de que España fue un país contrario a la libertad, a la tolerancia y a la cultura (1914: 31-32). No obstante, los juicios son dispares: para Juderías estamos ante dos figuras que hablan «[...] poco y mal de España» (1914: 32); para Konrad Haebler, Buckle fue un «profundo sabio» (1899: 3); para Rafael Altamira, la obra de Buckle ni siquiera debería haberse traducido al español (1900: 103).

[479] Julián Sanz del Río (1814-1869), jurista y filósofo, maestro de Giner de los Ríos e introductor del krausismo en España. Entre 1843 y 1844 estuvo en Alemania y entró en contacto con los discípulos de Krause. Vivió durante nueve años en Illescas hasta el momento en que considera que está preparado para asentar el krausismo en la sociedad española, por lo que en 1854 se incorpora a la universidad. Al poco comenzarán las acusaciones de réprobo, de panteísta y de no comulgar con la religión católica y la dirección política española. Esto provoca que sea cesado en 1867 —lo que, ante el ataque a la libertad de cátedra, provocó que renunciaran a sus puestos colegas como Giner de los Ríos, Pi y Margall y Salmerón—. El triunfo de la Revolución de 1868 propició su regreso como decano de la Facultad de Filosofía. Sobre Sanz del Río, véase *El krausismo español* de Juan López Morillas (1956) y Albares Albares (2023).

Las enseñanzas de Sanz del Río marcaron a parte de la intelectualidad española, también a aquellos que, si bien mantuvieron una postura intermedia, no se adscribieron al krausismo. Es el caso de José del Perojo (1850-1908) y Manuel de la Revilla (1846-1881), representantes del neokantismo en España, que desempeñaron un papel clave en la polémica sobre la ciencia española (Ciurana, 1985: 19): sus planteamientos se basaron en la idea de cómo el fanatismo religioso y el particular carácter del español evitaron el progreso científico. Perojo viajó por Europa y, al igual que le había ocurrido a Sanz del Río, su

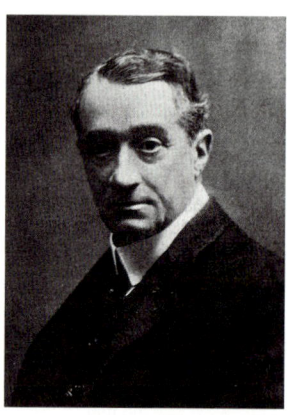

José del Perojo
(1850-1908)

formación en el extranjero le permitió conocer una filosofía que, bajo su punto de vista, podía modernizar el pensamiento español (Hermida de Blas, 2014: 62). Escribió *Ensayos sobre el movimiento intelectual en Alemania* (1875), obra en la que habló de conceptos tales como el evolucionismo, y en la que mostró interés por disciplinas como la psicología y la antropología (Ibarz Serrat, 1994: 18-19). El neokantismo de Perojo se basará en la idea de Wundt de que la filosofía tiene como objeto «[...] ordenar los conocimientos de las ciencias particulares para llegar a generalizaciones teóricas de gran alcance» (Ciurana, 1985: 31). Este anhelo de transformación se rastrea en ciertos hechos como el de que la primera traducción de las obras de Darwin en España fuera posible gracias a Perojo, fundador de la *Revista Contemporánea*, «principal órgano de expresión del evolucionismo en España» (Glick, 1982: 16). Precisamente, Perojo unirá a su causa al periodista republicano Manuel de la Revilla, inicialmente krausista, quien colaborará con él en los debates organizados por el Ateneo (Ibarz Serrat, 1994: 18-19) y que publicó en la *Revista Contemporánea* una serie de artículos en los que puede apreciarse la idea de que es imposible conocer lo absoluto, que el intelecto humano puede conocer las leyes y las relaciones de los fenómenos, mas no las causas primeras (Núñez Ruíz, 1975: 148). Revilla, junto con Gumersindo de Azcárate, mantuvo un enfrentamiento epistolar en 1876 con Marcelino Menéndez Pelayo, lo que dio lugar a uno de los episodios de la polémica de la ciencia española (Abellán, 1989: 360).

[480] Resulta interesante apreciar que Cajal hace una puntualización respecto de la tercera edición: no es que la teoría del fanatismo religioso forme parte del credo de la democracia española (Ramón y Cajal, 1913: 236), sino que es consustancial a su ideario, es decir, a las más fuertes convicciones de los analistas. Esto puede ocasionar una serie de peligros sobre los que advierte después.

[481] En la tercera edición, «condición accidental» (Ramón y Cajal, 1913: 236), es decir, una condición que puede o no suceder, que no es principal. Cajal, una vez más, hace gala de su precisión semántica: la teoría sobre el fanatismo se referiría a una condición sobrevenida, repentina, que no es propia ni exclusiva del carácter del pueblo español (Ramón y Cajal, 1916: 250).

[482] Idea añadida en la cuarta edición con la que se advierte de esta creencia en el inherente fanatismo religioso de España: «Es explicación simplista, y, por consiguiente, cómoda. Es seductora, porque nos ofrece, según nota Maeztu, para un plazo breve, fácil y llano remedio» (Ramón y Cajal, 1916: 250). Cajal la considera poco práctica e insuficiente para explicar los hechos, de ahí que, pese a reconocer su parte de verdad, indique que se ha tendido a exagerar el efecto de tal fenómeno.

[483] Cajal se hace eco de los pareceres expresados por Maeztu en algunos de sus artículos. Precisamente, la trilogía que publicó entre los meses de junio y julio de 1912 en la revista *Nuevo Mundo* —compuesta por «El gran don Marcelino», «Ciencia y autoridad» y «Aclaración», textos surgidos a raíz de la muerte de Menéndez Pelayo en mayo de ese mismo año— expone que la tesis del fanatismo religioso como origen absoluto de los males del país era la respuesta a una pregunta errónea, ya que «[...] no podemos preguntarnos de dónde viene la ciencia, ni por qué surge, ni por qué

no surge [...]. Se hacía depender el problema de la cultura española de un obstáculo externo: la intolerancia religiosa. Así podía creerse que bastaba combatir el obstáculo para que la ciencia española apareciese por sí misma. Los esfuerzos de los mejores espíritus de España durante el siglo XIX se consagraron a derribar obstáculos, pero la quema de los conventos no produjo la ciencia» (Maeztu, 1912: 4).

[484] Juan Valera (1824-1905), autor perteneciente a la primera generación de la novela realista en España. Desde sus posicionamientos teóricos, tomó distancias con la nueva forma de escribir proveniente de Francia. Quizás habría que señalar que Valera cultivó un tipo de novela de corte psicológico que rechaza las florituras románticas, pero que tiende a una estética idealizada. Su prosa es fluida y atesora una gran voluntad de estilo, aunque siempre en pro de la sencillez. Cajal, tanto en *Reglas y consejos* como en otros textos, mostró su respeto por Valera, a quien, por cierto, sustituyó en el sillón I de la RAE al ser elegido académico de número en 1905, aunque nunca tomó posesión. Valera cultivó no solo la novela —quizás su gran obra sea *Pepita Jiménez* (1874)—, sino también el cuento, el teatro, la poesía y el ensayo, género en el que destacan especialmente sus textos de crítica literaria.

[485] Gumersindo Laverde (1835-1890), Luis Vidart (1833-1897) y Adolfo de Castro (1823-1898). Laverde inició a Menéndez Pelayo en el campo de la historia de la filosofía española (Abellán, 1989:342), camino que este profesor de literatura en las Universidades de Valladolid y de Santiago de Compostela ya había emprendido con éxito y que dio lugar a *Ensayos críticos sobre filosofía, literatura e instrucción pública* (1868), hito en la historiografía sobre el desarrollo intelectual de España (Abellán, 1989: 350-353). De 1874 a 1890, Menéndez Pelayo mantuvo contacto con Laverde, lo que propició que el sabio santanderino, en 1876, se animara a contestar a Azcárate y a confrontarse con los krausistas a propósito de la cien-

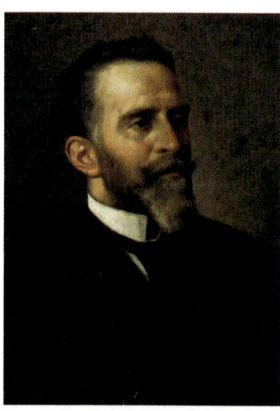

Gumersindo de Azcárate (1840-1917)

cia y la filosofía españolas (Abellán, 1989: 361). Luis Vidart, militar madrileño, colaboró con Laverde en la misma empresa con la publicación de *La filosofía española. Indicaciones bibliográficas* (1866), libro del que Laverde hizo una reseña muy elogiosa valorándolo como una «historia de la filosofía española», más que como un «catálogo bibliográfico». Con su reseña Laverde complementa el libro de Vidart y crea un fuerte basamento para el estudio de la historia de la filosofía española (Abellán, 1989: 361). En cuanto al gaditano Adolfo de Castro, es una figura controvertida de la intelectualidad de la Restauración, a raíz de la publicación de *El buscapié* (1848), obra que atribuyó a Cervantes cuando en realidad la había escrito él. Abellán lo considera como uno de los precursores de la polémica de la ciencia española con su discurso incluido en el tomo LXV de las *Obras escogidas de filósofos* (1873) (1975: 376). Participó en los debates del Ateneo, en los que disertó sobre las causas de la decadencia del país (Muñoz Sanz-Agero, 2023). Sobre su figura, consúltese Ravina Martín (1999).

[486] **Nota de Cajal.** Aunque al polígrafo cántabro Marcelino Menéndez Pelayo (1856-1912) le criticara por «[...] su catolicismo intransigente y sus alabanzas tácitas o expresas del Tribunal de la Fe», que empañan a menudo la imparcialidad de sus juicios, tal y como hace en *El mundo visto a los ochenta años* (Ra-

món y Cajal, 1934: 248), Cajal lo consideró un «[...] prodigioso erudito y fogoso patriota» (1934: 248). Un hecho que no nos debe parecer menor, ya que, por lo general, como señala Colomer (1958: 307), se intentó confrontar las figuras de don Santiago y don Marcelino a raíz del debate en torno a la ciencia española: el primero, como promotor del ingreso de España en la ciencia moderna y exponente del europeísmo; el segundo, como gran maestro de la investigación literaria e histórica, aunque de marcado tono tradicionalista. Sin embargo, los dos coincidieron en la necesidad de la acción para propiciar una verdadera renovación en las creaciones intelectuales que introdujese a España en la modernidad. El respeto que Cajal tuvo por Menéndez Pelayo no lo ha profesado parte del mundo académico, que ha menospreciado sus trabajos por razones puramente ideológicas (Gómez Moreno, 2015a: 23), pese a que Menéndez Pelayo siempre dialogó con sus contrarios ideológicos —basta pensar en su contestación al discurso de ingreso de Pérez Galdós— y contribuyó no solo a los estudios filológicos, sino también a disciplinas como la historia de las ideas y de la filosofía con obras como *La ciencia española*, *Historia de los heterodoxos españoles* o *Historia de las ideas estéticas en España*. El radical rechazo a Menéndez Pelayo contribuyó a que posiciones como las de Buckle o Buckhardt se vieran reforzadas: durante mucho tiempo el hispanismo nacional e internacional no supo reaccionar frente a las tesis sobre el total y absoluto atraso de España en todos los campos del conocimiento. Además, como apunta Gómez Moreno «[...] a los propios investigadores españoles se les iba con frecuencia la mano al cargar las tintas sobre eso que ahora llamamos el hecho diferencial español» (2015a: 23).

Por otra parte, en este fragmento don Santiago toma como fuente de autoridad la tesis doctoral del galeno Maurice Dusolier, historiador de la medicina nacido en Francia; este estudio obtuvo buenas va-

Marcelino Menéndez Pelayo, *Historia de las Ideas Estéticas en España*. Tomo I: Preliminares y Siglo XV; Tomo II: Siglos XVI y XVII; Tomo III: Siglo XVIII; Tomo IV: El Siglo XIX en Alemania e Inglaterra y Tomo V: Francia y el Romanticismo. El sexto tomo es el índice. Madrid-Santander, CSIC-Aldus, 1940

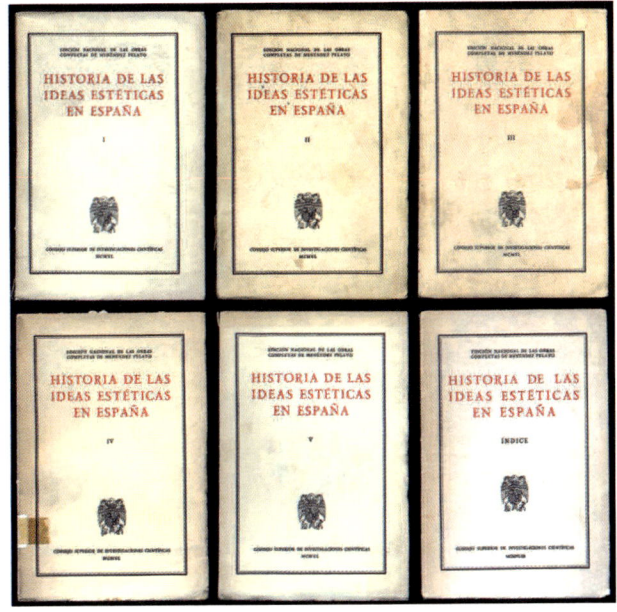

loraciones en algunas revistas académicas como *La Gazette médicale du Centre* o *Journal de médecine et de chirurgie pratiques*.

En cuanto a Julio Rey Pastor (1888-1962), Cajal menciona a la figura más importante de la matemática española del siglo xx. Su formación se vio beneficiada por la acción de la Junta de Ampliación de Estudios, al recibir financiación para realizar estancias en el extranjero. Rey Pastor estuvo en Berlín y Gotinga y mantuvo estrecha relación con matemáticos italianos. Con apenas 32 años fue elegido miembro de la Real Academia de Ciencias. En 1917 ocupó la cátedra de la Institución Cultural Española de Buenos Aires, institución que, junto a otras como la Asociación Patriótica Española, impulsó las relaciones entre España y Argentina. De hecho, Rey Pastor acabó afincándose en Argentina. Otorgó especial relevancia a los trabajos de divulgación sobre su disciplina, para que en el mundo hispánico se comenzaran a estudiar las novedades matemáticas más sobresalientes. Puede verse al respecto, Sánchez Ron (2020: 697-737).

[487] Juan Calvino o Jean Cauvin (1509-1564), teólogo francés y figura clave de la reforma protestante, cuyas doctrinas, entre las cuales está la de la predestinación, generarón grandes polémicas. Se instaló en Ginebra. Con posterioridad a su muerte, sus ideas dieron lugar al calvinismo.

[488] Giordano Bruno (1548-1600) filósofo italiano que, al conocer la teoría copernicana, defendió la infinitud del universo, en correspondencia con la

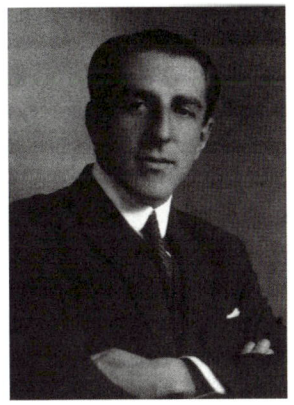

Julio Rey Pastor
(1888-1962)

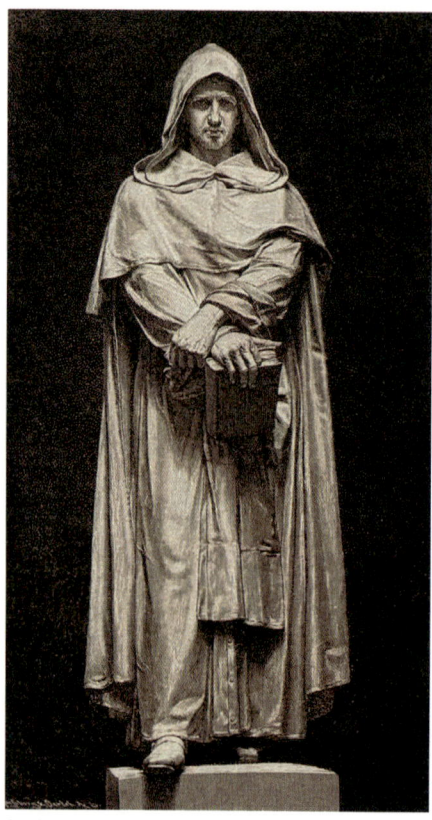

Giordano Bruno (1548-1600)

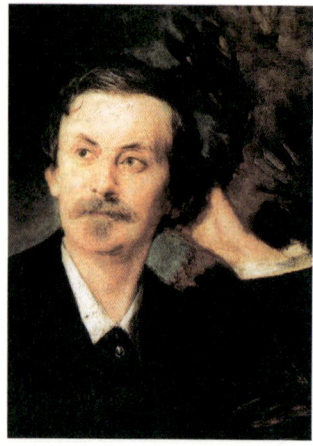

Adolf Friedrich
von Schack
(1815-1894)

infinitud y eternidad de Dios. El universo, lleno de vida y siendo vida él mismo, estaría en permanente transformación. También se vio influido por el neoplatonismo y la mística. Expulsado de la orden dominica, vagó por diferentes países europeos, hasta que fue atrapado en Roma por la Inquisición y condenado a morir quemado en la hoguera por hereje (Ferrater Mora, 1965a: 235-236).

[489] Se denomina matanza de san Bartolomé a la noche del 23 al 24 de agosto de 1572 en la que, con el pretexto de una supuesta sublevación contra la corona, fueron asesinados miles de hugonotes poco después del casamiento del por entonces protestante Enrique III de Navarra, futuro Enrique IV de Francia, y la católica Margarita de Valois.

[490] Adolf Friedrich von Schack (1815-1894), hispanista alemán, cuyo estudio sobre la presencia árabe en España —*Poesía y arte de los árabes en España y Sicilia* (1867-1871)— fue traducido por Juan Valera. Juderías lo valora positivamente (1914: 22).

[491] Para desarrollar el apartado, se hace uso de una cita de la contestación de Juan Valera al discurso de ingreso en la RAE de Gaspar Núñez de Arce, de 1876, *Causas de la precipitada decadencia y total ruina de la literatura nacional bajo los últimos reinados de la Casa de Austria* (Valera, 1876: 69).

[492] De nuevo don Santiago parece referirse a las ideas expresadas por Maeztu en la trilogía publicada en *Nuevo Mundo*: «Si no había habido ciencia, mal se pudo paralizarla» (Maeztu, «Aclaración», 1912: 4).

[493] La inclusión del evolucionismo materialista se produce en la quinta edición (Ramón y Cajal, 1920b: 268).

[494] En la tercera edición Cajal escribía: «[...] a condición de que no lo proclame harto ruidosamente» (Ramón y Cajal, 1913: 240). Resulta denotativo que, años después, hable de una proclamación estridente: Cajal indica que tales manifestaciones, si son violen-

tas o excesivas, pueden producir una sensación molesta que lastime el sentir del grueso de la población.

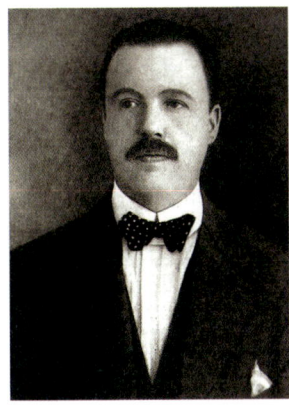

Carlos Octavio Bunge (1875-1918)

[495] Esta preocupación por los «pueblos hermanos», por los peninsulares o las repúblicas hispanoamericanas, patentiza el patriotismo abarcador de Cajal, que, como acertadamente indica González Quirós, era de raíz cultural y para nada expansionista: «[...] su patriotismo era extensivo a todos los hispanohablantes de esas repúblicas americanas en las que veía reproducirse nuestros talentos y nuestras lacras, era, como ya hemos dicho, un patriotismo de cultura antes que de nacionalidad, por fuerte que fuese su amor por la patria española» (González Quirós, 2008: 236). Esta mirada hispánica pone de manifiesto lo fundamental que resulta para Cajal rechazar la singularidad racial como motivo del atraso; la mera mención es un ejemplo del peligroso papel que la antropología moderna tuvo en las primeras décadas del siglo XX, pues explicaba «con argumentos científicos supuestamente irrefutables, que las causas del declive español estaban en su raza» (Gómez Moreno, 2012: 386). Motivos raciales y también religiosos, tal y como indica el hispanista francés Joseph Pérez poniendo el ejemplo del historiador estadounidense John Fiske (1842-1901): «Desde el siglo XIX, esos juicios negativos sobre los españoles, concebidos como particularmente representativos de lo que pueden dar de sí una ascendencia latina y una educación católica, han estado abundantemente difundidos en el mundo anglosajón» (Pérez, 2009: 129). Tales prejuicios tuvieron un gran mecanismo de difusión con las tesis del nordicismo del francés Joseph Arthur de Gobineau (1816-1882), quien subdividía la población europea en tres grupos: nórdicos, alpinos y mediterráneos, aunque, como señala Gómez Moreno, fueron sus seguidores quienes extremaron sus planteamientos, ya que Gobineau confiaba en un resurgimiento español (2015a: 15). Los españoles, mediterráneos, tendrían menor capacidad que la raza nórdica —la predominante en la Europa «desarrollada»— y la

raza alpina, en las que abundaban los individuos de valía, pues, no en vano, los países en los que predominaban tales tipos fueron la cuna del Renacimiento (Gómez Moreno, 2015a: 15). Este tipo de teorías se vieron reforzadas por historiógrafos como Burckhardt, quien defendió una visión negativa de los españoles, retratados por él como «sanguinarios (de ello dejaron constancia allá donde fueron), presuntuosos (de ahí su obsesión por el linaje) y vagos (por lo que la debilidad de su economía debía tenerse por endémica e inevitable)» (2015a: 15).

[496] Carlos Octavio Bunge (1875-1918), sociólogo argentino, quien en su obra *Nuestra América. Ensayo de psicología social* (1903) interrelaciona el carácter de los españoles con un factor físico, la geografía, la cual «más que la raza, había determinado la psicología colectiva de los españoles: la arrogancia» (Ledesma Fernández, 2019: 228).

[497] De nuevo se recurre a la contestación de Juan Valera al discurso de ingreso en la RAE de Gaspar Núñez de Arce, centrada en el papel del fanatismo religioso en la decadencia de la literatura española (Valera, 1876: 71-72).

[498] Nota de Cajal. En este caso, Cajal no parafrasea ni hace una cita facticia de los extractos de *Viaje de Turquía* (2005).

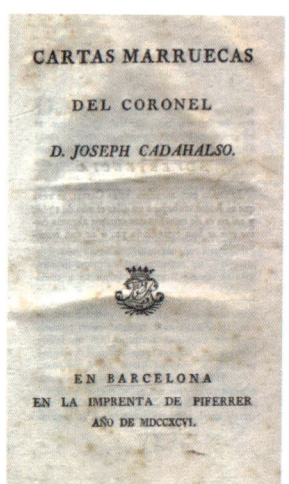

José de Cadalso, *Cartas marruecas*, Barcelona, Píferrer, 1746

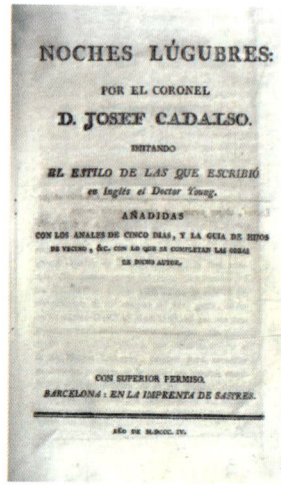

José de Cadalso, *Noches lúgubres*, Barcelona, Imp. de Sastres, 1804.

[499] José de Cadalso (1741-1782), militar y escritor gaditano, una de las grandes figuras de la literatura del siglo XVIII en España. Se educó con los jesuitas y pasó parte de su adolescencia en Francia e Inglaterra. Adquirió notoriedad después de muerto, con la publicación por entregas en *El correo de Madrid* durante el año 1789 de sus dos obras más importantes, *Cartas marruecas* —ficción de carácter reflexivo y satírico, en la que se configura la cuestión de la decadencia de España— y *Noches lúgubres* —la primera pieza romántica de la literatura española—. Azorín se hizo eco de las *Cartas marruecas* en su artículo «La España de Cadalso», que se publicó en *La vanguardia* y en el *Diario de Alicante* en 1912. Posteriormente este artículo daría lugar al apartado sobre Cadalso en *Lecturas españolas*, libro también publicado en 1912. La cita de Cajal, una vez más facticia, intenta reproducir las menciones directas e indirectas que Azorín hace al texto de Cadalso —las de la carta VI, acerca de aquellos sabios tenidos por superficiales, las de la XXXVIII, en relación con el orgullo, y las de la carta XLIV, sobre el decaimiento de las ciencias—. Sobre Cadalso, entre otros, puede verse Lucea García (1984) y Ferreras (1987).

[500] Cita extraída de la carta LXXVIII de *Cartas Marruecas* de José de Cadalso.

[501] Tommaso Campanella (1568-1639), filósofo italiano miembro de la orden dominica, encarcelado y condenado a muerte por conspirar contra el dominio de los españoles en Calabria, aunque la pena se le conmutó por cadena perpetua. Prisionero de 1599 a 1625, el papa Urbano VIII le libera y Campanella mar-

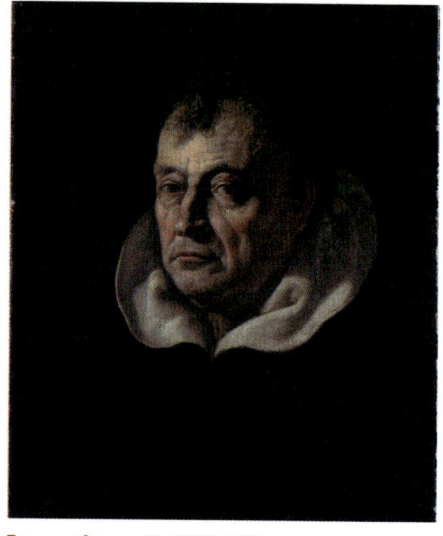

Tommaso Campanella (1568-1639)

cha a Roma, pero acabará exiliándose en Francia. De su producción, destacan la utopía *La ciudad del Sol* (1623, aunque comenzó su escritura en 1602) o *De Monarchia Hispánica* (1626). Al respecto, véase Ferrater Mora (1965a: 250). Marie-Catherine Le Jumel de Barneville, baronesa d'Aulnoy (1652-1705), escritora de cuentos maravillosos, publicó su discutible libro de viajes sobre España en 1690. El libro está en la Biblioteca Cajal de la Real Academia de Extremadura, signatura FC-1050. Las anotaciones de Cajal, una vez más, son descriptivas, muestran los temas tratados por la autora: la queja catalana ante la opresión castellana y el desamparo francés, la aridez de Aragón, la abundancia de esclavos, turcos y moros, la pobreza e indigencia reinantes en el país, el abuso de los virreyes en América, la vanidad orgullosa, las malas impresiones de libros, la esterilidad y los pocos hijos que tienen los españoles, la manía de los títulos, etc.

[502] José Rodríguez Carracido (1856-1928) cursó la carrera de Farmacia en Santiago de Compostela. Su trayectoria, fulgurante, como impulsor de la bioquímica en España, le llevó a ser rector de la Universidad Central, académico de la RAE y de las academias de Medicina y Farmacia. Como historiador de la ciencia, resulta clave su libro *Estudios histórico-críticos de la ciencia española* (1897). Sobre su figura, puede consultarse Moreno González (1991). Cajal parece aludir al discurso que Carracido envió a Amado Nervo (1870-1919) para que fuera leído ante la asamblea de la Junta Reformista de Instrucción Nacional en 1909. En dicha alocución Carracido indicaba cómo la cultura no solo era país para humanistas, sino que debía tener hueco para la ciencia: «Hoy, la cultura no puede ser mera ornamentación de oradores y escritores solo instruidos para deslumbrar al público con el caudal de su erudición y la brillantez de las metáforas; su labor ha de ser más profunda y, por consiguiente, más trascendental [...]. Pecado capital de nuestra raza es la falta de fe en la ciencia, quizá originada por la tradición puramente ornamental de la enseñanza que en su desvío de la realidad no pudo inspirar la convicción de que el saber es poder, porque la sabiduría transmitida fue solo verbal, y esta es tan inservible en el curso de la vida como un cauce ante el desbordamiento de un río» (Carracido *apud* Nervo, 1921: 57).

[503] Al rastrear en la «decadencia» de América del Sur, Bunge decide analizar la «raza española» y contraponerla con la de los países anglosajones como Inglaterra. Ledesma Fernández (2019) aporta información de interés, pues revela la existencia de un artículo publicado en la revista *Ideas*, «Psicología de los españoles» (1904), en el que se incluyeron nuevos fragmentos que figurarían en la segunda edición de *Nuestra América* (1905). Uno de ellos es al que Cajal se refiere: «El principio genuino y primordial de ese fanatismo *soi-disant* catoliquísimo y en realidad anticristiano, no podía ser otro que la *fatalidad psíquica* de los españoles: defenderse, defender la integridad de la patria, defender la limpieza de su linaje, de su raza... ¿España estaba abierta para todos? ¡Pues cerrarla! ¡Y con la espada y con la cruz! Por ello, el grito más hondamente español que jamás se articulara, más hondamente aun que el *esto vir!* de Séneca, es la invocación guerrera: "¡Santiago, cierra España!"» (Bunge, 1905: 24). Para Bunge «la arrogancia se vierte en fanatismo religioso» (Ledesma Fernández, 2019: 229). Curiosamente, este fragmento no aparece en el texto definitivo de la sexta edición del libro de Bunge.

[504] Nota de Cajal. Bunge defiende que la expresión «Santiago, cierra España» revela el deseo expreso de nuestro país de mantenerse ajeno a cualquier elemento que proviniera del exterior. Cajal cambia su punto de vista de manera drástica, ya que en la tercera edición escribía: «La frase "Santiago, cierra España", citada muy oportunamente por Bunge, no fue solo el grito de combate de nuestros guerreros, sino la divisa de nuestros sabios» (Ramón y Cajal,

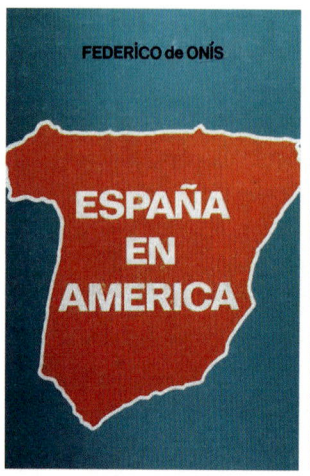
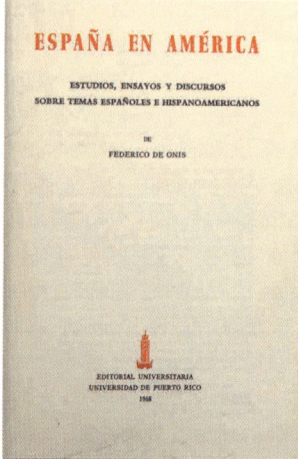

Federico de Onís, *España en America: estudios, ensayos y discursos sobre temas españoles e hispanoamericanos*, Puerto Rico, Universidad de Puerto Rico, 1955

1913: 245). En primer lugar, la interpretación de dicha expresión por parte del argentino ya no le parece ni adecuada ni a propósito. Pero su viraje se confirma cuando achaca al «imperfecto conocimiento del castellano» (Ramón y Cajal, 1923a: 255) de Bunge tal exégesis de la guerrera expresión. La glosa podría parecer del todo sorprendente, sobre todo por ser un comentario tan directo por parte de Cajal, pero el hecho de ser nativos de una lengua, amén de muy cultos, no impide conocerla imperfectamente. De hecho, todos los hispanohablantes, hasta los más conspicuos, conocen imperfectamente el léxico de nuestra lengua, como recuerda el profesor Marsá en su *Diccionario normativo y guía práctica de la lengua española* (1986: 295). La nota al pie, añadida en la quinta edición (Ramón y Cajal, 1920b: 274), permite a Cajal dejar claro que si bien Bunge yerra en la interpretación de la frase guerrera, su tesis, el aislamiento de España, le resulta del todo acertada; incluso, podría decirse que, de todas las teorías, es la que le parece mejor fundamentada.

[505] Esta reivindicación de la figura de Félix de Azara (1742-1821) se incluye en la última edición (Ramón y Cajal, 1923a: 255). Azara, aragonés como Cajal, hizo carrera como militar, llegando a participar en la campaña de Argel (1775). El tratado de San Idelfonso (1777) marcó su vida, ya que, en virtud de este, España y Portugal debían fijar sus fronteras americanas y asiáticas: Azara fue elegido miembro de la comisión que España mandó a América para cumplir con el acuerdo. Su misión principal era cartografiar, pero aprovechó para observar y describir la naturaleza americana, en especial, aves y cuadrúpedos, durante veinte años. Azara se basó en los trabajos de Buffon, pero discrepa del francés en no pocos puntos. Su obra tuvo difusión, como prueba el hecho de que Darwin se hiciera eco de ella. Sobre Azara y las expediciones científicas españolas, véase Puig-Samper Mulero (2011) y Sánchez Ron (2020: 295-301).

[506] Federico de Onís (1885-1966), uno de los grandes popes del hispanismo durante el siglo XX en el mundo anglosajón y en Hispanoamérica. Discípulo de Unamuno, se trasladó a Madrid para hacer la tesis doctoral con Menéndez Pidal. Allí se ve seducido por el pensamiento de Ortega. A partir de 1911 es catedrático en Oviedo y colabora con el Centro de Estudios Históricos. En 1916 comienza su relación con la Universidad de Columbia: una vez se instaló en ella de manera permanente (1921), su trabajo convirtió al Departamento de Estudios Hispánicos de Columbia en

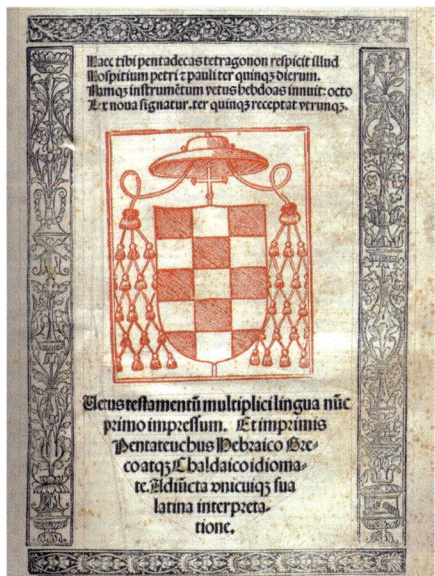

Primera página de la primera edición políglota de una Biblia completa. El proyecto fue puesto en marcha por el cardenal Cisneros a principios del siglo XVI

un referente mundial. Tras jubilarse en 1953, marcha a Puerto Rico, donde fue director del Seminario de Estudios Hispánicos. Onís reunió muchas de sus conferencias y ensayos en *España en América* (1955), obra en la que, en algunos epígrafes, reflexiona sobre el Renacimiento europeo e hispánico, y considera que durante dicho periodo hubo dos líneas, una ortodoxa y otra heterodoxa, lo que originó que la Iglesia Católica, ante la amenaza de un «nuevo espíritu», se convirtiera en el eje motriz de «todas las fuerzas reaccionarias». La preferencia hacia una línea u otra marcó a los pueblos europeos (Onís, 1968: 71). Aunque el propio Onís hable de «decadencia» o, incluso, desarrolle las opiniones que consideran que España quedó aislada del Renacimiento al vacilar ante las dos tendencias, escribe: «La solución ordinaria es negativa y consiste en decir que España no sufrió la transformación del Renacimiento o la sufrió en forma insuficiente y superficial, continuando, por lo tanto, siendo un país medieval. Esta

solución tan simplista está en contradicción con el hecho de que no hay en toda la historia un pueblo que haya sufrido en tan poco tiempo una transformación tan honda, general y duradera como la que España sufrió desde 1492 hasta 1536» (Onís, 1968: 289). Sobre Onís, véase Ruíz Manjón (2012).

[507] Elio Antonio de Cala y Jarana, conocido como Antonio de Nebrija o de Lebrija (1444-1522), autor de la primera gramática de una lengua romance, que se publicó en 1492. Formó parte del equipo encargado de la traducción de la *Biblia políglota complutense*, aunque acabó dejándolo en 1503 por divergencias con su protector, el cardenal Cisneros, que fue quien le abrió las puertas de la recién fundada Universidad de Alcalá en 1514, cuando acaeció uno de los hechos que mejor reflejan la tirante relación entre Nebrija y el ámbito universitario: la votación de la cátedra de Gramática de la Universidad de Salamanca en 1513, que Nebrija perdió frente a un recién graduado. Precisamente, su criterio filológico a la hora de plantear la traducción de la Biblia, según el cual era necesario revisar y reconstruir el texto original en griego y en hebreo, le granjeó problemas con su rival académico, Diego de Deza, inquisidor que abrió un proceso contra Nebrija en 1506, que, un año después, fue cerrado por Cisneros. Seguramente este sea el hecho aludido por Cajal. Sobre la figura de Nebrija, véase, entre otros trabajos, Martín Baños (2019), Rico (2022) u Olmedo Ramos (2023).

[508] Francisco Sánchez de las Brozas, el Brocense (1523-1600), humanista y gramático en la Universidad de Salamanca, exponente del espíritu moderno y primer intelectual consciente del atraso, al menos en un aspecto de la cultura, con respecto a Europa (Onís, 1968: 80). El Brocense quiso llevar a Salamanca el espíritu humanista e innovador, lo que Nebrija, pese a sus esfuerzos, no había podido lograr (1968: 81). Eso se tradujo en hasta tres denuncias a la Inquisición: el Brocense morirá bajo arresto domiciliario dictado cuando todavía no había finalizado el último proceso (1968: 82).

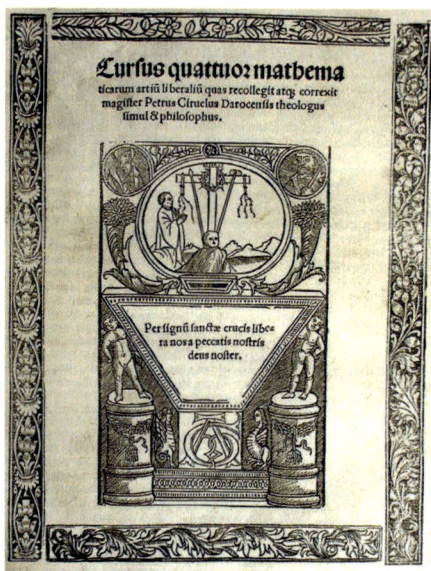

Pedro Ciruelo, *Cursus quatuor mathematicarum artium liberalium…*, Alcalá, A. G. de Brocar, 1516

[509] Pedro Sánchez Ciruelo (1470-1548), astrónomo y matemático, que se formó en Salamanca y que fue a París, donde logró el título de doctor (Rey Pastor, 1934). En Francia estuvo diez años, en los que publicó diferentes tratados. Regresa a España y tras pasar por la Universidad de Zaragoza es «fichado» por el cardenal Cisneros para la Universidad de Alcalá (Navarro Brontos, 2023).

[510] Esta mención a Servet y a Francisco Sánchez es añadida en la última edición (Ramón y Cajal, 1923a: 255).

[511] Diego Torres de Villarroel (1694-1770), llamativa figura de la literatura española del siglo XVIII, también cultivó las matemáticas y la medicina, y fue catedrático en Salamanca. Generalmente ha sido considerado un epígono de Quevedo, aunque de tono más optimista. Su *Vida* (1730) es su obra más reconocida, una «[…] crónica del ascenso social de un hombre común que parte de una posición subordinada» (Durán López, 2012: 150), en la que funde el estilo picaresco y el hagiográfico (Sebold,

1998). Esta fusión de códigos entre la picaresca y la autobiografía puede apreciarse en los *Recuerdos* de Cajal. Torres Villarroel, al que se le puede clasificar como novator, rechazó la escolástica y dio especial importancia a la ciencia —que deslinda de la teología—. Además, toma como referentes a Descartes y Bacon (Durán López, 2012: 156).

[512] Benito Jerónimo Feijoo (1676-1764), Pedro Rodríguez de Campomanes (1723-1802) y Gaspar Melchor de Jovellanos (1744-1811). Cajal nombra a tres de los autores más reseñables de la literatura neoclásica española. De Feijoo ya hemos comentado alguna cosa a lo largo de esta edición, pero, cabría destacar que, por lo general, ha sido señalado como el introductor en la sociedad española de algunas de las ideas ilustradas. Su labor fue fundamental, ya que, como ensayista, merced a obras como *Teatro crítico universal* (1726-1739) o las *Cartas eruditas* (1742-1760), logró transmitir entre el público ideas, conceptos y términos pertenecientes al campo nocional de la ciencia (Álvarez de Miranda, 1979: 367), además de arremeter contra el predominio de las supersticiones y reivindicar el papel de la razón. Campomanes fue nombrado ministro de Hacienda de Carlos III en 1770. Se preocupó especialmente por renovar el sistema productor, en especial el agrario, y promovió las Sociedades Económicas de Amigos del País. Escribió el *Discurso sobre el fomento de la industria popular* (1774), programa de las élites ilustradas españolas (Anes, 1983: 53). En cuanto a Jovellanos escribió poesía y teatro —*El delincuente honrado* (1773)—, pero sobre todo destacó por sus ensayos de tema político, económico, educativo, etc. Destaca el *Informe sobre la ley agraria*, publicado en 1795. En su trayectoria política, fue importante su relación con Campomanes. Jovellanos desempeñó diversos cargos —llegó a ser ministro—, sin embargo, en medio de los vaivenes políticos del Gobierno de Godoy, se ordenó su arresto. Tras estar siete años

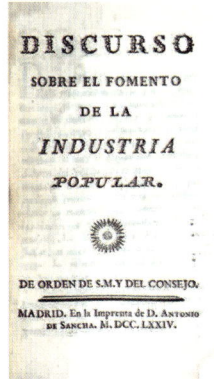

Izquierda
Discurso sobre el fomento de la industria popular (1774), de Campomanes

Derecha:
Jovellanos, *Informe de la Sociedad Económica de esta corte al Real y Supremo Consejo de Castilla en el expediente de Ley Agraria*, Madrid, Sancha, 1795

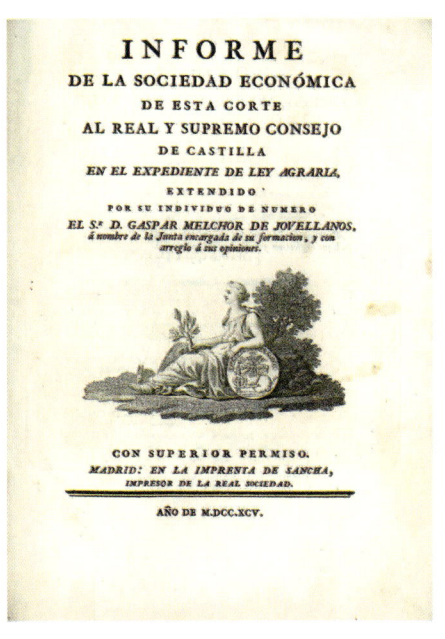

en el castillo de Bellver, es liberado en 1808. José Bonaparte le ofreció ser ministro, pero Jovellanos lo rechazó. Durante la invasión francesa, formó parte de la Junta Central que ejerció el poder mientras Fernando VII estuvo confinado en Valençay. Sobre la figura de Jovellanos, puede consultarse Alborg (1975).

513   Arnau de Vilanova (ca. 1240-1311), médico, teólogo y alquimista, contrario a la escolástica. Defendía que el estudio de la naturaleza era la vía correcta para llegar a Dios. Como enviado del rey Jaime II de Aragón, estuvo en Francia, en la Sorbona, aunque allí fue criticado por sus opiniones heterodoxas (Ferrater Mora, 1965a: 139).

514   Ramón Llull (1232-1315/16), filósofo ecléctico, capaz de mezclar la razón y la mística. Durante gran parte de su vida, intentó que el papado le apoyara en su afán de marchar a tierra de infieles para convertirlos. Se trasladó a París, donde se movilizó en contra de los averroístas. Llull adoptó un método basado en la razón para demostrar las enseñanzas verdaderas de la fe. No solo tuvo discípulos en España, también en Francia (Ferrater Mora, 1965b: 105).

515   Juan Luis Vives (1492-1540), quizás el ejemplo que mejor encarna el intercambio cultural, ya que pasó gran parte de su vida en Holanda, Francia e Inglaterra. Vives censuró a otros colegas españoles que ejercieron en París, y que habían cultivado un pensamiento sofístico, contrario a la dialéctica. Vives intentó escapar del abuso común de recurrir a Aristóteles y reivindicó al «verdadero», al Aristóteles observador de la naturaleza, que usaba la razón. Vi-

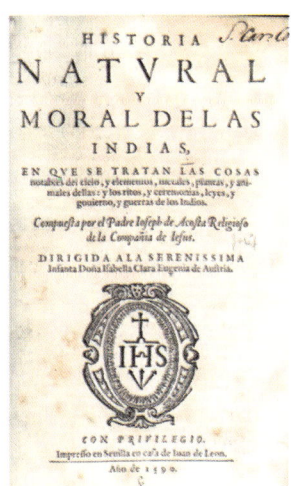

José de Acosta, *Historia natural y moral de las Indias*, Sevilla, Juan de León, 1590.

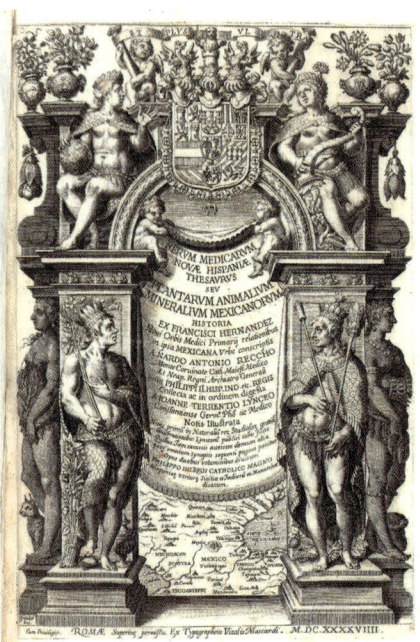

Francisco Hernández, *Rerum medicarum Novae Hispaniae thesaurus seu plantarum animalium mineralium mexicanorum historia*, Roma, 1648

ves propuso examinar el alcance y los límites de las disciplinas del saber. Menéndez Pelayo lo reivindicó durante la polémica de la ciencia española. Véase, al respecto, Ferrater Mora (1965b: 916).

[516] José de Acosta (ca. 1540-1600) ingresa en los jesuitas a los doce años. Entre 1557 y 1559 enseña en colegios portugueses de Coimbra y Lisboa y surgirá su vocación de misionero. Ordenado sacerdote en 1567, cinco años después es destinado al virreinato del Perú. Estando allí desarrolla una gran labor como naturalista: publicará *Historia natural y moral de las Indias* (1590), obra que pronto se tradujo al francés y al inglés, y en la que también describió las costumbres de los indígenas, lo que dio gran valor antropológico a su obra. Véase del Pino Díaz (2023).

[517] Francisco Hernández o, más bien, Francisco Fernández (1515-1587), médico de cámara de Felipe

II, especialista en plantas medicinales, fue nombrado por el rey para poner en marcha una expedición con el objeto de examinar la naturaleza botánica del Nuevo Mundo —en concreto la de América Central—. Hernández estuvo tres años examinando *in situ* plantas (1572-1575) y relacionándose con los médicos ya asentados en México, que le podían ayudar gracias a su experiencia con la realidad local. Su obra fue decisiva para dar a conocer nuevos especímenes. Véase Guerra (2023).

[518] Garcilaso de la Vega (ca. 1501 - 1536), poeta del Renacimiento español, tuvo una trayectoria militar, ligada al periplo imperial de Carlos I, que le hizo viajar por Europa. En 1522 conoció a Pedro de Toledo, virrey de Nápoles: le acompañó en la expedición para liberar Rodas del dominio otomano. No obstante, sería en 1529 cuando Garcilaso realizara su primera estancia duradera en Italia. Este hecho —unido a la amistad con Juan Boscán, imbuido de las mismas inquietudes— provocó que Garcilaso se pusiera en contacto directo con la poesía petrarquista, con el mundo pastoril de la *Arcadia* (1504) de Sannazaro. En 1531, a raíz de amparar un matrimonio que no contaba con la venia de la Emperatriz, Isabel de Portugal, Garcilaso fue desterrado cerca de Ratisbona a una isla del Danubio. La intercesión de Pedro de Toledo y el duque de Alba permitió que al año siguiente estuviera en Nápoles, donde permaneció cuatro años. Esto resultó capital para su poesía, que se benefició del rico ambiente humanista. Véase Lapesa (1985).

[519] No podía faltar en esta enumeración uno de los autores predilectos de Cajal. Francisco de Quevedo no fue únicamente autor de poesías, obras satírico-morales, piezas de tema político y textos teatrales, sino que desarrolló una importante carrera como diplomático: esta comienza cuando en 1613 viaja a Italia y se pone al servicio del duque de Osuna. En la etapa napolitana, fue recibido por la Academia de los Ociosos, academia literaria funda-

da en 1611, de la que aprovechó la atmósfera humanística, aunque no pudo «[...] cultivar asiduamente sus intereses culturales» (Capellí, 2017: 26). Sobre Quevedo puede consultarse Jauralde Pou (1998).

[520] Mención que se incluye en la cuarta edición (Ramón y Cajal, 1916; 261). Cervantes llegó a Roma en 1569 y a mediados de 1570 ya estaba enrolado en los tercios italianos (Lucía Megías, 2016: 129). Se desconocen los motivos exactos que motivaron el viaje a Roma, así como el itinerario, pero, de lo que no cabe duda, es de que su estancia allí fue decisiva, tanto para su carrera como soldado como para su pasión literaria, puesto que Italia era cuna de las novedades artísticas (2016: 128). Cervantes se movió por Roma, Nápoles y otras ciudades, las cuales le enseñaron aspectos literarios y vitales que más tarde incluiría en su obra (2016: 131). Como se ha señalado, Garcilaso ya había introducido a Petrarca en las letras hispánicas, pero allí Cervantes pudo conocer la obra de Ariosto, Boccaccio o Sannazaro: «Sin Italia, sin las lecturas en Italia, sin los contactos con los libros y con los escritores en las decenas de Academias que proliferaban por aquellos años en sus palacios —que serán también habituales en el Madrid donde él desarrollará su carrera de escritor a finales del siglo XVI y principios del XVII–, Miguel de Cervantes, este joven Miguel de Cervantes de tan solo 22 años, nunca llegaría a ser el gran Miguel de Cervantes, el autor de una de las obras literarias más influyentes en la cultura occidental» (2016: 131). Sobre la vida de Cervantes, consúltese Lucía Megías (2016). Sobre el *Quijote*, Cervantes y Cajal puede consultarse Salvador Salvador (2020a).

[521] El párrafo comenzaba de la siguiente manera en la tercera edición: «Conforta el ánimo reconocer que, aun en la época de nuestro delirio imperialista, tuvimos varones sagaces que descubrieran esta condición de nuestro estancamiento y señalaran el remedio» (Ramón y Cajal, 1913: 247).

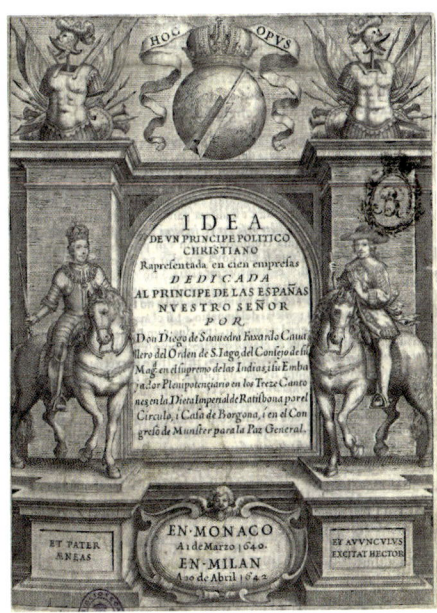

Diego de Saavedra Fajardo, *Idea de vn principe político christiano rapresentada en cien empresas,* Monaco [Munich], 1640; Milan, 1642

[522] Cajal reproduce—casi con absoluta fidelidad— diferentes partes de la empresa LXVI (Saavedra Fajardo, 1999: 717-724) de Diego de Saavedra Fajardo (1584-1648), junto con Gracián, uno de los grandes moralistas de la literatura áurea. Fue diplomático durante la Contrarreforma, lo que le permitió conocer los entresijos de las relaciones internacionales: primero estuvo en Roma, de 1610 a 1630; más tarde, en el contexto de la Guerra de los Treinta Años, viajó por los países centroeuropeos. El Conde Duque de Olivares consideraba que Saavedra actuaba con gran talento y diligencia. Su labor literaria está íntimamente relacionada con la paulatina pérdida de poder de la Monarquía Hispánica en Europa, lo que se concretó en el Tratado de Munster (1648). Cajal toma como referencia, a través de Azorín, *Idea de un príncipe político cristiano, representada en cien empresas* (1640), obra que destaca por su carácter moral, por ser una evolución más de las preceptivas

que eran propias de los espejos de príncipes. A través de ella, Saavedra muestra el contexto intelectual del siglo XVII: tanto los tópicos dominantes como el auge de una mentalidad empírica. Saavedra hace gala de un gran conocimiento libresco, aunque solo valora lo que se sale de la mera especulación, lo que en su aplicación a asuntos económicos o políticos se basa en la practicidad y en la experiencia. En cierta manera, Saavedra vuelca su propia vida y es un exponente de esa filosofía de acción que cautivaba a Cajal. Ahora bien, conviene destacar que la visión que Azorín ofrece de Saavedra es más bien la de un personaje cercano a un liberal decimonónico, lo que, como han apuntado Maravall o Alborg, supone una deformación. Saavedra no deja de ser un hombre de su tiempo —aspecto que el propio Cajal apunta—. Respecto a Saavedra Fajardo consúltese, entre otros, Maravall (1975), Alborg (1970), Aldea Baquero (2023).

[523] **Nota de Cajal.** Una vez más, Cajal entremezcla diferentes frases que provienen de la empresa LX («La ruina de un Estado») y de la LXVI. O las sintetiza en una sentencia, como en el caso de «sobran universidades» que corresponde a lo siguiente expresado por Saavedra: «El exceso solamente puede ser dañoso, así en el número de las universidades como de los que se aplican a las sciencias» (1999: 756).

[524] **Nota de Cajal.** Nota añadida en la última edición (Ramón y Cajal, 1923a: 259) con la que se explaya en su análisis, en el cual tiene en cuenta lo expuesto por Cristóbal de Reyna y Masa, coronel de artillería sevillano y escritor que colaboró con la editorial Calleja a principios del siglo XX. Con el pseudónimo de «Don Ramiro» escribió en periódicos como *La época* o *El correo español*. Estas ideas a las que alude Cajal se desarrollaron en detalle en la serie de cuatro artículos, publicados en la *Revista general* entre enero y febrero de 1918, «Concepto histórico de la grandeza y decadencia de España» (Reyna, 1918a: 11-14; 1918b: 15-17; 1918c: 12-15;

1918d: 16-19), en los que se consigna cómo las grandes conquistas de la Monarquía Hispánica se debieron al mero interés particular de los reyes: para Reyna esto se debía a que el concepto de España no existía en aquella época, por lo que, sobre todo en lo que atañía a Castilla, las pretensiones monárquicas no coincidían con los intereses positivos de los diferentes pueblos peninsulares. Pese a que Reyna también separa ambiciones nacionales de ambiciones monárquicas, y a que apunta que los Austrias se dejaron manejar por elementos ajenos al país —«Así pues, los Habsburgo no aplicaban una política conforme a los intereses de España, sino a los de la dinastía» (Pérez, 2009: 31)—, Cajal se aleja de su lectura al referirse a una «independencia española», con la que, implícitamente, reconoce la existencia de España en la época de los Reyes Católicos. Cajal también aludirá a la lectura histórica de Reyna en *Charlas de café* (Ramón y Cajal, 1922: 297).

[525] Cajal coincide, por ejemplo, con el Unamuno de *En torno al casticismo*, en que «[...] el término escolástico evoca inmediatamente lo sombrío» (Marichal 1957: 219), y se hace eco de las ideas mantenidas por este y por Azorín —del que, sin duda, toma la referencia de Saavedra Fajardo— para ahondar en las

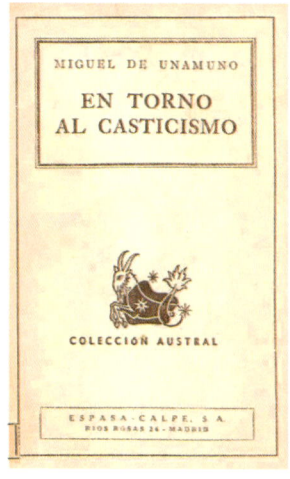

Portada de una edición hecha por Espasa Calpe de *En torno al casticismo* de Unamuno

causas que condenaron al país al oscurantismo. Toda la argumentación gira en torno a la tesis de que jamás hubo opción de que los humanistas introdujeran el Renacimiento en España, de la existencia de una quiebra entre la Edad Media y la Edad Moderna que dio lugar a que difiriera en grado extremo la evolución cultural entre allende los Pirineos y España. Como se indicó anteriormente, esta idea germinó gracias a los comentarios de autores como Buckhardt, quien insistió en que la historia cultural española no tuvo papel alguno en la configuración del Renacimiento europeo (Gómez Moreno, 2015a: 13).

[526] Evangelista Torricelli (1608-1647), físico italiano discípulo de Galileo, inventor del barómetro de mercurio con el que probó «[...] que el aire ejercía una presión sobre las cosas», es decir, la existencia de la presión atmosférica y del vacío (Artola y Sánchez Ron, 2012: 367 y 411).

[527] José Castillejo Duarte (1877-1945) formó con Cajal «[...] uno de los tándems más eficaces en la política científica española de su época contemporánea» (López-Ocón Cabrera, 2023: XIII). Su figura salió del olvido gracias a los trabajos de Ramón Carande y, en las últimas décadas, a los de Leoncio López-Ocón. Castillejo, que se formó en leyes, fue el encargado de que la Junta de Ampliación de Estudios se organizara y fuera un proyecto viable. Existieron algunos antecedentes de esta. Así, el Real Decreto del 18 de julio de 1901, planteó el envío de pensionados al extranjero: el propio Castillejo fue uno de ellos, beneficiado por la recomendación de Giner de los Ríos (López-Ocón Cabrera, 2007a: 16). Años más tarde, pese a las típicas crisis de gobierno de comienzos del siglo XX, se respetó «[...] el acuerdo entre los responsables políticos liberales y los científicos e intelectuales —como Cajal y el trío formado por Giner, Cossío y Castillejo— para conseguir que el cultivo de la ciencia se convirtiese en una moral colectiva dominante en el seno de la sociedad espa-

ñola» (2007a: 19). El muñidor de la aprobación del Real Decreto que dio lugar a la JAE fue Castillejo, que llegó a ocuparse personalmente de su redacción (Carande, 1966; López-Ocón Cabrera, 2007a: 18). El interés de Castillejo se explica por su pasión por la educación y la pedagogía (López-Ocón Cabrera, 2007b: 78), pasión que también demostraba en el plano práctico, cuando en sus clases de Derecho Romano, que destacaban por ser claras y concisas, incorporó «[...] un curso de formación humanística general» (2007b: 79). Al comienzo de la Guerra Civil fue detenido por unos milicianos, pero pudo escapar del fusilamiento (López García, 2002: 162), exiliándose en Londres. En 1939, fue cesado de sus cargos por la dictadura de Franco. Respecto a la cita de Castillejo, no he sido capaz de encontrar la fuente.

[528] Sobre el ejemplo del interés por el caso de Japón entre regeneracionistas y noventayochistas, véase Pérez (2009: 168-169), de Moya Martínez (2019).

[529] Finalmente, Cajal suprimió una llamativa nota al pie dedicada a los avances que la ciencia podía originar en el sector primario: dedicaba unas pocas líneas al fomento del sistema de *dry-farming*, cultivo de secano ideado por H.W. Campbell, y los buenos resultados que había dado en diferentes zonas de Estados Unidos —Arizona, Nuevo México, etc.— (Ramón y Cajal, 1913: 253).

[530] Esta mención al Instituto Rockefeller aparece en la quinta edición (Ramón y Cajal, 1920b: 284). El estadounidense John D. Rockefeller (1839-1937) era el hombre más rico de la época, presidente de la compañía petrolífera Standard Oil. Rockefeller puso en marcha un plan de mecenazgo que le llevó a fundar la Universidad de Chicago y la Universidad Rockefeller, especializada en biomedicina, en Nueva York. En 1932, años después de la última edición de *Reglas y consejos* (1923), se inauguró en Madrid el Edificio Rockefeller, sede del Instituto de Física y Química de la JAE. Al respecto,

sobre su génesis y desarrollo, véase Sánchez Ron (1994: 214-225 y 236-237).

[531] La *Gaceta de Madrid* (1697-1936) es el antecedente del Boletín Oficial del Estado.

[532] **Nota de Cajal.** Cajal cambia la forma de expresar su rechazo a la teoría racial de Gobineau porque en la tercera edición tan solo indicaba que había sido «creada por los sajones para su glorificación» (Ramón y Cajal, 1913: 253): ni nombraba a Gobineau —por lo tanto, tampoco podía calificarlo de «ingenuo»— ni apuntaba que dicha teoría había sido «coreada por sajones y por alemanes». Cajal con estas pequeñas reescrituras se muestra crítico con determinadas líneas de pensamiento provenientes de países como Inglaterra y Alemania —a los que tanta admiración profesaba, en especial en el caso teutón—. También resulta de interés apreciar cómo a partir de un ejemplo histórico muestra el motivo de su repudio: la evidencia del crecimiento y prosperidad de Japón a partir de la llegada del comodoro estadounidense Matthew C. Perry (1794-1858) en 1868. El país nipón sería la demostración del triunfo del trabajo y de la voluntad, y de cómo esto no está determinado por cuestiones raciales. El ejemplo permite a Cajal reivindicar la valía e importancia de

los procesos de imitación y contagio: «Cajal habla sobre el desarrollo científico y cultural en términos de "contagio" y le otorga una carga positiva como metáfora científica, pues el contagio pasa de entenderse como una invasión que destruye el cuerpo y la sociedad a una influencia que contribuye al progreso de esta» (Sosa Velasco, 2010: 44) En cuanto a Kitasato, véase la nota 93.

[533] Curiosamente, en la tercera edición se expresaba con mayor entusiasmo: «[...] el remedio que obró milagros en todos los países dará infalible y necesariamente resultados brillantes en España» (Ramón y Cajal, 1913: 254). Cajal se muestra menos efusivo, si bien espera que los resultados sean óptimos.

[534] Tampoco he podido encontrar la fuente de esta cita de Castillejo.

[535] En la tercera edición, «aplicarlo» (Ramón y Cajal, 1913: 256). Esta pequeña adición redunda en la finalidad del texto. Cajal está presentando un agregado de saberes cuya misión principal es tratar una dolencia. Este reconstituyente que son los tónicos de la voluntad concentra la terapéutica con la que se busca regenerar el devenir histórico de dos realidades: la del joven científico y la de España.

Breve estudio. Segunda parte

[536] En la tercera edición este añadido formaba parte del apartado anterior (Ramón y Cajal, 1913: 256-ss). En cierta manera, al otorgarle entidad propia, se reivindica el liderazgo en la europeización de España de aquellas instituciones como la Junta de Ampliación de Estudios (JAE) que, para la reconstrucción nacional, forman a científicos, investigadores, intelectuales

y artistas que podrían ser considerados los «caciques científicos» que aparecen en algunas de las creaciones literarias de Cajal como el relato *La casa maldita*: « Y antes de tocar las fronteras de la vejez, vino a ser el animoso doctor, no solo la firma más prestigiosa del mundo financiero, sino el señor indiscutible del país, el tirano paternal y piadoso, el cacique científico y patriota que tanta falta está haciendo a nuestros ignorantes, fanáticos y desvalidos lugareños» (Ramón y Cajal, 1905: 167).

[537] Sin embargo, la JAE fue un organismo «pionero en el panorama europeo, pues antecedió a otros organismos similares, como su homólogo alemán la Kaiser Wilhelm Gesellschaft, fundada el 11 de enero de 1911» (López-Ocón Cabrera, 2007a: 12).

[538] Cajal dedica, pues, el último capítulo de *Reglas y consejos* a la que debió de considerar como la herramienta fundamental para «desarrollar un ambicioso programa de renovación científica y educativa que, aunque se concentró en Madrid, incidió en otras partes del país [...]» (López Ocón Cabrera, 2007a: 12): la JAE. En general, se ha atribuido a sectores próximos al republicanismo, de indudable filiación krausista, o, directamente, izquierdistas, el surgimiento de una institución como la JAE. En tiempos recientes, se ha reivindicado el papel de Alfonso XIII, quien apostó por la escolarización obligatoria o por una educación basada en la meritocracia, tan del gusto del hombre decimonónico hecho a sí mismo (Gómez Moreno, 2015b: 667-668). También se ha dado por sentada una relación directa entre la JAE y la ILE: «[...] sorprende que se establezca una dependencia absoluta entre el

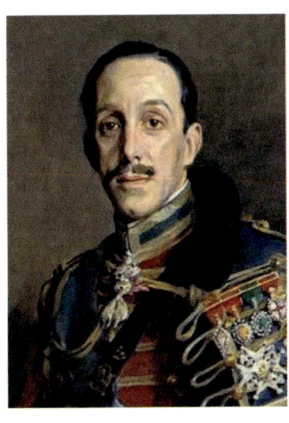

Alfonso XIII
(1886-1941)

nacimiento de la JAE y el krausismo español» (2015b: 670). El ejemplo expuesto por Gómez Moreno pone de manifiesto que el institucionismo no controló desde el principio el proyecto de la Junta, el cual contó con profesionales de diferentes tendencias. También López-Ocón se ha expresado en términos parecidos, y ha considerado un marco colaborativo: «[...]la JAE, más bien, surgió gracias a un gran acuerdo entre destacados investigadores experimentales, entre los que sobresalió Cajal, y todo el grupo de intelectuales y científicos krauso-institucionistas» (2007a: 13). Cajal, pese a la admiración que sintió por Giner de los Ríos, mantuvo cierta distancia con los planteamientos de los institucionistas. Cabe señalar que los cambios textuales introducidos por Cajal ni por asomo abordan estos aspectos de forma directa, pero sí permiten reflexionar sobre la naturaleza de la JAE.

[539] Nota de Cajal. Nota añadida en la quinta edición (Ramón y Cajal, 1920b: 291). De entre todos estos organismos adquiere especial relevancia el Instituto-Escuela, aprobado por Alfonso XIII en un decreto de 1918, puesto que significó la entrada oficial de los institucionistas y del krausismo en la educación de la juventud española (Gómez Moreno, 2015b: 671). El propio Cajal, en la nota, ya señala cómo los pilares del Instituto-Escuela se corresponden con los de la ILE. Además, el autor alaba la labor de María

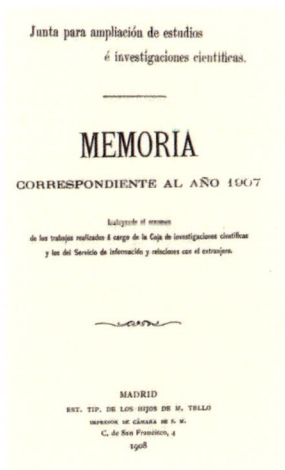

Junta para Ampliación de Estudios e Investigaciones Científicas, *Memoria correspondiente al año 1907*, Madrid, 1908

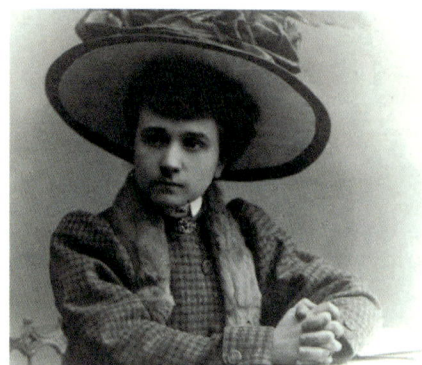

María de Maeztu (1881-1948)

de Maeztu (1881-1948), premio extraordinario en la especialidad de Filosofía en la Universidad Central (1915), colaboradora de Ortega, pensionada de la JAE en hasta tres ocasiones, lo que le permitió conocer otros sistemas educativos, como el británico, el belga, el suizo o el italiano. Esta experiencia le fue muy útil cuando fue nombrada en 1915 directora de la Residencia de Estudiantas. Defendió el voto femenino y, en 1932, fue profesora en la sección de Pedagogía de la Facultad de Filosofía y Letras de la Universidad Central. Exiliada en Argentina, tras la Guerra Civil, continuó con su labor docente en la Universidad de Buenos Aires. Sobre María de Maeztu, consúltese Pérez-Villanueva Tovar (1989). En cuanto a la cita de Castillejo, no he logrado localizarla.

[540] Eduardo Gómez de Baquero, Andrenio (1866-1930), uno de los más importantes críticos literarios de la Edad de Plata. Empezó a publicar en *La época* en 1887 y en *La Revista de España* en 1891 (Sotelo Vázquez, 2006: 8 y 30). Sustituyó a Clarín, tras la muerte de este, en *Los Lunes de «El Imparcial»*, además de colaborar en medios como *Nuevo Mundo* o *Nuestro Tiempo* (Sainz de Robles, 1966: 38; Sotelo Vázquez, 2006: 8). Por lo general, se valoró de él su amplia cultura, pues era buen conocedor del ambiente europeo, lo que pone de manifiesto su labor como traductor de Schopenhauer (Sainz de Robles, 1966: 38), gracias al

cual conoció a Gracián, del que tomó su pseudónimo (Sotelo Vázquez, 2006: 9). Fue elegido miembro de la Real Academia Española en 1925. Andrenio tuvo una buena opinión de Cajal, del que valoró obras literarias como sus *Recuerdos*, *Charlas de café* o *Reglas y consejos*, y defendió que había que reflexionar sobre la figura del premio nobel, pues su nombre «se ha hecho vulgar» (1924: 1), ya que Cajal era famoso, pero muchos no sabían por qué. Cajal, en este fragmento, alude a una conferencia que impartió Andrenio en su primer viaje a Portugal, en 1916, en la Universidad de Coimbra, en la que disertó «sobre el estado de la Universidad española y de los nuevos institutos científicos y pedagógicos» (Sáez Delgado, 1999: 215).

[541] Párrafo que aparece en la cuarta edición, aunque en ella no se menciona la «imparcialidad confesional» (Ramón y Cajal, 1916: 275). Al igual que la nota referida a instituciones como la Residencia de Estudiantas, Cajal busca señalar cómo la JAE recibió los halagos de gran parte de los políticos y de los escritores y el apoyo que suscitó este plan educativo en la opinión pública.

[542] Así, Cajal le da especial importancia a consignar los méritos aportados, ya que son la constatación de que «tras el desastre del 98, la ciencia se convirtió en una de las propuestas transformadoras [...] del panorama cultural de la sociedad española en el

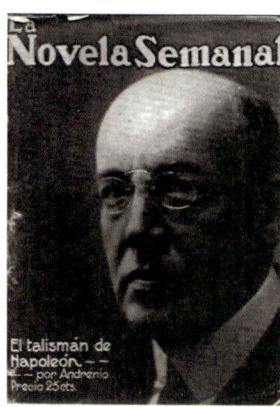

La novela semanal, conocida publicación seriada de novelas cortas, acogió en sus páginas textos de Andrenio

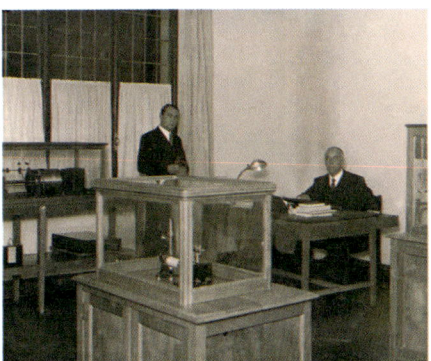

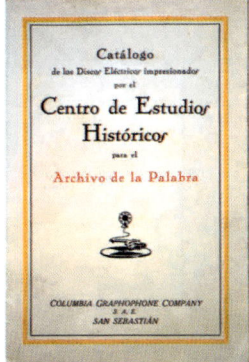

Eduardo Martínez Torner y Tomás Navarro Tomás en el Laboratorio de Fonética Experimental del Centro de Estudios Históricos (CEH). Los dos se encargaron del Archivo de la Palabra y las Canciones Populares

Catálogo de los Discos Eléctricos impresionados por el CEH para el Archivo de la Palabra

tránsito del siglo XIX al XX» (López-Ocón Cabrera, 2003: 304).

[543] Respecto a la tercera edición (Ramón y Cajal, 1913: 258) y a la cuarta (Ramón y Cajal, 1916: 276), Cajal especifica que aumentan las revistas nacionales y que surgen seminarios y laboratorios de investigación.

[544] Veintiocho en la cuarta edición (Ramón y Cajal, 1916: 277), cuarenta en la quinta (Ramón y Cajal, 1920b: 293).

[545] Con esta enumeración —que, como puede suponerse, se actualiza respecto a la tercera edición (Ramón y Cajal, 1913: 258-260) y la cuarta (Ramón y Cajal, 1916: 277-278), merced a los comentarios cajalianos sobre la revista de su laboratorio, la inclusión de nuevas revistas o la noticia que da sobre la paleontología—, Cajal detalla la utilización de ins-

tituciones creadas una década antes: «Así, un Real Decreto de 18 de marzo de ese año creó un Centro de Estudios Históricos, y por otro Real Decreto de 27 de mayo de 1910 se constituyó un Instituto Nacional de Ciencias Físico-naturales» (López-Ocón Cabrera, 2007a: 30). Cajal procura indicar la nueva denominación que recibe este último en el Real Decreto de 23 de diciembre de 1916 (Gomis Blanco, 2007: 35), lo que expone la naturaleza flexible e, incluso, provisional de algunos de los centros (2007a: 30).

[546] Vicios que a partir de la quinta edición (Ramón y Cajal, 1920b: 295) ya no son exclusivos de la nación española, tal y como se consideraba en la edición anterior (Ramón y Cajal, 1913: 260; 1916: 278).

[547] Nota de Cajal. Nota añadida en la quinta edición (Ramón y Cajal, 1920b: 296). Cajal reflexiona sobre los efectos de la Primera Guerra Mundial e indica cómo este tipo de operaciones de mejora se ha visto parcialmente afectado. Esta mención no es casual, porque el hecho destacado suponía un frenazo a los esfuerzos por internacionalizar y europeizar la ciencia española. La JAE no había sido el primer intento por crear una red de envío de pensionados al extranjero: en julio de 1901 se aprobó un decreto por parte del Ministerio de Instrucción Científica que otorgaba una partida para tal propósito; de hecho, José Castillejo, una figura importantísima para la JAE y para Cajal, se vio beneficiado por dicha medida (López-Ocón Cabrera, 2007a: 16). Los esfuerzos por potenciar la política educativa también habían recibido un espaldarazo con la creación de unas «misiones pedagógicas», evidentemente enfocadas al ámbito escolar, en un decreto de 1907 —el mismo año de la creación de la JAE— y en otro de 1908 (Gómez Moreno, 2015b: 696).A ojos de Cajal, en sus esfuerzos por convertir la ciencia en uno de los pilares de la sociedad, la reducción de los pensionados era un peligro.

[548] Nota de Cajal.

[549] Nota de Cajal.

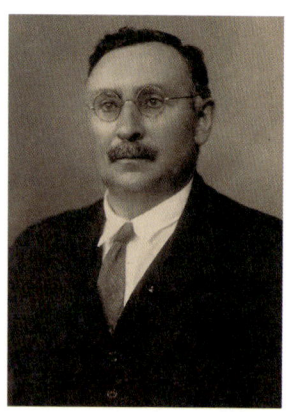

Eloy Luis André
(1876-1935)

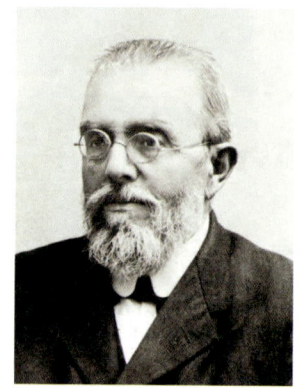

Giovanni Grassi
(1854-1925)

[550] Frase añadida a partir de la cuarta edición (Ramón y Cajal, 1916: 284). Con ella Cajal patentiza cómo todavía no se han podido corregir algunos fallos vistos por especialistas extranjeros, como la falta de formación sólida de los jóvenes universitarios españoles, aspecto también apuntado por profesores patrios. Para ello se hace eco de los trabajos del gallego Eloy Luis André (1876-1935), profesor de filosofía y traductor, antiguo beneficiario de las becas de la JAE. Tuvo una formación krausista (de Llera, 2005: 123). Indagó sobre la psicología patria en *El histrionismo español* (1906), obra que puede insertarse dentro de toda la corriente derivada del regeneracionismo. Su respeto e interés por la cultura germánica puede apreciarse con el hecho de que tradujo obras de Wundt y de Eucken (de Llera, 2005: 122). Fue uno de los profesores que más apostó por el modelo universitario alemán frente al francés, que rechazó de manera decidida en *La mentalidad alemana. Ensayo de explicación genética del espíritu alemán contemporáneo*, libro que publicó en 1914 (Mainer, 1983: 99).

[551] Carl Vogt (1817-1895), científico alemán que ejerció en la Universidad de Ginebra. Como biólogo y naturalista, fue un acérrimo defensor del materialismo científico y de la teoría de la evolución. Fue alumno de Agassiz. Como ya se ha indicado, Cajal confunde a Carl Vogt con Oskar Vogt, y viceversa, de ahí la necesaria

corrección. Sobre su figura, puede verse, entre otros, Zavattari (1937).

[552] Otto von Schrön (1837-1917), profesor alemán especializado en anatomía y epidemiología, que dirigió el Instituto de Anatomía Patológica de Nápoles. Allí logró controlar enfermedades como el cólera. Defendió el principio vital de que no podía diferenciarse entre seres orgánicos e inorgánicos, al indicar que los cristales minerales cumplían con los actos reproductivos propios de la materia orgánica (Urráburu, 1904: 320-321).

[553] Friedrich Kiesow (1858-1940), psicólogo de origen polaco naturalizado italiano que se formó con Wundt (Lombardo y Foschi, 1997: 15). Tras marchar en 1894 a Turín, donde fue asistente de Angelo Mosso (1846-1910), logró implantar la psicología experimental y crear una importante escuela (Zago y Lorusso, 2022: 103). Examinó zonas de la boca que eran sensibles al tacto, pero no al dolor, por lo que consideró que el mecanismo nervioso en relación con esas sensaciones no estaba interrelacionado (Finger, 2001:151).

[554] Nicolaus Kleinenberg (1842-1897), zoólogo alemán del Báltico, que estudió en Jena con Haeckel (Anctil, 2015: 32). Es conocido por sus trabajos sobre la evolución de la hidra, animal invertebrado que se caracteriza por su capacidad de regeneración. Kleinenberg analizó su división embrionaria, así como su

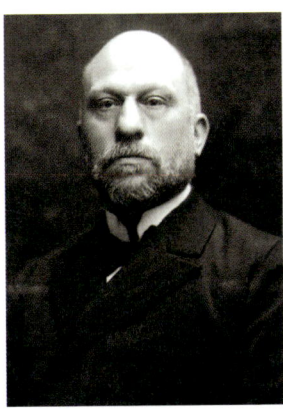

Angelo Mosso
(1846-1910)

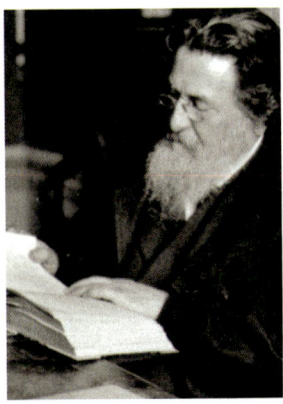

Luigi Luciani
(1842-1919)

complejo sistema nervioso (2015: 32). En 1873 marchó a Nápoles y se quedó en la Universidad de Messina. Allí animó a Méchnikov en sus estudios sobre la fagocitosis (Vikhanski, 2016: 36-55). Giovanni Battista Grassi (1854-1925), italiano, primero fue discípulo de Golgi en Pavía, donde se graduó en medicina en 1878. De allí marchó a Messina, donde trabajó con Kleinenberg. Grassi fue entomólogo, pero es más conocido por ser un microbiólogo especializado en parasitología. Supo identificar el mosquito que transmitía la malaria, al tiempo que el otro gran estudioso sobre el tema, el escocés Ronald Ross, quien, sin embargo, logró la «prioridad» sobre el descubrimiento del mecanismo de transmisión de la enfermedad y obtuvo, en solitario, el Premio Nobel de Fisiología o Medicina en 1902. Sobre Grassi, puede verse Capanna (2017).

[555] Moritz Schiff (1823-1896), fisiólogo y ornitólogo alemán que acabó por instalarse en 1863 en Florencia debido a sus simpatías políticas liberales, lo que le obligó a dejar Alemania (Fontani, Orla y Costa, 2015: 35). Sin embargo, un escándalo relacionado con la vivisección —agigantado por el antisemitismo de la época— obligó a que dejase Florencia en 1876 (Feinsod, 2011). Finalmente se instaló en Ginebra, donde murió. Schiff es valorado por sus aportaciones a la fisiología experimental. Estudió cuestiones relacionadas con la función digestiva del hígado,

como la fisiología de las vías biliares (Laín Entralgo, 2006: 451). En neurología atendió a la médula espinal y al cerebelo —Cajal lo cita en su discurso de ingreso en la Real Academia de Medicina en relación a los mecanismos de regeneración de los nervios—. Angelo Mosso (1846-1910) es considerado el fisiólogo más importante de Italia. Inventor del pletismógrafo, con el que pudo medir la variación del fujo sanguíneo cerebral (Laín Entralgo, 2006: 454) y así estudiar los cambios en el volumen sanguíneo del cerebro tras determinadas tareas cognitivas, lo que llevó a señalar que dichas variaciones se debían a modificaciones funcionales. Además, inventó la primera técnica para medir la actividad cerebral, la «balanza de circulación». Sobre Mosso, véase Sandrone *et alii* (2014). Luigi Luciani (1842-1919), también italiano, fue autor de un monográfico sobre el cerebelo, que, prácticamente, se convirtió en un clásico de la literatura médica desde su publicación, y fue reseñado por William James (1897). Esta serie de italianos concluye con Giulio Fano (1856-1930), que fue asistente de Mosso y de Luciani: sucedió a este en Florencia, aunque después marchó a la Universidad de Roma. Sus trabajos más destacados tuvieron que ver con el oído y el corazón (*Treballs de la Societat*, 1931: 19).

[556] Jacob Moleschott (1822-1893), médico neerlandés, exponente de la fisiología materialista que

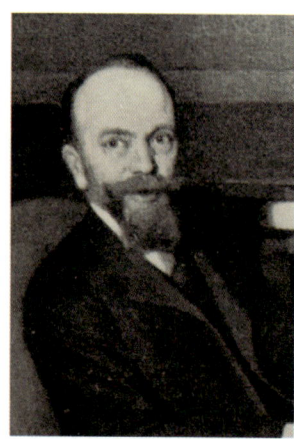

Giulio Fano (1856-1930)

daba explicaciones mecanicistas a los fenómenos (Laín Entralgo, 2006: 564), lo que le costó su carrera académica en Alemania (Gissi, 2013). No solo se desempeñó como investigador, sino que puede considerarse un médico humanista preocupado por el alcance filosófico de la labor científica (Gissi, 2013). Se instaló en la Universidad de Turín en 1861 y en la de Roma en 1879. Moleschott estudió la composición de las sales y pigmentos de la bilis (Laín Entralgo, 2006: 451), así como la influencia de la luz en el organismo animal o la relación química entre los músculos estriados y el sistema nervioso. Francesco Todaro (1839-1918), italiano especialista en anatomía y fisiología comparadas. En su juventud asistió a

conferencias de Schiff (Ottaviani, 2019). Fue profesor en Messina, aunque en 1871, obtuvo plaza en Roma. Indagó sobre la estructura del corazón (Ottaviani, 2019). Giulio Chiarugi (1859-1944), italiano graduado en la Universidad de Turín en 1882. Luciani le convenció para dedicarse a la investigación. En 1890 fue nombrado profesor de Anatomía en Florencia, cátedra que mantuvo hasta 1934. Se dedicó especialmente a la embriología y a la citología, aplicando el método comparativo. Estuvo muy focalizado, durante una década (1888-1898), en el estudio de los nervios cerebrales. Publicó dos tratados, *Istituzioni di Anatomia dell'Uomo* (1904) y *Trattato di embriología*, este último, entre 1929 y 1944. Sobre Chiarugi, véase Cantani (1980).

[557] Joseph-Louis Proust (1754-1826), químico francés que llegó a España en 1777: introdujo las idas de Lavoisier y dirigió diferentes centros como el Real Seminario de Vergara, el laboratorio de química del Colegio de Artillería de Segovia y el Real Laboratorio, de Química. Su presencia marcó un antes y un después para la química española. Durante su periplo en nuestro país enunció la ley de las proporciones definidas. Al respecto, puede consultarse Sánchez Ron (2020: 155-170).

[558] **Nota de Cajal.** Nota añadida en la cuarta edición (Ramón y Cajal, 1916: 292-293).

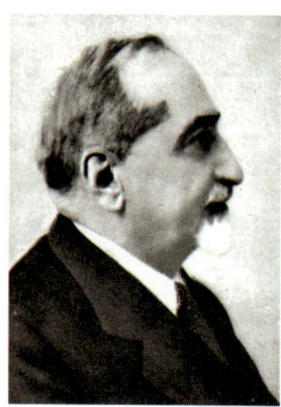

Francesco Todaro (1839-1918)

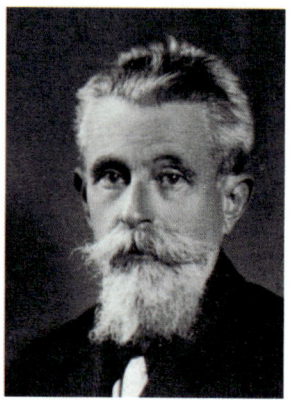

Giulio Chiarugi (1859-1944)

Nota de Cajal. Nota añadida en la quinta edición (Ramón y Cajal, 1920b: 310). Cajal, haciendo gala de cierto pragmatismo, se atreve a mencionar la Primera Guerra Mundial como una oportunidad para contratar a docentes extranjeros de valía. Precisamente, en ese momento histórico, sugiere que

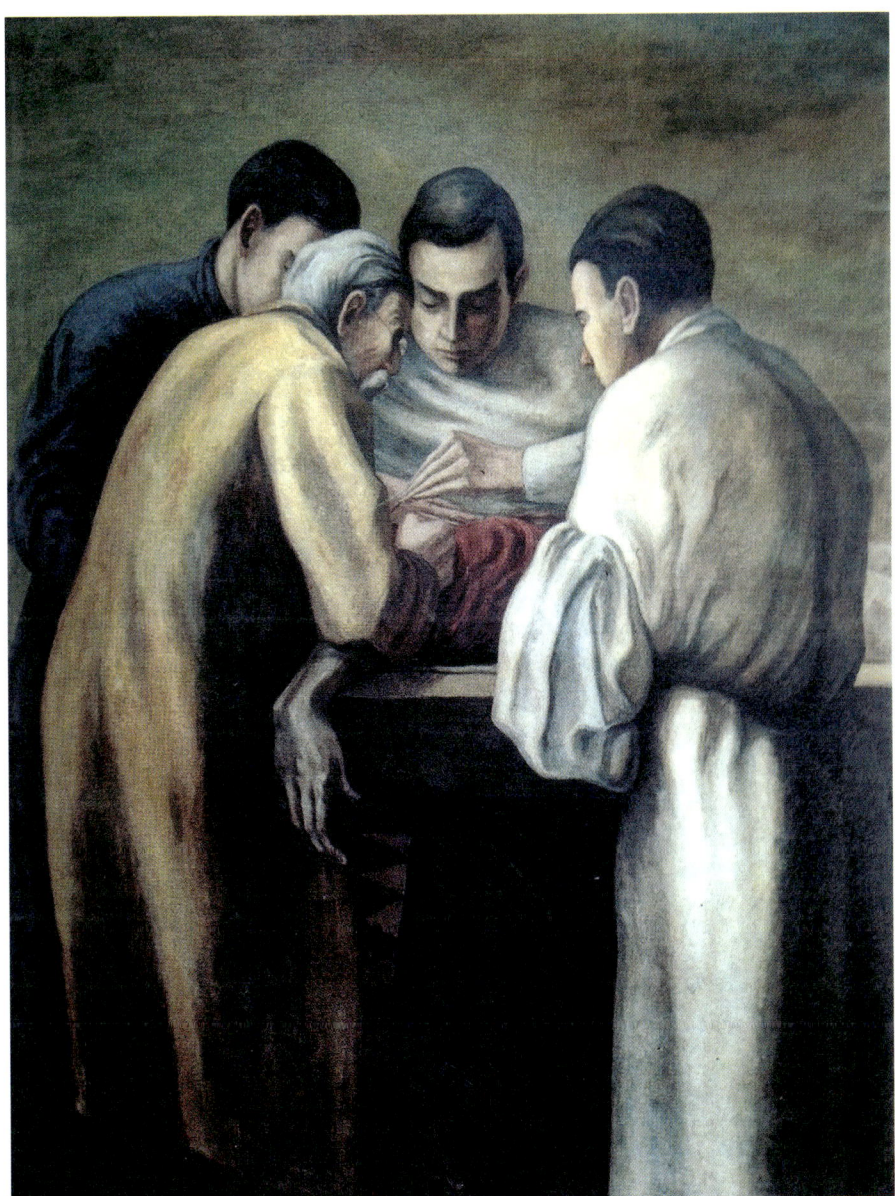

Lección de Anatomía (del profesor Giulio Chiarugi), cuadro de Pedro Nel que data de 1926

no puede verse reprimida la «política científica»: si se mantienen los pensionados y se atrae «capital» extranjero, esto redundaría en el bien nacional.

[560] **Nota de Cajal.** Nota añadida en la sexta edición (Ramón y Cajal, 1923a: 290).

[561] **Nota de Cajal.** En este punto, el autor parece caer en un típico cliché sobre los alemanes. Es sorprendente que quienes, en teoría, tienen más difícil adaptarse a España sean los mismos que descubrieran y pusieran en valor a Calderón, Gracián... y al mismo Cajal.

[562] Esta última recomendación aparece en la quinta edición (Ramón y Cajal, 1920b: 312). Cajal abre el abanico a otros países sabios científicamente, más allá de Alemania o el mundo anglosajón.

[563] **Nota de Cajal.** Nota añadida en la quinta edición (Ramón y Cajal, 1920b: 314). Resulta llamativo cómo en este comentario Cajal vuelve al suceso histórico desencadenante del *post scriptum* de la segunda edición, el Desastre del 98. Precisamente, algunos estudiosos han destacado la figura de Cajal como un ejemplo de la unión entre ciencia y nacionalismo (López-Ocón Cabrera, 2007a: 13), que, a lo largo de *Reglas y consejos*, entremezcla el patriotismo con la gloria del científico. No obstante, consideramos que, como defiende González Quirós, no se puede hablar de nacionalismo en Cajal porque su patriotismo no es belicoso, «sino que, acicateado por un espíritu de emulación de lo mejor, ha de ser, por el contrario, fuente inagotable de una conducta ciudadana ejemplar» (González Quirós, 2008: 218). Es un patriotismo fundado en la responsabilidad social, con el que intenta trasladar a la realidad un modelo humano mejor que el actual (Triarhou, 2015: 156).

[564] Al mezclar la patria y la ciencia, Cajal no busca fortalecer un planteamiento político, sino impulsar una nueva España bajo un ideal benefactor de la humanidad. Lo que encaja muy bien, por otra parte, con la honda preocupación que siente al considerar que España ha aportado pocos logros a la historia de la civilización: «Esta unión del patriotismo con el ideal de la investigación científica como elemento civilizador es enteramente peculiar en Ramón y Cajal. Independientemente de que, como veremos, fuese de hecho un ardiente defensor de una idea unitaria de España, el patriotismo español de Ramón y Cajal es radicalmente moral y políticamente neutral, puesto que se formula en términos de solidaridad, de virtud ligada al ejercicio de la inteligencia y al fortalecimiento de la voluntad, enteramente ajeno a las razonables disputas que caben en las cuestiones políticas» (González Quirós, 2008: 223). Este tipo de patriotismo es el que Cajal quiere fomentar en la JAE para dar lugar a la europeización que termine de modernizar España. Para Cajal seguramente el trabajo de los «dos mil pensionados en los principales laboratorios y centros de investigación europeos y americanos» (López-Ocón Cabrera, 2007a: 12) que llegó a enviar la JAE fue la demostración de que España no era una idea —tal y como defendió Ortega— sino una realidad concreta y viviente.

Post scriptum

[565] El cambio más importante de la segunda edición respecto del discurso de ingreso de 1897 es la inclusión de este texto escrito bajo el influjo de la situación en que se hallaba inmerso el país tras la Segunda Guerra de Cuba (1898), «redactado al hilo de la conmoción» (López-Ocón Cabrera, 2007a: 22). Esta arenga dirigida a toda la nación española desvela que Cajal esperaba —o, al menos, dado su patriotismo, consideraba un

deber– que sus *Reglas y consejos* salieran del ámbito esperable, el académico e investigador, y que llegaran, en su exhortación, a todas las clases sociales (Sosa Velasco, 2010: 24). Es quizás el ejemplo más palpable de la creencia cajaliana en las «virtudes taumatúrgicas de la ciencia» (López-Ocón Cabrera, 2003: 304). Cabe destacar que, a partir de la tercera edición de 1913, el *post scriptum* fue eliminado y que Cajal jamás lo recuperó.

566 Se pone de manifiesto que lo más letal en la guerra contra Estados Unidos no fue que el país no pudiera servirse de los avances del conocimiento, de la ciencia, sino que no se llegara a tener conciencia de la superioridad manifiesta del contrincante, preponderancia que se podía advertir tanto en los inventos que habían llegado a desarrollar como en la formación de sus militares. Cajal clama por la necesidad de ese sentido práctico que escasea en el pueblo español y patentiza el contraste entre un país que rechaza la labor científica y otro en el que funciona «la moral de la ciencia» (López-Ocón Cabrera, 2003: 305) que tan necesaria considera para revertir el fracaso español.

567 Otra figura a la que ya se ha mencionado en otras notas. Alexander von Humboldt (1769-1859) fue una de las personalidades más destacadas del mundo de la ciencia, en particular, y de la cultura, en general, del siglo XIX. Naturalista y explorador, se le considera el creador de la moderna geografía científica. Importante fue su expedición a Hispanoamérica, con permiso de la corona española, de la que recogió una enorme cantidad de datos sobre la geodesia, la cartografía, la orografía, la geología, la fauna y la flora del continente. Pero no solo eso, sino que Humboldt utilizó las imágenes como herramienta fundamental de su metodología, como ejemplo de la fusión entre el arte y la ciencia. En 1845 comenzó a preparar *Cosmos*, obra de carácter enciclopédico con la que aspiró a reunir todo el saber sobre las ciencias naturales. Sobre su figura, entre muchas otras obras, puede consultarse Garrido

Moreno (2015), Garrido Moreno, Rebok y Puig-Samper (2016) o la gran cantidad de trabajos de Puig-Samper.

568 Esta idea se transmite al resto del *post scriptum*, en especial, cuando Cajal se refiere a la necesidad del cambio de actitud de importantes grupos sociales como el eclesiástico y el aristocrático. El mensaje, centrado en el esfuerzo individual y sus logros, es la plasmación textual de lo que, por parte de cierto sector de la historia de la ciencia española, se ha denominado «cajalización de España» (López-Ocón Cabrera, 2003: 301). Cajal expondría los efectos de tal proceso en la versión final de *Reglas y consejos*, al enumerar los logros del programa educativo y político de la JAE (López-Ocón Cabrera, 2007: 13). Básicamente, dichos resultados son los del programa que propugna en el *post scriptum*.

569 Curiosamente, esta llamada que Cajal hace a la reconstrucción ha sido interpretada como un ejemplo del cultivo del nacionalismo español: al referirse a la educación, Cajal lo que persigue es inculcar un sentimiento nacional en las nuevas generaciones a través de una inversión de la realidad con ánimo de perpetuar ciertos mitos (Sosa Velasco, 2010: 6-7). No parece que Cajal busque crear un patriotismo en el que la cultura común se construya únicamente en el culto vanidoso y desaforado a los sucesos del pasado: precisamente, parece señalar el hecho de que la España de su tiempo había despilfarrado su patrimonio histórico al no haber creado un modelo de país realista y atento a las oportunidades del progreso científico (González Quirós, 2008: 233).

570 Una de las tesis fundamentales de su literatura, presente tanto en *Psicología de don Quijote y el quijotismo* como en *Cuentos de Vacaciones* o *Charlas de café,* es la del dolor como motor del progreso de la humanidad.

571 La cita de Renan procede de su discurso *Qu'est-ce qu'une nation?* pronunciado el 11 de marzo de 1882, en el que señala que para la me-

moria nacional el sufrimiento o el duelo son mejores que la alegría y el triunfo: «[...] oui, la souffrance en commun unit plus que la joie. En fait de souvenirs nationaux, les deuils valent mieux que les triomphes; car ils imposent des devoirs; ils commandent l'effort en commun» (Renan, 1921: 69).

[572] Se repite la idea de la patria como continuidad temporal ya expuesta en el apartado dedicado al patriotismo perteneciente al capítulo «Cualidades de orden moral que debe poseer el investigador».

[573] Cajal está asumiendo los postulados de Joaquín Costa, a quien le parecía esencial para el desarrollo del país la alfabetización, la cual posibilitaba la instrucción y el desarrollo de una imaginación verdaderamente científica: resulta interesante apreciar cómo estas tesis de corte regeneracionista también eran defendidas por otros simpatizantes del republicanismo, como Benito Pérez Galdós (1843-1920) (Rodríguez-Moranta, 2014: 396), quien adopta un tono algo menos dramático, pero igual de apremiante que el de Cajal, en el manifiesto de la revista *Alma española* (1903), en el que, categóricamente, resumía el problema de España en el siguiente párrafo: «Como el agua a los campos, es necesaria la educación a nuestros secos y endurecidos entendimientos. Han dicho que no deseamos instruirnos, puesto que no pedimos la instrucción con el ansia del hambriento que quiere pan. La instrucción no se pide de otro modo que por la voz, o mejor, por los signos de la ignorancia. El igno-

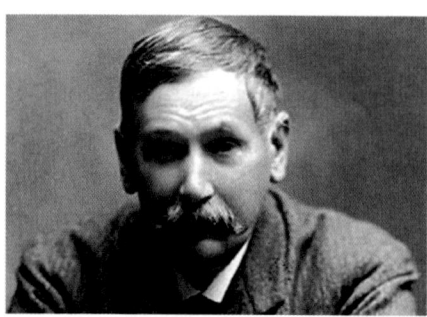

Benito Pérez Galdós (1843-1920)

rante es un niño, y el niño no pide más que el pecho, si es chiquitín, o los juguetes, si es grandullón. Aguardar, para la educación de la criatura, a que ésta diga "llévenme a la escuela que tengo muchas ganas de ser sabio", es fiar nuestros planes a la infinita pachorra de la Eternidad» (Pérez Galdós, 1903: 2).

[574] La cita de Carlyle, que procede de *On Heroes, Hero-Worship, and The Heroic in History* (Carlyle, 1993: 44), es toda una declaración de principios, la cual esconde una poco velada crítica al político profesional de la Restauración. Sin embargo, este tipo de mensajes no surtieron mucho efecto a juicio de Cajal, que, a tenor de las no pocas reescrituras de *Reglas y consejos* y de los comentarios incluidos en otras obras, tuvo que comprobar con dolor la desidia de sus compatriotas en relación con la búsqueda del bien común (González Quirós, 2008: 231). En *Charlas de café*, con su humor característico, indica cómo se puede diferenciar a un político inglés de uno español: el primero se preocupa por el Estado, mientras el segundo vive de él (Ramón y Cajal, 1922: 287). No parece, por tanto, que los políticos españoles tomaran en consideración lo que Cajal escribía sobre el valor en el *post scriptum*: el valor no se mide en parámetros megalómanos, sino en el fomento de buenos valores en los diferentes sectores sociales, buenos valores que deben plasmarse en una activa política educativa.

[575] El retraso respecto al resto de países del continente es una idea constante en el *post scriptum*, aunque con el tono contundente tan típico de la soflama política. En las posteriores ediciones se profundiza en tal tesis, aunque la cuestión se focalizará en que el rendimiento científico de España siempre ha sido discontinuo, por debajo del nivel mostrado por Europa (Ramón y Cajal, 1923a: 223).

[576] Cajal busca herir el orgullo de la aristocracia aunando la necesidad imperante de tales acciones con el mantenimiento de una buena imagen pública,

ya que, en mayor o menor medida, el deseo de ser reconocidas puede impulsar a las personas, lo que parecen conocer bien aquellos poseedores de una mente lúcida (Triarhou, 2015: 156).

[577] Referencia al capítulo XV de la primera parte del *Quijote*: «Y sin hacer más discursos echó mano a su espada y arremetió a los yangüeses, y lo mesmo hizo Sancho Panza, incitado y movido del ejemplo de su amo [...] Los yangüeses que se vieron maltratar de aquellos dos hombres solos, siendo ellos tantos, acudieron a sus estacas y, cogiendo a los dos en medio, comenzaron a menudear sobre ellos con grande ahínco y vehemencia» (Cervantes, 1904: 86).

[578] Cajal se refiere a dos grandes victorias de la Monarquía Hispánica: la batalla de Pavía (1525), en la que el ejército de Carlos V venció a Francisco I, rey de Francia, quien, además, cayó prisionero y fue llevado a Madrid; y la batalla de Lepanto (1571), en la que una coalición católica, la Liga Santa, comandada por las tropas de Felipe II de España, venció al Imperio Otomano, lo que permitió frenar la expansión otomana por el Mediterráneo occidental.

[579] La tesis del *post scriptum* se trasladará sin grandes modificaciones al opúsculo sobre el atraso científico de España añadido a partir de la tercera edición. Cajal, tanto en 1899 como a partir de 1913, insiste en la necesidad de eliminar la incultura lacerante del país; no obstante, matizará algunas de sus afirmaciones. Por ejemplo, no asumirá la tesis de la decadencia que tiene especial importancia en esta parte de su exhortación.

[580] Cajal parece asumir la teoría del fanatismo religioso, de la que toma ciertas distancias a partir de la tercera edición.

[581] La apelación directa a la aristocracia y al clero explica que en la tercera edición Cajal dedique no pocas páginas a reflexionar pormenorizadamente sobre lo escrito por autores como Sanz del Río, Pi y Margall, José del Perojo, Cánovas y Valera sobre los efectos de la «exageración del sentimiento religioso» (Ramón y Cajal, 1923a: 242), o que mencione a Cadalso, a Cristóbal de Villalón y de nuevo a Valera, cuando aborde la cuestión del desprecio al trabajo que, históricamente, se ha identificado con la nobleza española. El análisis de las distintas teorías sobre el atraso del país que aparecerá a partir de 1913 viene a contextualizar estos hechos que, en 1899, son expuestos para avergonzar a las clases más poderosas.

[582] Cajal ya se hace eco de algunas de las teorías y motivos que posteriormente poblarán las páginas del monográfico sobre el atraso español y las obligaciones del Estado, como pudieran ser los comentarios sobre la pobreza del suelo, el factor climático, etc. Y, en parte, nos da la clave de la aparición de dichos capítulos: debe de considerar que, por desgracia, el cuadro sigue siendo sombrío, pese a los progresos hechos. Es necesario que, a partir de una mirada netamente ensayística, incluya en su *speculum scientificis* una coda que, aunque pueda desgajarse perfectamente del resto del conjunto, sea absolutamente necesaria para hacer ver que su diagnóstico sobre el estado del país es compartido por pensadores de diversos sectores y sensibilidades sociales.

[583] Temístocles (ca. 525 a.C. – 460 a.C.) y Milcíades el Joven (550 a.C. – 488 a.C.), políticos y estrategas atenienses que lucharon contra los persas en la primera guerra médica. Cajal hace uso de esta vivencia de Temístocles tras la victoria de Milcíades en la batalla de Maratón, recogida por Plutarco en *Vidas paralelas* y en sus *Consejos políticos*: «Seguramente has oído decir que también Temístocles, cuando estaba pensando dedicarse a la política, dejó las borracheras y las francachelas, y que, desvelado, sobrio y pensativo, contaba a sus parientes que el trofeo de Milcíades no lo dejaba dormir» (Plutarco, 2003: 297). Apunta Pérez Jiménez que la anécdota era muy del gusto de Plutarco, pero que también aparece en autores como Cicerón o Valerio Máximo (2008: 246).

Sumario de cambios

Se ha considerado útil, para el lector que esté interesado en ello, enumerar en este apartado los cambios efectuados en el texto. Confesamos que, al revisar las pruebas, hemos seguido puliendo ciertos aspectos del libro, de ahí que también esta sección resulte necesaria.

No se hace constar el gran número de modificaciones referidas a la puntuación, a la ortografía, al desarrollo de las abreviaturas, a la actualización de los nombres de sustancias químicas, a los nombres propios extranjeros, etc., y al uso de la mayúscula y la minúscula. De todas ellas, dada su abundancia, dimos solamente algunos ejemplos en la nota a la edición. No se incluyen en este listado los casos en los que se ha optado por la escritura más común —en el mundo académico— de nombres de personalidades históricas hispánicas («Francisco Luxán» > «Francisco de Luxán»; «la Paz Graells» > «de la Paz Graells»; «Fernández Navarrete» > «Fernández de Navarrete»; «Lebrija» > «Nebrija»; «Arnaldo de Vilanova» > «Arnau de Vilanova»; «Raimundo Lulio» > «Ramón Llull»; «Gómez Baquero» > «Gómez de Baquero») ni las dos ocasiones en las que se ha sustituido «etcétera» por «etc.» (« […] Böhm, etc.»; «[…] República Argentina, etc.»).

Correcciones léxicas y gramaticales

PÁG. 97
—«y de tentar la fortuna» > «y tentar la fortuna»

PÁG. 107
—«de lo homogéneo o lo heterogéneo» > «de lo homogéneo a lo heterogéneo»

PÁG. 117
—«Bayle» > «Boyle»

PÁG. 118
—«tocar a su perfección» > «tocar su perfección»

PÁG. 119
—«acaban por adquirir» > «acaben por adquirir»
—«al fin abordan con fortuna» > «al fin aborden con fortuna»

PÁG. 122
—«tres líneas tocante» > «tres líneas tocantes»

PÁG. 124
—«No resisto, sin embargo, a la tentación» > «No resisto, sin embargo, la tentación»
—«cuenta al frente de sus secciones nada menos que 33 investigadores» > «cuenta al frente de sus secciones nada menos que con treinta y tres investigadores»

PÁG. 127
—«Tal creemos, y añadiremos aún que muchos» > «Tal creemos, y añadiremos aun que muchos»

PÁG. 142
—«nos ha sugerido ideas» > «nos han sugerido ideas»

PÁG. 144
—«solo el tiempo necesario para la ejecución de los dibujos y la consulta bibliográfica parecen deber contarse por lustros» > «solo el tiempo necesario para la ejecución de los dibujos y la consulta bibliográfica parece deber contarse por lustros»

PÁG. 154
—«Gobiernos militares y logreros insaciables» > «Gobiernos, militares y logreros insaciables» [se sigue la cuarta y quinta edición]

PÁG. 155
—«P. J. Thomas» > «Pierre-Félix Thomas»

PÁG. 158
—«argos y penosos trabajos» > «largos y penosos trabajos»

PÁG. 160
—«la mayoría de los hechos que forman la materia de esta ciencia son resultados de conflictos» > «la mayoría de los hechos que forman la materia de esta ciencia son resultado de conflictos»

PÁG. 161

—«desaparecería por completo» > «desaparecerían por completo»

—«el principio o principios sobre que se fundan» > «el principio o principios sobre los que se fundan»

PÁG. 162

—«El proverbio tan conocido el «saber no ocupa lugar» > «El proverbio tan conocido «el saber no ocupa lugar»

PÁG. 169

—«al reparar, en fin, cómo el latido cardíaco» > «al reparar, en fin, en cómo el latido cardíaco»

PÁG. 172

—«aquellos sabios que han profundizado […] todos los secretos» > «aquellos sabios que han profundizado […] en todos los secretos»

PÁG. 177

—«ocúrrele cierto día extraer la placa» > «ocúrresele cierto día extraer la placa»

PÁG. 183

—«no valía la pena de haber complicado con el estudio» > «no valía la pena haber complicado con el estudio»

PÁG. 184

—«fabricar ciencia al pormenor» > «fabricar ciencia al por menor»

PÁG. 186

—«*Los descentrados*» > «Descentrados»

PÁG. 188

—«*Los teorizantes*» > «Teorizantes»

PÁG. 193

—«no tienen a comodidad de aparecer» > «no tienen a comodidad aparecer»

PÁG. 194

—«si *físico, químico* e *ingeniero*» > «si *físico, químico* o *ingeniero*»

PÁG. 200

—«*aparato de contención*, de animales» > «aparato de contención de animales»

PÁG. 203

—«impulsar ardientemente la humanidad» > «impulsar ardientemente a la humanidad»

PÁG. 204

—«el novel profesor puede servir a la vez su familia y sus proyectos» > «el novel profesor puede servir a la vez a su familia y a sus proyectos»

—«La Medalla de Helmholz y el premio Nobel […] obtenidos después (1908)» > «La Medalla de Helmholtz y el Premio Nobel […] obtenidos después (1905 y 1906)»

PÁG. 205

—«Sirva con igual devoción sus ideales y sus buenos instintos» > «Sirva con igual devoción a sus ideales y sus buenos instintos»

PÁG. 206

—«Tocamos aquí a un punto delicadísimo» > «Tocamos aquí un punto delicadísimo»

PÁG. 207

—«De su harmonía» > «De su armonía»

—«aquello que […] decide de la vida» > «aquello que […] decide la vida»

PÁG. 210

—«C. Vogt» > «Oskar Vogt»

—«*ave féix*» > «*ave fénix*»

PÁG. 217

«*estrella del mar*» > «estrella de mar»

PÁG. 219

—«la ley de herencia» > «la ley de la herencia»

PÁG. 221

—«*kariokinesis*» > «cariocinesis»

PÁG. 225

—«fijeza es sinónima» > «fijeza es sinónimo»

PÁG. 227

—«consienten» > «consientan»

PÁG. 232

—«habían concedido» > «habían conducido» [se sigue la tercera, cuarta y quinta edición]

PÁG. 234

—«Ni olvidemos» > «No olvidemos»

PÁG. 236

—«y aún mejor por la consulta de algún especialista célebre» > «y aun mejor por la consulta de algún especialista célebre»

PÁG. 237
—«la madurez y robustez necesaria» > «la madurez y robustez necesarias»
PÁG. 241
—«poquísimos o ningunos ascendieron» > «poquísimos o ninguno ascendieron»
PÁG. 247
—«Godó» > «Rodó»
PÁG. 254
—«para refinar en lo posible el personal docente actual y formar el futuro profesorado universitario» > «para refinar en lo posible al personal docente actual y formar al futuro profesorado universitario»
PÁG. 257
—«merece la pena de ensayarse» > «merece la pena ensayarse»
PÁG. 258
—«la Edad Media tuvo en España» > «España tuvo en la Edad Media»
—«Malladas» > «Mallada»
—«Jiménez, Valdivieso» > «Giménez Valdivieso»
PÁG. 259
—«Porque el progreso científico, como la industria, son función combinada» > «Porque el progreso científico, como la industria, es función combinada»
PÁG. 262
—«los soldados que el Gran Capitán llevó a Málaga para conquistar a Nápoles» > «los soldados que el Gran Capitán llevó de Málaga para conquistar Nápoles»
PÁG. 273
—«el finchado aristocratismo» > «el hinchado aristocratismo»
PÁG. 274
—«Mompeller» > «Montpellier»
PÁG. 280
—«el aprovechamiento, de cada vez mayor, de las riquezas del suelo» > «el aprovechamiento, cada vez mayor, de las riquezas del suelo»

PÁG. 283
—«señor Castillejo» > «el señor Castillejo»
PÁG. 284
—«para mejorar en todos los órdenes de la vida de nuestros escolares» > «para mejorar en todos los órdenes la vida de nuestros escolares»
PÁG. 285
—«un plantel de laboratorios» > «un plantel de laboriosos» [se sigue la tercera, cuarta y quinta edición]
—«*Trabajos de Laboratorio*» > «*Trabajos del Laboratorio*»
PÁG. 286
—«en *crescendo*» > «*in crescendo*»
PÁG. 292
—«deben la *Junta de Pensiones*, y singularmente los profesores bajo cuya dirección trabajan, ejercer» > «debe la Junta de Pensiones, y singularmente los profesores bajo cuya dirección trabajan, ejercer»
—«cabría 1 amar» > «cabría llamar»
—«O. Vogt (naturalista)» > «Carl Vogt (naturalista)»
PÁG. 295
—«Los brillantes resultados obtenidos […] se debió» > «Los brillantes resultados obtenidos […] se debieron»
PÁG. 301
—«girones» > «jirones»
PÁG. 302
—«dar treguas» > «dad treguas»
—«rodearos de estímulos» > «rodeaos de estímulos»
PÁG. 303
—«preocuparos» > «preocupaos»
—«*dilettandi*» > «*dilettanti*»
PÁG. 304
—«instruiros» > «instruíos»
PÁG. 308
—«los defectos de nuestra raza y virtud y valor del extranjero» > «los defectos de nuestra raza y la virtud y el valor del extranjero»

CURSIVAS

En primer lugar, se consignan los casos en los que se ha quitado la cursiva, como aquellos con los que Cajal marcaba extranjerismos crudos que, posteriormente, dieron lugar a sustantivos adaptados a las convenciones gráfico-fonológicas del español («*diletante*» > «diletante»; «*pechblende*» > «pecblenda», etc.) o aquellos con los que señalaba vocablos que con posterioridad a la fecha de composición del libro fueron aceptados en el diccionario («incontinenti», «eureka», «aterrizar», «avatares», «lapsus», «élite»). No se tienen en cuenta las ocasiones en que, con función demarcativa, Cajal usó la cursiva para destacar un epígrafe. En segundo lugar, ofrezco los casos en los que he añadido la cursiva, como aquellos en los que se resaltan palabras no técnicas que, en la actualidad, siguen sin formar parte del diccionario (*admirabilidad, coleccionamiento, comprobabilidad, paradojismo*).

SUPRESIÓN DE CURSIVA

PÁG. 96
—«sobre la *inflamación*»

PÁG. 100
—«la *Junta de Pensiones y Ampliación de Estudios en el extranjero*»

PÁG. 106
—«*dilettante*» > «diletante»

PÁG. 118
—«ahí están el *argón* de la atmósfera, los *rayos X* de Röntgen y el *radio* de los esposos Curie»

PÁG. 122
—«*bacilo de la tuberculosis*»

PÁG. 124
—«*Academia de Ciencias*»

PÁG. 132
—«los *lentos* resultan tan útiles como los rápidos»
—«las cabezas *lentas* poseen gran resistencia»
—«mientras que las *rápidas* suelen fatigarse pronto»

PÁG. 143
—«radioactividad del *torio*»
—«óxido de urano (la *pechblende*)» > «óxido de uranio (la pecblenda)»

PÁG. 144
—«el estupendo *radio*»

PÁG. 154
—«*chauvinismo*» > «chovinismo»

—«*Sociedad de las Naciones*»

PÁG. 157
—«*eureka*»

PÁG. 162
—«*quien mucho abarca poco aprieta*» > «"quien mucho abarca poco aprieta"»
—«*el saber no ocupa lugar*» > «"el saber no ocupa lugar"»

PÁG. 164
—«el *esperanto* como lengua»
—«el *volapück* o el *esperanto*»
—«una lengua viva, el *francés*»
—«lo mismo al *esperanto*»

PÁG. 169
—«los *hematíes*»
—«*curare*»

PÁG. 175
—«los *rayos X*»

PÁG. 176
—«*rayos catódicos*»
—«pantalla fluorescente de *platino-cianuro de bario*»

PÁG. 177
—«*radioscopia*»
—«*radiofotografía*»
—«*radioactividad*»
—«el *sulfato de uranio*»

PÁG. 178
—«*radioactividad*»

PÁG. 181
—«*dilettante*» > «diletante»
—«*diatomeas*»

PÁG. 185
—«*megalófilos*»
PÁG. 186
—«*parquet*» > «parqué»
PÁG. 187
—«los *descentrados* son infortunados»
PÁGS. 199-200
—«un *microscopio Zeiss* [...] con *concentrador lumi-noso Abbe*; un *objetivo de inmersión homogénea*, dos a seco, y una pareja de *oculares* (cuatrocientas a quinientas pesetas); pequeño *micrótomo* de Reichert o de Schanze (ciento cincuenta); y *algunos reactivos y materias colorantes* [...]»
PÁG. 200
—«*microscopio* igual al anterior, dos *estufas*, una de temperatura constante y otra de esterilización, *tubos de ensayo, matraces, jaulas para animales, etc.*» > «microscopio igual al anterior; dos estufas, una de temperatura constante y otra de esterilización; tubos de ensayo; matraces; jaulas para animales, etc.»
—«[...] con una *caja de vivisecciones, aparato de contención*, de animales, *cilindro registrador* de Marey, *carrete de inducción, pilas eléctricas*, etc.» > «[...] con una caja de vivisecciones, aparato de contención de animales, cilindro registrador de Marey, carrete de inducción, pilas eléctricas, etc.»
PÁG. 204
—«el premio *llamado de Moscou*» > «el premio llamado de Moscú»
—«*incontinenti*» > «incontinenti»
PÁG. 208
—«*aterrizar*» > «aterrizar»
—«*la intelectual, la heredera rica, la artista y la hacendosa*» > «la *intelectual*, la *heredera rica*, la *artista* y la *hacendosa*»
PÁG. 210
—«*Instituto Neurobiológico*»
PÁG. 212
—«*la mujer artista o la literata profesional*» > «la *mujer artista o la literata profesional*»

PÁG. 217
—«*partenogénesis artificial* en la *estrella del mar*» > «partenogénesis artificial en la estrella de mar»
—«*merogonia*»
PÁGS. 217-218
—«las hipótesis embriogénicas de la *preexistencia* y del *mosaico*»
PÁG. 218
—«*mutación*»
PÁG. 221
—«*mitosis o kariokinesis*» > «mitosis o cariocinesis»
PÁG. 222
—«*el estado actual de nuestros conocimientos industriales*» > «"el estado actual de nuestros conocimientos industriales"»
PÁG. 225
—«*avatares*»
PÁGS. 229 Y 231
—«*lapsus*»
PÁG. 235
—«"*lo bueno, si breve, dos veces bueno*"» > «"lo bueno, si breve, dos veces bueno"»
—«*Fray Candil*»
PÁG. 238
—«*chauvinismo*» > «chovinismo»
PÁG. 241
—«"*Adiós, Horacio, a quien tanto aborrecí*"» > «"Adiós, Horacio, a quien tanto aborrecí"»
PÁG. 242
—«*dilettantes*» > «diletantes».
PÁG. 249
—«*tener un buen dejo*» > «tener un buen dejo»
PÁG. 258
—«*Turdetania*»
PÁG. 260
—«La *teoría oligohídrica* es cierta»
PÁG. 261
—«*Azorín*»
—«*Fígaro*»
PÁG. 263
—«*gitanos*»

PÁG. 268
—«la hipótesis del *fanatismo religioso*»

PÁG. 271
—«*Azorín*»

PÁG. 273
—«el verbo *cerrar,* tan expresivo de nuestro grito de guerra, significa *embestir, acometer*» > «el verbo «cerrar», tan expresivo de nuestro grito de guerra, significa 'embestir, acometer'»

PÁG. 283
—«La *Junta de Pensiones y de Ampliación de Estudios* se propone»

PÁG. 284
—«la *Junta de Pensiones y de Investigaciones científicas* ha aplicado» > «la Junta de Pensiones y de Investigaciones Científicas ha aplicado»

PÁG. 285
—«en parte publicadas por la *Junta de Pensiones*»
—«han fundado, por fin, un *Seminario*» > «han fundado, por fin, un seminario»

PÁG. 289
—«las atribuciones de la *Junta de Ampliación de estudios*» > «las atribuciones de la Junta de Ampliación de Estudios»

PÁG. 290
—«*élite*»

PÁG. 291
—«organizado por la *Junta de Pensiones*»

PÁG. 292
—«deben la *Junta de Pensiones*» > «debe la Junta de Pensiones»

ADICIÓN DE CURSIVA

PÁG. 127
—«*admirabilidad*»

PÁG. 182
—«*coleccionamiento*»

PÁG. 194
—«para *la obra científica los medios son casi nada y el hombre lo es casi todo*» > «para la obra científica los medios son casi nada y el hombre lo es casi todo»
—«si *astrónomo*»

PÁG. 219
—«*comprobabilidad*»

PÁG. 257
—«*paradojismo*»

PÁG. 265
—«*despensa y escuela*» > «despensa y escuela»

PÁG. 269
—«Dusolier: "Aperçu historique sur la Médecine en Espagne" > «Dusolier: *Aperçu historique sur la Médecine en Espagne*»

PÁG. 283
—«Hay hasta ahora constituidas tres agrupaciones: el *Centro de Estudios Históricos,* el *Instituto Nacional de Ciencias Físico-naturales* y la *Escuela Española de Roma para Arqueología e Historia*»

PÁG. 284
—«*Residencia* de Estudiantes» > «*Residencia de Estudiantes*»

ÍNDICE ONOMÁSTICO